재활 필라테스

Pilates for Rehabilitation

재활 필라테스
Pilates for Rehabilitation

Samantha Wood

대한재활필라테스학회
Korea rehab pilates academy

영 문 출 판 사

■ 옮긴이 (가나다 순)

김강훈 PT, MS
- 현, 레드코어 운동센터 대표
- 현, 동의과학대 물리치료과 겸임교수
- 현, 동주대학교 물리치료과 겸임교수
- 현, 대한재활필라테스학회 기획이사

김동현 PT
- 전, 부산시 물리치료사협회 국제부장
- 현, 바로본신경외과 동탄점

김정욱 PT, MS
- 현, 춘해보건대학교 물리치료과 겸임교수

백일훈 PT, PhD
- 전, 시드니 대학교 SCI연구소 연구원
- 전, 부산 Bobath협회 회원
- 현, 동의과학대학교 물리치료과 학과장
- 현, 대한재활필라테스학회장

최한별 PT
- 전, 바른몸재활의학과의원 도수물리치료사
- 현, 레드코어 운동센터 센터장
- 현, 대한재활필라테스학회 교육이사

형은주 PT, MS
- 전, 동의과학대학교 물리치료과 겸임교수
- 전, 부산가톨릭대학교 물리치료학과 외래교수
- 현, 좋은삼선병원 재활치료팀 팀장

Pilates for Rehabilitation Recover from injury and optimize function
by **Samantha Wood**

재활 필라테스–손상의 회복과 기능의 최적화

2020년 2월 7일 초판인쇄
2020년 2월 14일 초판발행

지 은 이 : Samantha Wood
옮 긴 이 : 대한재활필라테스학회
발 행 인 : 박 병 조
발 행 처 : 도서출판 영문출판사
등 록 : 1987년 12월 21일 제2–419호
주 소 : 서울시 강남구 삼성동 69–1
전 화 : (02) 514–5590, 776–5590
팩 스 : (02) 756–8943
E–mail : yeongmunsa@empas.com
홈페이지 : www.ymsbook.net
정 가 : 30,000원
ISBN 978–89–7224–466–0 93510

※ 파본은 교환해 드립니다.

헌정사
DEDICATION

나는 이 책을 우리 엄마인 조니 그레이(Joni Gray)에게 바친다. 그녀는 내가 항상 마음만 먹으면 무엇이든 할 수 있다고 믿었다. 그녀는 용기, 힘, 사랑의 살아있는 표본이었다. 항상 나의 가장 큰 팬이기도 한 그녀는 모두에게 내가 책을 쓰고 있다고 말하며 매우 들떠 있었다. 그녀가 이 책의 완성된 모습을 보지 못하고 돌아가신 것에 대해 나는 마음이 너무 아프다. 나는 그녀가 자부심을 가지고 내려다보고 있기를 바란다. 또한 나는 이 책을 나의 선생님이자 멘토이며 가장 소중한 친구이기도 한 라엘 아이자코비츠에게 바치고 싶다. 그의 가르침과 격려와 지속적인 지지가 없었다면 이 책은 결코 만들어지지 않았을 것이다. 필라테스 방법에 대한 라엘의 헌신과 그의 교육과 책을 통한 지식과 경험에 대한 그의 관대한 공유에 대해 진정으로 감명받았다.

그의 생생하고 독창적인 필라테스 동작과 나의 운동 동작을 이 책에 포함할 수 있게 허락해준 그의 친절함에 대해 나는 평생 감사할 것이다. 그의 밑에서 공부하고 그와 함께 일하는 것은 영광이었으며, 나는 우리의 여정을 계속하기를 기대한다.

목차
CONTENTS

제 2 부 운동

제 3 부 일반적인 손상과 질환에 대한 필라테스

서문
FOREWORD

1970년대 후반에 나는 필라테스에 전념하기 시작했다. 곧 바로 필라테스 시스템의 애호가가 되었다고 말을 할 수 없으며, 몇 년 동안 아무 일도 발생하지 않았다고 말할 수도 없다. 하지만 나는 즉시 필라테스 방법의 굉장한 가치를 알아보았다. 나는 어릴적부터 운동과 움직임을 추구하는 것에 참여 해왔었다. 여기에는 경쟁을 동반한 수영, 요가 수련 그리고 춤을 공부하는 것이 포함되어 있다. 나는 항상 자연과 야외에 대한 깊은 사랑을 가지고 있었기 때문에 서핑, 윈드서핑, 산악자전거, 스키, 스노보드 그리고 최근에는 카이트보드와 스탠딩 패들링 모두 내 마음속에 깊이 자리를 잡고 있다. 나는 이스라엘에 있는 Wingate institue에서 운동 생리학 및 생체 역학에 중점을 둔 체육 교육을 전공했다. 나는 그 후 Wingate 교수진에 합류해 몇 년의 시간을 보냈다. 나는 신체 움직임 과학에 대해 강한 매력을 느끼고 있었고, 이것은 나의 연구의 추진력이었다. 그러나 나의 무용과 움직임의 예술에 관심이 점점 더 증가하게 되었다. 이러한 관심은 무용수로서의 오랜 경력으로 이끌어 주었으며, 나는 영국의 University of Surrey에서 무용학 석사 학위를 받을 수 있었다. 1980년대 중반에 나는 필라테스가 대우 다양한 사람을 위해 엄청나고 특별한 가치를 지닌다는 것을 인식하기 시작했다. 나의 상상력을 사로잡은 건 다양성이었고 그것 중 다른 많은 것은 아마도 새 천년의 초기에 필라테스의 천문학적 성장에 의해 목격된 것들이다.

1989년에 나는 영국에서 호주로 이주하였으며, 무용수와 거의 독점적으로 일한 후에, 또한 나는 다른 분야의 최고 수준의 선수들과 매우 밀접하게 일하기 시작했다. 불가피하게 나의 길은 무용수와 운동선수들을 치료하는 물리치료사, 의사, 정골의사, 카이로프랙터, 그외 사람들과 합쳐졌다. 필라테스는 만남의 장이 되었고 공통분모가 되었으며, 이 모든 전문가가 궁극적으로 갈망했던 포괄적인 운동 프로그램이 되었다. 나는 그 중에 특히 물리치료사들과 매우 긴밀한 업무 관계와 유대감을 형성하였다.

1991년 정형외과 의사의 초대로 미국에 도착하자마자, 나는 웰빙(well-being)에 대해서 흥미롭고 다양한 각도로 접근을 계속하려고 노력했다. 하지만 나는 흥미롭지만 다소 불안감을 주는 경향을 목격하고 있었다. 물리치료사들은 필라테스를 채택하고 이를 임상에 통합시키고 있었다(인기의 증가로 인해, 그들은 그렇게 하지 않을 수 없었다.). 그러나 그들은 필라테스 시스템 자체를 수용하지 않았다. 물리치료사들은 필라테스의 장비 중에 일부분을 선택하고, 방대한 목록으로부터 일부 독립된 운동을 선택하였으며, 필라테스를 가르치겠다고 주장했다. 심지어 어떤 사람들은 이러한 "독특한" 타입의 필라테스를 공부하고 연습하기 위해선 자격을 갖춘 물리치료사가 되어야 한다고 주장하고 있었다. 필라테스의 창시자 조셉 필라테스는 물리치료사가 아니었다. 또한 내가 함께 공부할 수 있는 즐거움과 영예를 누렸던 1세대 선생님들도 물리치료사가 아니었다.

나는 고도로 숙련되고 교육받은 물리치료사와 협력하여 필라테스 전문가와 물리치료사 사이의 가교를 만들기를 열망했다. 필라테스의 인기가 계속 증가함에 따라, 필라테스 전문가는 손상과 질환에 대한 더 많은 지식이 필요했다. 그들은 수백 개의 운동을 어떻게 사용하고 특정 요구에 맞는 효과적인 프로그램을 만드는 방법에 대한 지침이 필요했고, 지금도 마찬가지다. 반면에 물리치료사들은 단지 시스템의 일부를 선택하는 것이 아니라 이 방대한 시스템에 대한 연구가 필요했다. 필라테스를 분열시키는 이러한 과정은 물리치료사와 의료 전문가에게 애초부터 매력적으로 보인 필라테스의 포괄적인 본질을 잃어버리는 결과를 가져왔다.

1990년대 중반에 나는 아내의 소개로 운 좋게 사만다(샘) 우드를 만날 수 있었다. 샘이 매우 총명하고, 숙련되고, 교육 수준이 높다는 사실을 알아차리는데 오래 걸리지 않았다. 그런데도 나에게 가장 큰 감명을 준 것은 처음부터 필라테스를 연구할려는 샘의 욕구였다. 그녀는 자신이 물리치료사라는 사실 때문에 이미 필라테스를 알고 있었다고 생각하지 않았다. 샘이 요가를 공부함으로써 그녀의 운동 경험을 넓히는데 수년이 걸렸다는 사실은 우리에게 공통점을 주었고, 그녀는 무엇이 BASI(Body Arts and Science International)접근법이 되었는지 이해할 수 있었다: 조셉 필라테스가 의도한 대로 통합적인 신체, 마음 그리고 정신에 대한 전체적인 관점. 신체의 힘은 한계가 있지만 마음속 힘은 한계를 모른다.

샘과 나는 내 비전에 대해 상세히 논의했고, 그것은 곧 우리의 공통된 비전이 되었다. 그녀는 주저하지 않고 엄격하고 까다로운 BASI 전체적인 트레이닝 프로그램을 이수했다. 그 후 그녀는 BASI 교사 연수의 레거시(Legency) 프로그램을 완성하기 위해서 나아갔다. 샘은 그녀가 물리치료 스킬을 공부했던 것처럼 필라테스 스킬을 연습하는데 몇 년을 헌신하였다. 그리고 나서 그녀는 그 두 분야를 가장 완벽하게 통합시켰다. 그 결과는 자명하다.

우리 분야의 일부로 샘은 (내 지도와 의견을 가지고) 부상과 질환이라는 제목의 심화 연구 과정을 만들었다. 샘은 압도적인 반응과 호응을 얻으며 전 세계적으로 이 과정을 가르쳤다. 이 과정에서 수반되는 실습은 클래식 필라테스 운동 동작과 내 스스로 터득한 많은 창작 동작을 포함하여 우리 프로그램에서 배운 방대한 양의 작업에서 발췌한 것이다. 샘은 전문가답게 목록(레파토리)에 적용하였으며, 심지어 높은 레벨의 목록(레파토리)을 선별된 인구들의 필요에 맞추어 다루었다.

그래서 *필라테스*와 *필라테스 해부학*(Karen Clippinger와 공동 저) 2권의 책을 출판한 Human Kinetics가 부상과 질환에 초점을 맞춘 필라테스 책의 잠재적 저자에 대한 추천을 부탁했을 때 오랜 시간이 걸리지 않았다.

BASI는 조셉과 클라라 필라테스가 우리에게 준 경이로운 시스템 — 많은 삶을 감동시키고 변화시킨 신체적 정신적 컨디셔닝 방법에 대한 현대적이고 근거 기반의 접근법이다. 어떻게 효과가 있는지 물어볼 때 우리는 그저 "그거 효과가 있어. 우리는 왜 그런지 모르고 어떻게 하는지 알 필요가 없어. 그냥 그렇게 하면 결과를 볼 수 있을 거야!"라고 답한다. 그러나 사실은 우리가 이해하기 위해 노력해야 한다는 것이다. 우리는 연구와 선두에서 일하는 치료사로부터 정보를 얻을 필요가 있다. 우리는 수백 년 동안 축적된 전문가의 경험과 세계 각지의 대학을 졸업한 똑똑한 사람들의 학문적 지식을 합칠 필요가 있다.

필라테스는 well-being(삶의 안녕)을 성취하는 것이 궁극적인 목표인 포괄적인 방법이다. 흥미롭게도, 조셉 필라테스는 단지 운동에 대해서만 말하지 않았다. 이 운동은 신체적, 정신적, 정신적 건강과 조화의 궁극적인 목표를 향한 수단이다. 이 전체적인 관점을 무시하는 것은 가장 기초와 필라테스의 교리(tenets; 철학)를 무시하는 것이다. 사만다는 물리 치료 분야에서 오랜 세월의 경험과 인간 과학에 대한 광대한 지식을 통합하면서 이 견해를 존중하는 책을 만들었습니다. 당신이 물리치료사이든, 필라테스 강사, 필라테스의 지지자, 또는 운동선수 또는 치료의 관점에서 통합 필라테스의 성공적인 것에 대해서 단순히 배우고자 하는 것에 관심이 있는 사람이든 아니든 당신은 분명이 중요하고 심오한 책의 혜택을 받을 것이다.

– 라엘 아이자코비츠 –

역자서문
PREFACE OF TRANSLATOR

내가 처음 이 책 'Pilates for Rehabilitation'를 만났을 때 '필라테스의 영역이 이제 드디어 의료의 한 부분으로 이어지고 있구나!'라는 생각을 들게 하였다. 많은 사람에 의하면, 조셉 필라테스는 죽을 때까지 의료종사자의 닫힌 마음으로 인하여 경멸과 환멸을 느꼈다고 하는데, 그의 소원을 풀어주는 좋은 책이 출판된 것이다. 이제 필라테스의 영역은 신체와 정신을 튼튼하게만 하는 행위적 운동에서 벗어나 치료의 영역으로 확대됨을 보여주는 좋은 예들을 이 책에서 보게 되었다. 일반인들이 평소에 겪고 있는 일반적인 신체 부정렬과 근골격계 질환뿐만 아니라 운동선수들에게 흔히 발생하는 부상과 운동 전 예방까지 모든 부분에 대한 맞춤형 해결책을 제시하고 있으며, 정확한 재활 목표에 따라 회복단계까지 체계적인 프로그램을 개발하여 완벽하게 재활할 수 있도록 도와주는 책이라고 생각이 든다.

이제 재활은 더 이상 남의 일은 아니다. 노령화가 급격히 증가하면서 우리들의 바람은 보다 건강하게 노년을 보내고 싶어 한다. 그렇게 하기 위해서 유년 시절부터 신체의 문제를 없애고 튼튼한 정신과 몸으로 노년을 맞이하고 싶은 것이 일반적이다. 그러나 불행히도 이 시대는 많은 요인으로 인해 누구나 신체적 정신적 피로와 질병에 노출되어 있는 것 또한 부인할 수 없는 사실이다. 이러한 양극의 시대에 누구에게나 재활의 필요성은 절실할 수밖에 없다.

비록 많은 의료혜택과 최첨단 의료장비가 있음에도 불구하고 우리들의 신체는 그렇게 빨리 또는 즉각적으로 원래의 상태로 돌아오지는 않는다. 이러한 이유에서 누군가에게는 반드시 필요한 재활운동 프로그램은 존재하기 마련이고 이 책에서 보여주는 재활 필라테스가 이것에 가장 잘 부합되는 것이 아닐까 생각한다. 또한 필라테스는 장비와 매트 운동을 비롯해 단계별로 체계적인 절차에 따라 이루어지고 있으며 필요한 근육별 운동 프로그램과 촉진과 억제라는 기본 운동조절 학습이 포함되어 있는 과학적인 운동임을 이 책에서 다시 한번 보여주고 있다.

또한 이 책에서 제시한 여러 가지 예시와 환자 케이스들은 최신의 연구와 입증된 시연을 통해 이루어져 있어 재활의학이나 정형외과적 손상과 부상 시 고객의 특정요구에 가장 잘 부합할 수 있는 프로그램으로 구성되어 있어 필라테스를 한 단계 성장시킨 교재라 할 수 있겠다.

부디 많은 전문가적인 지식을 가진 필라테스 강사나 재활운동이나 치료적 운동에 대한 프로그램이 필요한 치료사들에게 도움 되었으면 하는 바람과 필라테스가 더욱 과학적인 운동 프로그램으로 발전되기를 바라는 마음으로 이 책을 번역하게 되었다.

이 책이 번역되기까지 많은 도움을 주신 영문출판사 박병조 대표님과 직원분들에게 감사의 인사를 전하며, 재활 필라테스 책의 번역을 맡아준 김강훈, 김동현, 김정욱, 최한별, 형은주 선생님에게도 감사의 인사를 전합니다.

역자대표 백일훈

감사의 말
ACKNOWLEDGMENTS

나는 이 책이 나오도록 도와준 Human kinetics팀의 모든 사람들에게 감사의 말을 전하고 싶다. 나의 원고 검토 편집장인 Michelle Maloney의 인내심 있는 지도, 열정적 격려, 귀중한 비평에 대해 특별한 감사를 표한다. 내가 상상할 수 없는 친절한 사람. 그리고 이 책에 대한 그녀의 신념과 편집 과정을 통해 이 책을 더 나아지게 도움을 주신 Ann Gindes 편집국장에게 감사하다.

나의 훌륭하고 재능 있는 Alonzo Cannon, Ena Kirima, Sheri Long, Jeff Rozic 모델들에게 엄청난 감사를 표한다. 이 책의 일부가 되고자 하는 그들의 기량, 시간, 열정은 정말 감사하다.

나는 Kirk Fitzik의 뛰어난 사진작품에 대해 감사를 표하고 싶다. 필라테스 선생님들과 함께 일했던 그의 폭넓은 경험은 매우 귀중했다. 그의 전문성과 예술적인 눈, 그리고 도움이 되는 제안들 덕분에 사진 촬영은 순조롭게 진행되었다.

나는 아름다운 스튜디오와 놀라운 BASI시스템즈 필라테스 장비를 사용할 수 있게 해준 BASI 필라테스 국제 본부에 감사를 표하고 싶다. 물류 조정에 있어 Stella Hull-Lampkin이 제공한 지원에 깊은 감사를 표한다.

또한 이 책에 나와있는 운동을 검증하고 세밀하게 조정하는 데 도움을 준 많은 사람들 즉, 흔쾌히 필라테스로 그들의 부상에 대한 재활을 나에게 맡겨준 환자와 여러 해 동안 나의 수업과 워크샵에 참여한 필라테스 강사 그리고 재활 전문가들에게 감사를 표한다. 그들과 함께 일하고 그들 모두에게 배우는 것은 영광이다. 그들은 이 책에 영감을 줬다!

이 프로젝트를 수행하기 위해 우리의 웰빙센터에서 시간을 빼준 사업 파트너이자 친구인 Rachel Clark에게 특별한 감사를 표한다. 나는 그녀의 인내심과 친절, 지지 그리고 격려에 정말 감사한다. 그리고 나는 그녀의 지식과 그녀가 개선을 위해 귀중한 제안을 기꺼이 나누려는 그녀의 의지에 감사한다.

마지막으로, 이 과정 내내 나를 건전한 정신으로 지켜준 가정의 든든한 지원군인 Jeff와 Kai에게 큰 감사를 표한다. 나는 그들의 인내심과 사랑에 대해 매일 감사하고 있다.

도입부
INTRODUCTION

필라테스에 기반을 둔 재활을 전문으로 하는 물리치료사로서, 나는 일반적으로 운동을 목표로 하는 환자를 보지는 않는다. 나의 환자는 그들의 활동을 제한하는 특정한 부상이나 질환 때문에 방문한다. 캘리포니아주 퍼시픽 팔라사드에 있는 나의 웰빙 센터에서는 16년 이상 필라테스를 환자 치료에 통합시켜 왔으며, 뛰어난 결과를 얻어냈다. 나는 필라테스를 적절하게 사용하면 치료목적의 매우 효과적인 도구가 될 수 있다는 것을 직접 증명해왔으며, 연구는 이러한 결과를 뒷받침한다. 필라테스 운동과 원칙은 부상과 수술뿐만 아니라 만성 질환으로 고통 받는 환자들의 최적화된 기능을 도울 수 있다. 필라테스 방법은 많은 환자들이 겪는 통증과 기능장애를 관리하는 데 도움을 주며, 특히나 전통적인 물리치료나 다른 재활 테크닉과 결합할 때 더욱 그렇다.

왜 이러한가? 필라테스는 단지 신체적 과정이 아니라 마음–몸의 컨디셔닝이다. 나는 수년에 걸쳐 많은 환자들이 정신적 컨디셔닝을 운동 학습과 신경근 재교육 과정에 통합했을 때 훨씬 더 큰 잠재력에 도달하는 것을 보았다. 필라테스는 단순한 운동이 아니라; 인간의 움직임을 최적화하기 위해 전체적인 접근법이다(Isacowitz 2014). 필라테스는 다목적이고 적응이 잘 되기 때문에 거의 모든 환자나 고객에게 적합하다. 뼈엉성증과 엉덩관절 전치환술을 시행한 93세 여성에서부터 앞십자인대 재건술을 시행한 프로 선수에 이르기까지 운동성과 피트니스의 스펙트럼 전반에 걸쳐 개인에게 해결책을 제공한다. 필라테스는 여성만큼 남성에게도 동기부여가 되며, 올바르게 사용하면 모든 연령대에서 안전하다.

필라테스는 무엇인가? 이는 조셉 필라테스라는 사람의 노력을 바탕으로 한 운동 방법이다. 기구와 움직임을 창조하는데 있어 그의 지도 철학은 건강을 위해 모든 것을 연습해야 한다는 것이다. 기본 수준에서 마스터 수준까지 시행할 수 있는 각 기구에 대한 많은 움직임 레퍼토리가 있다. 점진적 저항을 제공하는 스프링과 도르레가 있는 기구는 기능적 근육 활동을 활성화시키는 동심성과 편심성 근육 수축을 일으키는 데 도움을 준다. 동시에 안정근 그룹은 정확한 자세와 정렬을 유지하기 위해 등척성으로 작용하도록 한다.

호주 물리치료와 필라테스 연구소 설립자인 글렌 위더스(Glenn Withers)는 조셉 필라테스는 부상이 신체의 불균형과 습관적인 움직임 패턴에 기인한다고 믿었는데: 어떤 사람이 근 약화나 잘못된 정렬을 가지고 있다면 원하는 기능적 움직임을 달성하기 위해 다른 부위가 과보상되거나 과발달이 일어난다고 재차 진술했다. 조셉은 재발 방지를 위해 부정렬을 바로잡고 몸을 재교육하는 것이 중요하다고 느꼈다. 50년이 지난 지금 근육 불균형의 이론은 물리치료 분야에 널리 받아들여지고 있다(Withers와 Bryant 2011).

조셉 필라테스는 분명 시대를 앞서간 사람이었다. 1883년 독일 뒤셀도르프에서 태어난 그는 어렸을 때 구루병, 천식, 류마티스성 열을 앓았다. 이 병을 극복하기 위해 그는 보디빌딩, 체조, 다이빙,

무술, 요가 등 다양한 종류의 신체적 피트니스를 시작했다. 1차 세계대전 기간 동안 맨섬의 포로수용소에 수감되었다. 수용소에 있는 동안 그는 신체적 피트니스 프로그램을 가르치고 시행했다. 필라테스는 수용소에서 장애인과 환자의 재활을 돕기 위해 기구를 제작하기 시작했다.

전쟁이 끝난 후 조셉은 배를 타고 미국으로 향했다. 항해 중에 그는 클라라를 만났고 후에 그의 아내가 되었다. 1926년에 조셉과 클라라 필라테스는 뉴욕에 최초의 필라테스 스튜디오를 세웠다. 그의 생애에 걸쳐 조셉 필라테스는 그가 발명한 다양한 기구를 위한 600개 이상의 운동을 개발했다. 조셉은 몸의 정렬과 균형을 교정할 수 있는 자세와 움직임을 사용하여 몸 전체의 건강을 유지하기 위해 기구를 설계했다. 조셉은 모든 학교에서 그의 방법(조절학이라고 불리는)을 가르치고 싶어했고, 그는 의료 전문가들이 그의 작업의 신체적 정신적 유익을 받아들여야 한다고 느꼈다(Isacowitz 2014). 불행하게도 조셉은 그의 방법이 잘 알려지고 널리 받아들여지기 전인 1967년에 세상을 떠났다.

수십년 후 재활에 필라테스 사용을 옹호하는 수많은 논문들이 의학 저널에 실렸다. 흔히 언급된 두 가지 주요 이점은 내재적 코어의 개선된 신경근 조절과 퍼포먼스 향상이다. 물리치료사로서 우리는 항상 재활의 초기 단계에서부터 장기 목표인 건강하고 효율적인 기능적인 몸이 될 수 있도록 하는 시스템을 찾고 있다. 필라테스가 바로 그런 시스템이다! 다른 재활 전문가는 종종 내게 왜 필라테스 방법을 그렇게 믿는지를 묻는다. 제3장에서 이에 대해 좀 더 자세히 설명하겠지만 다음은 이 방법의 장점에 대한 요약이다:

- 필라테스는 코어 근육(파워하우스라고도 함)에 초점을 맞춘다.
- 필라테스 운동은 안정성과 운동성을 모두 강조한다.
- 필라테스는 닫힌 운동 사슬과 열린 운동 사슬을 모두 포함한다.
- 필라테스는 동심성과 편심성 수축 모두를 강조하면서 정적이고 동적으로 근육을 운동시킨다.
- 필라테스 운동은 기능적이다.
- 필라테스는 적절한 호흡에 중요성을 둔다.
- 필라테스는 심신 조절의 형태이다.
- 필라테스는 매우 다양한 환자군에 적용할 수 있다.
- 필라테스 기구는 안전하고 사용하기 쉽다(적절한 트레이닝이 되었을 때).
- 필라테스는 웰빙 서비스를 확장하고자 하는 모든 사람에게 현명한 비즈니스 선택이다.

만약 당신이 아직 필라테스 방법에 대해 잘 알지 못하지만 몇 개의 클래식 필라테스 운동이 행해지는 것을 보았다면, 당신은 이 방법이 부상 재활에 적합할 수 있을지 의심스러울 것이다. 실제로 많은 운동이 재활 목적을 위해서는 수정되어야만 한다(어떤 경우에는 심각하게). 환자와 함께하는 나의 접근법은 다음과 같다: 운동은 환자의 구체적인 필요에 따라 선택하고 차례로 이루어지며, 운동을 하는 동안 전체적인 접근방식을 유지하려고 한다. 운동은 사람이 익숙한 움직임을 수용하도록 바뀌지 않는데; 대신에 개인에게 교정의 적응과 긍정적인 움직임 패턴을 가르친다. 그 다음 목표는 부상 재활과 더불어 개인의 최적의 자세, 기능적 근력, 균형을 달성하는 것이다.

이 책의 목적은 정형계 재활 전문가에게 필라테스 철학을 숙지하고 특정 환자군의 치료적 운동으로 필라테스를 어떻게 사용하는지를 가르치는 것이다. 필라테스는 피트니스 추종자, 엘리트 운동선수, 주말 전사(격렬한 운동을 주말에 몰아서 하는 사람), 사무직 종사자나 노인에게 사용하든 간에 모든 환자와 고객에게 혜택을 줄 수 있다. 그렇다, 필라테스는 재활과 부상을 치유하는 데 사용될 수 있지만 또한 전체적인 피트니스 수준을 향상시키고, 퍼포먼스를 개선하고 비시즌에 안전하고 효과적인 교차 훈련을 제공한다.

이 책의 방법론과 철학적 접근법 뿐만 아니라 나와 있는 대부분의 운동은 라엘 아이자코비츠의 작업과 BASI(Body Arts and Science International) 필라테스 코스에서 얻은 것이다. 나는 1999년에 라엘에게 첫 필라테스 트레이닝 코스를 밟았다. 그 이후로 멘토, 마스터 I, 마스터 II 코스를 포함하는 라엘의 레거시 프로그램을 포함한 BASI의 모든 프로그램을 이수했다. 이 책에 선택된 운동 중 일부는 클래식 필라테스에 바탕을 두고 있지만, 많은 운동은 라엘의 운동인데, 나는 부상 재활의 목적에 적합하도록 이를 수정했다.

제1부는 재활을 위한 필라테스의 이론적 근거와 그것이 전통적인 필라테스 운동과 어떻게 다른지를 설명한다. 이 파트는 원칙을 복습하고 필라테스의 원리를 조사하며, 필라테스가 재활 전문가가 자신의 도구 상자에 있는 귀중한 도구가 될 수 있는 이유와 방법을 설명한다.

제2부는 필라테스 운동의 신체적 움직임을 보여준다. 클래식 필라테스만 해도 600개가 넘는 운동이 있다. 그래서 나는 일반적인 정형계 부상의 재활에 가장 도움이 된다고 생각하는 운동만을 골랐다. 따라서, 각 운동과 관련해 질환에 적응증과 금기증, 주 근육, 생체역학적 신경근적인 고려사항이 다루어진다. 동작은 상세한 설명으로 기술되며 응용동작과 진전이 적절히 제시된다.

제3부는 모든 것을 종합한다. 운동 프로그램은 특정 부상과 질환에 사용할 수 있다.
내용은 해부학적 부위인 목뼈, 등뼈, 허리뼈, 어깨, 엉덩이, 무릎, 발과 발목으로 구성된다.

*재활을 위한 필라테스*는 물리치료사, 물리치료 보조, 카이로프랙터, 선수 트레이너, 퍼스널 트레이너와 필라테스 강사를 위해 필라테스 자원을 제공한다. 비록 나는 명성있는 교육 기관에서 포괄적인 필라테스 교육에 투자할 것을 강력히 추천하지만, 여러분이 이 책을 다 읽고 나면 여러분은 모든 환자와 고객을 위한 치료 계획에서 효과적인 필라테스를 통합할 수 있는 도구를 갖게 될 것이다.

제 1 부

필라테스의 적용

THE CASE FOR PILATES

1

재활 필라테스에 관한 연구
The Science Behind Pilates for Rehabilitation

지난 10년 반 동안, 물리치료 분야의 부상 재활을 위한 효과적인 치료의 형태로 필라테스 방법의 사용을 옹호하는 의학 저널에 게재된 문헌 양이 늘어나고 있다. 필라테스는 코어를 강화시키고(Emery et al. 2010; Kloubec 2010), 근육 강도와 전체적인 유연성을 높이는 것으로 나타났다(Kao et al. 2015; Loubec 2010; Campos de Oliveira, Goncalves de Oliveria 2015; Sekendiz et al. 2007; Segal, Hein,and Basford 2004). 효과적인 움직임 촉진(Emery et al. 2010; Herrington and Davies 2005), 자세 개선 및 자세 균형 향상(Alves de Araujo et al. 2012; Emery et al. 2010; Natour et al. 2015; Campos de Oliveira, Pires-Oliveria 2015), 기능을 회복하고 통증 관리를 돕는다(Campos de Oliveira, Gonves de Olivers de Olivers de Olivers, Olivers, Olivers 및 Pira, Pira, Pira, Pira, 2015; Pira, Pirauria, 2015). 과학적 근거를 볼 필요가 있는 사람들을 위해, 다음 페이지들은 지금까지 출판된 최고의 작품들 중 일부를 요약한다.

코어에 대한 필라테스 Pilates for the Core

모든 움직임이 중심이나 코어에서 시작되기 때문에(나중에 자세히 설명하겠다.) 이것은 논리적인 시작점으로 보인다. 가장 깊은 배 근육인 배가로근(TRA)의 중요성은 문헌과 임상 중재 모두에서 잘 확립되어 있다. 허리 통증 환자에서 사지가 모든 방향으로 움직일 때 배가로근의 근육활동이 지연되는 경우가 종종 보인다. 배가로근 조절의 이러한 변화는 특정 질환에 관계없이 발생한다(Hodges and Richardson 1996, 1998). 따라서 배가로근을 재훈련하여 척추 안정화를 증가시키는 것은 허리통증 - 골반 통증 재활에서 널리 받아들여지는 개념이다(Comerford and Mottram 2001; Hodges and Richardson 1999). 배가로근 외에도 몸통에 직접 부착되고 안정화를 제공하는 다른 깊은 근육(종종 "국소 근육 체계"라고도 함)은 요추 뭇갈래근, 횡격막 및 골반바닥근이다.

최근 몇 년 동안 순수한 힘의 관점보다는 운동조절(motor control) 관점에서 만성적인 허리 통증 관리에 초점을 맞추고 있다. 2000년에, Jull과 Richardson은 *Manipulative Physical Therapy*지에 새로운 치료 방향을 제시한 연구 결과를 발표했다. 허리 통증 환자의 근육 기능 장애에 대한 연구에 기반을 두고 있어 몸통과 등 근육의 깊은 근육에 손상이 있음을 발견했다. 그들은 이 근육이 척추 분절지지 및 척추의 조절을 향상시키는 데 기능적 역할을 하며 척추 통증 환자에서 보이는 근육 손상은 힘이 아닌 운동조절(motor control)의 문제에 있다고 지적했다. 그들의 구체적인 운동 접근법은 척추에 부착된 심근의 수축을 재훈련하는 것에 시작점을 두고 있다. 결과적으로 이 접근법이 급성 및 만성 허리통증 환자 모두에서 신경근 손상을 줄이고 통증을 조절하는데 효과적이라는 것을 보여주었다.

몸통의 깊은 근육을 어떻게 활성화할 것인가? 배 드로잉인 방법(ADIM)은 전통적인 안정화 운동의 기본이다. ADIM은 깊은 국소 안정화 근육에 의해 제공되는 신경근 조절 기전의 재교육을 촉진하기 위해 종종 사용된다(Richardson, Jull, and Hodges 2004; Urquhart et al 2005). 배 드로잉 패턴을 실행하는 동안 뭇갈래근(Multifidus)은 배가로근과 함께 동시에 수축되는 것으로 밝혀졌다(Richardson et al. 2002). Hides와 그의 동료들의 2011년 연구에 따르면, 배가로근의 수축능력 저하는 뭇갈래근의 수축능력 저하와 밀접한 관련이 있다고 하였으며 반면에 배가로근의 수축이 강한 환자들은 뭇갈래근도 강한 수축을 가지고 있을 가능성이 4.5배 높다라고 하였다. 게다가 Sapsford와 그의 동료(2001)의 근전도 연구에서는 골반바닥근의 이상이 없는 대상자들은 골반바닥근 운동을 할때 배 근육들의 활성도는 정상적 반응을 보였으며 배 근육의 최대하 등척성 운동은 골반바닥근육들을 활성화한다고 하였다. 따라서 이 모든 근육들을 동원하는 열쇠는 배가로근인 것으로 생각된다.

그렇다면 이 모든 것이 필라테스와 어떤 관련이 있을까? 필라테스 운동은 임프린트(imprint) 작용을 통해 몸통의 깊은 국소 안정화 근육을 활성화한다. 지시 방법이 다르기는 하지만 척추 안정 훈련에서 배가로근을 활성화하는 것으로 입증된 ADIM과 기본적으로 동일하다. 이러한 이유로 필라테스 운동은 임프린트 또는 드로잉(Drawing)기법을 통해 깊은 근육들의 신경근 조절을 개선함으로써 허리골반 통증을 치료하고 척추의 안정화에 효과적일지도 모른다. 그러나 이러한 주장을 뒷받침할 근거가 있을까? 필라테스 운동에서 임프린트 동작이 깊은 배 근육을 활성화할까? 그렇다, 여기에 설명된 연구에 따르면 필라테스 운동도 깊은 배 근육을 활성화한다.

필라테스 연구 고찰: 코어 Pilates Research Review: The Core

필라테스와 깊은 배 근육들의 활성화 Pilates and Activation of the Deep Abdominals

2008년 Endleman과 Critichley는 특정 필라테스 동작이 깊은 배 근육들을 활성화한다라는 첫 번째 근거를 제시하였다. 이 연구는 전통 필라테스를 대표하는 운동(임플린트, 헌드래드, roll-up, leg circle on the mat 그리고 리포머에서 헌드레드)을 실시하였을 때 배가로근과 배속빗근의 두께변화를 초음파영상을 이용해 관찰하였다. 이 연구에서는 휴식시의 두께와 비교해 볼 때, 필라테스 운동을 실시하는 동안 배가로근과 배속빗근의 두께변화가 유의하게 증가한 것을 발견하였다. 흥미로운 또 하나의 사실은 매트운동을 실시할 때 보다 헌드레드(hundred)운동을 실시하는 동안 배가로근의 두께가 더 두꺼워졌으며, 리포머를 이용한 운동에서는 일부동작에서 배가로근활성화가 더 커질 수 있음을 보여준다.

Endleman, I. and D. J. Critchley. 2008. Transversus abdominis and obliquus internus activity during Pilates exercises: Measurement with ultrasound scanning. *Archives of Physical Medicine and Rehabilitation* 89: 2205-12.

필라테스와 허리뼈 골반 조절 Pilates and Lumbo-Pelvic Control

2005년의 Herrington과 Davies에 따르면, 필라테스를 실시한 대상자들이 일반 배 근육 운동을 실시한 대상자나 배 근육 운동을 실시하지 않은 대상자들보다 허리뼈 골반 조절능력이 좋았으며 배가로근의 수축능력도 좋았다고 보고하고 있다. 그들은 이 연구에서 36명의 여성 대상자를 12명의 필라테스군, 12명의 배운동군, 12명의 운동을 실시하지 않는 대조군으로 나누었으며 3그룹을 대상으로 사지의 부하를 적용했을 때(허리뼈 골반 안정성검사)와 할로잉(배가로근의 독립적 수축검사)을 하는 동안 배가로근을 평가하기 위해 바이오피드백 장치(biofeedback unit)를 사용하였다.

배가로근 독립검사를 통과한 17명 중 10명은 필라테스군(합격률 83%), 4명은 배운동군(33%), 3명은 대조군(25%)이었다. 36명의 대상자 중 단지 5명(14%)이 허리뼈 골반 안정성 검사를 통과했으며, 모두 필라테스군이였다. 배운동군 및 대조군의 모든 대상자는 허리뼈 골반 안정성 검사를 통과하지 못했다.

Herrington, L., and R. Davies. 2005. The influence of Pilates training on the ability to contract the transversus abdominis muscle in asymptomatic individuals. *Journal of Bodywork and Movement Therapies* 9(1): 52-57.

비특이적 만성 허리통증에 대한 필라테스
Pilates for Nonspecific Chronic Low Back Pain

지금까지의 연구 결과에 따르면, 필라테스 운동은 허리통증이 없는 대상자에게 깊은 척추 안정을 위한 근육을 동원하는데는 효과적이다. 그렇다면 필라테스 운동은 허리 통증 환자에게 동일한 효과가 있을까?

필라테스 고찰연구: 만성 허리통증에 대한 필라테스
Pilates Research Review: Pilates for Chronic Low Back Pain

만성 허리통증 치료에 대한 필라테스 Pilates for Treating Chronic Low Back Pain

Rydeard, Leger 및 Smith는 비특이적 만성 허리통증 환자의 통증 및 기능 장애에 대한 필라테스 기반 치료 운동의 효과를 조사하기 위해 2006년 무작위 통제 실험(RCT)을 실시하였다.

이 연구에서는 20세에서 55세 사이의 39명의 신체 건강한 대상자를 무작위로 운동 훈련군과 대조군으로 나누었다. 운동군은 매트와 리포머를 이용한 특정 필라테스 운동을 클리닉에서 주당 3일, 가정 운동 프로그램을 주당 6일 동안 15분씩, 4주간 실시하였다. 대조군은 특별한 운동을 실시하지 않았고 필요한 경우 의사와 다른 전문가와의 상담으로 이루어진 일반적인 치료를 받도록 하였다. 그들은 이전의 신체 활동을 계속하도록 지시 받았다.

결과는 4주간 치료 중재 기간 이후에 대조군보다 기능적 장애 수준과 평균 통증 강도가 필라테스군에서 유의하게 낮게 나타났다. 필라테스군의 장애점수는 12개월 추적 관찰 기간 동안 유지되었다. 이 연구의 주된 발견은 신경근조절의 재습득을 위해 필라테스를 기반으로 한 특정 운동 프로그램이 일반적인 치료이나 중재가 없는 경우와 비교할 때 통증 강도와 기능 장애 수준을 줄이는데 더 효과적이었다. 또한 흥미로운 결과는 이 연구에 참여한 모든 대상자들은 과거에 허리 통증 치료를 받았다는 것이다. 그들 중 대부분(90%)이 물리치료를 받았으며, 74%는 특정 운동요법을 받았다. 따라서 이 연구에서 구체적으로 조사되거나 입증되지는 않았지만 비특이적 허리 통증 환자와 같이 특정활동이 제한된 대상자의 경우 필라테스 기반운동이 다른 형태의 운동 및 치료보다 통증과 기능장애를 줄이는데는 효과적이였다.

Rydeard R., A. Leger, and D. Smith. 2006. Pilates-based therapeutic exercise: Effect on subjects with nonspecific chronic low back pain and functional disability: A randomized controlled trial. *Journal of Orthopaedic & Sports Physical Therapy* 36(7): 472-84.

만성 허리통증환자에 대한 삶의 질과 필라테스

Pilates and Quality of Life for Chronic Low Back Pain Patients

2015년 Clinical Rehabilitation에 발표된 또 다른 연구는 비특이적 만성 허리통증환자의 통증, 기능 및 삶의 질에 대한 필라테스의 효과를 평가하기 위한 것이였다. 연구팀은 물리치료 대기자 명단에서 60명의 환자를 선정하여 무작위로 실험군과 대조군으로 나누었다. 두 군 모두 비스테로이드 성 소염 진통제(NSAIDs)를 사용하여 약물 치료를 유지했다.

실험군은 필라테스 스튜디오에서 일주일에 두 번 90일 동안 필라테스를 실시하였다. 연구기간(기준선, 45일, 90일, 180일) 동안 4가지 간격으로 통증, 기능, 삶의 질, 치료 만족도, 유연성 및 NSAID 섭취와 같은 매개 변수를 맹검법으로 평가하였다. 두 그룹 간의 시간 경과에 따른 비교에서 통증, 기능 및 삶의 질 수준에 관해 필라테스군이 더 효과적인 차이점을 보여주었다. 필라테스군은 투약량과 복용량이 점차 줄이는 반면, 대조군은 연구가 끝날 때까지 같은 양의 NSAID를 복용했다.

이러한 결과에서처럼, Natour 등은 필라테스가 만성적이고 비특이적인 허리통증 환자의 통증을 줄이고 기능과 삶의 질을 향상시키는 데 효과적이라고 결론지었다. 또한 필라테스는 실험군의 통증을 악화시키지 않아 이 방법의 사용에는 아무런 해가 없으며, 필라테스가 허리통증 환자에게 안전한 운동방법 중 하나라는 믿음을 뒷받침한다고 하였다.

Natour, J., L. Araujo Cazotti, L. H. Ribeiro, A. S. Baptista, and A. Jones. 2015. Pilates improves pain, function and quality of life in patients with chronic low back pain: A randomized controlled trial. *Clinical Rehabilitation* 29(1): 59–68.

특정 허리 손상에 대한 필라테스

Pilates for Specific Low Back Injuries

지금까지 검토된 연구 결과에 따르면 필라테스는 만성 비특이적 허리통증에 효과적이지만 척추앞전위증과 같은 특정 외상성 손상에도 효과적일까?

필라테스 고찰연구: 특정 허리 손상에 대한 필라테스

Pilates Research Review: Pilates for Specific Low Back Injuries

사례연구: 외상성 4–5번 허리뼈 앞전위증 Case Study: Traumatic L4–L5 Spondylolisthesis

Oliveira, Guedes, Jassi, Martini 및 Oliveira의 2016년 사례연구는 외상성 L4-L5 척추 앞 전위증 환자에게 필라테스 방식의 효과를 조사하였다. 이것은 하나의 척추뼈(가장 일반적으로 L5-S1)가 다른 부위보다 앞쪽 또는 뒤쪽으로 미끄러져 있는 흔하지 않은 상태를 말한다. 수술적 중재가 종종 권장되지만, 환자의 전체 척추구조가 안정적이라면(Wells et al. 2014), 필라테스와 같은 요추 골반 안정성을 향상시키는 보존적 치료를 고려할 수도 있다.

이 연구에서는 12주 동안 주당 3회, 45세의 남성이 래더바렐, 캐딜락, 리포머를 이용하여 60분간의 필라테스 훈련을 실시했다. 강사에 의해 환자는 잘 알고 있는 필라테스 원리(제2장 참조)를 따를 수 있도록 안내받았다. 몸통 굽힘근 및 폄근의 저항, 무릎 굽힘근 및 폄근의 힘, 엉덩이 및 몸통의 유연성, 자세 균형 및 통증 수준을 평가하기 위해 사전 및 사후 평가가 수행되었다.

12주 후, 실험 결과는 약간의 효과만 있었던 자세 균형을 제외한 모든 변수에서 유의한 향상이 있었다. 저자들은 필라테스 방법이 L4-L5에서 외상성 척추앞전위증 환자의 근육 저항과 강도, 유연성, 자세 균형 및 통증을 개선하는데 효과적이라는 결론을 내렸다. 그들은 필라테스 방법이 보존적이고 경제적인 치료법이기 때문에 구조적 안정성을 가진 외상성 척추앞전위증 환자의 치료에 좋은 대처 방법이 될 수 있다고 필역하였다.

Oliveira, L. C., C.A. Guedes, F.J. Jassi, F.A.N. Martini, and R.G. Oliveira. 2016. Effects of the Pilates method on variables related to functionality of a patient with traumatic spondylolisthesis at L4–L5: A case study. *Journal of Bodywork and Movement Therapies* 20(1): 123–31.

상체에 대한 필라테스 Pilates for the Upper Body

지금까지 제시된 연구는 허리뼈 골반 기능 장애의 부상 재활을 위한 필라테스의 효율성과 허리뼈에 초점을 맞추고 있다. 그러나 상체는 어떨까? 필라테스 운동은 목뼈 또는 어깨 질환으로 고통받는 사람들에게도 유익할까? 비록 필자가 언급한 상부코어(upper core)에 대한 필라테스의 과학적 연구가 하부코어(허리뼈와 골반)의 경우만큼 널리 퍼지지는 않았지만, 최근에 더 많은 연구가 발표되는 것을 보면 흥미진진하다. 대부분의 연구자들은 상위 코어 이상이 있는 환자에게 나타난 필라테스의 긍정적인 효과는 목의 안정성 증가, 자세의 향상이며 이는 호흡과 같은 필라테스의 원리를 잘 수행하고 코어 근육의 협응에 있다고 믿고 있다.

만성 목통증은 근로자의 11–20%에 영향을 미치고(Coteet al. 2008), 유병률과 영향이 증가하고 있다(Hoy et al. 2014). 목통증은 목의 안정화 근육(깊은 목 굽힘근)의 비효율성과 관련이 있으며, 이는 목 및 어깨의 표면근육의 긴장과 보상적 과사용과 관련이 있다(Moffett and McClean 2006). 이러한 상부 코어 또는 목의 안정화 근육의 약화 또는 기능 장애는 컴퓨터 앞에서 앉아 있거나 오랜 시간 동안 스마트 폰 사용과 같이 지속적인 낮은 부하에서 일어나는 근육 피로 때문이다. 목의 안정화 운동은 목 근육 통증을 완화하고 두통을 감소시키는 것으로 보고된다(Jull 등, 2002).

목과 어깨 질환의 원인 또는 효과로서 심부 목 굽힘근의 긴장 및 약화 외에도 몇몇 연구에서 가슴부 자세의 불량, 어깨의 생체 역학의 비정상적 상태, 어깨뼈 불안정성을 지적한다(Emery et al., 2010). 어깨뼈 주위의 안정성은 팔과 목의 효율적인 움직임을 위해 중요하다. 척추와 어깨주위의 자세(상부 코어) 근육의 재교육은 필라테스를 포함한 특정 안정화 운동을 사용하여 달성할 수 있다(Moffett and McClean 2006).

필라테스 고찰연구: 목뼈와 어깨
Pilates Research Review: The Cervical Spine and Shoulder

거북목 치료에 대한 필라테스 Pilates for Treating Forward Head Posture

2016년에 *물리치료 과학 저널(Journal of Physical Therapy Science)*은 필라테스가 거북목(FHP)의 치료와 예방을 위한 적절한 방법으로 추천한다고 제안한 연구 결과를 발표했다. 거북목은 사람들이 스마트 폰, 태블릿 및 컴퓨터와 같은 전자 장치를 과도하게 사용하기 때문에 더 많이 발병된다. 거북목은 임상적으로 목뼈의 전방 위치로 정의되며 목 통증, 긴장성 두통, 피로, 근육 불균형 및 목의 움직임 감소와 관련 있다. 이는 종종 목 디스크, 만성 허리통증, 그리고 관자아래턱 관절 장애와 같은 질병의 원인 역할을 한다. 필라테스는 고령자의 등뼈 뒤굽음증을 개선할 수 있다는 Kuo, Tully, Galea(2009)의 이전 연구를 바탕으로 필라테스는 거북목을 경감시켜 목뼈의 건강을 향상시킬 수 있다라는 가설을 설정하였다.

이 연구에서는 23세에서 39세 사이의 전방머리자세를 가진 28명의 덜 활동적인 여성을 무작

위로 필라테스군 또는 복합운동군에 배정하였다. 각 그룹은 매일 50분, 일주일에 3일, 10주 동안 매주 부하를 증가시켰다. 필라테스군의 운동 프로그램은 목폄근과 가슴근육의 스트레칭과 호흡을 중심으로 깊은 목 굽힘근, 어깨들임근, 등근육 및 배 근육의 강화에 중점을 둔 코어근육의 협응에 초점을 맞추었다. 복합운동군의 운동프로그램은 핵심 근육의 협응없이, 자세를 개선하기 위해 일반적으로 사용되는 스트레칭과 강화 위주로 구성하였다.

각 대상자의 전방전위의 정도를 정량화하기 위해 목뼈 X레이를 이용해 머리 척추각(Craniovertebral Angle; CVA)을 측정하였다. 측정된 다른 사전 및 사후결과는 목뼈 관절가동범위(ROM), 근전도를 통한 위등세모근과 4번 경추의 척추주변근, 목빗근의 피로도, 그리고 통증진단척도(visual analog scale:VAS)와 목뼈 장애지수 설문을 통한 통증과 장애정도의 주관적 보고가 있었다.

10주 후에 두 그룹 모두 통증 및 장애 수준이 감소하였다고 했다. 그러나 필라테스군에서만 척추각(Craniovertebral Angle; CVA)과 목뼈 ROM에서 유의한 향상을 보였다. 또한 필라테스군은 목빗근의 피로가 현저하게 감소한 반면, 복합운동군은 측정된 근육들 모두에서 피로가 감소하지 않았고 오히려 사지의 근피로가 증가하였다.

저자들은 필라테스 프로그램이 스트레칭과 저항의 복합운동보다 척추각(Craniovertebral Angle; CVA)을 개선(따라서 머리앞전위증을 개선), 경추의 관절가동범위를 증가시키고, 근육 피로를 감소시키는데 더 효과적이라고 결론지었다. 그들은 이러한 결과가 나타난 것은 필라테스가 코어근육을 강화하는 데 초점을 맞추고 있어 전체적인 자세와 자세 인지를 향상시켜 국소 안정성과 전체 안정성을 동시에 증진시키기 때문이라고 생각했다.

Lee S., C. Lee, D. O'Sullivan, J. Jung, and J. Park. Clinical effectiveness of a Pilates treatment for forward head posture. *Journal of Physical Therapy Science* 28(7): 2009–13.

만성 목통증에 대한 필라테스 Pilates for Chronic Neck Pain

물리치료저널은 2016년 만성 목통증을 가진 사람들의 통증 완화를 위해 필라테스와 요가운동의 효과를 비교한 연구를 발표했다. 저자들은 두 가지 방법 모두 만성 통증 관리(Lumley et al. 2011)에서 인지요소인 심신-신체 연결을 강조하고 있으며, 연구에 사용된 집단치료는 비용의 이점이 있다고 하였다.

이 연구에서는 만성 목통증(3개월 이상)을 가진 56명의 사람들이 대조군, 필라테스 또는 요가의 세 그룹 중 하나로 분류되었다. 필라테스와 요가군은 12주 동안 12번 실시하는 소그룹 형태로 이루어졌으며, 이 분야에서 숙련된 교육을 받은 물리치료사의 감독하에 진행되었다. 결과 측정은 수업 시작 전, 6주 및 12주에 이루어졌다. 추적조사(follow-up)는 수업이 끝난 후 6주에 실시되었다. 주 결과 측정치는 목 장애 지수설문지를 이용한 기능적 능력이었다. 다른 결과는 통증 등급, 운동 범위 및 자세 측정이었다.

그룹 운동 세션 12주 후에 필라테스와 요가군 모두 대조군에 비해 장애와 통증이 현저하게 감소했다고 하였다. 이러한 개선은 6주 추적조사 기간 동안에도 유지되었다. 따라서 저자들은 필라테스와 요가가 만성통증을 치료하기 위한 효과적이고 안전한 단기 운동 방법 일 수 있다고 결론지었다. 그러나, 그들은 이러한 프로그램은 자격을 갖춘 전문가의 감독을 받아야 하며, 적절한 수정이 필요하며, 환자가 그룹 등급에 적합한지 확인하기 위한 엄격한 선별 과정을 거쳐야 한다고 강조했다.

Dunleavey, K., K. Kava, A. Goldberg, M. H. Malek, S.A. Talley, V. Tutag-Lehr, and J. Hildreth. 2016. Comparative effectiveness of Pilates and yoga group exercise interventions for chronic mechanical neck pain: Quasi-randomised parallel controlled study. *Physiotherapy* 102: 236-42.

목과 어깨장애 예방에 대한 필라테스 Pilates for Prevention of Neck and Shoulder Disorders

2010년 연구는 목 어깨 영역의 자세, 강도, 유연성 및 생역학 패턴에 대한 필라테스 프로그램의 영향을 조사하였다. 필라테스가 척추의 생역학적 특성과 하지 정렬에 긍정적인 영향을 미친다는 이전 연구를 토대로 저자들은 12주 프로그램이 자세, 동작 및 팔-몸통 근육패턴을 개선시킬 것이라는 가정을 하였다.

이 연구에서, 19명의 건강한 대상자는 실험군 또는 대조군 중 한 그룹에 무작위로 배정되었고, 시작과 12주 후에 두 번 평가되었다. 평가는 앉아있는 자세, 배 근력, 어깨 관절가동범위, 그리고 목, 어깨, 몸통 운동과 16개의 근육활성도를 기록하여 최대 어깨 굽힘을 측정하였다. 필라테스군은 매트, 리포머 및 캐딜락을 사용하여 매주 두 시간의 개인 지도를 받았다. 대조군은 새로운 체육활동을 하지 못하게 권유 받았다.

중재 후, 필라테스군의 대상자는 앉아있을 때 등뼈 뒤굽음증이 줄어들었고 배 강도가 증가하였다. 또한, 이들 대상자는 등뼈와 어깨뼈의 움직임을 최소화 상태에서 최대 어깨 굽힘 검사를 수행할 수 있었으며 이는 필라테스 수행 후 사지와 코어 동작을 분리하는 능력이 증가했음을 암시하는 것이다. 감소된 어깨뼈의 전위(displacement)는 향상된 어깨뼈의 안정성을 나타내는 것이었다. 좋지못한 등부위 자세, 비정상적인 어깨의 생체 역학, 어깨 불안정성이 종종 목 어깨 질환의 원인 또는 결과인 것으로 밝혀진 여러 연구를 기반으로 한 연구의 결과는 필라테스가 그러한 장애를 예방하는 데 도움이 될 수도 있다는 가설을 뒷받침해준다.

Emery, K., S. J. De Serres, A. McMillan, and J. N. Cote. 2010. The effects of a Pilates training program on arm-trunk posture and movement. *Clinical Biomechanics* 25: 124-30.

돌림근띠 건병증에 대한 필라테스 Pilates for Treating Rotator Cuff Tendinopathy

터키의 Akbas와 Erdem에 의한 2016년 연구는 어깨 근육을 위해 특별히 고안된 임상 필라테스 프로그램이 돌림근띠 건병증 환자에게 전통적인 물리치료 프로그램보다 나은지를 보고자 하였다. 문헌에 보고된 결합조직 손상과 과사용으로 인한 손상에 대한 필라테스 운동의 잠재적 효과를 바탕으로(Anderson and Spector 2000; Kloubec 2010), 저자는 돌림근띠 건병증이 있는 환자에서 필라테스의 원칙과 운동을 적용하는 것이 긍정적인 결과를 낳을 것이라는 가설을 세웠다.

이 연구에는 돌림근띠 건병증 진단을 받은 19명의 지원자를 필라테스군 또는 대조군 중 한 그룹에 무작위로 배정하였다. 두 그룹 모두 핫팩과 초음파로 15회 치료를 받았으며 상지 강화, 스트레칭, 전통적인 월 앤 원더 운동(Wall and wand Exercise)과 같은 가정 운동 프로그램을 받았다. 필라테스군은 자신의 능력에 맞게 저항 밴드와 볼 운동으로 구성된 15가지 매트 운동을 프로토콜에 따라 20~30분 수행하였으며 이러한 운동은 모두 필라테스 경험이 풍부한 물리치료사의 감독하에 이루어졌다.

연구의 모든 대상자들은 처음과 3주 후에 자가 설문지를 작성하였다: 통증 강도를 평가하기 위한 통증진단척도(visual analog scale:VAS); 장애 수준을 평가하기 위한 팔, 어깨 및 손 장애(DASH) 및 어깨 통증 장애 지수(SPADI); 일반 건강 수준을 평가하기 위한 스탠포드 건강 진단 설문지 및 장애 지수(HAQ-DI), 베크불안목록(Beck Anxiety Inventory: BAI)에서 불안 수준을 평가하였다. 실험 전 모든 점수는 두 그룹에서 비슷했다. 3주 후, 두 그룹 모두 야간 통증, 안쪽/바깥돌림 통증 및 DASH 및 SPADI 점수의 유의한 감소를 보고하였다. 그러나 필라테스군에서만 쉬는 동안의 통증, 굽힘과 벌림 시 통증, HAQ 및 BAI의 감소를 보고하였다.

저자들은 모든 환자가 물리치료를 받고 있었기 때문에 두 그룹 모두에서 약간의 개선이 예상되었다고 했다. 그들은 필라테스 운동을 하는 동안 호흡과 집중을 강조함으로써 움직일 때 통증이 감소하였으며 이러한 좋은 경험이 결과에 도움을 준 것이라 생각했다(Kloubec 2010). 그들은 또한 불안을 줄이는 것이(필라테스군의 낮은 BAI 점수에 의해 입증됨) 중요한 요소라고 생각했다. 우울증과 불안이 근골격계 통증 환자의 원인이 된다는 사실은 이미 널리 알려져 있다. 필라테스는 삶의 가치, 특히 신체 기능, 전반적인 건강 및 정신 건강의 차원에서 더 나은 삶의 가치와 관련이 있다(Viera 외 2013). 마침내 저자들은 Anderson과 Spector가 쓴 2000년 논문에서 운동학습과 생체역학의 현재 과학 이론이 필라테스 이론의 이론적 토대와 어떻게 관련되어 있는지를 조사했다. 필라테스 운동은 결합조직에 압축력(compressive)과 감압력(decompressive)을 이용하여 순환을 개선시키는 닫힘사슬(closed-chain)환경을 제공하므로 이러한 결과들이 이루어진 것이라 생각했다. 그들은 순환에서의 이러한 개선이 힘줄의 치유과정을 활성화시켜서 통증 없이 팔이나 어깨를 올릴 수 있다고 제안했다.

Akbas, E., and E. U. Erdem. 2016. Does Pilates-based approach provide additional benefit over traditional physiotherapy in the management of rotator cuff tendinopathy? A randomized controlled trial. *Annals of Sports Medicine and Research* 3(6): 1083.

하지에 대한 필라테스 Pilates for the Lower Extremities

운동사슬을 하지로 이동시켜 고찰할 수 있는 연구는 매우 부족하다. 그럼에도 불구하고, 하지에 대한 필라테스 프로그램을 사용하는 근거는 코어 강화 개념에 기초한다는 점에는 이의가 없다(Wilson et al. 2005). Zazulak 외 연구진(2007)의 한 연구는 여성 대학 운동선수의 능동적 고유감각 위치

변경(active proprioceptive repositioning)과 몸통변위에 있어 코어의 신경근 제어의 특성을 측정한 후 3년간 부상 정도를 추적 조사하였다. 그들은 몸통 코어의 안정성 부족이 앞십자인대 부상의 위험 요소라는 것을 발견하였다. 이 연구와 다른 연구들에서는 코어 안정성이 감소하면 사지 손상을 일으킬 수 있으며 코어 안정성을 달성하는 것이 사지 움직임의 안정적인 기초를 제공하는 데 중요하다라고 하였다. 코어 향상을 보여준 필라테스(Emery et al. 2010; Kloubec 2010)는 하지 손상의 치료와 예방을 위한 이상적인 운동 방식이다.

필라테스 고찰: 하지 Pilates Research Review: The Lower Extremities

무릎관절 또는 엉덩관절 전치환술에 대한 필라테스

Pilates for Total Hip or Total Knee Arthroplasty

정형외과 의사인 William Jaffe와 Brett Levine은 자격을 갖춘 간호사와 필라테스 강사 Beth Kaplanek과 함께 환자를 위한 엉덩관절 또는 무릎관절 전치환술을 시행 후 특별한 필라테스 프로토콜을 개발하였다. 저자들은 필라테스를 개인적 한계와 외과 수술 후 제한을 고려하여 쉽게 수정할 수 있는 완전한 신체 운동을 이룰 수 있는 통합적 접근법이라고 칭찬했다. 필라테스에 관심을 표명한 환자들은 공인 필라테스 강사와 함께 수술 전 훈련을 시작하고 퇴원 후 2주 이내에 수술 후 프로그램을 시작할 것을 권고 받았다. 그들은 무릎관절과 엉덩관절의 완전 인공관절치환술 환자들에게 최소한 한 시간 동안 일주일에 세 번에서 네 번 특별히 변형된 필라테스 매트 운동을 처방하였다.

1년 후, 필라테스 프로토콜을 처방 받았던 30명의 여성과 8명의 남성(21명의 인공 엉덩관절 전치환술 및 17명의 인공 무릎관절 전치환술) 전체 38명의 환자를 처방노트와 전화를 통한 추적 조사 후 다음과 같은 결과를 얻었다. 25명은 매우 만족하고, 13명은 만족하고, 0명은 어느 정도 만족하거나 만족하지 못한다고 하였다. 연구에 참여한 대부분의 여성(73%)은 일상적으로 필라테스를 계속한다고 보고했다.

게다가, 주 저자는 지난 5년 동안 단 한번의 부정적인 사건 없이 그리고 신체적, 정신적으로 높은 수준의 만족도를 유지하면서 필라테스를 자신과 자신의 환자에게 잘 사용했다고 보고했다. 이러한 연구는 작은 환자 샘플로 이루어진 예비 연구였으며, 필라테스가 전통적인 치료법보다 월등하다는 것을 입증하지는 않았지만, 인공 엉덩관절 및 무릎관절 전치환술 후 재활을 위한 가능한 선택 사항으로 필라테스를 제안했다.

Levine B., B. Kaplanek, and W. L. Jaffe. 2009. Pilates training for use in rehabilitation after total hip and knee arthroplasty: A preliminary report. *Clinical Orthopaedics and Related Research* 467: 1468–75.

엉덩관절 전치환술 Pilates After Total Hip Arthroplasty

2007년 Klein 등은 관절 전치환술 담당 외과 의사들이 인공 엉덩관절 전치환술 후 스포츠 활동으로 복귀를 위해 어떤 활동을 선호하는지를 평가하기 위한 웹기반 설문조사를 개발하였다. 이 설문조사는 30개 그룹의 활동(37개 특정 스포츠)이 열거되어 있었고, 모든 엉덩관절 관련 사회 조직과 미국 엉덩관절 및 무릎관절 외과 협회에 보내졌다. 필라테스는 엉덩관절 전치환술 후 환자가 참여할 수 있는 스포츠 활동으로 평가 되었다. 그러나, 의사들은 필라테스의 경험을 고려했다; 조사된 외과 의사의 58%는 수술 후 환자가 이전의 경험이 없더라도 필라테스에 참여해도 좋다라고 했으며, 24%는 이전 경험이 있는 사람들에게만 참여하도록 권장했다.

Klein, G. R., B. R. Levine, W. J. Hozack, E. J. Strausse, J. A. D'Antonio, W. Macaulay, and P. E. Di Cesare. 2007. Return to athletic activity after total hip arthroplasty. Consensus guidelines based on a survey of the Hip Society and American Association of Hip and Knee Surgeons. *Journal of Arthro plasty* 22: 171–75.

부분 앞십자인대 파열에 대한 필라테스 Pilates for Partial Anterior Cruciate Ligament(ACL) Tears

Celik과 Turkel의 2017년 연구는 비수술적 치료가 선호되는 부분 ACL 파열이 있는 환자에게 필라테스가 근육 강화, 기능, 무릎 불안정성에 미치는 영향을 조사했다. 20세에서 45세 사이의 50명의 참가자들은 무작위로 필라테스 훈련군이나 대조군에 배정되었다. 저자들은 코어 안정성과 하지 강화와 유연성에 초점을 맞춘 기본 필라테스의 매트 훈련으로 구성된 특정 프로그램을 고안했다. 필라테스 그룹은 12주 동안 일주일에 세 번 60분 동안 그룹 수업에 참가했다. 대조군은 어떤 치료나 가정 운동 프로그램도 받지 않았다. 기능성에 대한 점수와 생역학적 강도검사는 12주 후 물리치료사에 의해 평가되었다.

넙다리 네갈래근의 강도 검사에서 필라테스군은 대조군에 비해 크게 개선되었다. 두 그룹 모두 (Lysholm Knee Scoring Scale과 Cincinnati Knee Rating System을 통해 평가한) 무릎 기능에서 향상을 보였지만 필라테스군에서 더 많은 향상을 보였다. 필라테스군에서 전체 신체 변화에 대한 평가(global rating of change scale)에 대한 응답에 따르면, 88%는 안정성 측면에서 훨씬 나아졌으며 12%는 약간 나아졌다고 답했다. 저자들은 필라테스군에서 무릎이 꺽이는(giving way) 느낌이 줄어들었다는 사실은 코어 강화의 향상으로 인한 것이라고 생각했다. 대조군에서는 23%만이 약간 더 좋았고 38%는 비슷하게 느껴졌고 38%는 약간 악화되었다고 답했다.

본 연구는 필라테스의 참여하는 것이 어떠한 운동 참여가 없는 것과 비교해 볼 때 더 나은 회복으로 이어진다는 결론을 내렸다. 저자들은 필라테스가 넙다리 네갈래근의 강도를 높이고 무릎 안정성 및 기능을 증가시키는 것을 보여 주었기 때문에, 십자인대의 부분 파열에 대한 치료를 선택할 때 임상의사에게 새로운 치료법으로 제안할 수도 있다고 하였다.

Celik, D., and N. Turkel. 2017. The effectiveness of Pilates for partial anterior cruciate ligament injury. *Knee Surgery, Sports Traumatology, Arthroscopy* 25(8): 2357–64.

사례연구: 재발성 하지손상에 대한 필라테스

Case Study: Pilates for Recurrent Lower Extremity Injuries

*Current Sports Medicine Reports*는 25년간의 재발성 하지손상을 가지고 있는 48세의 상급 여성 육상선수에 대한 흥미로운 사례 연구를 발표했다. 이 선수의 부상에는 무릎 넙다리 통증 증후군(PFPS), 엉덩정강 근막띠 증후군, 족저근막염, 서혜부 통증, 엉치엉덩관절 기능 장애 및 오른발의 이상으로 인한 낙상으로 인한 장애 등이 포함되었다. 20년 동안 그녀는 이러한 문제의 원인을 파악하기 위한 수많은 진단 테스트를 받았지만 명확한 설명은 찾지 못했다. 따라서 그녀는 하지 정렬의 문제와 비정상적 운동패턴의 결과를 초래하는 척추 및 골반안정성과 엉덩관절 기능 장애와 근위부 불안정성이라는 진단을 받았다. 본 연구 당시 그녀는 정형외과 처방, 코티졸 주사, NSAIDs, 도수 물리치료, 탄력밴드와 역기 모두를 이용한 다리강화 운동 등 다양한 치료법을 시도했지만 3년간 뛰는 것을 할 수 없었다.

저자에 의한 물리치료 평가 결과, 환자는 엉덩관절 벌림 및 바깥돌림이 약한 것으로 나타났는데, 이는 주로 시상면에서 운동이 많이 일어나는 장거리 육상선수에게서 나타나는 전형적인 패턴이었다. 이를 치료하기 위해 저자들은 모든 운동면에서 근위부 안정성을 확보하기 위한 구조물들의 조절과 강화를 목표로 한층 진화된 기능적 필라테스 프로토콜을 만들었다. 이 프로그램의 1년(매주 60~90분 세션 2일, 홈 연습 프로그램 1회)이 끝난 뒤 그녀의 이상 동작 패턴이 나아졌고 그녀의 일상적 뛰기는 회복되었다. 따라서 필라테스에 기반을 둔 운동 프로그램은 이 육상선수의 근위부의 부정렬을 해소하고 다른 전통적인 치료법이 그렇게 하지 못했지만 그녀를 다시 달릴 수 있게 하였다.

Lugo-Larcheveque N., L. S. Pescatello, T. W. Dugdale, D. M. Veltri, and W. O. Roberts. 2006. Man agement of lower extremity malalignment during running with neuromuscular retraining of the proxi mal stabilizers. *Current Sports Medicine Reports* 5(3): 137-40.

이 장에서 고찰한 연구결과는 필라테스가 실제로 부상 재활치료와 심지어 예방에도 효과적이라는 근거를 제공한다. 이와 같은 연구는 물리치료와 운동에서 필라테스를 사용하는 사례를 확립하는데 많은 도움이 된다. 특히 부상 재활 치료를 위한 필라테스에 대한 엄청난 양의 연구는 없지만, 매년 더 많이 출판되는 것을 보는 것은 고무적이고 흥분되는 일이다. 더 많은 과학적 연구가 진행됨에 따라, 필라테스는 단지 몸의 상태와 근력증진 뿐만 아니라 정형외과적 부상에도 수많은 다른 장점들을 제공하는 하나의 치료방법으로써 계속해서 우대받을 것이라고 확신한다.

여러 해 동안 필라테스 훈련과 원칙을 사용하여 수많은 환자들을 재활시킨 사람으로서, 나는 우리가 얻은 이러한 뛰어난 결과는 코어 강화 및 정신-신체 연결과 관련이 있다고 항상 믿어 왔다. 다음 장에서는 필라테스의 지침 원리에 대해 논하고 이 정신-신체 연결 개념을 더 자세히 설명한다. 필라테스는 육체적인 과정이라기보다는 정신-신체 형태의 상태로 만드는 과정이며 이러한 원리는 널리 알려져 있다.

2

필라테스 지도 원칙

Guiding Principles of Pilates

> *신체 건강은 행복의 첫 번째 요건이다. 신체 건강에 대한 해석은 자연스럽고, 쉽고, 자발적인 열정과 기쁨으로 많은 다양한 일상 업무를 만족스럽게 수행할 수 있는 건전한 정신과 건강한 몸을 유지하는 것이다(Pilates 1945, 15)*

조셉 필라테스의 책 "*조절을 통한 삶으로의 회귀*"에서, 그는 그의 방법이 오직 머리를 쓸 필요가 없는 무의미한 반복적인 운동의 신체 건강뿐만 아니라, 장수와 행복에 대한 전체적인 접근 과정이라고 쓰고 있다. 운동을 설명하는 것 외에도, 그는 최적의 수면 조건, 충분한 햇빛과 신선한 공기를 얻는 것의 중요성, 적절한 식단과 과식의 피해, 운동을 위한 적절한 복장, 서고 걷는 기술, 그리고 심지어 샤워로 정말 완벽한 청결함을 달성하는 방법 등 많은 것에 대해 조언을 한다. 그는 대담한 진술을 하지만 그의 철학은 일관성이 있다. 즉, 마음, 신체, 정신은 복잡하게 얽혀 있다는 것이다.

> *조절(Contrology)은 육체와 마음 그리고 정신의 완전한 조화이다. 조절은 몸을 균일하게 개발하고 잘못된 자세를 교정하며 육체의 활력을 되찾게 하고 마음을 활기차게 하며 영혼을 풍요롭게 만든다(Pilates 1945, 18).*

그가 말하는 "조절"이라는 필라테스 방식의 각 측면에 대한 심층적인 탐구는 이 책에서 다루는 그 이상을 의미하는 것일지 모른다. 우리는 오직 선수들의 기능을 개선시키고, 많은 부상 위험을 줄이며, 부상으로부터 효과적으로 치유한 후 훈련을 극대화하는 데 도움이 되는 움직임 및 자세를 만든다는 목표로 필라테스를 통한 재활 및 예방에 중점을 둔다. 그렇다 하더라도, 필라테스의 고전적 원칙을 다루지 않는 것은 아니다.

필라테스 학파에 따라, 지도 원칙과 제시하는 방법이 조금씩 다를 수 있다. 그러나 필라테스를 오직 육체적인 과정이 아닌 '정신-신체가 하나가 되도록 만드는 것이라는 원칙은 널리 받아들여지고 있는 사실이다. 나의 스승인 라엘 아이자코비츠가 Body Arts and Science International(BASI) 필라테스

교사 연수 프로그램에서 가르쳐 준 원칙들을 소개하는 것이 중요할 것 같다. 더불어, 나는 수년 동안 임상 실전에 있어서 물리치료와 필라테스의 관계에 대한 나의 생각을 덧붙였다.

3가지 상위 원칙

1. 몸과 마음, 정신을 완벽하게 조화시킨다.
2. 모든 잠재의식 활동과 관련된 자연적인 내적 리듬을 달성하라.
3. 일상생활에 삶의 자연 법칙을 적용하라.

Isacowitz의 책 *필라테스*에서 그는 3가지 주제를 요약했는데, 필라테스의 상위 원칙이라고 부른다. 그는 새로운 연구가 진행되고 새로 개발된 방법이 만들어짐에 따라 필라테스의 특정 요소와 움직임을 묘사하거나 수행하는 방식이 바뀔 수도 있지만 "이 3가지 원칙에 포함된 철학은 결코 바뀌지 않는다. 이것은 필라테스의 본질이다"라고 하였다(Isacowitz 2014, 5).

이러한 상위 원칙들을 고려하여, 아이자코비츠는 BASI 필라테스 방법의 기초를 형성하는 10가지 운동 원칙을 확립하였다. 이 원칙들은 조셉 필라테스의 저술과 가르침에서 인용된 것들과 40년 이상의 실전과 교육에서 얻은 아이자코비츠의 경험을 발전시켜 융합한 것이다. 필라테스 방법을 독특하게 만들고 다른 운동의 조건과 차별화되는 것은 이 원칙들 때문이다. 아이자코비츠는 이 방법의 이점을 진정으로 누리려면 다른 사람들에게 연습시키고 가르칠 때 이러한 모든 원칙을 명심해야 한다고 강조한다.

BASI 필라테스의 10가지 원칙

1. 인지
2. 균형
3. 호흡
4. 집중
5. 중심화
6. 조절
7. 효율
8. 흐름
9. 정확성
10. 조화

인지 Awareness

필라테스는 마음 신체 연결을 자극하는 환경에서 신체에 대한 인지로부터 시작된다. 인지가 없으면 변화가 일어날 수 없다(Isacowitz 2014, 6).

우리 모두는 자세의 불균형, 부정확한 운동 패턴 및 대상작용이 시간이 지남에 따라 익숙해진다.

우리가 이러한 사실을 모르는 경우 어떻게 해결할 수 있을까? 사람이 인지하지 못할수록 이런 문제들은 더 심각해질 수 있다. 종종 나는 리포머(reformer)에 누워 있는 환자와 일하게 된다. 그리고 나는 그의 엉덩이가 몇 센티미터(수 센티미터) 왼쪽으로 기울어져 있음을 알게 될 것이다. 내가 그에게 똑바로 눕기를 요구할 때, "나는 똑바로 누워 있어요"라고 대답한다. 만약 이 환자가 계속해서 비뚤하게 누워있는 것을 바로 누워있다고 생각한다면, 어떻게 우리는 올바른 정렬, 근육 균형 및 적절한 운동을 만들어 낼 수 있을까? 손상은 어떻게 치유할 수 있을까?

균형 Balance

당신은 모든 감각을 이용하여 균형을 잡으려고 노력해야 하며, 이것을 필라테스에서는 필수적인 부분으로 만들어야 한다(Isacowitz 2014, 6).

필라테스에서 균형을 잡는 원칙은 많은 것을 의미한다. 물리치료사로서, *균형*이라는 말을 들으면, 환자가 눈을 감은 채 한 다리로 설 수 있는지, 아니면 버그 균형척도(Berg Balance Scale)가 얼마나 되는지가 떠오른다. 필라테스는 이런 종류의 균형에 도움을 주기도 하지만, 여기서 말하는 균형은 신체의 모든 부분이 원활하게 움직일 수 있도록 하는 것 뿐만 아니라, 안정성과 유동성을 모두 갖춘 균형 프로그램을 말한다. 전체 사람(몸, 마음, 정신)의 균형 또는 웰빙을 고려한다고 할 수도 있다.

그래서 재활 영역에서 종종 이 원칙을 몸의 대칭에 적용하기도 한다. 근골격계 질환은 종종 불균형의 패턴을 보인다. 우리들 대부분은 강하고 약한 면을 가지고 있기 때문에, 어떤 사람은 단순하게 한쪽만을 사용하거나, 한쪽만 능숙하게 다루는 기술을 가지고 있다. 불균형 역시 운동과 작업하는 자세와 움직임에 의해 만들어진다. 특정 근육을 지나치게 동원하여 사용하면 다른 근육들의 활성도는 떨어진다. 현대에 우리가 너무 자주 보는 예는 하루 종일 책상에 앉아 있는 사람이다. 이 환자는 엉덩이 굽힘근은 긴장 또는 과활성화되어있는 반면, 엉덩이 폄근은 비활성화와 약화를 가지고 있다. 종종 불균형은 특정부위를 보호하거나 통증을 줄이기 위해 보상작용을 사용함으로써 발생되며, 결과적으로 특정근육의 촉진과 다른 근육의 억제를 초래한다. 예를 들어, 어깨 돌림근띠(Rotator Cuff)가 찢어진 환자들은 종종 위등세모근(upper trapezius)과 어깨올림근(levator scapulae)이 긴장되는 경우가 많다. 각각의 사람은 독특한 불균형을 가지고 있고, 이것들은 거의 항상 손상이나 기능 장애와 관련되어 있다. 이러한 불균형을 파악하고 해결하고 이를 완화할 수 있는 방법을 알아내는 것이 웰빙으로 돌아가는 첫걸음이다.

호흡 Breath

호흡은 살아있음과 움직임의 동의어이다. 호흡은 모든 것을 포괄하고 있다.: 몸과 마음과 영 사이의 연결. 모든 움직임을 주도하는 엔진이며, 필라테스 방법의 근원이다 (Isacowitz 2014, 7).

호흡은 삶의 첫 움직임이자, 마지막 움직임이다. 우리의 삶은 호흡에 달려있다. 비유적으로 말해서 게으른 호흡은 병들어 죽어가는 그리고 죽은 세균을 위한 묘지로 폐를 바꾸는 것이다(Pilates 1945, 23).

호흡은 우리를 살아있게 하는 것 외에도 다음과 같은 많은 생리학적 이점을 가지고 있다.

- 혈액에 산소제공
- 독소를 배출
- 순환의 개선
- 심신의 안정
- 집중력 촉진
- 움직임의 리듬 제공
- 목표근육의 활성화 지원

이러한 이유들 때문에, 최적의 결과를 얻기 위해서는 필라테스와 재활에서 올바른 호흡이 매우 중요하다.

자연 호흡 또는 가로막 호흡은 흡기 시 배 근육의 이완을 촉진한다. 필라테스에서는 측면 또는 갈비사이 호흡을 사용한다. 이 같은 호흡으로 흡기 시 갈비뼈의 측면과 후면의 팽창을 강조하는데, 이때 복벽의 안쪽 당김은 계속 유지하도록 유도한다. 날숨의 보조 근육으로서, 배는 공기를 배출할 때 가로막과 갈비사이근(intercostal M)을 보조하기 위해 이 호흡 단계에서 더 수축한다. 따라서 측면 호흡으로 배 근육의 수축 유지가 호흡 주기 전체에 걸쳐 유도되며, 이는 다시 몸통을 안정시키는 데 도움이 된다(그림 2.1 참조).

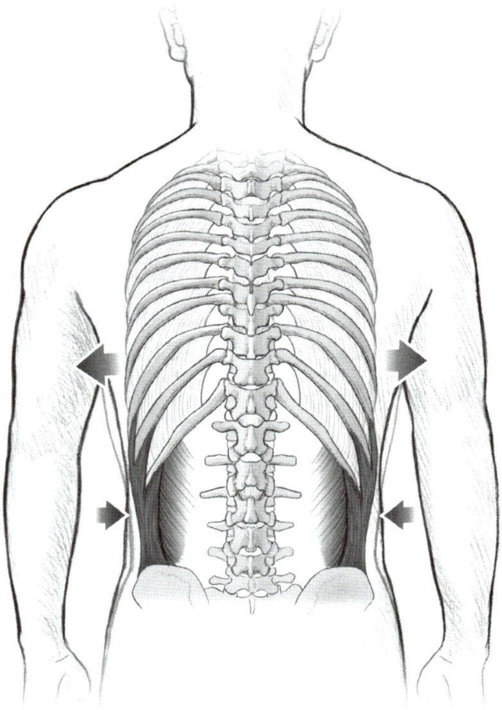

그림 2.1 측면 호흡을 사용하여 흡기 시에 가슴우리 확장

필라테스 전문가들은 필라테스의 방법에서

호흡의 사용이 상당히 중요하다는 것을 잘 알고 있다. 그러나, 이러한 특정 호흡 패턴이 최선인지에 대해서는 종종 의견이 분분하다. BASI 필라테스에서 사용되는 기본적인 호흡 패턴은 척추 굽힘과 함께 숨을 내쉬고 척추 폄과 함께 숨을 들이쉬는 것이다. 왜일까? 그 동작에 자연스러운 리듬을 제공하는 것 외에도, 배는 숨을 내쉬는 보조근육일 뿐만 아니라 체간 굽힘근이기도 하다. 특히 배가로근이 선행적으로 동원되는 것으로 보이며, 능동적으로 내쉴 때 낮은 동원 역치를 보였다(Abe et al. 1996; De Troyer et al. 1990; Hodges and Gandavia 2000). 제1장에서 논했듯이, 배가로근은 척추안정화의 핵심 근육 중 하나이다. 그래서 이론적으로, 척추를 굽히고 날숨을 할 때 배가로근의 활성화가 최대가 된다면, 체간의 안정성이 최대가 된다고 말할 수 있다. 이러한 추론에 따라, 넓은 등근(Latissimus dorsi)이 들이쉴 때 보조 근육(Cala, Edyvean, and Engel 1992; Orozco-Levi et al. 1995)이기 때문에 능동적으로 들이쉴 때 척추 폄근의 활성화를 극대화할 수 있다는 연구결과가 있다. 우리가 이렇게 척추를 구부리거나 펴지 않고 운동을 한다면, 호흡 패턴은 노력성 내쉬기를 보이게 된다.

비록 전통적으로 호흡에 중점을 두기는 하지만, 종종 환자들과 함께 운동을 할 때 올바른 호흡을 너무 많이 강조하면 역효과를 낼 수 있다는 것을 알게 되었다. 일부 기능적 움직임들은 호흡에 지나치게 집중하면 타이밍을 잡는데 방해가 될 수 있다. 그리고 많은 환자들은 이미 충분히 어려움을 겪고 있다. 손상을 치료하고 새로운 움직임을 배워야 하는데 호흡에 대해서도 생각해야 한다는 것은 필라테스가 어려운 경험이 될 수도 있다. 호흡 패턴을 너무 많이 강조하면 필라테스 기법에 집중하기 어렵거나 심지어 필라테스 수행이 불가능하게 되어 이로 인한 신경근 재교육의 이점을 감소시킨다. 그래서 종종, 가장 중요한 것은 움직임을 안전하고 정확하게 실행하는 법을 배우는 것이고, 호흡 패턴은 나중에 배울 수 있다.

집중 Concentration

나는 집중은 인지와 운동 사이를 연결하는 다리로 간주한다(Isacowitz 2014, 9).

항상 필라테스를 할 때 그 목적에 전적으로 집중해라. 이것은 당신이 찾는 결과를 얻기 위해 매우 중요한 것이다(Pilates 1945, 20).

마음과 신체의 연결 때문에 특정 근육이나 근육 그룹을 자극하거나 집중하면 더 정확하고 강렬하게 그 근육은 활성화 될 수 있다. 필라테스 운동이 효과적이기 위해서는 특정 근육의 동원에만 집중하는 것이 아니라 올바른 신체 정렬에도 집중하는 것이 중요하다. 필라테스를 통해 올바른 정렬과 안정을 유지하는 데 초점을 맞추면 원하는 동작을 위한 적절한 근육 그룹을 동원하고 불필요한 자극을 피할 수 있다. 많은 경우, 호흡 패턴에 집중하면 움직임의 리듬을 유지하고 마음을 집중시킬 수 있다. 그러나 필라테스에서는 집중이 너무 강해서 근육이 긴장되거나 호흡이 제한되는 것을 원하지는 않는다.

이것은 우리가 달성하고자 하는 것에 역행하는 것이다.

중심화 Center

필라테스에서, 자신을 중심으로 한다는 것은 당신의 무게 중심을 찾는 것 이상의 것을 의미한다: 몸, 마음, 정신을 하나로 묶는 것을 의미한다(Isacowitz 2014, 9).

신체적으로 말하면, 자신의 중심을 찾는 것은 단순히 자신의 몸에서 무게 중심인 장소를 가리키는 것이다. 이것은 그 또는 그녀의 특정한 해부학적 구조에 근거하여 각 개인마다 약간 다를 수 있다. 그러나 필라테스에서 중심이라는 단어는 훨씬 더 많은 것을 의미한다. 모든 움직임이 중심이나 코어에서 시작된다는 개념은 필라테스에서 일반적인 주제가 된다. 이것은 종종 필라테스의 *파워하우스(powerhouse)*라고 지칭된다. 아이자코비츠에 의해 이것은 내부 지지 체계로 묘사되고, 때로는 재활 영역에서 국소 근육 체계(local muslce system)로 언급된다(그림 2.2 참조). 어느 용어를 더 선호하든지 간에 우리는 몸통의 깊은 내재근육(deep intrinsic muscle)에 대해 이야기하고 있는 것이다. 이러한 배가로근(TrA), 뭇갈래근(multifidus), 배가로막, 골반바닥근은 척추에 직접 부착되어 안정성을 제공해준다. 위팔 두갈래근이나 넙다리 네갈래근과 같은 다른 골격근과 같은 방법으로 발달하지 않고 심부에 위치하기 때문에 이 근육들 중 어느 것도 쉽게 접근할 수 없다는 것에 주목하자. 이러한 이유에서 필라테스의 정신-신체 접근법이 척추 안정화에서 매우 유용할 것이다; 이것은 우리를 더 깊은 근육에 접근할 수 있게 해주고 신경과 근육의 연결을 촉진시킬 수 있게 해준다.

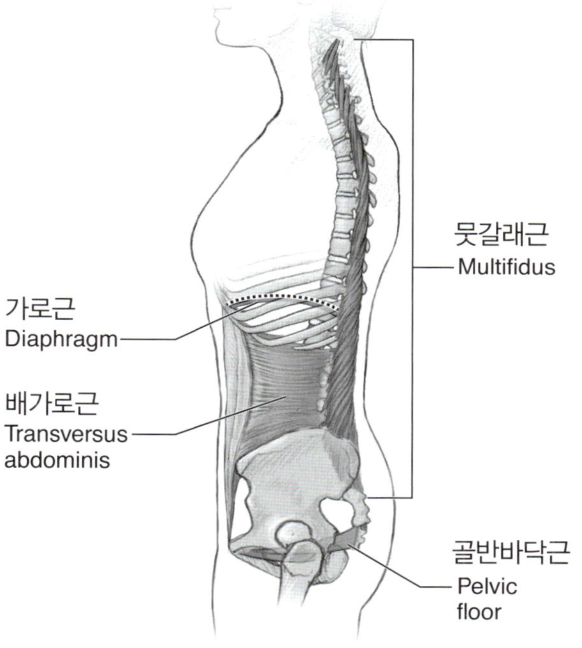

그림 2.2 국소 근육 체계 또는 내부지지 체계

조절 Control

조절학은 근육에 대한 마음의 조절과 함께 시작된다(Pilates 1945, 19).

세련된 조절은 필라테스 기술을 습득하는데 꼭 필요한 요소이다. 절제된 조절은 많은 연습을 필요로 하는데, 이것은 보다 절제된 운동 프로그램의 개발을 가능하게 할 뿐만 아니라, 주요 근육들의 필요한 힘과 유연성을 촉진시키는데 도움이 될 수 있다 (Isacowitz and Clippinger 2011, 2).

처음에는 우리의 움직임을 조절하는 것은 의식적인 과정이며, 많은 연습이 필요하다. 그러나, 한 번 이루어지면, 이것은 타고난 기술이 될 수 있다. 올림픽 육상 단거리 선수와 걷는 법을 배우는 어린이를 생각해보자. 선수는 분명히 어린이보다 더 높은 수준의 조절력을 가지므로 부상 위험이 적다. 운동을 조절하고 운동 전반에 걸쳐 조절력을 유지하는데 필요한 근육이 무엇인지를 배우는 것은 필라테스에서 중요한 개념이다. 어슬렁거리는 것은 허용되지 않는다. 움직임을 성취하기 위해서는 추진력(Momentum)이나 힘이 이용되는 것이 아니다. 오히려 적절한 근육의 정교한 신경근 조절이 이용된다.

효율성 Efficiency

필라테스를 할 때 우리는 힘을 쓰면서 얼굴을 찡그리지도 않고, 움직임이 어렵고 힘들어질 때 투덜거리지도 않는다. 필요한 곳에 작업을 집중시켜, 필요한 양의 에너지를 더도 덜도 말고 투입시킨다(Isacowitz 2014, 10).

이 필라테스 원칙은 에너지를 절약하고 기능적 과제 또는 목표를 달성하는데 필요한 근육만을 사용하도록 가르친다. 운동 패턴의 비효율성은 기능적인 작업에 역효과를 일으키며, 불균형, 통증, 부상뿐만 아니라 별의별 결과를 다 초래할 수 있다. 골프 스윙을 예로 들어보자. 연구에 따르면 프로 골퍼들은 아마추어보다 근전도(EMG) 활성도가 50% 작게 나타난다고 한다. 숙달되었다는 것은 고도로 절제된 동작이라는 뜻이고, 이것은 효율적인 근육활동만을 필요로 한다는 것이다(Donatelli 2009).

흐름 Flow

필라테스의 모든 원칙처럼 흐름은 신체적, 정신적 의미를 모두 가지고 있다. 긍정적인 심리학에서, 심리학자 미할리 씨식젠트미할리(Mihaly Csikszentmihalyi)에 의해 "존재한다는 것은 자신을 위한 완전한 활동이다"라고 정의했다. 자아가 없어진다. 세월은 쏜살같다. 재즈 연주처럼 모든 활동, 동작, 사상은 필연적으로 이전 작품에서 따르게 된다. 당신에게 존재하고 있는 것은 모두 연관되어 있고, 당신은 당신의 기술을 최대한 활용하고 있다. 이것은 특정 지역에 무엇인가가 존재하는 것과 흡사하다.

생리적으로 흐름은 "근동원 또는 근육의 활동 또는 근육 활성화 순서에 있어 오류 없이 정확한 타임"으로 이해된다(Isacowitz 2014, 11). 각각의 움직임에 대해, 근육들이 활성화되어야 하는 최적의 시간이 있다. 이를 따르지 않을 경우, 특정 근육이 과도하게 사용되고 긴장되기 때문에 긴장과 통증이 자주 발생한다. 손상 재활에서는 올바른 근육 동원 순서, 즉 흐름을 회복하는 것이 중요하다. 마이클 펠프스나 시몬 베일스와 같은 운동선수들은 흐름의 신체적 측면과 정신적 측면 모두를 잘 보여준다. 그들은 매우 어려운 움직임을 쉬운 것처럼 보여준다. 이것이 바로 우리가 필라테스를 함으로써 얻을 수 있는 것이다.

정확성 Precision

정확성이 높을수록 목표 달성이 더 잘되고 연습에 따른 이득이 더 커진다(Isacowitz and Clippinger 2011, 2).

정확성은 필라테스와 다른 종류의 운동 사이에 가장 분명한 차이점 중 하나이다. 요가가 깊은 호흡과 주의력 없이 행해졌을 때, 마치 칼로리 운동처럼 되는 것과 유사하게, 정확성이 없는 필라테스는 거의 두의미한 운동이 된다. 정확성은 동작이 실행되는 정확한 방법으로 정의할 수 있다.

많은 필라테스 운동들 자체는 물리치료과에서 배운 전통적인 버전과 그렇게 다르지 않지만, 그들이 실행되는 방법은 매우 다르다. 예를 들어, 체스트 리프트 운동(61쪽)을 예로 들어보자. 실제 움직임은 배 들기나 윗몸 일으키기와 같은 것으로 보일 수 있다. 체육관이나 신병 훈련소에서 우리는 사람들이 그것을 이루기 위해 많은 근육과 추진력을 사용하면서 피로를 나타내지 않고 수백 번 반복하는 것을 본다. 하지만 환자와 고객들은 필라테스에서 체스트 리프트(chest lift)를 할 때 그 정확성 때문에 단지 몇 번의 반복으로도 어느 때보다 배 근육에서 단단함을 느낀다고 종종 말한다. 정확성을 위해서는 근육의 완전한 통합, 그 후 특정 근육이나 근육 그룹의 분리가 뒤따라야 한다. 모든 동작이 정밀하게 실행될 때 필라테스는 더욱 심오하게 느껴지고 더욱 효과적이다.

조화 Harmony

조화가 전체이고, 우리가 성취하기 위해 노력하는 모든 것이다. 이것은 집중하고, 중심을 잡고, 조절하며, 흐름과 정확성과 함께 효율적으로 움직이는 것을 의미한다 (Isacowitz 2014, 12).

필라테스에서 이러한 원칙을 해석하고 통합하는 방법은 다양할 것이다. 의학적인 배경이나 과학적 배경을 가진 사람들에게, 우리가 필라테스를 사용하여 손상을 회복하고 운동선수들의 능력을 향상시킬 때, 필라테스 원칙 중 신체적 측면이 강조될 것이다. 다른 사람들(아마도 우리의 고객이나 환자들)의 경우, 정신적 측면은 그들에게 공감을 일으킬 것이며 그들이 더 큰 잠재력에 도달할 수 있도록 해줄 것이다. 그러나 어느 쪽이든, 중요한 것은 필라테스가 단순히 운동하는 것이 아니라 인간의 움직임을 최적화하기 위한 총체적 접근법이라는 것이다. 필라테스의 효과를 진정으로 얻으려면, 다른 사람들에게 연습시키고 가르칠 때 이 모든 원칙을 명심해야 한다.

나는 필라테스의 정신적 측면이 운동 학습과 신경근육 재교육 과정에 통합될 때 훨씬 더 큰 잠재력에 도달된다는 것을 수년 동안 수많은 환자들로부터 보아 왔다. 내가 전통적인 가정운동 프로그램을 환자들에게 적용했을 때, 그들이 처방된 손상 재활치료 후(또는 심지어 중에도)에 계속 가정프로그램을 하는 일은 드물었다. 그러나 환자들은 종종 필라테스 운동을 즐기고 그 효과를 너무 많이 느껴서 필라테스를 계속하고 개인이나 단체 세션에 등록하기도 한다. 그래서 나는 그들의 손상을 회복시켰을 뿐만 아니라 그들에게 새로운 형태의 운동을 소개시켜 주고 건강한 생활습관을 유지하도록 격려해 주었다.

3

필라테스와 재활의 통합

Integrating Pilates With Rehabilitation

제1장과 제2장은 필라테스의 기본 원칙에 대해 논의하고 물리치료에서 사용할 수 있도록 지원하는 연구들을 검토했다. 이 장에서는 왜 필라테스가 손상을 회복하고 치유할 뿐만 아니라 전반적인 체력 수준을 높이거나, 동작을 향상시키거나, 경기가 없는 시즌에도 안전하고 효과적인 교차 훈련(Cross-training)을 제공하는지에 대해 설명할 것이다. 그러나 먼저, 나는 어떻게 그리고 언제 내가 필라테스를 발견했고 나의 것으로 통합하기 시작했는지에 대해 여러분과 나누고 싶다.

물리치료사로 활동하기 전에는 여러 해 동안 운동 강사였기 때문에 필라테스에 대해 들어 봤지만 매트운동 한 두 개 외에 경험이 거의 없었다. 물리치료과를 입학하기 직전 란초 라 푸에르타 스파(Rancho La Puerta Spas)에서 일하던 중 나는 BASI 필라테스의 창시자인 라엘 아이자코비츠를 만나는 행운을 누렸다. 나는 그가 나에게 필라테스가 손상 재활에 매우 효과적이기 때문에 필라테스를 배우는 것이 좋을 것이라고 말한 것을 기억한다. 하지만 내 목표는 매우 분명했다; 나는 정형외과와 스포츠 의학을 전공하고 운동선수들과 함께 일하고 싶었다. 이 필라테스라는 것은 댄서들을 위한 거였죠, 그렇죠?

몇 년 후 나는 피닉스 선즈(Phoenix Suns) 농구팀에서 물리치료사로 일하고 있었는데 그때 우리의 스타 포인트 가드가 발목을 부러뜨렸다. 그가 수술 후 회복하고 있을 때, 필라테스 강사였던 그의 아내는 나에게 필라테스 경험이 있느냐고 물었다. 그들은 집에 리포머(reformer)가 있었고, 그녀는 그의 발목 재활을 위해 리포머를 사용할 수 있다면 좋을 것이라고 생각했다. 나는 재빨리 필라테스 스튜디오를 찾아서 강의를 들었다. 나는 깜짝 놀랐다! 왜냐하면, 많은 다양한 운동들이 하나의 장비에서 행해질 수 있었고, 적응하기 쉽고 적절한 운동이 재활 목적을 위해 얼마나 잘 사용될 수 있는지에 대해 명확해졌다.

그때 나는 필라테스 방법에 대해 제대로 훈련받을 필요가 있다고 결심했다. 운 좋게도, 나는 이미 선생님을 만났었다. 아이자코비츠는 필라테스 분야에서 가장 존경받는 전문가 중 한 사람으로 세계적으로 인정받고 있으며, BASI 필라테스는 이미 20년 이상 최상위 수준의 통합적 필라테스 교육을 실시하고 있었다. 그래서 나는 캘리포니아로 돌아와서 뉴포트 비치에 있는 그의 스튜디오에서 라엘과 함께 공부하고 훈련했고, 곧 필라테스를 환자 치료에 접목하기 시작했다. 이것은 17년 이상 전의 일이었으며, 그 이후로 우리는 우수한 치료 결과로 물리치료와 웰빙 센터에서 필라테스를 치료의 양식으로 활용하고 있다.

손상재활과 예방에 필라테스가 효과적인 이유
Why Pilates Works in Injury Rehab and Prevention

필라테스는 누군가가 부상에서 회복할 때 물리치료 프로그램을 보조하거나 향상시키는 한 도구이다. 코어의 가장 깊은 근육을 강화하고, 정렬을 최적화하며, 정확한 운동 패턴을 만들어냄으로써, 우리는 또한 부상으로 인한 심리적 압박과 새로운 손상의 발생을 막는데 도움을 줄 수 있다. 물리치료사는 항상 재활의 초기 단계에서부터 최적화되고, 효과적으로 기능하는 신체라는 장기적인 목표까지 환자를 이끌 수 있는 체계적인 시스템을 찾고 있다. 필라테스는 바로 그 시스템이야! 다른 재활 전문가들은 종종 "왜 필라테스가 부상 재활과 예방에 그렇게 효과적이라고 생각하나요?"라고 묻는다. 여기 내가 본 10가지 기본적인 이유가 있는데, 과학적이면서도 실용적이기 때문에 필라테스는 손상 재활과 예방에 매우 효과적이라 말할 수 있다.

1. 필라테스는 중심이나 코어 근육에 초점을 맞춘다.

제2장에서 논의된 바와 같이 코어를 필라테스에서 파워하우스나 내부지지 체계, 그리고 재활 분야의 국소 근육 체계(local muscle system)라고 부르는 경우가 많다. 어느 용어를 더 선호하든, 우리는 척추에 직접 부착하고 안정감을 주는 몸통의 가장 깊은 내재 근육에 대해 이야기 하고 있다: 배가로근, 뭇갈래근, 골반 바닥근육, 그리고 가로막. 재활에 있어서, 주로 허리뼈 질환 환자들을 위해, 이러한 깊은 근육의 중요성은 문헌과 임상 실험 모두에서 잘 확립되어 있다. 그러나 코어 강화라는 용어는 흔히, 가능한 모든 운동에 꼬리표가 붙어서 그 의미가 모호하기도 하다.

필라테스가 손상 재활과 예방에 효과적인 10가지 기본적인 이유

1. 필라테스는 코어근육과 중심에 초점을 두고 있다.
2. 필라테스는 안정성과 유동성 모두를 강조한다.
3. 필라테스는 열린사슬운동과 닫힌사슬운동 모두를 포함하고 있다.
4. 필라테스는 근육을 정적 그리고 동적으로 작용하게 한다 – 동심성 편심성 수축을 강조
5. 필라테스는 기능적이다.
6. 필라테스는 적절하게 호흡하는 것을 중요하게 여긴다.

7. 필라테스는 많은 다양한 환자에게 적용가능하다.
8. 필라테스는 건강한 몸과 마음의 합이다.
9. 필라테스 도구는 사용(알맞은 훈련을 하기)하기 쉽고 안전하다.
10. 필라테스는 건강이라는 서비스를 확장시키기 위해 선택하는 현명한 사업이다.

BASI 필라테스 방식은 코어 강화를 다음과 같이 정의한다.

> *골반 허리 부위를 지탱하는 근육의 힘, 그리고 그 근육들이 통합적이고 효율적인 방법으로 시너지 효과를 낼 수 있는 능력. 그것은 몸통의 가장 깊고 근본적인 근육의 기능적인 힘이다; 즉 척추를 지탱하고 몸의 코어에서 나오는 안정과 움직임을 제공하는 근육의 힘이다(Isacowitz 2006, 1).*

모든 움직임이 중심이나 코어에서 비롯된다는 이 개념은 필라테스에서 공통적인 테마로, 모든 운동이 아니라도 많은 운동에서 코어 근육의 동원을 강조하고 있다. 내부지지 체계를 활성화하지 않고도 움직임은 물론 가능하다; 하지만 그 움직임에 내부지지, 보호, 효율적인 기능은 존재하지 않을 것이다(Isacowitz 2014).

배가로근 *Abdominals-Transversus Abdominis*

배 근육의 네 겹은, 표층부터 심부까지, 배곧은근(rectus abdominis), 배바깥빗근(external obliques), 배속빗근(internal obliques), 배가로근(transversus abdominis)으로 되어있다. 이 근육들은 모두 코어의 안정성과 힘을 제공하는 데 관여한다. 그러나 척추 지지대나 안정화 측면에서 가장 중요한 것으로 여겨지는 근육은 바로 배가로근(TrA)이다.

배가로근은 가슴우리에서 두덩(Pubis)까지 이어져 있고, 이 섬유는 평행하게 연결되어 있다. 이것은 전체 복강을 감싸고 뒤쪽에 거들처럼 등허리뼈 근막에 붙어있다. 배가로근이 수축하면 복벽이 안으로 당겨져 복강을 압박해 허리 골반에 안정성을 준다. 이 근육은 관절을 움직이지 않기 때문에 동원하거나 분리시키는 것이 어려울 수 있다(그림 3.1 참조).

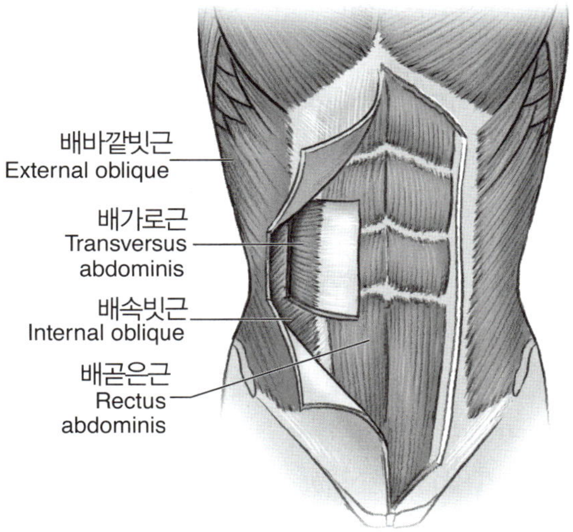

그림 3.1 배 근육

허리 폄 근육 – 뭇갈래근 *Back Extensors - Multifidi*

배 근육과 유사한 층으로 배열된 등폄근은 척주세움근(erector spinae), 반가시근(semispinalis), 그리고 깊은 후방에 있는 근육들을 포함한다(그림 3.2 참조). 이 근육들은 모두 코어에 힘과 안정성을 제공하는 데 관여하지만, 척추 안정성의 측면에서 뽑을 수 있는 근육은 깊은 후방의 일부인 뭇갈래근이다. 각 뭇갈래근은 2~3개의 관절 분절에 걸쳐 있으며 척추관절 분절의 각 레벨에서 척추의 안정화를 위한 일을 한다. 이러한 국소적인 분절의 안정성은 각 척추가 더욱 효과적으로 움직일 수 있게 하여 관절의 퇴화를 감소시킨다. 정상적인 사람들과 비교해 볼 때 허리 통증환자들에게서 뭇갈래근의 기능장애를 볼 수 있었다. 근육 활성화 패턴, 피로도, 근육 구성, 근육 크기와 일관성에서 차이를 나타냈다(Richardson, Jull, and Hodges 2004). 연구결과에 따르면, 배드로잉 기법을 실행하는 동안 뭇갈래근은 배가로근과 함께 수축한다(Richardson, Jull, and Hodges, 2004). 하지스(Hides) 외 연구진(2011년)은 뭇갈래근의 수축 능력이 배가로근의 수축 능력과 관련이 있다는 것을 임상적으로 보여주었으며, 배가로근의 수축이 좋은 사람들은 뭇갈래근의 수축률이 4배 반 정도 더 높았다.

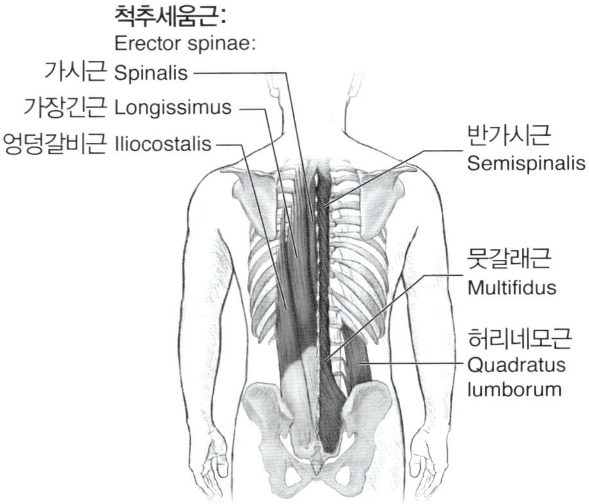

그림 3.2 등 폄근

골반바닥근육 *Pelvic Floor Muscles*

골반바닥근육은 항문올림근 그룹(엉덩꼬리근, 두덩꼬리근, 두덩곧창자근)과 꼬리근으로 구성된다. 이것들은 내장을 지지하기 위한 지지대(sling)를 제공하고 복강의 내압 변화에 관여한다(그림 3.3 참조). 이것들이 동원되면 배 내 압력이 높아져 척추의 부하가 줄어든다. Sapsford 외 연구진(2001)에 의한 근전도 연구에서는 배가로근의 활성화가 골반바닥근육의 활성화와 신경생리학적으로 관련이 있다는 것을 보여주었다. 배 근육활동은 골반

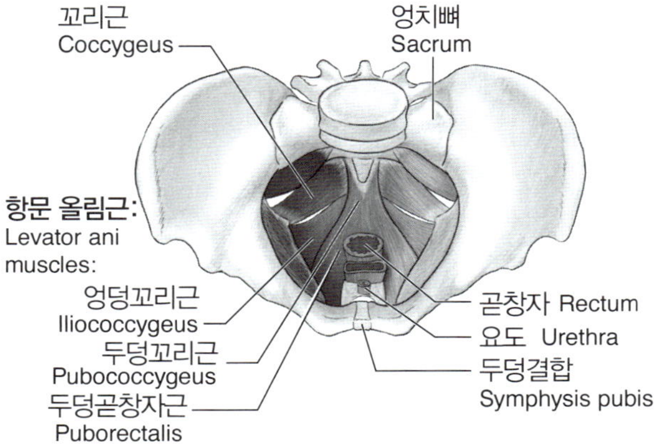

그림 3.3 골반바닥근육

바닥운동(골반 바닥근육장애가 없는 대상자)에 대한 정상적인 반응이며 반대로 최대한 등척성 배운동은 골반 바닥근육을 활성화시킨다.

가로막 *Diaphragm*

공기를 폐로 끌어들이는 역할을 하는 호흡기 근육인 가로막은 내부지지 체계에서 덮개 역할을 한다(그림 3.4 참조). Hodges와 Gandevia의 2000의 연구는 가로막과 배 근육의 결합이 배 내압을 지속적으로 증가시키는 원인이 된다는 것을 보여주었다. 따라서 가로막은 배와 골반 바닥근육의 수축과 함께 척추의 기계적 안정화에 도움이 된다(Kolar et al. 2012).

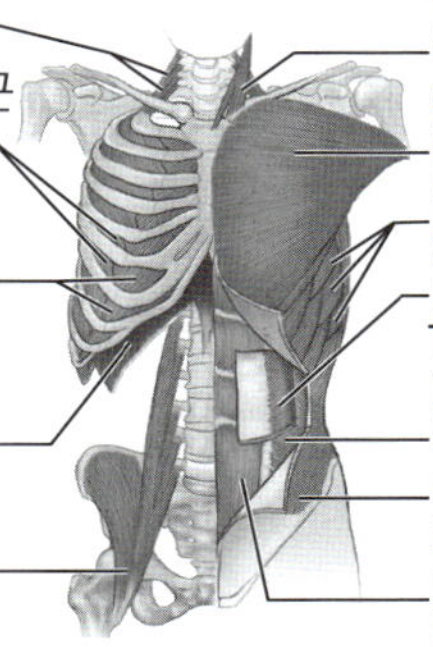

그림 3.4 가로막의 근육들

상부 코어 근육들 *Muscles of the Upper Core*

지금까지 우리는 단지 척추 하부에 관한 코어 강도의 중요성을 이야기 해왔다. 그러나 코어의 힘은 척추 상부에서도 중요하다. 많은 사람들은 거북목과 근육 불균형과 종종 목 통증과 관련된 둥근 어깨 자세(rounded shoulder posture)를 보여준다. 이러한 환자들에게는 한 걸음 더 나아가서 상부 코어라고 부르는 것을 고려하는 것이 중요하다. 즉, 깊은 목 굽힘(Deep neck Flexors), 아래 등세모근(Lower trapezius), 그리고 앞톱니근(Serratus anterior)이 있다.

수년 전 블라디미르 얀다 박사는 목의 기능부전을 일으키는 상부교차 증후군(upper crossed syndrom-Page, Frank, Lardner 2010) 환자에게서 흔히 볼 수 있는 근육 불균형의 구체적인 패턴을 언급했다. 이러한 유형의 증후군에서 볼 수 있는 구체적인 자세 변화로는 전방 머리 자세, 목뼈 뒤굽음 증가와 등뼈 옆굽음증 증가, 어깨의 올림과 내밈, 어깨뼈의 회전 또는 벌림과 날개 어깨뼈(winging scapular)가 그것이다(Page 2011). 이런 유형의 증후군을 가진 환자를 돕기 위해서는 근육 불균형을 해소하고 잘못된 자세를 바로 잡아야 한다(그림 3.5 참조).

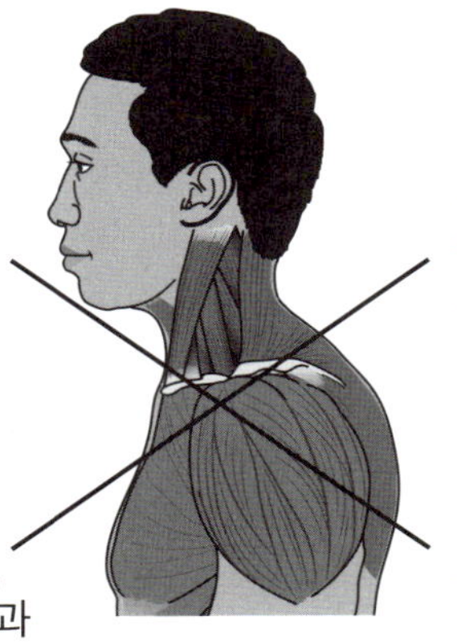

그림 3.5 상부 교차 증후군

얀다 박사의 임상적 가르침에 근거하여, 이러한 환자들이 특징적으로 약화거나 억제를 가지고 있는 근육 영역 중 하나는 깊은 목 굽힘근들(longus colli: 목긴근 and longus capitis:머리 긴근)이다. 쥴, 오릴리 폴라(Jull, O'Leary, Falla-2008)의 연구는 목통증 환자들은 머리를 굽힐때 깊은 목 굽힘근들의 활성도 감소와 표면 굽힘근들(SCM: 목빗근 및 anterior scalene muscles: 앞 목갈비근)의 활성도 증가로 특징지어지는 잘못된 신경 운동 조절 전략을 가지고 있다는 것을 확인했다. 그들의 연구에서 이러한 현상은 특정한 질환과 상관없이 목통증 질환에서 나타나는 일반적인 것임을 보여주었다. 이것과 이후의 연구를 통해 확립된 바와 같이, 깊은 목 굽힘근의 훈련은 목 통증 증상을 줄이는 데 효과적이다. 임상 실습에서 널리 사용되는 이 신경근육 재훈련은 독립된 상부 목 굽힘을 통해 이루어진다. 목빗근이나 앞 목갈비근을 활성화하지 않고 10초간의 등척성 수축을 유지(종종 턱 끄덕임 또는 턱 굽힘이라고도함)시키고 이어 부드럽게 끄덕이는 동작(4장, 43쪽 참조).

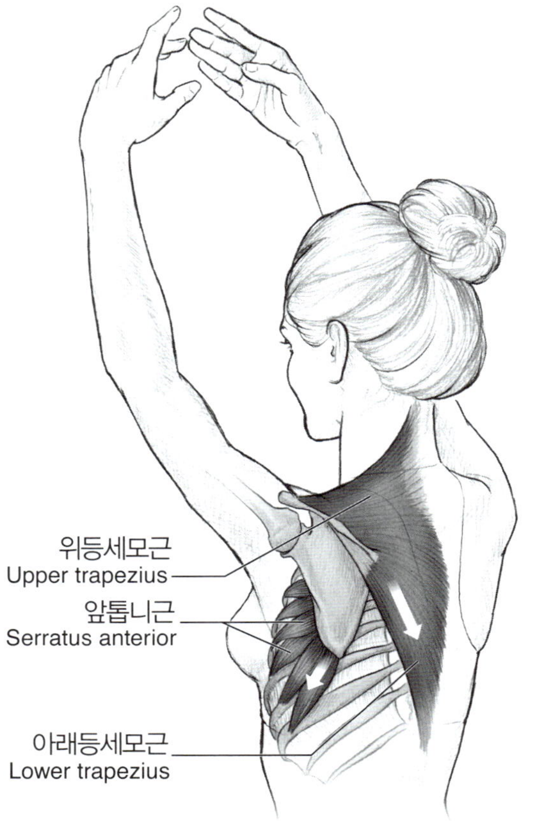

그림 3.6 팔을 머리 위로 올릴 때 어깨뼈의 과도한 올림을 방지하지 위해 어깨뼈 내림근의 힘과 적절한 기능이 필요하다.

목-어깨 장애의 원인이나 효과(Emery et al. 2010)로 목-어깨 깊은 목 굽힘근의 억제와 약점 외에도 윗등 자세 불량, 어깨 생체역학 이상, 어깨뼈 불안정 등을 꼽는 연구도 여럿 있다. 어깨주변의 안정성은 팔과 목의 효율적인 움직임을 위해 중요하다. 어깨뼈의 안정화에 관여하는 근육이 많지만, 주 안정화 근육은 앞톱니근, 마름근, 어깨올림근 그리고 등세모근이다. 이러한 근육의 불균형은 어깨뼈의 비정상적인 위치, 어깨 위팔 리듬의 교란, 일반적인 어깨 복합체의 기능 장애로 이어질 수 있다(Kamkar, Irrgang, and Whitney 1993).

목이나 어깨에 통증이 있는 사람들에게서 흔히 볼 수 있는 문제는 팔을 들어올릴 때 어깨뼈가 과도하게 높게 있다는 것이다. 따라서, 어깨뼈 내림근, 아래 등세모근, 그리고 앞톱니근의 강화와 적절한 기능이 핵심이다(그림 3.6 참조). 얀다의 교차 증후군 이론과 일치하게, 더 최근의 연구는 앞톱니근과 아래 등세모근이 어깨가슴관절에서 가장 흔히 약화나 억제가 되는 근육이며, 이러한 원인이 비정상적 움직임을 만든다는 것을 보여주었다(Paine and Voight, 2013).

이런 내부지지 체계 근육들은 깊이 자리잡고 있어서 어느 하나도 쉽게 접근할 수 없다는 점이 흥미롭다. 따라서 이들을 동원하고 독립적으로 활성화하는 것은 어려운 일이며, 집중과 인지가 요구된다.

이 깊은 근육들은 또한 두갈래근이나 네갈래근과 같은 골격근과 같은 방법으로 발달시킬 수는 없다. 이러한 이유에서 필라테스의 정신-신체 접근법이 척추 안정과 재활에 매우 효과적이라는 것이다; 이것은 우리가 더 깊이 있는 근육에 접근할 수 있게 해주고, 도달하기 어려운 신경 근육의 연결을 촉진시킨다. 최근의 연구는 통증 관리에 있어서 순수한 힘의 관점보다는 운동 조절을 중요시하고 있으며, 신경운동 조절에 문제가 있으면 통증해결에도 불구하고 자동 회복은 어렵다는 것을 보여준다. 구체적인 재교육이 요구된다(Hides et al. 1996; Jull et al. 2002). 그러므로 필라테스 원리와 운동을 통해 이루어질 수 있는 깊은 근육을 위한 신경근의 발달은 실질적인 기능과 코어강화의 형성을 위한 기초로 작용한다.

> *작은 벽돌로 큰 건물을 짓기 때문에, 작은 근육들의 발달은 큰 근육들을 발달시키는데 도움을 준다(Pilates 1945, 25).*

2. 필라테스운동은 안정성과 가동성을 모두 강조한다.

강하고 최적으로 기능하는 신체는 안정적이고 가동성이 있어야 한다. 근위부의 적절한 안정성은 원위부에 최적의 기능을 할 수 있게 해준다. 테니스 선수를 예로 들어보자. 그는 공을 효율적으로 칠 수 있으려면 근위부에 힘과 어깨주변의 안정성이 있어야 하지만 팔에는 엄청난 가동성이 있어야 한다. 어깨가 약하거나 불안정하면 시간이 지남에 따라 부상이 발생할 가능성이 있다. 일반적인 테니스 부상인 가쪽위관절융기염 또는 테니스 엘보는 종종 어깨의 안정성이 부족하여 늦은 스트로크와 손목의 임팩트로 야기된다. 이것은 팔꿈치와 손목 관절에는 너무 많은 스트레스를 준다. 우리가 이것을 치료하는 방법 중 하나는 팔꿈치에서 스트레스를 없애기 위해 팔, 어깨, 그리고 등 위쪽의 근육을 강화하는 것이다. 필라테스 운동으로 이것을 할 수 있을까? 그렇고 말고요! 그러나 어깨주변이 움직이지 않을 정도로 안정적이라면, 팔을 머리 위로 들어 적절한 위치로 올려 강력한 서브를 전달할 수 없게 된다. 따라서 어깨복합체의 가동성 운동이 중요하고 필라테스 시리즈에서도 이런 동작이 많다.

너무 느슨하거(과가동성)나 너무 긴장된(저가동성) 상태는 부상과 병리적 문제 둘 다로 이어질 수 있다. 역도에서는 사람이 움직일 수 없을 정도로 안정감을 강조하는 경우가 많다. 반면에, 어떤 종류의 요가나 스트레칭 프로그램은 스트레칭을 너무 많이 강조해서 사람들은 약한 코어와 유연성을 가지게 되고 이것이 불안정을 초래하기도 한다.

필라테스에서는 일부 운동은 안정성에 중점을 두고 있으며(프론트 서포트, 74쪽), 어떤 운동은 가동성에 중점을 두며(닐링 암 써클, 134쪽), 대부분의 운동은 양쪽의 완벽한 조합을 제공한다(다이에그널 풀, 131쪽). 따라서 필라테스는 안정성과 가동성을 모두 강조해 최적의 동작을 달성하고 부상 예방에도 도움을 준다.

> *안정성 + 가동성 = 민첩성(Brourman, 2010)*

3. 필라테스는 열린 사슬운동과 닫힌 사슬운동 모두를 포함한다.

열린 사슬운동은 원위부(손이나 발)가 공간에 자유롭게 움직이는 것이다. 마치 아령을 들고 위팔두갈래근을 굽히거나 엎드린 자세에서 저항 밴드를 이용하여 넙다리 두갈래근을 굽히는 동작이 그것이다. 필라테스에는 예를 들어, – 서클(180쪽), 암 슈파인 시리즈(97쪽에서 시작), 힙 워크 시리즈(108쪽에서 시작) 등 여러 가지 열린 사슬운동이 있다. 열린 사슬운동은 관절 가동성을 높이고, 골관절염과 같은 병변 상태를 위해 아주 좋은 운동방법이다. 이것은 체중부하를 주지 않는 자세에서 근육을 강화한다는 것이 중요하다.

닫힌 사슬운동은 원위부를 고정시키고 움직이지 않게 하는 운동이다. 손이나 발이 기계의 바닥이나 지면에 지속적으로 접촉하여 유지하고 있는 상태를 말한다. 상지에 대한 닫힌 사슬운동의 고전적 예는 푸쉬업이다(필라테스에서는 전방 지지라 부른다, 74쪽). 하지에 대한 클래식 필라테스의 예는 스쿼트나 레그 프레스이다. 필라테스 시리즈에도 다양한 닫힌 운동사슬 운동들이 있다. 예를 들어: 풋 워크(foot work, 88쪽), 스탠딩 레그 프레스(standing leg press, 212쪽) 그리고 백워드 스텝-다운(backward step-down 216쪽). 닫힌 운동사슬 운동은 관절을 둘러싼 근육의 동시수축을 요구하기 때문에 관절 안정성을 촉진시킨다. 따라서, 예를 들어, 발목의 경련이나 어깨의 경련과 같은 불안정 조건에 대해서는 닫힌 운동사슬 운동이 권장된다. 닫힌 운동사슬 운동이 체중을 지지한다는 사실은 뼈엉성증과 같은 병리학적 문제에서 매우 유용하게 쓰이고 있는데, 이는 하중이 뼈의 부피를 재건하는데 도움을 준다.

기능적으로, 우리의 일상생활의 대부분의 활동은 열린 사슬과 닫힌 사슬 두 가지를 다 가지고 있다. 예를 들어, 보행에서 디딤기(Stance phase)에서는 닫힌 사슬이고 흔듦기(Swing phase)의 경우는 열린 사슬운동이다. 필라테스 운동은 스쿠터(155쪽), 스탠딩 레그 프레스(212쪽)와 같은 운동으로 이러한 종류의 동작을 자극하여 매우 기능적인 운동 유형이 되게 한다. 기능성의 개념은 재활에 있어서 중요한 개념이며, 이 장의 뒷부분에서 더 자세히 논의될 것이다.

4. 필라테스는 근육을 정적 그리고 동적으로 일하게 한다 – 근수축의 동심성, 편심성 모두를 강조한다.

정적 또는 등척성 수축은 근육 길이가 가시적인 변화나 관찰 가능한 관절 움직임의 변화가 없는 것이다. 근육이 긴장감을 유발하고 있지만, 근육의 수축 효과는 저항력의 효과와 정확히 균형을 이루며, 그 결과 순수 운동이 일어나지 않는다(Isacowitz and Clippinger 2011). 전형적으로 신체는 등척성으로 근육을 안정화시킨다(예를 들어, 배가로근).

등장성 또는 동적 수축은 근육이 저항력을 이기고 운동 범위를 획득하여 수축하는 것이다. 근육의 길이와 관절의 각도가 변한다. 동심성 수축은 긍정적인 운동으로 간주된다; 근육이 짧아지고 관절의 각도가 줄어든다. 편심성 수축은 원래 근육의 작용과 반대 방향으로 움직이면서 근육의 길이는 늘어나는 것을 말한다(붙어 있던 점이 점점 멀어진다). 편심성 수축은 신체의 일부나 물체의 속도를 감속하는 의미로 그냥 떨어뜨리는 것이라고 보기 보다는 부드럽게 무게를 내려놓는다는 방법으로 사용된다. 강한 편심성 수축은 근육 손상을 더 크게 하고, 종종 훈련 후 1~2일이 지나면 근육통이 생긴다. 편심성 훈련은 특히 하지 부상(Alfredson and Lorenzon 2000; Bahr et al. 2006; Mafi et al. 2001)의 경우, 재활 후 부상 회복에 성공적인 치료방법으로 보고되어 진다.

운동과 기구의 고유한 설계 덕분에 필라테스 시리즈의 대부분은 등척성과 등장성 수축 모두를 포함하고 있으며 운동시 편심성과 동심성을 모두를 강조한다. 전통적인 부하운동은 하나 또는 다른 하나, 즉 가장 일반적으로 동심성 수축을 강조하는 경향이 있다. 예를 들어, 누군가가 위팔 두갈래근을 수축시키는 기계를 사용할 때, 신체와 상완은 기계의 구조물에 의해 지지되며, 위팔 두갈래근의 동심성 수축을 위해 저항에 대해 팔꿈치를 구부릴 뿐이다. 기계가 무게를 내려놓는 것을 보조하기 때문에 편심성 단계를 강조하지 않는다. 이것은 실생활의 전형적인 활동이 아니어서 기능적인 운동이 아니다. 이것을 필라테스와 대조해 보라: 기구의 설계로 인해 근육은 운동 범위 전체에서 편심성 동심성으로 일을 하게 된다. 점진적인 저항을 일으키는 스프링과 풀리를 이용하면 기능적인 근육 작용을 자극하는 근수축(편심성, 동심성, 그리고 등장성 수축)을 생성하는데 도움이 된다.

근력은 수축 형태에 따라 다르다. 편심성 수축은 등척 또는 등장성 수축보다 더 많은 힘을 발생시킨다. 최대 편심성 강도는 최대 동심성 강도의 1.5배에서 2배 높은 것으로 추정된다(Bullock, Boyle, and Wang 2001). 이것은 재활 운동을 선택할 때 명심해야 할 중요한 개념이다. 예를 들어, 최근의 어깨 돌림근띠 수술로 조직이 치유과정에 있는 의뢰인의 경우, 재활의 첫 단계는 주로 등척성 운동과 동심성 운동으로 구성되므로 최소한의 힘만 생산된다. 어깨가 치유되고 근육이 회복되기 시작하면서 우리는 편심성 운동으로 진행한다. 필라테스 시리즈는 이러한 모든 종류의 수축에 대한 선택권을 제공하므로 환자의 치유 단계에 맞는 올바른 운동을 쉽게 선택할 수 있다.

5. 필라테스는 기능적이다.

앞에서 보았던 3가지 기본원칙은 필라테스 운동이 안정성과 가동성을 모두 강화한다는 것을 입증한다; 열린사슬 운동과 닫힌사슬 운동을 모두 포함하고; 그리고 근육을 정적으로 역동적으로 작동시킨다(동심성과 편심성을 동시에 강조한다). 이 모든 것이 필라테스가 효과적인 이유 5번으로 이끈다:
필라테스는 매우 기능적인 형태의 운동이다.

걷기나 달리기 같은 기능적인 움직임이 행해질 때, 하나의 근육만 따로 작용하지는 않는다. 이와 같은 동작은 종종 우리가 원하는 동작을 달성하기 위해 고도로 조정된 방법으로 많은 근육들을 포함시킨다 – 어떤 근육은 동심성으로 작용하고, 어떤 것은 편심성, 어떤 것은 등장성으로 작용한다. 필라테스 운동의 대부분은 매일의 활동을 흉내 내는데, 이것은 부상 재활과 예방에 알맞다. 체육관에서 위팔 두갈래근을 운동시키는 컬 기계의 예를 다시 한 번 살펴보면, 고객은 의자에 앉아 트렁크를 완전히 받치고 팔은 플랫폼에 내려놓는다. 팔꿈치관절은 저항에 대항하여 구부린다. 그 결과 위팔 두갈래근의 독립적인 움직임이 일어나는 것이다. 바로 동심성 수축만을 강조한 것이다. 우리는 얼마나 자주 이런 힘이 필요할까? 우리가 팔씨름 선수가 아니라면 자주 그렇지는 않다! 더더욱 우리는 휴대용 가방을 들어 올리고 그것을 움직이는 비행기에서 머리 위 칸에 올려놓는 것과 같은 작업들을 할 수 있어야 한다. 이를 위해서는 동적(동심성과 편심성) 상지 강도는 물론 어깨의 안정성과 코어의 안정성도 필요하다. 리포머(136쪽)에서 닐링 바이셉스(Kneeling biceps)와 같은 동작은 이런 종류의 행동을 묘사하는 것이다.

재활시설에서 기능성의 개념은 또한 고객이 필요로 하는 것을 파악하여 운동에서 동작들을 구체적으로 만들어야 한다는 것을 의미한다. 당신의 의뢰인은 유연성이 필요한 발레 댄서, 힘이 필요한 럭비 선수, 하루 종일 앉아서 자세 운동이 필요한 업무자 또는 앉은 자세에서 일어나고 싶어하는 어르신인가? 필라테스 운동의 거대한 구성 내용은 우리가 모든 종류의 고객에게 적절한 운동을 할 수 있도록 끝없는 선택권을 제공한다는 것이다. 만약 원하는 운동이 필라테스의 구성 내용에 들어 있지 않다면, 우리는 기구를 사용하거나 보조장치를 제공하거나 아니면 새로운 프로그램을 만들어 적절한 운동을 설계할 수 있다.

6. 필라테스는 적절한 호흡에 중요성을 둔다.

제2장의 지침원칙 검토 중에서 논의된 바와 같이 필라테스는 호흡의 중요성을 부여하며, 무엇보다도 우리가 핵심 근육을 활성화할 수 있도록 하는 것이다. 측면 방향 호흡은 호흡 주기 내내, 배 수축 상태를 유지하기 위해 사용된다. 사용하는 특정한 호흡 패턴(몸통 굽힘시 숨을 내쉬고, 몸통 폄시 숨을 들이마시는 것)은 코어 안정화 시 핵심 근육의 활성화를 강조할 수있게 한다. 이 호흡 기법의 사용에 대한 자세한 내용과 근거는 제2장(16쪽)에서 설명한다. 부상 회복 과정에 기여하는 깊고, 적절한 호흡은 다른 이점들이 많이 있다.

호흡

- 세포수준에서 신체에 영양을 공급하고 혈액에 산소를 운반해 준다.
- 신체에서 독소를 제거해 준다.
- 순환을 증진시킨다.
- 몸과 마음을 편안하게 해준다.
- 집중력을 강화해준다.
- 움직임에 리듬감을 제공해 준다.

7. 필라테스는 다양한 환자들에게 적용할 수 있다.

필라테스는 다목적성을 가지고 있고 적응하기 쉬워서 우리가 볼 수 있는 어떤 환자나 고객에 대해서도 적용가능하다. 그것은 뼈엉성증과 엉덩관절 골절 수술을 받은 93세의 여성부터 앞십자인대 재건 수술을 받은 프로 선수까지 가동성이 제한된 사람들과 엘리트 선수들에게까지 해결책을 제공해 준다. 필라테스 시스템은 환자의 수준, 크기, 제한과는 상관없이 긍정적인 움직임의 경험을 제공해 준다. 기는 환자의 상태에 따라 더 많은 보조가 필요한지 또는 더 많은 도전이 필요한지를 기준으로 적절한 운동을 선택하거나 만들 수 있게 해준다. 여성만큼 남성에게도 동기부여가 되며 올바르게 사용되면 모든 연령대에 안전하다. 어떤 종류의 병변이 도움이 될 수 있는가? 여기 샘플 목록이 있다.

- 허리통증
- 목통증
- 오토바이 사고 후 통증, 강직, 불안정성
- 궁둥구멍근 증후군
- 무릎 넙다리 통증 증후군
- 다발성경화증
- 루게릭병(근위축성 축삭경화증)
- 관절염
- 엉치엉덩관절 증후군
- 관절치환술(무릎관절, 엉덩관절, 어깨관절)
- 돌림근띠 수술
- 관절경 수술(무릎관절, 발목관절, 엉덩관절, 어깨관절)
- 발목 염좌
- 척추옆굽음증
- 어깨 끼임증후군
- 뇌졸중
- 파킨슨
- 유연성 결핍
- 일반적인 위약감

8. 필라테스는 몸-마음 일체의 상태이다.

경험에 따르면, 정신 상태가 운동 학습과 신경근육 재교육 과정에 통합될 때 환자들은 훨씬 더 큰 잠재력에 도달할 수 있다. 이는 제2장에서 제시한 필라테스의 10가지 지침 원칙을 따름으로써 쉽게 달성된다. 이러한 원칙의 일부 버전들이 필라테스를 육체적 과정이라기 보다는 몸과 마음의 일체로 만들어 주는 과정이라는 것은 잘 알고 있는 사실이다. 물리치료사, 작업치료사, 필라테스 강사 웨인세토(2011년)가 말한 바와 같이, "정신적인 움직임과 적절한 가로막 호흡은 운동 인지와 움직일 수 있는 안정된 기반을 제공한다. 신체가 하는 일에 정신을 집중하겠다는 발상은 큰 이득을 줄 수 있다"고 말했다.

9. 필라테스 도구는 안전하고 사용하기 쉽다(적절한 훈련과 함께 사용하기에).

필라테스 기구는 적절한 훈련을 받은 사람들에게 안전하고 사용자 친화적이다. 그러나 올바르게 사용하지 않으면 위험할 수 있다. 스프링이 노출되어 있고, 로프와 스트랩이 자유롭게 걸려 있으며, 기구에는 많은 조절장치가 있다. 위치가 잘못되면 환자가 부상을 입을 수 있으며, 가르치는 사람이 잘못된 위치에서 가르치면 그 또는 그녀 또한 부상을 입을 위험이 있다. 기구는 사용자를 완벽하게 보조해 주지 않으며, 사용자는 자기 자신을 스스로 보조할 필요가 있다. 물론 이것은 운동을 매우 기능적으로 만들고 필라테스가 왜 운동선수들에게 그렇게 효과적인지의 한 부분이지만; 경험이 없는 사용자에게도 위험할 수 있다. 따라서 환자와 운동을 하기 전에 기구에 대한 적절한 훈련과 경험이 중요하다.
기구 사용 시의 안전성에 관한 구체적인 사항은 다음 장에서 다룰 것이다.

10. 필라테스는 건강을 확대하는 현명한 사업수단이다.

스포츠의학 클리닉이나 재활센터의 간접비용은 매우 비쌀 수 있다. 충분한 공간을 임대하고 양질의 웰빙 서비스를 제공하기 위해 필요한 장비를 구입하는 것은 사업주들에게 수천 달러를 갚아야 하는 것일 수 있다. 그러나 필라테스의 통합적인 사용은 그것을 훨씬 더 저렴하게 만든다. 필라테스 기구는 싸지는 않지만 한 가지 기구로 수백 가지 운동을 할 수 있다. 이것을 여러 개의 기계가 있는 체육관과 대조해, 각각 특정 근육 그룹이나 신체의 영역을 나누어 독립적으로 적용시킬 수 있다. 가장 흔한 필라테스 기구인 리포머에는 신체 각 부위별 운동을 실시할 수 있다. 캐딜락과 운다체어를 추가하면 운동 옵션이 무한해진다. 캐딜락과 타워형 리포머는 도수치료를 위한 도구로 사용될 수 있다. 전통적인 체육관 환경에서 10, 20개의 시설이 필요한 반면 필라테스에서는 하나 또는 최소한의 기구만 필요하기 때문에, 부상 재활 클리닉이나 웰빙 센터에서 필요로 하는 모든 것을 비교적 작은 공간에 맞추어 넣을 수 있다. 이러한 장점들의 결과는 필요한 공간과 간접비의 대폭적인 감소에 있다.

물리치료 중 필라테스를 통합하는 것 외에도, 재활치료 후 필라테스 프로그램을 제공하는 것은 재활 전문가들에게 많은 이점을 제공한다. 첫째, 고객 수를 늘리고 서비스를 확대하는 이 중 전략을 통해 사업을 성장하게 한다. 이미 필라테스 기구를 가지고 있다고 가정하고, 자격을 갖춘 강사를 고용하고 프로그램을 개발함으로써, 큰 비용 증가 없이 상당한 수익 증가를 볼 수 있다. 현금 거래의 안정화는 훨씬 더 큰 혜택이다. 의료서비스에 대해 보험사에 청구하는 경우, 보험금 지급은 30일에서 60일 사이의 회수 기간이 있는 경향이 있어 현금 흐름을 관리하기 어려울 수 있다. 필라테스 고객은 세션 비용을 미리 지불하는데, 이는 간접비용과 추가비용을 상쇄하는 데 도움이 되는 예측 가능한 현금 흐름을 만든다. 재활을 위해 필라테스를 하는 많은 환자들은 이런 형태의 운동의 이점을 안다. 그들은 또한 그것을 즐기기 때문에, 보험 가입을 중단한 후에도 기꺼이 그리고 심지어 이러한 서비스에 대한 비용을 지불하려고 한다. 필라테스 운동 이후에도 계속적인 서비스를 제공함으로써, 당신의 클리닉에 대한 인식을 높이고 더 많은 환자와 고객들을 당신의 핵심 재활 사업에 데려올 수 있다.

고객들도 이러한 통합서비스의 혜택을 받는다. 클리닉에서 재활치료나 재활전 치료를 거치고 퇴원 후 필라테스 고객으로 돌아오는 환자들은 물리치료사, 카이로프랙터 또는 운동 트레이너와 충분한 상의가 있었기 때문에 필라테스 강사가 자신의 손상에 대해 잘 알고 있을 거라는 확신을 갖게 된다. 게다가, 고객들은 전통적인 체육관 설정 대신에 편안하고, 안전하고, 치유되는 환경에서 운동을 한다. 그들은 또한 그들의 재활 전문가에 의해 훈련되고 감독되는 완전한 자격을 갖춘 필라테스 강사를 만나게 된다. 그리고 마지막으로 고객과 강사 모두 필요할 때마다 물리치료사, 카이로프랙터, 운동 트레이너와 상담을 할 수도 있다(Wood 2004).

정확한 평가의 중요성
Importance of an Accurate Assessment

재활의 주된 목적은 신체적, 정신적으로 환자의 상태를 변화시키는 것이다. 재활 전문가로서의 우리의 목표는 사람들이 최적으로 그리고 고통 없이 활동할 수 있게 하는 것이다. 이를 위해서는 우선 주관적으로나 객관적으로 환자의 문제와 한계를 파악하고, 이러한 한계를 바탕으로 적절한 목표를 세워야 한다. 그러면 우리는 실제 치료와 구체적인 중재를 계획하고 지시할 수 있다. 정확한 평가를 해야만 효과적인 치료 계획을 결정할 수 있다.

우리 물리치료와 웰빙센터에서는 환자의 첫 방문 시 종합적인 평가를 하는데, 이 기간 동안 우리는 주관적 이력을 묻고, 자세와 신체역학을 평가하고, 동작과 힘의 범위를 측정하며, 부상이나 질환에 적용되는 특별한 검사를 수행한다. 이 세션 동안 우리는 또한 필요한 형태(얼음, 열, 초음파, 전기 자극 또는 테이프 등)를 적용하고 관절 또는 연부조직 가동술과 같이 환자의 부상에 적합한 도수치료를 수행한다. 우리는 환자에게 일상 생활 활동을 위한 적절한 자세와 신체 역학을 가르치고 가정 운동 프로그램을 가르쳐준다. 종종 이 프로그램에는 지도 원칙의 일부(인지, 코어 강화, 호흡 등)에 대한 소개와 때로는 필라테스 매트 연습의 몇 가지 기본이 포함되지만, 첫날부터 필라테스 기구에 대한 치료적 중재를 통합하기 시작하는 경우는 거의 없다. 초기 방문에서 가장 중요한 것은 정확한 평가를 수행하고 환자의 요구에 맞는 치료계획을 세우는 것이다. 또한, 선택한 훈련의 적절성을 보장하고 필요에 따라 수정할 수 있도록 후속 방문 시 환자를 지속적으로 재평가하는 것이 중요하다.

두 사람이 정확히 같은 진단명을 가지고 있더라도, 그들에게 나타나는 문제와 구체적인 문제는 매우 다를 수 있다. 인공관절 무릎 치환술 후 환자의 가장 큰 장애 중 하나는 약화와 붓기 일 수 있고,

다른 하나는 근육의 조임과 손상된 신경근육 조절일 수 있다. 환자의 질환이나 손상에 대한 예방책이나 제한에 대해 명확함을 확보하기 위해 정확한 평가의 수행과 적절한 생리적, 생체역학적 지식이 필요하다. 이러한 사항들은 특정 동작을 규정할 때 고려되는 것이 중요하다. 일반적인 주의사항과 허리통증은 나중에 장에서 다루겠지만, 예를 들어, 환자들은 종종 허리통증 진단을 받는다. 이를 근거로 적절한 운동을 처방할 수는 없다. 허리통증의 근원을 파악하기 위해서는 철저한 주관적 이력과 정확한 객관적 평가를 수행해야 한다. 만약 디스크의 탈출로 인해 통증이 온다면, 지나친 굽힘 운동은 제외할 것이다; 하지만 만약 그것이 척추앞전위증 때문이라면, 우리는 몸통의 폄을 피할 것이다.

이러한 근거는 선수들에게도 적용된다. 어떤 사람이 운동선수라고 해서 모든 선수에게 적용하는 똑같은 필라테스 운동을 처방하는 것은 아니다. 모든 스포츠는 다른 역할을 가지고 있기 때문에 그것들을 똑같이 다루는 것은 완전히 잘못된 것이다. 각각의 스포츠는 독특한 필요도를 가지고 있기 때문에, 운동선수들은 스포츠 특유의 조절과 치료가 필요하다. 우리는 가장 취약한 근육을 찾아 그 선수의 종목에 맞게 적절한 스트레칭과 강화를 적용시켜야 한다. 그러나 스포츠 종목이 무엇이든 간에, 코어 근육은 운동 수행의 회전 운동에 의해 생성되는 힘을 개시하고 감쇄시키는 것으로 연구결과 밝혀졌다 (Donatelli 2009). 따라서 필라테스 원칙은 모든 운동선수의 경기력 향상, 추가 부상 위험 감소, 효과적인 치유 후 훈련의 극대화를 위해 도움이 될 수 있다.

도구로서의 필라테스 Pilates as a Tool

물리치료에서 필라테스 운동은 신경근 재교육, 치료적 운동 또는 치료적 활동으로 간주된다. 필라테스 프로그램과 기구는 주고 받는 도구로 사용되며 각 개인과 그들이 바라는 목표에 부응하게 된다. 환자와 함께 사용하는 접근방법은 다음과 같다: 프로그램의 전체론적 접근 방식을 유지하려고 하고 동시에 환자의 특정 요구를 반영해 운동을 선택하고 순서를 정한다. 운동은 사람들을 익숙한 움직임으로 바꾸는 것이 아니라 학습된 정확하고 긍정적인 움직임 패턴에 개인을 익숙해지게 하는 것이다. 그 다음 목표는 부상 재활뿐만 아니라, 개인의 최적의 자세, 기능적인 힘, 균형을 달성하는 것이 된다.

앞의 두 장에서는 필라테스 방법에 기초가 되는 지도 원리를 설명하고, 손상 치료 영역으로 필라테스의 사용을 지지하는 과학적 연구를 제시했다. 이 장에서는 필라테스가 손상 재활과 예방에 매우 효과적이라고 생각하는 근본적인 이유를 공유했다. 이러한 이유들 중 일부는 과학적이고, 다른 것들은 실용적이며, 다른 것들은 심리적 또는 정신-신체적 연결과 더 관련이 있다. 나는 또한 어떻게 우리가 물리치료와 클리닉에서 필라테스를 치료에 어떻게 통합시키는지에 대해서도 공유했다. 나는 당신이 여기까지 읽은 후에 재활 전문가들에게 필라테스가 우리의 도구함에 있는 귀중한 도구가 될 수 있다는 것에 동의하기를 바란다. 다음 장에서 우리는 필라테스에서 사용되는 실제 방법론과 기에 대해 다룰 것이다.

4

효과적 운동에 필요한 방법 및 기구

Methodology and Apparatus Needed for an Effective Practice

이전 장에서는 필라테스가 무엇이며 왜 필라테스가 부상 재활에 효과적인지에 대한 토대를 살펴봤다. 이 장에서는 환자의 부상에 대한 치유와 예방에 도움을 주는 프로그램에 필라테스를 어떻게 통합할 것인가에 대해 설명한다. 실제적인 운동에 들어가기에 앞서 내가 가르쳤던 프리-필라테스 방법론을 이해하고 배우는 것은 필수적이다. 연구자, 임상가와 실무자들은 필라테스에서 강조하는 마음-몸의 연결이 프리-필라테스의 효과성에 대한 하나의 설명이라는 의견에 동의한다. 인지, 균형, 호흡, 집중, 중심, 조절, 효율성, 흐름, 조화 그리고 정확성 등의 지침을 기억해야 한다. 만약 위에 지침을 무시하고 바로 운동을 한다면, 우리는 단지 신체적 움직임을 할 뿐이고 필라테스의 주요한 이점을 놓치는 것이다. 이는 방법적으로나 환자에게나 부당한 일이다.

프리필라테스 방법론 Pre-Pilates Methodology

모든 원칙을 완전히 이해하고 구현하려면 시간이 걸린다. 한 번의 세션, 한 달 심지어 한 해 동안 다 가르칠 수는 없지만, 기본적인 것부터 시작할 수 있다: 정렬(인지와 균형), 필라테스 호흡(호흡), 코어 찾기 및 설정(집중과 중심) 나머지는 기본에서 나올 것이다. 필라테스를 단순한 운동의 형태로 가르치는 것과 치료의 형태로 사용하는 것의 차이점이 있다는 것을 명심해야 한다. 이 섹션에서는 환자에게 효과적 중재에 대비하기 위해 필라테스의 원칙, 과학적 개념, 치료 기술의 조합을 사용하는 방법에 대해 단계별로 설명한다.

정렬 Alignment

고객이 실제 필라테스 운동을 시작하기 전에 올바른 정렬이 무엇인지를 이해하고 달성하는 법을 아는 것은 중요하다. 올바른 정렬을 가진 사람은 척추와 다른 관절에 부하가 줄어들고 근육 활동도 효율적이다. 필라테스와 허리뼈 재활에서 정렬은 중립 골반 위치로 시작한다. 중립 골반은 모든 사람에게 똑같이 정의할 수 있는 자세이다. 중립 골반은 양쪽 위앞엉덩가시근(ASIS)과 두덩결합(PS)이 바로 누운자세(선자세에서는 이마면)에서 같은 수평면 상에 있을 때와 양쪽 ASIS가 동일한 가로면에 있는 자세라고 규정한다. 앞기울임은 양쪽 ASIS가 두덩결합보다 높을 때(선 자세에서는 앞쪽으로)를 말하며, 결과적으로 허리뼈 만곡이 증가한다. 뒤기울임은 두덩결합이 ASIS보다 높을 때(또는 선 자세에서는 앞쪽)를 말하며, 결과적으로 허리뼈 만곡이 감소한다(그림 4.1 참조).

중립 골반이 되었을 때 척추에서 나타나는 자세를 중립 척추라고 한다. 중립 척추는 세 개의 자연적 만곡이 존재하는 척추 위치를 가리키는 것으로 개인마다 다를 수 있다. 중립 척추는 생체역학적으로 척추 만곡이 유지되는 자세가 중력에 대해 몸을 똑바로 세우고 척추에 가해지는 부가적인 힘을 견뎌낼 수 있는 가장 에너지 효율이 높은 자세이다(Richardson, Jull and Hodges 2004). 척추가 중립 자세에 있을 때, 골반도 중립에 있어야 한다. 하지만 골반이 중립에 있으나 척추는 그렇지 않는 경우도 발생한다. 예를 들어, 중립 골반으로 반듯이 누울 때 척추는 중립 자세에 있을 것이다. 하지만 머리를 윗몸 일으키기를 시행할 때처럼 머리를 바닥에서 들었을 때 척추 굽힘 상태가 되기 때문에 중립 골반은 유지되지만, 척추는 더 이상 중립 자세에 있지 않다.

중립 골반과 중립 척추는 다른 자세를 비교 설명할 수 있는 베이스가 되는 기준점이다. 고객이 중립 자세를 취하는 법을 아는 것도 중요하지만 모든 운동이 중립 자세에서 해야 하는 것은 아니다.

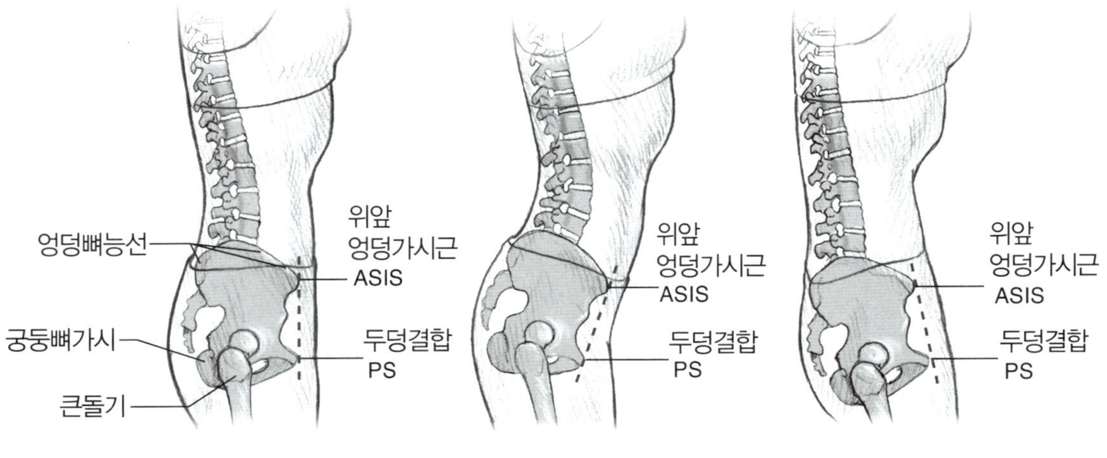

그림 4.1 골반 정렬 *(a)* 중립 골반 *(b)* 앞기울임, *(c)* 뒤기울임

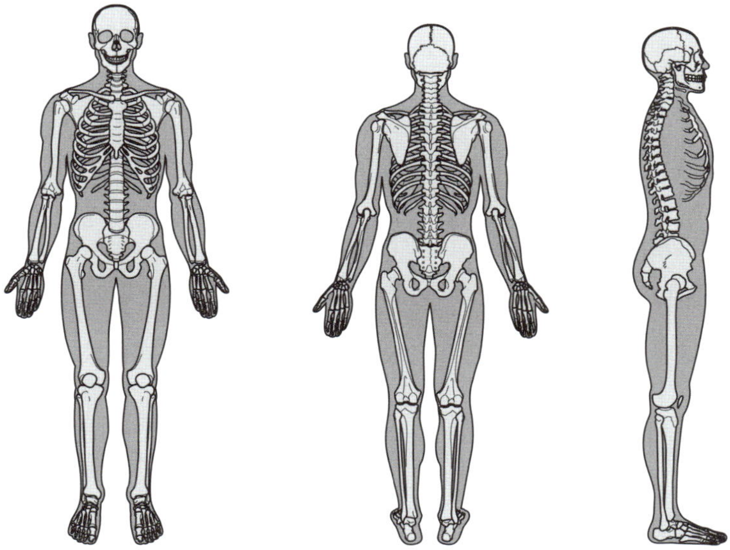

그림 4.2 선 자세 정렬

실제적으로 어떤 경우에는 중립 자세에서 벗어나는 것이 더 낫다. 예를 들어, 체스트 리프트(61쪽) 운동 동안 중립 골반을 유지하려고 애쓰면, 하부 허리뼈 쪽에 과도한 스트레스를 줄 수 있다. 약한 근력, 유연성 저하, 근육 긴장, 구조적 문제나 상해로 인해 자세를 유지할 수 없을 때 중립 골반을 만드는 것은 역효과를 초래한다. 중립 골반은 이상적 자세일 수 있지만, 많은 고객은 처음에는 적어도 허리 폄근의 이완과 복부근의 사용을 쉽게 하기 위해 뒤기울임을 만들어 준다.

라엘 아이자코비츠(Rael Isacowitz)는 "필라테스, 생체역학과 현실"(2006) 워크샵에서 요약한 대로 중립 자세를 유지하는 것은 다음 같은 몇 가지 이유로 이상적이다. 중립 자세는 힘 생성에 가장 효율적인 위치이다; 신체 손상을 방지하기 위해 작용하는 가장 안전한 자세이다. 중립 자세는 사지에서 작용하는 글로벌 근육뿐만 아니라 코어(국소) 근육의 정확하고 균형 잡힌 근동원을 만든다; 그리고 효율적 자세와 이상적 정렬을 인지 강화하여 기능적이고 긍정적 움직임 패턴을 가능하게 한다. 또한 골반이나 척추 움직임이 없으면 더 독립적 배가로근 활성화가 나타난다는 연구 결과가 있다(Richardson et al. 2004; Urquhart et al. 2005). 하지만, 배가로근 활성화가 준비되기 전에 고객에게 중립 척추 자세를 유지하도록 강요하는 것은 효과적이지 않은 배 근육 작용을 일으킬 뿐만 아니라 긴장된 목이나 하부 허리뼈 근육 같은 기존의 상태를 더 악화시킬 수 있다. 그러므로 중립 자세는 필라테스를 시행할 때 노력해야지만 어떤 사람은 그 자세를 취할 수 없을지도 모른다.

일단 환자가 중립 골반과 중립 척추를 배웠다면, 신체의 다른 부위를 관찰하는 것도 중요하다. 이상적으로 운동을 시작하기 전에 모든 부위는 적절한 자세와 정렬이 이루어져야 한다. 신체 유형, 습관 패턴, 부상 또는 병리에 따라 각 사람이 가지는 이상적 위치는 차이가 있다. (그림 4.2)는 이상적 정렬을 보여 주며 (표 4.1)은 고객이 이상적인 정렬을 달성하는 데 도움이 되는 몇 가지 지시를 제시한다.

필라테스 호흡 Pilates Breathing

이전 장에서 설명하고 있는 바와 같이 올바른 호흡은 최적의 결과를 달성하기 위해 필라테스 및 재활에 있어 매우 중요하다.

표 4.1 이상적 정렬을 위한 단서

지역	이상적 정렬	정렬에 도움이 되는 단서
머리, 목뼈	중립, 경미한 상부 경추 굴곡과 턱은 앞으로 나가지 않음. 귀가 어깨 라인과 일치함.	가볍게 턱을 끄덕임. 바로누운자세: 매트를 따라 뒤통수를 밀며, 척추를 늘여라. 선자세: 머리 꼭대기가 더 키가 커지도록 해라.
어깨뼈	어깨는 귀 라인과 일치함. 어깨는 앞쪽으로 둥글게 말려있지 않고 펴져야 함.	어깨뼈를 뒷주머니에 넣는 것처럼 뒤 아래쪽으로 당겨라. 빗장뼈를 펴라.
가슴우리	바깥으로 벌어지지 않고 당겨진 상태.	바로누운자세: 가슴우리의 뒤쪽을 매트 쪽으로 눌러주거나 브라 스트랩을 매트쪽으로 눌러라. 선자세(벽에 기댄 자세): 갈비뼈의 뒤쪽을 벽쪽으로 눌러라.
등뼈와 허리뼈	중립자세.	필요없음; 일단 중립 골반이 달성되면 중립 척추(자연 만곡)는 따라온다.
골반	중립자세.	바로 누운자세: 동일한 수평면에 위앞엉덩뼈가시와 두덩결합이 있고 동일한 가로면에 전상장골극이 있어야 함. 선자세: 동일한 이마면에서 위앞 엉덩뼈가시와 두덩결합이 있고 동일한 가로면에 전상장골극이 있음.
무릎	엉덩 관절 바로 아래와 발목 관절 바로 위에 무릎 관절이 위치함. 평행-안짱 다리 또는 밭장다리. 두 번째와 세 번째 발가락 사이 위치는 무릎뼈와 일직선을 이룸.	무릎 사이에 작은 공을 놓거나 무릎 사이에 공이 있다고 상상해보라. 언덕에서 스키를 타고 내려온다고 상상해라.
발바닥	발바닥은 평행하게 하고 골반넓이만큼 벌려라. 목말밑관절은 중립 - 발이 안쪽으로 돌아가거나 (엎침)바깥쪽으로 돌아가면(뒤침) 안됨.	발목을 안쪽과 바깥쪽으로 굴린 다음 중간점을 찾고 유지함. 언덕에서 스키를 타고 내려온다고 상상해라.

BASI 필라테스에서 사용되는 기본 호흡 패턴은 척추 굽힘 동안 내쉬는 호흡을 하고 척추를 펼 동안 숨을 들이마신다. 이런 패턴은 특정한 근육 그룹 활성화에 도움을 줄 뿐만 아니라 움직임을 위한 자연스러운 리듬을 제공한다.

필라테스 호흡을 가르치기 위해 나는 일반적으로 편안하고 바로 누운 자세에서 시작한다. 나는 환자에게 배 위로 팔을 교차해 가슴우리 위에 손을 놓게한다. 숨을 내쉴 때 환자는 복부가 가라앉는 것을 느낄 것이다. 목 통증 환자는 호흡 중 앞쪽 목 근육(목빗근과 목갈비근)의 과사용이 문제가 되는 경우가 많다. 이런 환자는 바로 누운 자세에서 측면 호흡(lateral breathing)을 가르친 후, 한 손은 목의 앞쪽부에 다른 손은 복부에 올려놓게 한다. 복부와 흉곽이 숨을 들이실 때 팽창되고 숨을 내쉴 때 수축하더라도 환자는 목 앞쪽 근육에 어떠한 움직임이나 긴장도 느껴서는 안된다.

코어 강화: 코어 설정 Core Strength: Setting the Core

일단 고객이 적절한 정렬과 호흡을 배웠으며 이제 코어를 설정하는 방법을 배울 때이다. 부상 재활에 있어 심부 안정화(코어) 근육의 중요성은 문헌과 임상 현장 모두에서 잘 확립되었다. 이전 장에서 논의했듯이 모든 움직임이 코어의 중심으로부터 나온다는 개념은 필라테스에서 흔한 주제이며 동작의 전부는 아니지만 많은 부분에서 코어 근육을 동원하는 데 중점을 둔다. 다음 섹션에서는 내가 환자에게 코어를 찾아 설정하는 법을 가르치는 데 사용하는 방법론을 소개한다(Withers and Bryant 2011).

하부 코어(허리-골반 코어) Lower core(Lumbo-pelvic core)

환자 자세: 바로 누운자세, 후크 라이잉(무릎 굽힘, 발바닥 평평한 자세); 통증없이 동작이 가능하다면 골반 중립자세를 유지함.

치료사 자세: 환자쪽으로 위치하고 두 손가락을 ASIS에서 배꼽 쪽(내측)으로 1인치(2.54cm)와 아래로 1인치(2.54cm) 내려간 위치에 촉진함. 이상적으로는 배곧은근과 배빗근 사이에 위치함. (그림 4.3 참조).

환자에게 교육:

방법 1(하복부 큐)

한쪽 엉덩뼈(ASIS)에서 복부를 가로질러 반대쪽 엉덩뼈에 붙어있는 끈을 상상해보라. 숨을 내쉴 때 그 줄에서 배 근육이 척추쪽으로 가도록 끌어당겨라(환자는 느낄 수 있어야 하고 치료사는 배 근육이 가라앉는 것을 보고 느낄 수 있어야 함). 환자는 배가 끈에서 멀리 떨어진 상태를 유지하고 10초 동안 정상적인 호흡을 계속한다(Wears and Bryant 2011).

방법 2(골반바닥근 큐)

케겔 운동 동안 골반바닥근을 수축시킨다. 10초간 호흡하면서 케겔을 유지하라. 환자가 케겔이 무엇인지 이해하지 못하면 골반바닥근 활성화를 위한 다른 이미지를 떠올릴 수 있다(소변을 보는

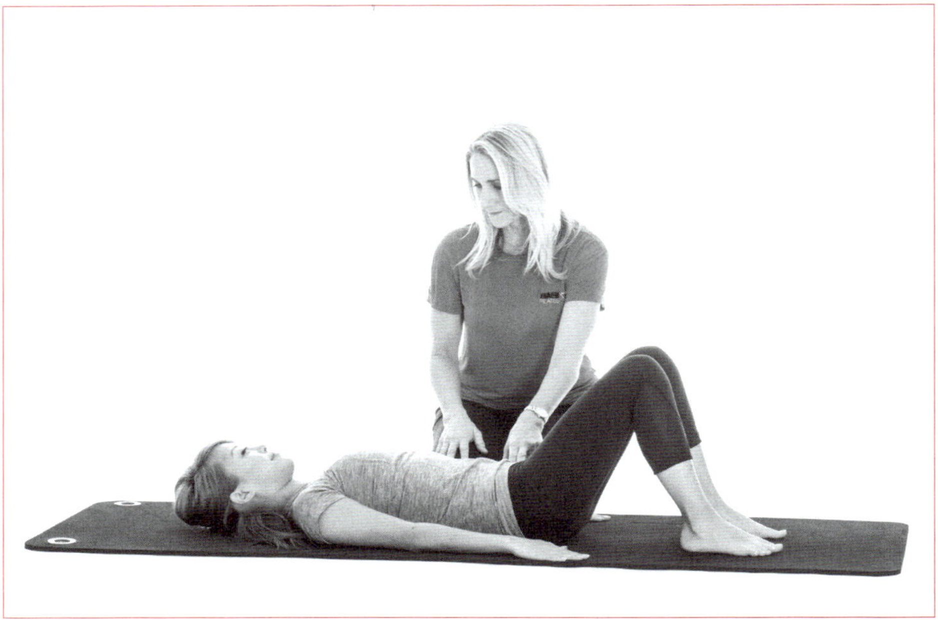

그림 4.3 코어 준비

중간에 멈춘다, 고환을 위로 끌어 올린다, 골반뼈를 함께 당긴다 등).

환자는 두 가지 방법을 시행한 후 배가로근이 가장 활성화하는 방법을 선택한다. 배가로근은 복부 근육의 가장 깊은 층에 있으므로 실제로 보거나 느끼는 것이 어렵거나 불가능하므로 제대로 활성화되는지 알기 위해서는 다른 근육 활동을 느끼고 관찰해야 한다. 복부의 강한 돌출이나 돔형태는 깊은층보다는 얕은 복부근 활성화를 나타낸다. 배가로근의 단독 수축은 느리고, 부드러우며 미세하게 인지할 수 있는 수축이 느껴진다. 배가로근은 근육이 불룩해지는 것이 아니라 손가락 끝부분에서 피부가 팽팽하게 조이는 것처럼 느껴진다.

3장에서 논의한 바와 같이 우리는 배가로근 활성화는 다른 근육들(뭇갈래근, 골반바닥근, 가로막)의 동시수축이 일어난다는 것을 유추할 수 있다. 복부 드로잉 기법이나 임프린팅은 올바른 근육 발화 패턴을 얻기 위해 연습을 해야 하는데 그 이유는 이러한 심부 근육이 통증이나 비활동에 의해 억제되기 때문이다. 그래서 일단 환자는 무엇을 어떻게 하는가를 이해하면 매일 연습할 수 있다. 목표는 환자가 필라테스 운동 중에 중심을 잡거나 중심을 잡도록 큐잉을 주었을 때 환자가 정확히 무엇을 해야 할지 아는 것이다.

물론 바로 누운 자세에서 중립 유지가 기능적 자세는 아니지만 가장 고립된 배가로근 활동(Richardson, Jull, and Hodges 2004) 뿐만 아니라, 근육 재훈련과 운동 피질의 재조직화를 가능하게 하기 위해 통증이 없는 지지 자세에서 시작하는 것이 중요하다(Tsao and Hodges 2007). 일단 환자가 바로 누워서 중립 자세를 유지하고 기법을 시행할 수 있다면, 우리는 그나 그녀를 앉거나 서거나 불안정한 지지면에 누운 자세 같은 더 기능적이고 도전적인 자세로 나아갈 수 있다(폼롤러, 볼, 또는 리포머의 캐리지 움직임).

상부 코어(목등뼈 부위) *Upper core(Cervicothoracic region)*

목 통증이나 기능장애를 가진 환자에게 상부 코어를 찾아 활성화하는 능력은 매우 중요하다(3장 참조). 필라테스 원칙을 기억하라: 좋은 자세는 코어에서 시작하므로 환자는 이 장 앞쪽에서 설명한 대로 정확하게 배가로근을 동원하고 하부 코어를 활성화시키는 방법을 알아야만 한다. 하지만, 배가로근은 가슴우리와 두덩뼈 사이에 위치하므로 특별히 목의 기능 장애를 다룰 때는 상부 코어에 초점을 두어야 한다. 만약 상부 코어가 적절한 기능을 하면 목 긴장을 유발하고 지치게 만드는 근육들(목빗근, 위 등세모근, 어깨 올림근)이 너무 뻣뻣해질 이유가 없다. 따라서 우리가 환자에게 하부 코어 활성화하는 방법을 가르쳤을 때와 비슷하게 우리는 환자에게 하부 코어가 관여하도록 가르칠 수 있다.

파트 I: 깊은 목 굽힘근 *Part I: Deep Neck Flexors*

배가로근과 유사하게 우리는 깊은 목 굽힘근을 보거나 느끼지 못하므로 제대로 기능하는지 알기 위해서는 다른 근육 활동을 느낄 필요가 있다. 이 운동에서는 환자에게 얕은 복부 근육의 사용없이 배가로근을 독립적으로 활성화할 수 있도록 가르친 것처럼 환자에게 더 얕은 목 근육(목빗근과 목갈비근)을 동원 없이 깊은 목 굽힘근을 독립적으로 사용하는 법을 교육한다.

환자 자세: 바로 누운 자세, 무릎 굽혀 누운 자세. 목뼈는 중립 자세를 유지, 필요하다면 편안함과 과도한 만곡을 감소시키기 위해 작은 베개 위에 목뼈를 올려놓음.

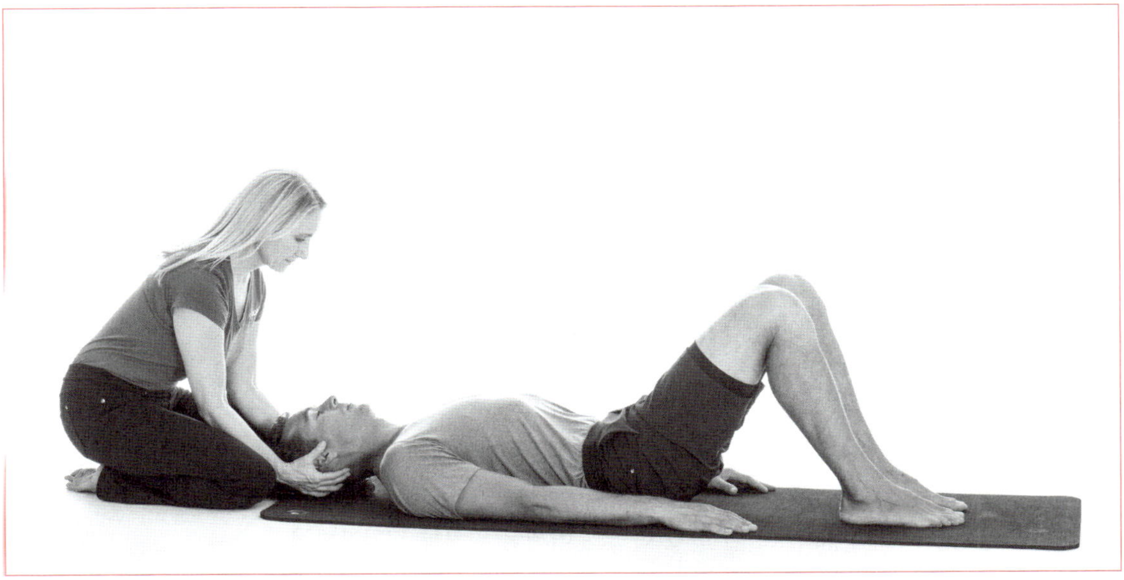

그림 4.4 깊은 목 굽힘근의 평가와 활성

치료사 자세: 환자의 머리 부분에 치료사의 손가락으로 뒤통수 밑을 감싸줌(뒤통수부에는 시지를 대고 목 부위에는 중지를 댐). 이를 통해 치료사는 움직임을 유도할 수 있게함과 동시에 근육 활성화 및 목빗근과 앞 목갈비근의 과활성화를 감시할 수 있다(그림 4.4 참조).

환자에게 교육:

1단계*(얕은 앞쪽 목 근육의 활성화)*: 한 손을 앞쪽 목 근육 위에 올려라. 목빗근과 목갈비근의 긴장과 불룩함을 느끼면서 매트에서 머리를 들어 올려라. 머리를 매트로 천천히 내린다.

치료사 참고 사항: 이 단계 목적은 환자가 턱을 끄덕일 때 느껴서는 안 되는 근육을 배우는 것이다.

2단계*(깊은 목 굽힘근을 활성화하는 턱 끄덕임)*: 머리 뒤쪽을 매트에 살짝 눌러 턱을 가볍게 끄덕이거나 접어주면서 목 뒤쪽을 길게 늘어뜨린다. 이 동작은 목빗근과 목갈비근의 긴장을 느끼지 않고 수행한다.

치료사 참고 사항: 배가로근과 마찬가지로 깊은 목 굽힘근의 단독 수축은 느리고, 부드럽고, 미미한 수축으로 느껴진다.

3단계*(깊은 목 굽힘근 강화와 지구력 증진을 위한 가정 운동 프로그램)*: 매일 10초 동안 최소 10번의 턱 끄덕임을 시행하라. 일단 이 동작이 쉬워지면 앉거나 서기 같은 더 기능적 자세로 진행해라.

이 간단한 운동을 올바르게 수행할 수 있다는 것은 깊은 목 굽힘근이 제대로 작용하고 있음을 의미하며 이제 상부 코어의 다음 부분으로 이동할 수 있다.

파트 II: 아래 등세모근과 앞톱니근 Part II: Lower Trapezius and Serratus Anterior

환자 자세: 팔꿈치로 받친 엎드린 자세(스핑크스 포즈), 팔꿈치는 어깨보다 약간 앞쪽으로 유지함. 시선은 바닥을 내려다보면서 머리를 약간 아래로 내려고 목뼈는 약간 굽힌 중립 자세를 취한다.
치료사 자세: 환자 옆에 앉아서 치료사의 엄지손가락과 시지로 환자의 어깨뼈 아래각에 대고 다른 손의 엄지와 시지로 환자의 복장뼈(옵션)에 위치시킨다(그림 4.5 참조).

환자에게 교육

1단계: 하부 코어를 세팅함.

2단계: 턱 끄덕임을 수행하여 깊은 목 굽힘근을 활성화한다.

3단계: 어깨뼈를 반대쪽 뒷주머니에 놓는 것처럼 어깨뼈를 아래와 뒤로 당겨서 아래 등세모근을 활성화한다. 빗장뼈가 넓게 펴지는 것을 시각화해라. 이 동작은 앞쪽 목 근육, 위 등세모근 또는 어깨올림근에 긴장이 발생하지 않도록 해야한다.

4단계: 앞톱니근을 활성화하려면 턱 끄덕임과 어깨뼈 위치를 유지하면서 팔꿈치를 아래로 눌러 복장뼈가 바닥(또는 복장뼈를 만질 수 있다면 치료사의 손에서)에서 멀리 떨어지도록 한다. 머리를 들거나 목 근육을 긴장시키면 안된다.

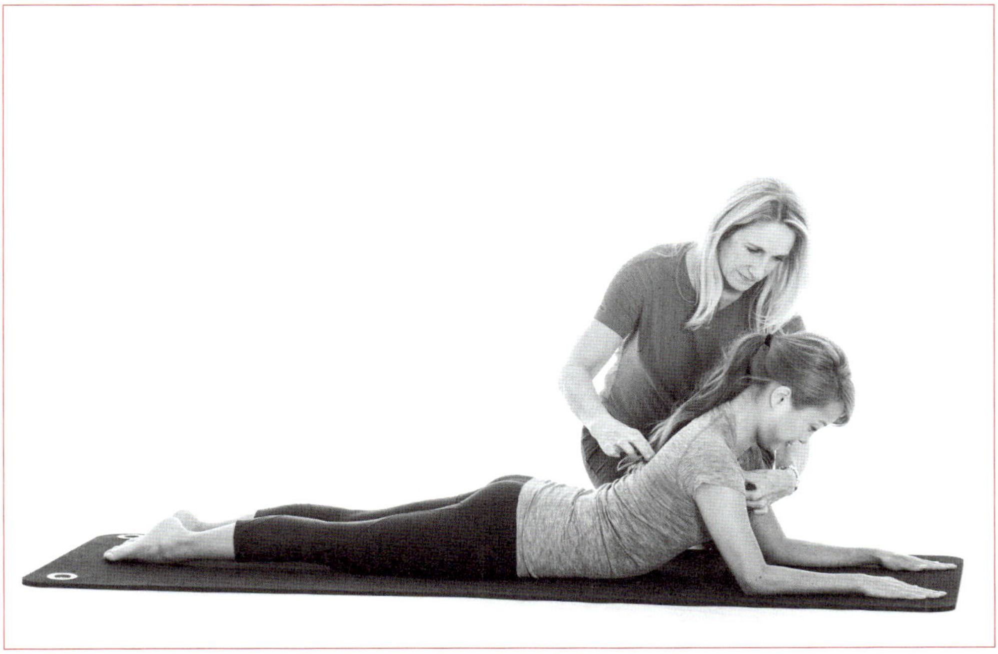

그림 4.5 아래 등세모근과 앞톱니근의 활성화

치료사 참고 사항: 때때로 복장뼈에 대한 지시가 사람들로 하여금 어깨를 둥글게 말게 하거나 가슴근을 과도하게 사용하게 한다. 이런 상황이 발생하면 환자의 복장뼈에서 손가락을 떼는 대신 가슴우리의 뒤쪽이 올라가면서 팔꿈치로 매트를 밀도록 환자에게 큐잉을 준다.

이 섹션은 고객이 필라테스 프로그램을 시작하기 전에 배우고 연습해야 할 내용을 설명한다. 내가 안내한 정확한 방법론을 사용하든 아니면 당신 자신의 방법을 사용하든 간에 중요한 것은 고객은 정렬, 호흡 그리고 코어 찾기 및 세팅 등과 같은 프리-필라테스의 기본을 배운다는 것이다. 또한 필라테스를 단순한 운동의 한 형태로 가르치는 것과 치료형태로 사용하는 것은 차이가 있다는 것을 기억해야 한다. 운동이 논의된 치료 개념과 기술이 함께 사용되지 않으면 부상을 악화시킬 수 있다.

지금까지 우리는 무엇을, 왜, 어떻게 필라테스를 치료 요법으로 통합하는지를 다루었고, 실제 운동을 배울 준비가 거의 다 되었다. 그러나 우선은 필라테스 기구를 소개하고 안전하게 사용하는 방법을 배우는 것이 중요하다.

기구 Apparatus

오늘날은 여러 종류의 필라테스 기구가 있는데 어떤 것들은 조셉 필라테스 자신이 발명했고, 몇몇은 최근 새롭게 만들어진 것이다. 대기구 외에도 현재 필라테스 스튜디오에서는 흔히 사용하는 많은 악세서리가 있다(볼, 폼롤러 등). 이 모든 것들이 훌륭하지만 나는 이 책의 2부에서 사용할 대기구 필라테스 장비만을 다루고자 한다. 나는 대기구가 부상 재활 및 예방 또는 치료 환경에 가장 적합하다고 생각한다.

스프링 텐션 Spring Tension

필라테스 기구는 전통적인 체육관 장비처럼 무게가 아니라 스프링을 사용하는 특징이 있다. 스프링이 제공하는 저항의 유형을 *점진적 저항(Progressive resistance)*이라고 한다. 저항의 양은 스프링의 두께 또는 강도, 스프링의 신장 또는 장력에 의해 결정된다. 무게를 들어올릴 때, 무게(저항)는 운동 범위 전체에 걸쳐 일정하게 유지되지만 기계적 이점이나 단점 원칙에 의해 다양한 관절 각도에 따라 근육사용(노력)이 변화한다. 하지만 스프링 저항력으로 인해 스프링이 더욱 팽팽해지면 저항이 증가하여 전 범위에 걸쳐 근육이 사용된다. 저항의 두 가지 유형은 다르지만 근육 발달에 효과적이고 중요하다.

웨이트에 비해 스프링의 한 가지 장점은 더 많은 기능을 수행하기에 더 쉽게 적용할 수 있다(Isacowitz 2005). 부상 재활에서 스프링 저항은 반복의 시작 단계에서 관절 압박이나 근육 압력을 완화해 저항력을 줄여주기 때문에 안전하다.

그러나 스프링을 사용하는 데 있어 어려움 중 하나는 스프링 세팅이 기구마다 다르며 같은 기구조차도 제조업체마다 다를 수 있다는 것이다. 안타깝게도 보편적인 기준이 없다. 이런 이유로 나는 운동할 때마다 정확한 스프링 세팅을 하는 대신에 제한된 수의 스프링 세팅 위치로 바꾸어서 저항 범위를 사용한다.

중량이나 경량이라는 용어는 상대적이면 운동에 따라 달라진다는 것을 인식하는 것은 중요하다: 리포머에서 스프링 두 개는 풋워크 할 때는 가볍지만 암워크 운동에서는 무거울 수 있다. 주어진 운동에 따른 적절한 스프링 장력은 신장, 체중, 신체 비율, 기술 수준, 부상 또는 질환 상태에 따라 사람마다 차이가 있다. 예를 들어, 리포머에서 암 슈파인 시리즈(97쪽)는 200파운드의 남성 럭비 선수에게는 2~3개의 스프링이 필요하지만, 돌림근띠 수술 후 재활을 하는 110파운드 여성에게는 1/2~1개의 스프링이 필요하다. 환자에게 필라테스 방법을 가르칠 때 모든 사람과 모든 운동에 대한 올바른 스프링 저항을 결정할 수 있도록 각 장비의 저항 세팅을 정교하게 숙지하는 것이 중요하다.

매트 Mat

매트는 진정한 기구는 아니지만, 매트 운동은 필라테스 시스템의 토대이므로 여기서 언급할 가치가 있다. 매트운동은 내가 항상 환자에게 가르치는 첫 번째 운동이다. 왜냐하면 매트 운동이 가장 쉽기 때문이 아니라 필라테스 레퍼토리의 다른 모든 운동의 뿌리이기 때문이다. 매트 운동에 익숙하지 않은 사람은 강력한 필라테스 중재를 개발하는 데 필요한 토대가 부족하게 된다. 실용적 관점에서 매트 운동은 언제 어디서나 수행할 수 있다. 대부분의 사람은 리포머나 다른 필라테스 기구를 집에 가지고 있지 않기에 매트 운동은 가정 운동 프로그램으로 사용할 수 있다. 만약 환자가 세션 사이에 기초적인 매트 운동을 시행한다면, 그 또는 그녀는 필라테스의 원칙을 훨씬 더 빨리 내면화할 수 있다는 것을 알게 된다. 매트 운동은 우리가 안전하게 기구로 나아갈 수 있게 해준다.

리포머 Reformer

필라테스에서 가장 일반적으로 인식되고 널리 사용하는 기구는 리포머이다(그림 4.6 참조). 대부분의 필라테스 스튜디오와 필라테스 재활 센터는 전체 기구 세트를 갖추고 있지만, 당신이 한 기구만 살 여유가 된다면 나는 리포머를 추천한다. 모든 필라테스 기구 중에 리포머는 가장 다양한 동작을 제공하며, 환자의 사이즈와 제한점에 따라 수정할 수 있으므로 완전가동범위에 걸쳐 움직임을 제공한다. 티포머에서 시행하는 동작은 기초부터 최상급까지 다양하며 모든 자세(바로 누운자세, 엎드린 자세, 앉은 자세, 무릎 꿇기 및 서기)를 포함한다. 심지어 리포머는 점프 보드를 부착하여 심혈관 운동과 플라이오메트릭 운동도 시행할 수 있다. 리포머는 그 가능성이 어마어마하며 기구에 대한 우리의 이해도와 창의력에 의해서만 제한된다.

재활의 관점에서 나는 초기 재활 단계나 예방운동에서 리포머를 사용하는 것을 즐긴다. 이는 환자와 강사 모두에게 정렬과 근육 패턴을 관찰할 수 있는 훌륭한 관점을 제공한다. 또한 리포머는 환자가 여러 상황(equation)에서 중력을 제거하는 데 도움을 주는 방식으로 배치할 수 있으므로 조기 점진적 무게 부하를 가능하게 한다. 예를 들어, 리포머에서 풋워크(footwork)같은 운동은 신체의 자연스럽고 똑바른 정렬이 강화되게 하며 환자의 관절에 너무 많은 압박력이 가해지지 않을까 걱정할 필요 없이 스쿼트 같은 기능적 운동을 시작할 수 있다. 이는 관절염, 수술 후 체중 부하 제한, 일반적 근약화나 균형 문제 때문에 서거나 걷는 데 어려움을 겪는 환자에게 매우 중요하다. 우리는 관절 압박과 낙상 위험 없이 직립 자세와 정렬뿐만 아니라 하지 근력을 사용하게 만들어 준다. 이를 통해 정확한 기능적 패턴과 근육 기억(muscle memory)을 재훈련 할 수 있으면, 환자는 스쿼트나 런지에 체중 부하를 할 준비가 되었을 때 동작은 이미 습득된 상태가 된다.

기구의 천재성

- 중력에 대한 다른 방향을 감안(엎드린 자세 → 바로 누운자세 → 앉은 자세 → 무릎자세 → 선 자세)
- 안정적이고 움직이는 지면을 모두 제공
- 탁월한 조절기능
- 지지와 저항 모두 생성
- 근력과 유연성 외에도 고유수용성과 균형 유지

리포머의 구성(그림 4.6 참조)

프레임: 기구를 둘러싸고 있는 견고한 구조물. 제조사와 모델에 따라 목재 또는 알루미늄으로 만들어짐. 다양한 높이로 사용함.

캐리지: 움직이는 플랫폼.

스프링 바: 스프링이 연결되는 바. 일반적으로 두 개 또는 세 개의 세팅이 가능함.

캐리지에 가까움 = 스프링 장력 감소

프레임에 가까움 =스프링 장력 증가

스토퍼: 프레임 트랙 구멍에 삽입하는 이동식 못. 풋 바에 가장 가까운 구멍에 스토퍼를 배치하면 캐리지가 가장 많이 움직일 수 있으며, 풋 바에서 가장 멀리 있는 구멍에 스토퍼를 넣으면 캐리지의 최소 작동 범위가 됨.

스프링: 스프링은 앞서 설명한 대로 저항을 제공함. 리포머의 스프링 장력은 다음과 같음.

초경량 = 0.5스프링(25에서 50퍼센트) 경량 = 1~1.5스프링

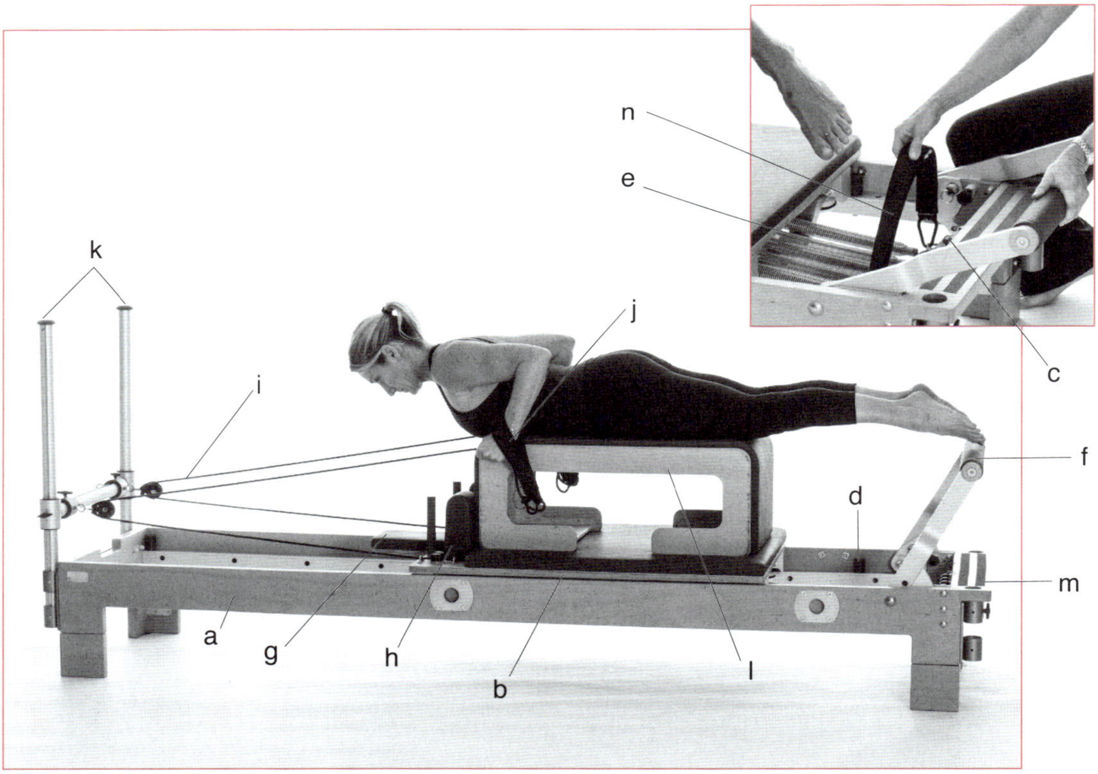

그림 4.6 리포머: *(a)* 프레임; *(b)* 캐리지; *(c)* 스프링 바; *(d)* 스토퍼; *(e)* 스프링; *(f)* 풋 바; *(g)* 헤드 레스트; *(h)* 숄더 레스트; *(i)* 루프; *(j)* 루프와 핸들; *(k)* 풀리 라이저; *(l)* 박스; *(m)* 베이스; *(n)* 풋 스트랩

중간 = 2~3스프링 중량 = 3.5~4스프링 초중량 = 4.5~5스프링
일부 제조업체는 저항을 지정하기 위해 개별 스프링에 색상 코드를 지정함
노란색 = 0.25 또는 초경량
파란색 = 0.5 또는 경량
빨간색 = 1 또는 중간
녹색 = 1.5 또는 중량

풋바: 풋바는 일반적으로 제조업체와 모델에 따라 세가지 또는 네가지로 세팅됨. 환자의 사이즈나 가동 범위 제한 또는 운동 목표에 맞게 조정할 수 있다. 예를 들어, 키가 큰 사람을 운동시킬 때 엉덩관절전치환술을 받은 환자가 90° 이하의 엉덩관절 굽힘을 유지해야만 할 때는 바를 가장 낮은 위치에 놓을 수 있다. 반대로 다리가 짧은 사람이나 무릎관절전치환술 환자의 능동 굽힘 범위 증가를 목적으로 바를 가장 높은 위치에 둘 수 있다.

헤드 레스트: 헤드 레스트는 일반적으로 상향식, 중립, 하향식 세 가지로 설정할 수 있음. 대부분의 운동에서는 중립으로 놓지만 자세나 부상 또는 질환 상황에 맞게 조정할 수 있다. 예를 들어, 상향식은 심각한 척추옆굽음증 환자에게 더 편안하지만, 목뼈 디스크 환자에게는 하향식이 더 좋다. 어떤 금기증도 없다면, 나는 부상을 입은 환자에게 부족한 신경근 연결을 장려하기 위해 대부분의 운동에서는 상향식 위치로 사용하는 것을 선호한다.

숄더 레스트: 전통적으로는 고정되어 있지만 특정 제조사들은 최대 6가지 위치로 조정 가능하게 만들어 놓았음. 이를 통해 특정 질환(예: 어깨 끼임 증후군)에 대한 어깨 압박 완화뿐만 아니라 더 크거나 더 작은 개인에 맞춰 더 넓고 더 좁은 공간을 만든다. 조정 가능한 숄더 레스트는 쉽게 제거할 수 있어 더욱 다양한 운동을 할 수 있다.

로프: 클래식 리포머에서는 로프를 가죽 끈으로 사용한다. 로프는 더 짧게 또는 길게 조정할 수 있다.

루프와 핸들: 사용 가능한 그립 종류는 다양하다. 핸들, 루프, 퍼지 루프(양 가죽으로 덮여 있음)와 잡기를 할 수 없는 환자를 위해 손목 주변을 감싸는 스트랩도 있다.

풀리 라이저: 일반적으로 중앙에 위치하지만 특정 운동을 수행할 수 있도록 당김선과 높이를 변경할 수 있다. 바시(BASI) 시스템의 향상된 풀리 시스템은 원하는 근육 그룹을 고립할 수 있도록 풀리 각도를 정밀하게 조정할 수 있다.

박스: 박스의 긴 면이 리포머의 긴 축과 평행할 때는 롱 박스라고 부르며, 박스의 짧은 면이 리포머의 긴 축에 수직에 위치할 때는 숏박스라고 한다. 박스는 일반적으로 숄더 레스트 앞쪽에 위치한다.

베이스: 리포머의 풋바 끝부분에 있는 작은 플랫폼을 말한다. 베이스의 주 용도는 선 자세에서 운동할 때 쓰인다. 그러나 나는 운동 레퍼토리와 안정성을 높이기 위해 큰 스탠딩 플랫폼을 추천한다.

풋 스트랩: 특정 운동을 위해 발 위에 놓을 수 있는 스프링 바 아래에 걸려 있는 스트랩

점프 보드: 풋 바 끝 또는 리포머의 베이스에 맞게 분리 가능한 판이다. 점프 보드는 점핑 운동시

리즈(플라이오메트릭)를 가능하게 하고 더 많은 지지면을 필요로 하는 환자(예: 발목을 삐거나 다발성 경화증 또는 파킨슨병과 같은 신경학적 문제를 가진 환자)에게 풋 바보다 높은 안정성을 제공한다. 사용중인 점프 보드를 보려면 6장의 162~164쪽을 참조하라.

캐딜락 Cadillac

캐딜락은 가장 크고 비싼 필라테스 기구이므로 필라테스 기반의 재활 센터에서 흔히 사용되지 않는다. 하지만 당신이 캐딜락을 가지고 있다면 나는 캐딜락 사용을 적극 추천한다. 높이와 너비는 노약자와 가동범위 제한이 있는 사용자에게 매우 친화적이며 안전하다. 또한 캐딜락은 매우 안정적이어서 리포머의 움직이는 플랫폼이 불편해 하는 사람에게 매우 유용하다. 캐딜락은 관절과 연부조직 가동술, 고유수용성 신경근 촉진법(PNF) 또는 수기 스트레칭을 위한 기구로 사용할 수 있다. 부드러운 스프링 보조 롤업에서부터 고급 곡예에 이르기까지 매우 다양한 운동이 가능하다. 캐딜락의 디자인 때문에 여러 면에서 운동을 시행할 수 있다. 리포머 그리고 체어와 마찬가지로 운동은 기구에 엎드린 자세, 바로 누운자세, 옆으로 누운 자세, 앉은 자세, 무릎 꿇은 자세와 선 자세에서 시행할 수 있다. 캐딜락 옆 바닥에 서서 스프링이나 바를 사용하여 저항이나 지지를 하는 훌륭한 기능적 운동을 수행할 수 있다. 상단 바는 거꾸로 매달릴 수도 있고, 스피드 레일은 필요할 때 견인력을 제공할 수 있다(그림 4.7 참조).

캐딜락의 구성(그림 4.7 참조)

프레임 또는 폴: 수직 기둥과 수평 기둥은 기구의 측면과 상단을 따라 연결되어 있다. 푸쉬-쓰루 바는 측면 기둥의 한쪽 측면에 부착되고, 크로스바는 반대쪽 측면 기둥에 있다. 풋 스트랩과 트라페즈가 걸려있는 크로스바는 상단 레일에 있으며, 멋진 매달리기와 견인 형태의 운동을 가능하게 한다.

슬라이딩 크로스바(스피드 레일): 크로스바는 상단 기둥에서 좌우로 미끄러지거나 수직 기둥에서는 위 아래로 이동한다. 상단 기둥과 수직 기둥에는 운동에 대한 저항이나 지지를 위해 스프링을 걸 수 있는 작은 구멍이 있다.

스프링: 스프링은 운동에 대한 저항력을 제공한다. 대부분의 캐딜락에는 여러 개의 스프링과 부가 장치가 있다. 캐딜락 스프링은 긴 것(레그 스프링의 경우), 짧은 것(암 스프링의 경우), 다양한 저항을 가진 것이 있다.

암 스프링: 초경량(노란색), 경량(파란색), 중간(적색), 중량(녹색)

레그 스프링: 초경량(노란색), 중간 또는 중량(보라색)

푸쉬-쓰루 바(PTB): 체중이 푸쉬-쓰루 바에 의존하는 운동이 있기 때문에 많은 무게를 지탱할 수 있는 매우 강한 스윙 바이다. 스프링은 상단(일반적으로 보조 제공)이나 하단(저항 제공)에 매달려 있다. 바가 스윙을 하기 때문에 기구 안팎에서 사용이 가능하므로 매우 다양한 운동을 할 수 있다.

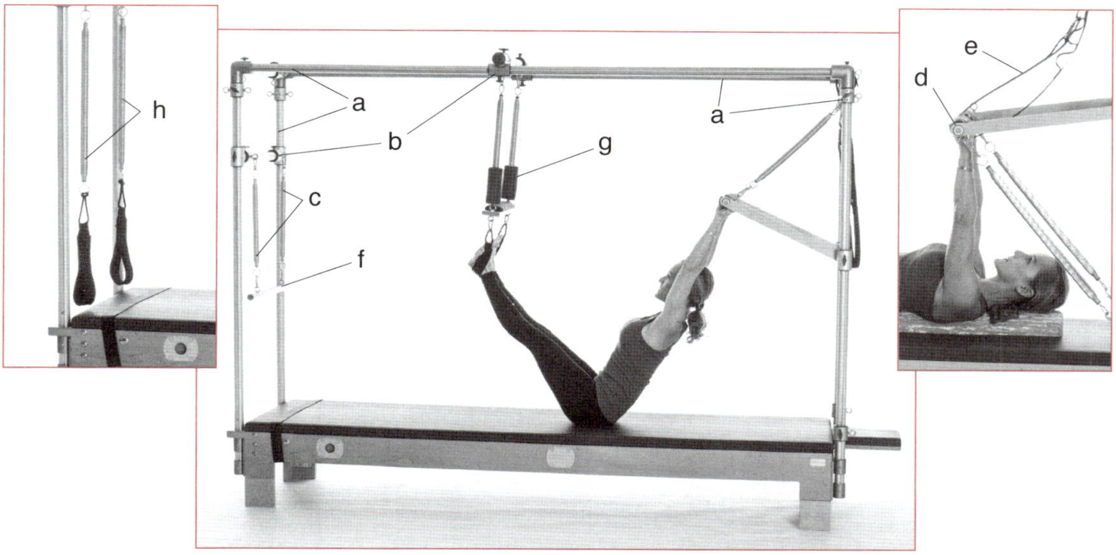

그림 4.7 캐딜락: *(a)* 프레임 또는 폴; *(b)* 슬라이딩 크로스바(스피드 레일); *(c)* 스프링; *(d)* 푸쉬-쓰루 바(PTB); *(e)* 세이프티 스트랩; *(f)* 롤업 바; *(g)* 트라페즈 바 또는 스윙; *(h)* 레그 스프링

세이프티 스트랩: 스프링이 장착된 바가 튀어나와 고객이나 강사에게 부딪치지 않도록 특정 자세와 운동에서는 반드시 세이프티 스트랩을 사용해야 한다. 또한 이 스트랩은 푸쉬-쓰루 바를 사용하지 않을 때 그것을 안전하게 보호할 수 있다.

롤업 바: 이것은 크로스바 또는 기둥의 구멍에 걸어서 저항을 가하거나 경우에 따라 지지하는 스프링에 달린 나무 바이다.

트라페즈 바 또는 스윙: 트라페즈 바는 매달리기 운동과 푸쉬-쓰루 바를 이용한 호흡과 같은 운동에서 다리를 지지해 줄 때 사용한다(167쪽).

참고: 공간과 비용 절감 옵션으로 타워 리포머와 일부 제조업체에서 제공하는 리포머-캐딜락 콤보(캐포머)가 선택할 수 있다. 이 기구는 전환 가능한 장비로 리포머와 캐딜락 기능을 제공한다. 대부분의 캐딜락 운동은 타워 리포머에서 시행할 수 있지만, 콤보 리포머는 모든 트라페즈 기능이 있는 완전한 캐딜락으로 전환할 수 있다.

운다 체어 Wunda Chair

필라테스 *운다*(독일어로 *놀라움*)체어는 기본적으로 스프링 저항에 맞춰 아래 방향으로만 밀 수 있는 상자 모양의 의자이다. 오리지널 체어는 크고 단일 페달을 가지고 있었지만 이 페달이 분할 페달 모양으로 발전했다. 페달 부분은 편측과 상호교차 운동을 할 수 있도록 두 부분으로 나누어져 있어 재활 용도로 이 버전을 권장한다. 분할 페달은 부상이나 수술로 인해 한쪽이 다른 쪽보다 약한 환자뿐만 아니라 척추옆굽음증과 같은 구조적 불균형을 가진 환자에게도 좋다. 운동은 바닥에서 체어의 앞쪽, 뒤쪽 또는 옆쪽에서 시행할 뿐만 아니라 바로 누운자세, 앉은자세, 무릎자세 그리고 선 자세에서도 할 수 있다. 운다 체어는 필라테스 재활 센터에 구비해 놓아야 할 핵심 장비이다. 왜냐하면 체어는 다재다능하고 가볍고 상대적으로 저렴하기 때문이다. 너무 많은 공간을 차지하지 않으면서 많은 무게를 지탱한다. 체어는 엄청난 코어와 상지 운동에 도움이 되지만 나는 엉덩이와 무릎 부상 또는 균형 문제를 가진 환자의 재활과 예방운동에 가장 많이 사용한다. 체어는 체중 부하 상태를 진전시키기 위한 훌륭한 도구이다. 체어는 리포머에서 중력의 영향을 받지 않는 바로 누운 자세에서부터 보조 없이 앉은 자세와 마지막으로 체어에서 서 있는 운동에 이르기까지 체중 부하 상태를 향상시키는 훌륭한 기구이다(그림 4.8 참조).

운다 체어의 구성(그림 4.8 참조)

시트: 시트의 폭과 깊이는 제조업체와 모델에 따라 다르다. 대형 시트는 사용자 친화적이며 더 많은 운동을 할 수 있다.

페달 또는 풋바: 오리지날 운다 체어는 한 개의 페달을 가지고 있지만, 오늘날 대부분의 제조사는 편측성 운동과 사지의 상호교차 움직임을 허용하는 분할 페달를 사용한다.

스프링: 스프링은 운동에 대한 저항력을 제공한다. 대부분의 체어는 4개 스프링(경량 2개, 중량 2개)이 있다. BASI 시스템의 운다 체어는 이동성을 향상시키는 혁신적 페달 디자인을 사용하여 스프링 장력의 부드러운 전환과 조정을 제공한다.

체어의 스프링 세팅:

가장 가벼움 = 한 페달에 가장 낮은 위치에 있는 한 개의 경량 스프링(일반적으로 흰색)

가장 무거움 = 각 페달에서 가장 높은 위치에 있는 두 개의 중량 스프링(일반적으로 검정)

폴 또는 핸들: 폴(기둥)은 몇가지 운동 또는 고객의 필요에 따라 쉽게 분리할 수 있지만 다른 운동을 할 때는 정말 방해가 된다. 보통은 높이가 조절되며 일부 모델에서는 각도도 조절된다.

안전 Safety

필라테스 운동을 위한 모든 일반적 프로토콜을 따르는 것 외에도, 필라테스에서 사용하는 고유한 기구 때문에 강사와 고객 모두 안전에 특히 주의해야 한다. 필라테스는 안전하고 사용자에게 친숙한 것으로 여겨지지만, 실제로 기구는 잠재적 위험요소가 존재한다. 그래서 방법 자체가 신중하고 정확하지 않으면 위험할 수 있다. 스프링은 노출되어 있고 로프와 스트랩은 자유롭게 매달려 있으며 각 장비에는 많은 조정장치들이 있다. 자세를 잘못 잡으면 환자가 부상을 입을 수 있으며, 강사도 틀린 자세를 잡으면 부상 위험성이 있다. 기구는 사용자에게 완전한 버팀목이 될 수 없으므로 사용자 스스로 지지할 필요가 있다. 물론 이런 것이 필라테스가 매우 기능적이고 재활과 선수 컨디셔닝에 매우 효과가

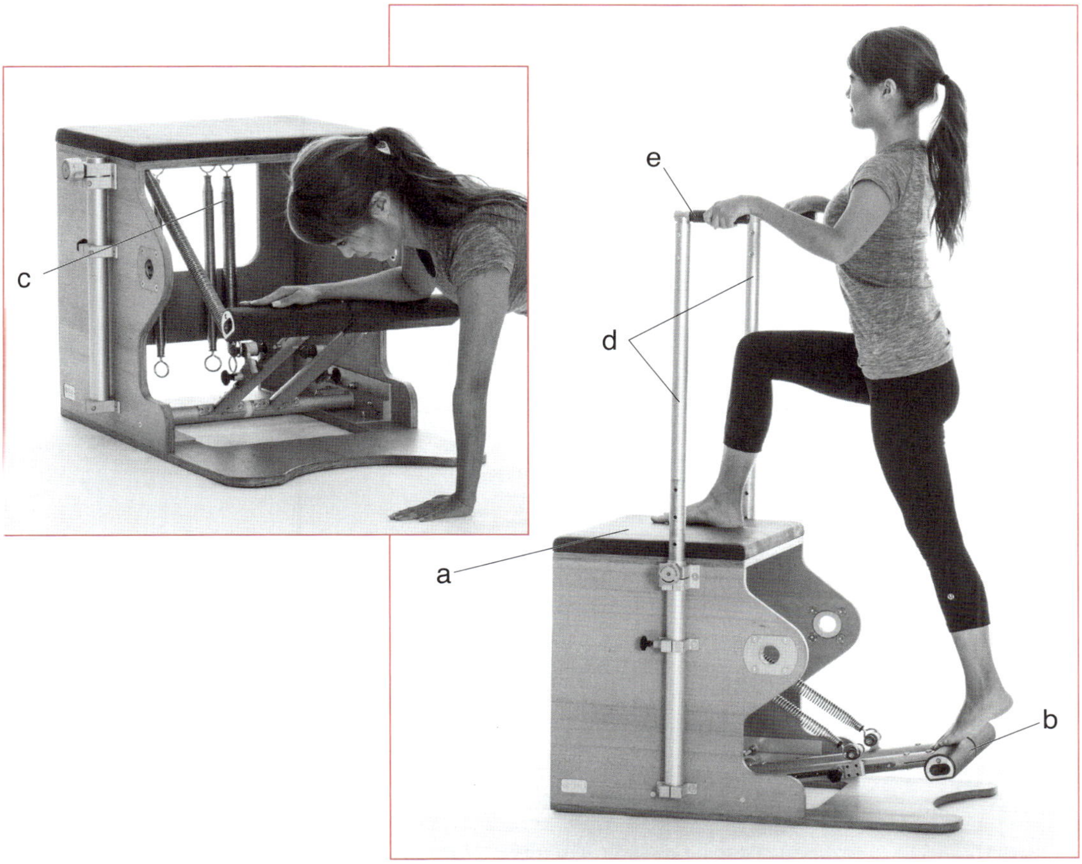

그림 4.8 운다 체어: *(a)* 시트; *(b)* 페달 또는 풋바; *(c)* 스프링; *(d)* 폴; *(e)* 핸들

좋은 이유 중에 하나이지만, 아직 경험이 부족한 사람에게는 잠재적 위험성이 있다. 따라서 환자에게 운동을 시행하기 전에 기구에 대한 방법과 경험에 대한 적절한 교육이 필수적이다.

안전 가이드 라인

BASI 필라테스 강사 연수 매뉴얼, Isacowitz 2008 에서 적응

- 강사는 가능한 모든 주의사항 또는 금기증을 포함하여 최대한 자세하게 각 동작을 숙지해야 한다. 이 책은 필라테스를 특정한 목적으로 사용하는 데 대한 지침일 뿐이다. 나는 운동방법을 진정으로 구현하고 다른 사람에게 성공적으로 가르칠 수 있으려면 포괄적 강사 훈련 과정을 이수해야 한다고 강하게 생각한다.
- 강사는 모든 운동 프로그램과 마찬가지로 고객의 제약, 제한점 및 의료 기록을 알아야만 한다.
- 강사와 학생은 사용 중인 모든 필라테스 기구의 내재적 위험성을 알고 있어야 한다(스프링, 바,

스트랩 등).

- 강사는 기구에 오르내릴 때 스트랩(특히, 하지 스트랩)을 착용하거나 벗을 때 언제나 고객을 도와야 한다.
- 우리 강사들은 안정한 자세에서 큐잉을 하고 보조를 하면서 우리 자신의 몸을 보호해야지만 필요한 경우 고객의 체중도 지지할 수 있어야 한다. 이것을 숙달하려면 기구에 대한 많은 연습이 필요하다.
- 스프링 장력이 있을 때는 어떤 스프링도 절대 바꾸지 마라.
- 스프링 장력이 없을 때만 환자의 자세를 변경해라.
- 스프링 상태에 대해 자주 점검함과 동시에 기구를 정기적으로 정비해야 한다. 스프링이 기능 저하가 나타나면 교체해야만 한다.

리포머에 대한 구체적인 안전 사항

- 고객이 있든 없든 스프링을 끼우지 않은 채로 절대 리포머에서 떠나지 마라. 체중이 실리지 않는 리포머는 캐리지가 미끄러질 수 있고 누군가 이것을 인식하지 못하고 기구에 앉으려고 하면 위험할 수 있다.
- 캐리지가 풋 바에 가장 가까운 곳에 있을때만 스프링을 바꿔라.
- 모든 선자세에서 운동은 대형 스탠딩 플랫폼에서만 시행한다.
- 목뼈에 압력을 가하는 모든 운동에서는 헤드 레스트(머리 받침대)를 아래 위치에 놓는다.
- 항상 로프는 일정한 장력으로 천천히 움직여야 한다. 빠르고 덜컥거리는 움직임은 로프를 느슨하게 하여 일부 운동에서 효율성을 떨어지고 다른 운동에서는 대참사를 부르는 행동일 수 있다.

캐딜락에 대한 구체적인 안전 사항

- 캐딜락의 하단 스프링이 끼워진 상태에서는 항상 안전 스트랩을 연결해야 한다. 이렇게 하면 바가 스프링에 의해 강제적으로 당겨지는 것을 방지할 수 있고 학생이나 강사에게 부딪히는 것을 방지할 수 있다.
- 푸쉬-쓰루 바가 캐딜락 상단 스프링에 연결되어 있을 때는 주의해야 한다. 스프링과 연결된 바가 갑자기 풀리면 아주 빨리 튀어나와 강사나 고객을 칠 수도 있다.

지금까지 필라테스 프로그램을 시작하기 전에 무엇을 알아야 하는지, 고객을 어떻게 가르치는 데 대해 살펴보았고, 당신은 사용하는 기구에 익숙하므로 실제 신체적 움직임을 탐구할 수 있다. 클래식 필라테스 레포토리에만 수백 개의 운동뿐만 아니라 수백 개의 변형과 창작이 있으므로 필라테스로 간주할 수 있는 수천 가지 운동이 있다. 이 책에 나오는 운동은 초보자를 위한 평이함과 부상 재활 목적을 위한 처치를 위해 선택하였다.

제2부

운동
EXERCISES

5

매트 운동
Mat Exercises

이 장과 다음 장에서는 각 동작에 대한 상세한 설명, 주 사용 근육, 운동 목적, 적응증, 주의 사항이나 금기증, 적절한 응용동작과 진전, 올바른 수행을 위한 테크닉 조언이 있는 필라테스 동작을 설명한다. 운동에 대한 설명은 전문가가 자신의 환자나 고객을 가르칠 수 있도록 말하는 것처럼 표현되어 있으며, 배우는 사람이 따라 하는 것이 가능하도록 썼다. 나는 필라테스에 경험이 없는 사람이 재활치료를 적용하기 전에 고객과 강사의 역할로 연습하도록 자격증을 가진 강사와 함께 운동 할 것을 권한다. 이렇게 진행하는 것이 안전하고 효과적인 운동 프로그램을 제공하기에 필수적 요소이다.

매트 운동은 필라테스 시스템의 기초이므로 지금 시작하는 것이 중요하다. 4장에서 설명한 바와 같이 프리-필라테스 방법론을 가르친 후에 펠빅 컬(pelvic curl 57쪽)과 같은 매트 운동은 일반적으로 내가 환자에게 가르치는 첫 번째 운동 중 하나이다. 이 단순한 운동은 정확한 코어의 동원, 척추 분절 움직임, 골반부의 가동화, 호흡 패턴과 움직임의 조화를 강조한다. 사람들은 통증이 있거나 신체 인지력이 부족할 때 움직이는 크고 이상한 기구에서 모든 것을 집중하는 것은 매우 어렵다! 편안하게 받쳐주는 딱딱한 바닥에서 올바른 운동 동작을 배우는 것이 훨씬 낫다. 환자가 매트 운동에 익숙해지면, 우리는 기구에서 동일한 운동을 시행할 수 있으며, 필요에 따라 적절한 요소를 추가할 수 있다(예를 들어, 버텀 리프트 위드 익스텐션 95쪽, 펠빅 컬 위드 롤업 바 온 캐딜락 165쪽, 펠빅 컬 온 더 운다 체어 196쪽).

나는 매트 운동이 필라테스 동작 중 가장 쉬운 것이 아니라는 점을 강조하고 싶다. 실제로 매트 운동은 가장 어려울 수 있다. 대부분의 경우 기구는 사용자를 보조하거나 안정성을 제공하여 운동을 보다 쉽게 할 수 있도록 한다. 매트 운동에서는 사용자가 동작을 안전하게 수행하기 위해서는 스스로 버텨야 하므로 훨씬 더 많은 경험과 힘이 필요하다. 매트 운동은 많이 어려울 수 있음에도 불구하고 사람들이 필라테스를 시작하기에 좋은 운동이다. 매트 운동은 저렴하고 접근하기 쉬우며 다양한 환경에 쉽게 적용할 수 있다. 물 흐르는 듯한 순서대로 힘과 지구력을 향상시키는 그룹 클래스, 필라테스 기구 세션 또는 기타 운동 활동을 위한 준비운동, 5분에서 10분간의 개인 일일 컨디셔닝 프로그램, 부상 재활을 위한 가정 운동 프로그램 또는 일반적인 신체인식이나 신경근 재교육과 같이 매트 운동은 다양한 방법으로 쓰인다.

펠빅 컬 PELVIC CURL

주 사용 근육

볼기근, 뒤넙다리근, 큰볼기근

운동목적

척추와 골반 부위의 가동성, 척추 분절 움직임, 뒤넙다리근 조절, 허리 골반 안정화, 코어 근육의 동원과 동시수축

적응증

펠빅 컬은 내가 환자에게 가르치는 첫 번째 운동 중 하나로 상대적으로 간단하지만 코어의 정확한 동원, 척추 분절 움직임, 골반부의 가동성, 움직임에 있어 호흡 패턴의 협응을 강조한다. 올바르게 실행하기는 어렵지만 중립 척추 자세와 코어 조절의 개념을 배우는 환자에게는 도움이 된다. 이것은 척추가 대체적으로 뻣뻣하거나 관절염, 약하거나 억제된 코어, 허리 폄근이나 엉덩관절 굽힘근의 긴장이 있는 사람에게 좋다.

주의 사항이나 금기증

급성 허리뼈 디스크 질환과 뼈엉성증 환자

설명

무릎을 굽힌 바로 누운자세에서 다리를 엉덩이 너비만큼 벌리고, 팔은 몸 옆에 이완한 상태로 두고 손바닥이 아래로 향하게 하고, 골반은 중립 자세를 취해라(그림 *a* 참조). 준비자세에서 들이마시고 내쉬면서 코어를 활성화하고, 허리와 골반을 매트에서 척추뼈 하나 하나씩 감아 올리기 시작해라. 상단에서 숨을 들이쉬면서 멈춤; 골반은 최대한 뒤기울임이 되어야 하고 엉덩이 굽힘근 스트레치를 느껴라(그림 *b* 참조).
내쉬면서 상단에서부터 척추를 내려주고, 등뼈에서부터 시작해 척추뼈 하나씩을 꼬리뼈가 매트에 닿을 때까지 내려 놓아라.

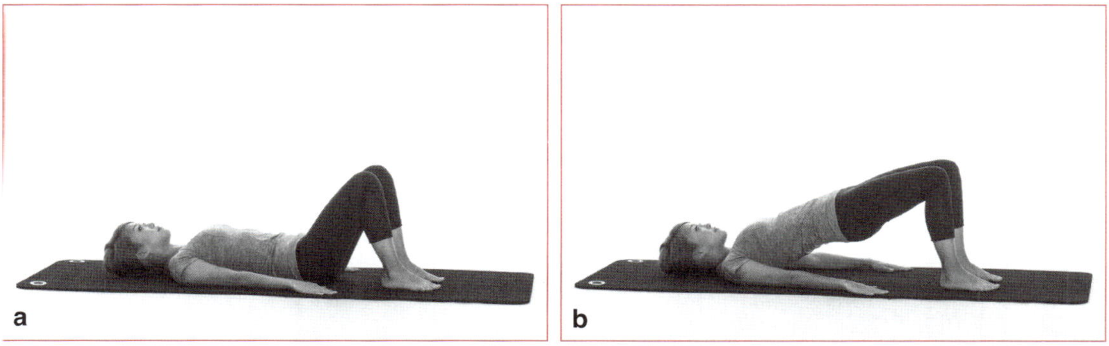

a b

응용동작

1. 디스크 환자는 깊은 허리 굽힘을 생략하고 들어 올릴 때 척추와 골반을 중립으로 유지해라.
2. 무릎 사이에 공을 끼워 모음근이 더 활성화될 수 있도록 하고, 위쪽 척추 조절을 더 이끌어내기 위해 골반을 들 때 팔을 머리 위로 뻗어라(그림 *c* 참조).

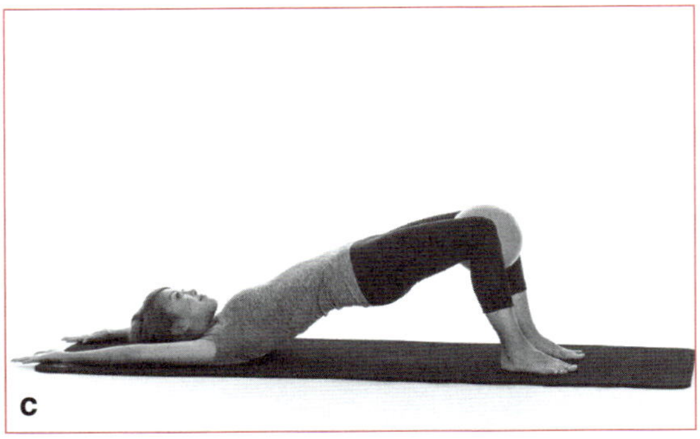

c

진전

1. 폼롤러 위에 발바닥을 올려라(그림 *d* 참조)
2. 버텀 리프트 온 리포머(94쪽)
3. 펠빅컬 위드 롤-업 바 온 캐딜락(165쪽)
4. 펠빅컬 온 운다체어(196쪽)

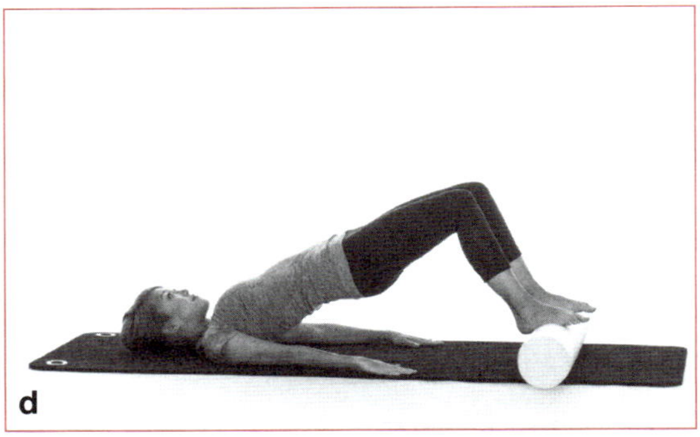

d

테크닉 조언

1. 목과 어깨를 이완해라.
2. 두덩뼈를 턱쪽으로 당겨서(골반의 뒤기울임) 척추가 매트에서 떨어질 때 허리 굽힘을 극대화하라.
3. 척추뼈 하나 하나씩 천천히 내리면서 계단 아래로 내려가는 슬링키 스프링처럼 척추가 내려오는 것을 상상해라. 이것은 최대 척추 분절 움직임과 가동성을 만드는 데 도움이 될 것이다.

싱글-레그 리프트 SINGLE-LEG LIFTS

주 사용 근육

배 근육과 엉덩관절 굽힘근

운동목적

허리-골반 안정화, 엉덩관절 분리, 배 근육과 엉덩관절 굽힘근 조절

적응증

이 운동은 척추의 중립 자세에서 행해지므로 대체로 금기시된 몸통의 굽힘과 폄 자세를 취하지 않고 코어 근육을 강화할 수 있다. 이것은 골반 안정성이나 코어 인지가 부족한 환자에게 훌륭한 운동이다. 시상면에서 한쪽 다리를 들 때(열린사슬) 다른 쪽 다리는 매트에 고정하면(닫힌 사슬) 걷는 것과 유사한 기능적 움직임으로 코어가 활성화되기 시작한다.

주의사항이나 금기증

엉덩허리근 윤활낭염(장요근 점액낭염), 심한 엉덩관절 굽힘근 긴장이나 급성 엉덩관절 굽힘근 손상

설명

무릎을 굽힌 바로 누운자세에서, 다리를 평행하게 만들고, 팔은 몸 옆에 이완한 상태로 두고 손바닥은 아래로 향하게 하고 중립 골반 자세를 취해라(그림 *a* 참조). 숨을 내쉬면서 한 다리를 테이블탑 자세로 만들어라(엉덩이와 무릎 90° 굽힘)(그림 *b* 참조). 다리를 매트로 내려서 출발 자세로 돌아와라. 한 다리에 5~10회 반복하거나 골반 안정성을 증가시키고 기능적 동작으로 수행하려면 다리를 교대로 시행해라.

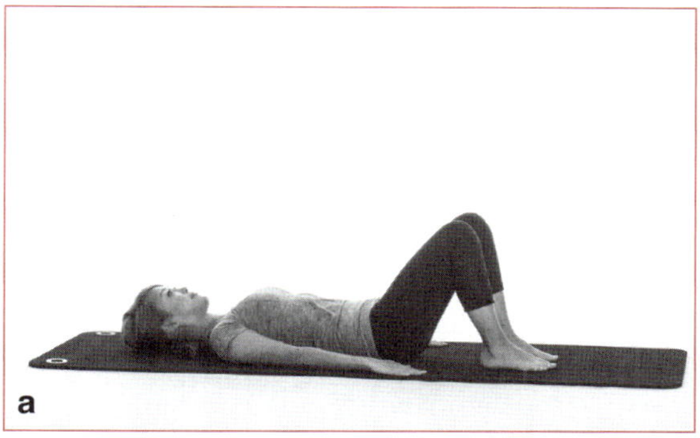
a

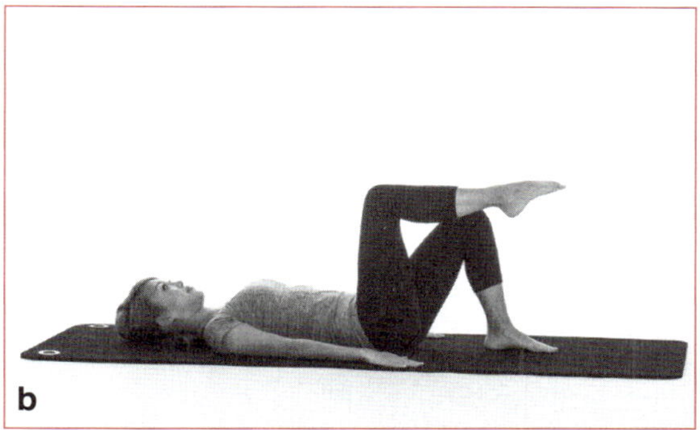
b

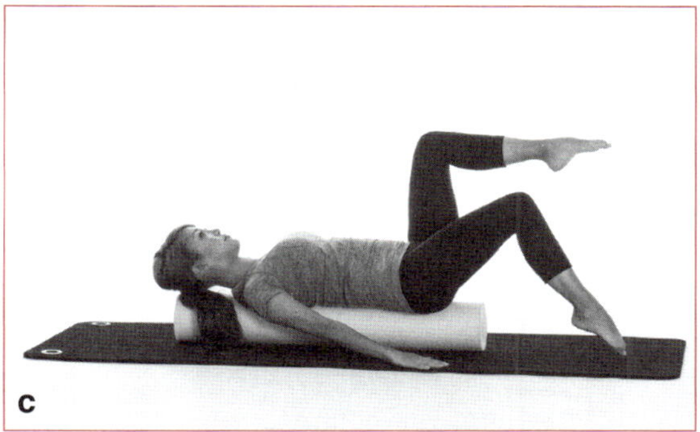
c

진전

1. 다리 변화: 한 다리를 내리는 동안 다른 다리를 들어 올려라.
2. 반원 또는 둥근 폼롤러 위에 누워서 동작을 시행하라(그림 *c* 참조).

테크닉 조언

1. 운동 중 중립 골반을 유지하는데, 특히 다리가 내려올 때 과다앞굽음(과전만)을 피해라.
2. 목과 어깨는 이완해라.
3. 무릎 관절 각도는 90°를 계속적으로 유지해라.
4. 다리를 들어 올린다고 생각하지 말고 아래 위로 떠다닌다는 상상을 해라.

슈파인 스파인 트위스트 SUPINE SPINE TWIST

주 사용 근육

배 근육(배빗근 강조)

운동목적

척추 회전, 배빗근을 강조한 복부 조절, 허리 골반 안정화

적응증

척추 가동성이 부족한 환자에게 훌륭한 운동이다(예: 뼈관절염 또는 대체적으로 뻣뻣한 사람). 이 운동은 배 근육 조절을 발달시키는 데 도움이 되며, 특히 배빗근, 가로면에서 허리-골반 안정성이 증가된다. 이 운동은 중립자세에서 시행하므로 금기된 자세인 몸통의 굽힘이나 폄을 자주 취하지 않으면서 코어 근육 강화를 가능하게 한다

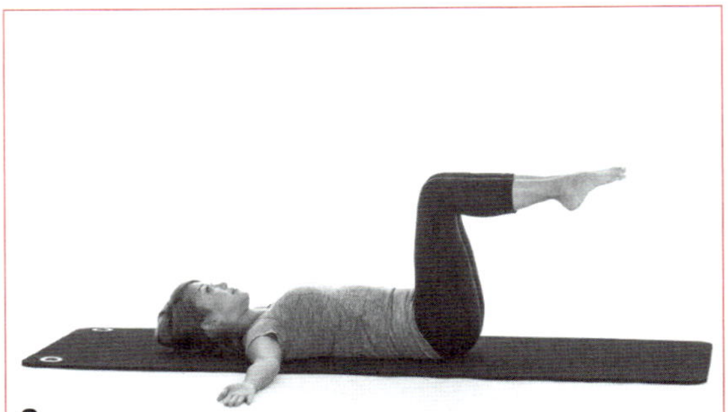
a

주의 사항이나 금기증

통증 없는 가동범위에서 운동을 시행하는 한 없음.

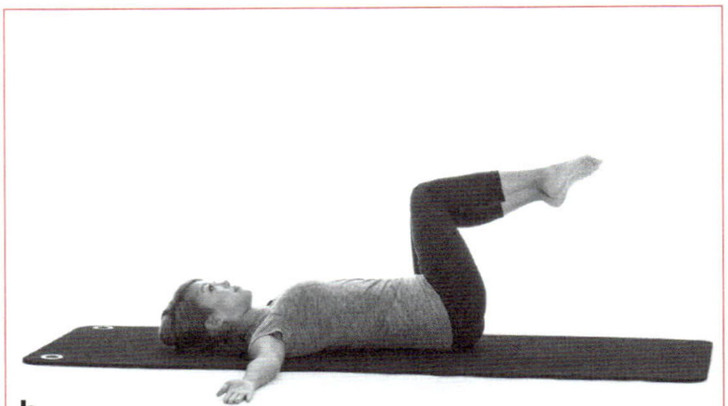
b

설명

바로 누워 다리는 테이블탑 자세를 취하고, 발목과 무릎은 일직선을 유지한 상태에서 팔은 T 자세로 손바닥은 위로 향하게 하고, 약간 뒤기울임(후방경사)를 유지해 허리는 매트쪽으로 당겨라(그림 *a* 참조). 숨을 마시면서 척추를 회전하면서 골반을 움직여 한쪽 방향으로 다리를 내려줘라(그림 *b* 참조). 배 근육을 척추쪽으로 더 당기면서 숨을 내쉬면서 시작 자세로 되돌아가라. 교대로 시행해라.

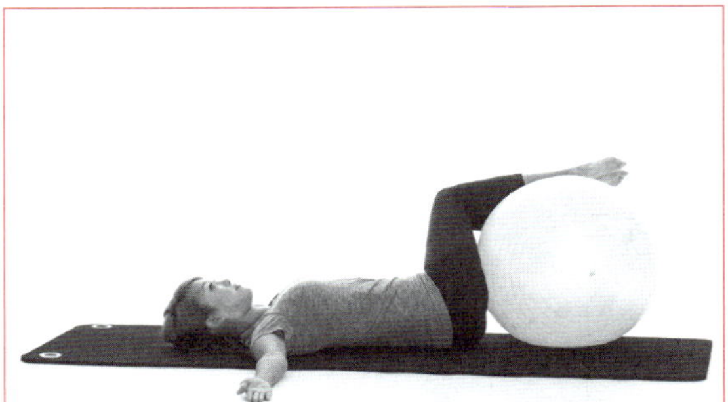
c

응용동작

1. 양쪽 발을 바닥에 붙이면 허리 통증, 엉덩관절 굽힘근 긴장 또는 배 근육 조절이 부족한 사람에게 운동을 더 쉽게 수행할 수 있게 한다.
2. 다리와 발을 큰 짐볼 위에 받쳐라(그림 *c* 참조).

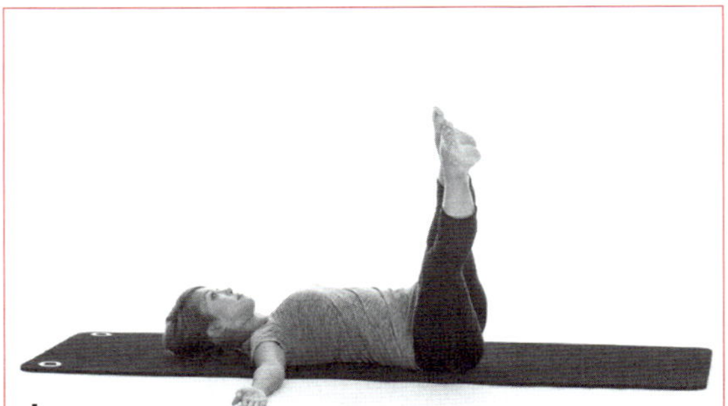
d

진전

그림 *a*에서와 같이 시작하되 회전할 때 양쪽 다리를 뻗고 시작 위치로 돌아올 때까지 다리를 계속 뻗어주어라(그림 *d* 참조). 무릎을 다시 테이블탑 자세로 만들고 반대쪽도 반복해서 시행해라.

테크닉 조언

1. 유연성과 배 근육 조절은 전체 회전량을 좌우한다. 매트에 허리를 당겨준 상태를 유지하는 것은 과도한 앞굽음(과전만)을 방지할 수 있다.
2. 매트에 어깨뼈를 이완한 상태로 어깨를 유지해라.
3. 무릎은 쪼아주고 발은 서로 평행을 유지해라.
4. 허리 부위 움직임에 초점을 맞춰서, 배가로근이 먼저 동원이 되고 나서 배빗근이 사용되게 해라.
5. 골반, 무릎, 발은 하나로 움직여라. 그들이 서로 앞뒤로 미끄러지지 않게 해라.

체스트 리프트 CHEST LIFT

주 사용 근육

배 근육

운동목적

배 근육 강화와 허리-골반 안정성

적응증

이 운동은 크런치나 윗몸 일으키기와 유사하지만, 배가로근의 활성, 움직임 내내 코어의 동시 수축을 우지, 골반 안정성에 중점을 둔다

주의 사항이나 금기증

디스크 질환, 뼈엉성증(골다공증), 급성 목 통증

설명

바로 누워 중립 골반 자세로 무릎을 굽히고, 다리는 엉덩이 너비로 벌려주고, 손가락은 깍지를 껴서 머리를 받힌다(그림 *a* 참조). 호흡을 들이마시면서 코어 근육을 세팅한 다음 내쉬면서 머리와 가슴을 하나인 것처럼 들어 올려라. 어깨뼈 아래각이 매트에서 떨어질 때까지 위쪽 척추를 들어 올려라(그림 *b* 참조).

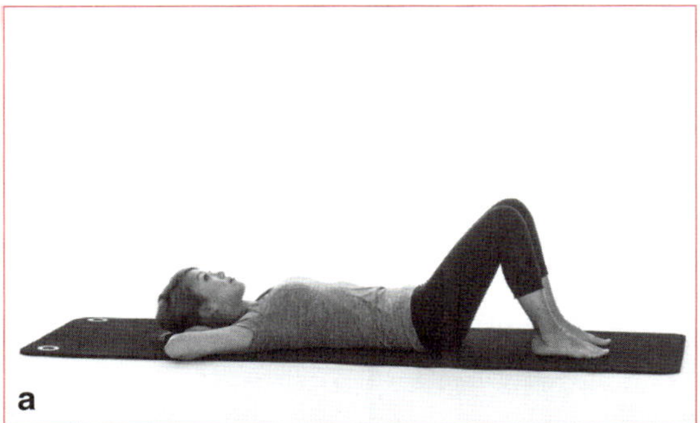
a

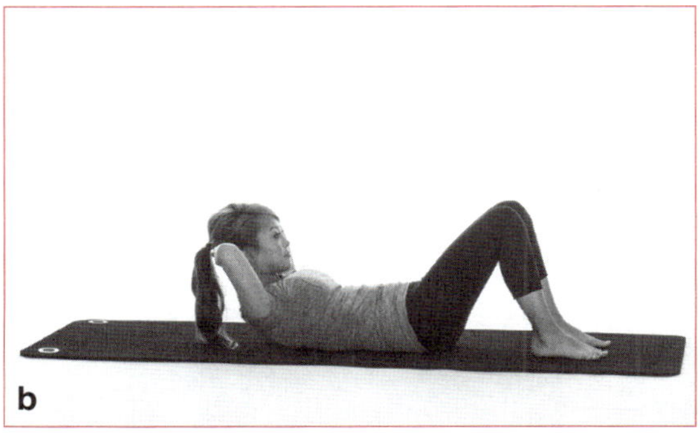
b

마시면서 몸통을 최대한 올리는 만큼 배 근육도 안으로 깊게 잡아 당겨라. 내쉬면서 배 근육의 힘을 풀지 말고 머리와 가슴을 시작 자세로 만들어라.

응용동작

1. 허리 폄근의 긴장이나 약한 배 근육을 가진 환자는 골반을 약간 뒤기울임에 놓고 운동을 시행해라.
2. 목 통증이나 상부 코어 약증이 있는 환자는 수건을 이용해 등 윗부분과 머리를 받쳐 운동을 시행해라(그림 *c* 참조).
3. 굽힘 제한 환자(디스크 질환, 뼈엉성증)는 스파인 콜렉터나 피지오볼에서 시행해라(그림 *d* 참조).

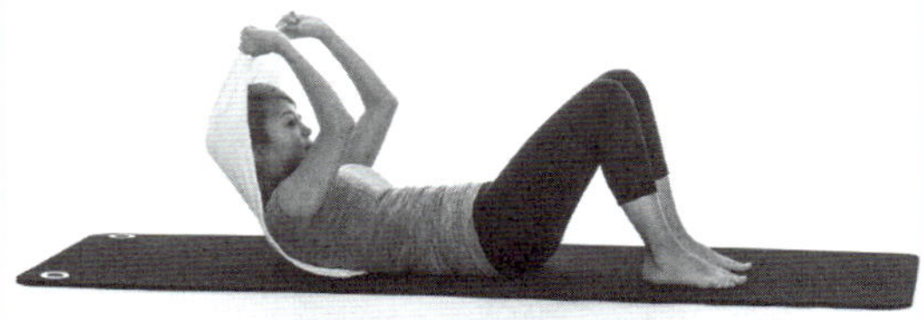

c

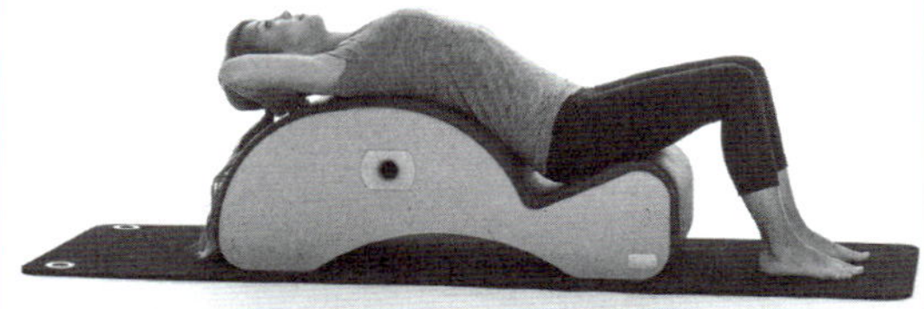

d

진전

체스트 리프트 위드 로테이션(62쪽), 헌드레드 프렙 온 더 리포머(102쪽)

테크닉 조언

1. 운동 시 중립 자세를 유지하고, 엉덩관절 굽힘근은 이완시키고 골반 뒤기울임을 피해라(응용동작 1을 하지 않지 한).
2. 모음근 활성화를 유지해라. 유지하는 데 문제가 있다면 무릎 사이에 작은 공이나 블록을 끼우면 도움이 된다.
3. 목을 당기거나 턱을 내밀지 마라. 4장(43쪽)에서 설명하는 대로 상부 코어를 활성화하는 것은 이런 문제에 유용할 수 있다.
4. 머리는 척추와 일직선이 되게 하고 정수리가 길게 늘어난다고 상상해라(척추를 늘림).
5. 몸을 들어 올릴 때 천장을 쳐다보지 말고 무릎 사이로 시선을 고정해라.

체스트 리프트 위드 로테이션 CHEST LIFT WITH ROTATION

주사용 근육

배 근육(주로 배빗근)

적응증

배빗근 근력 강화, 허리-골반 안정화, 척추 운동성

설명

이 운동은 체스트 리프트의 모든 장점을 제공하며, 척추 회전을 추가하면 양쪽 패턴에서 빗근에 부하가 증가하므로 복부에 더 큰 활성화를 유도한다. 이 동작은 척추 회전을 동반한 골반 안정화에 영향을 주므로 특히, 운동 선수를 위한 매우 기능적 운동이며 모든 스포츠 뿐만 아니라 일상생활에서도 아주 중요하다.

주의 사항이나 금기증

디스크 질환, 뼈 엉성증, 급성 목 통증

설명

가슴을 들어 올린 자세(그림 *a* 참조)에서 상부 몸통을 한쪽으로 돌릴 때 숨을 내쉬어라(그림 *b* 참조). 마시면서 시작 자세로 돌아온 다음 상부 몸통을 반대쪽으로 돌릴 때 숨을 내쉬어라(그림 *c* 참조). 숨을 마시고 시작 자세로 돌아가라. 운동을 시행하는 동안 상부 몸통 높이를 유지해라.

응용동작

1. 허리 폄근의 긴장이나 약한 배 근육을 가진 환자는 골반을 약간 뒤기울임에 놓고 운동을 수행해라.
2. 만약에 몸통 굽힘 동작이 금기일 때는 보수볼, 피지오볼, 코어 아크나 스파인 코렉터(그림 *d* 참조)에서 수행하고 가동범위는 폄과 중립 사이로 유지해라.

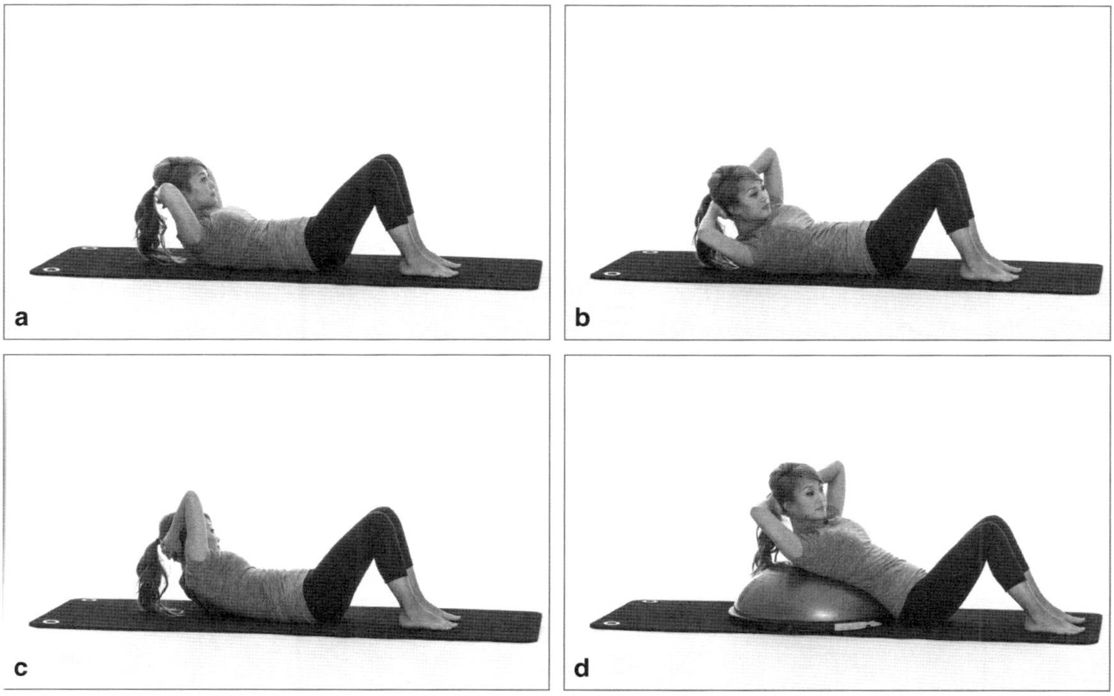

테크닉 조언

1. 몸통을 돌릴 때 가쪽 굽힘을 피해라.
2. 골반 안정성을 유지해라.
3. 머리, 팔, 어깨뼈, 상부 몸통이 하나인 것처럼 움직여라.
4. 목을 당기거나 턱을 내밀지 마라. 4장(43쪽)에서 설명하는 대로 상부 코어를 활성화하는 것은 이런 문제에 유용할 수 있다.
5. 팔꿈치 사이 거리를 넓게 유지해라.

프리-헌드레드 프렙 PRE-HUNDRED PREP (LEVELS 1, 2, 3)

주 사용 근육

배 근육(특히, 배가로근)

운동목적

배 근육 강화, 몸통 안정화화 허리-골반 조절

적응증

클래식 필라테스의 상징적인 운동인 헌드레드와 헌드레드 프렙 운동은 많은 질환에서 수행하기 매우 힘들고 금기시된다. 이런 수정된 버전은 몸통 굽힘 없이 호흡과 팔 움직임을 수행하는 동안 지속적인 코어 근육의 동시 수축을 유지하는 능력을 기르는 데 매우 유용하며, 디스크와 뼈엉성증 환자에게도 수행하기 적합하다. 이런 운동 레벨을 통한 진전은 팔과 다리의 시상면의 개방 사슬 움직임의 양 증가(따라서 부하)를 통해 배 근육 조절과 허리-골반 안정성에 점차적으로 증가시킨다.

주의 사항이나 금기증

레벨 3만 해당: 금기증은 급성 디스크 질환, 급성 엉치엉덩관절 기능장애나 통증, 급성 허리통증을 포함한다. 환자는 헌드레드 프렙 운동으로 넘어가기 전에 통증없이 프리-헌드레드 프렙의 세 단계 모두를 정확하게 수행할 수 있어야 한다.

설명

1단계(허리뼈에 부하 없음)

바로 누운 자세에서 무릎을 굽히고 다리는 엉덩이 너비로 벌려주고 양팔을 쭉 펴서 손바닥은 아래를 향하게 한 채로 매트에서 조금 떨어뜨리고 골반은 중립 자세를 유지해라(견딜 수 있고 적절한 경우에). 코어를 세팅한 후 작은 동작으로 팔을 위아래로 펌프질하는데 다섯 번 펌프질하는 동안은 숨을 내쉬고 그 다음 다섯 번은 숨을 마셔라. 이 사이클을 10회 반복해라(그림 *a* 참조).

2단계(허리뼈에 부분 부하)

시작 자세는 1단계와 동일하다. 숨을 내쉬면서 한 다리를 테이블탑 자세로 만든 다음 들이쉬면서 이 자세를 유지해라(그림 *b* 참조). 1단계와 같이 5번 호흡 주기 동안 팔을 위아래로 펌핑한 다음 다른 쪽 다리로 바꿔서 시행해라.

3단계(허리뼈와 배곧은근에 증가된 하중, 그리고 배빗근 활성화)
시작 자세는 1단계와 동일하다. 숨을 내쉬면서 한 다리를 테이블탑 자세로 만들어라. 이 자세를 유지하는 동안 숨을 마셔라. 숨을 내쉬면서 반대쪽 다리를 테이블탑 자세로 만들고, 반드시 중립 자세를 유지할 수 있어야 하고 복부가 돔형태를 취하지 않는지 확인해라(그림 *c* 참조). 둘 중 하나만 할 수 있다면 올바른 자세를 잡을 수 있을 때까지 2단계로 돌아가라. 1단계와 2단계에서 10번 호흡주기동안 팔을 위아래로 펌핑하라(또는 정확하게 10회 사이클을 수행할 수 없는 경우 더 낮춤).

응용동작

1. 1과 3단계: 과활성화된 엉덩관절 굽힘근을 억제하기 위해 무릎 사이에 작은 공이나 매직서클을 놓고 쪼아주어라.
2. 2단계: 3단계로 이동하기 전에 도전을 증가시키려면 테이블탑 자세가 아닌 발 아래에 작은 공을 놓아라(그림 d 참조).
3. 2와 3단계: 코어에 가해지는 부하를 줄이려면 보조를 위해 다리 밑에 큰 피지오볼을 놓아라.

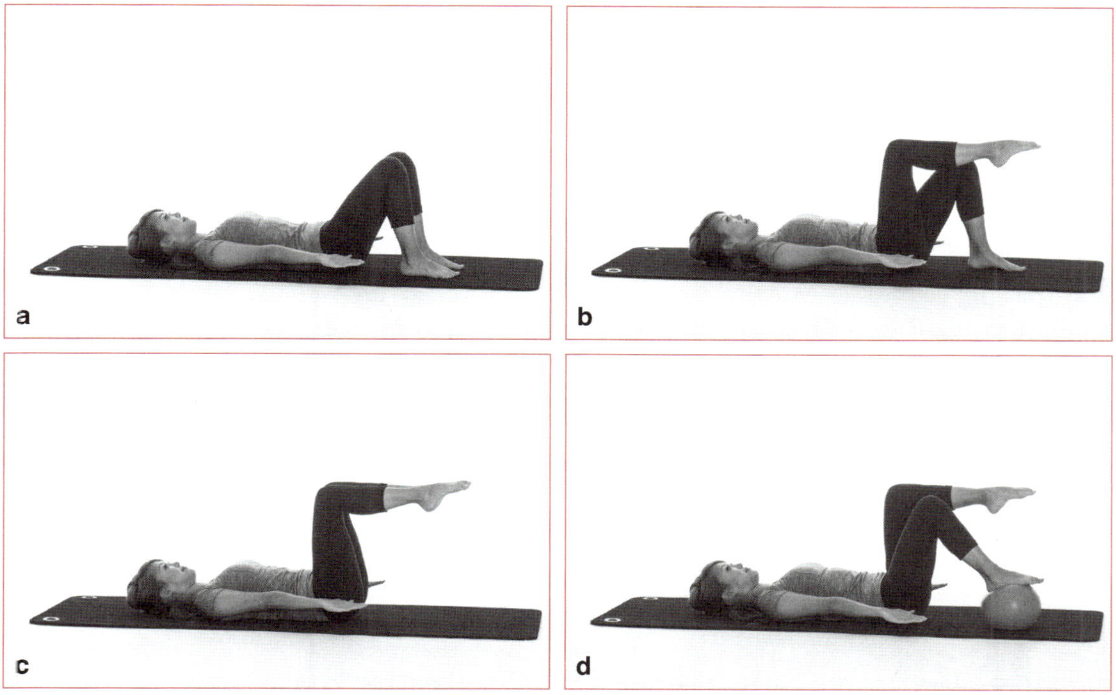
a b c d

진전

헌드레드 프렙(66쪽)과 헌드레드(67쪽)

테크닉 조언

1. 깊고 길게 호흡해라.
2. 펌핑 동작은 작고 긴장없이 부드럽게 시행해라. 호수 위에 떠 있는 뗏목이 물표면을 두드려서 아주 작은 잔물결을 일으키는 것을 상상해보라.
3. 과다앞굽음, 목 긴장, 툭 튀어나온 배, 엉덩관절 굽힘근의 긴장을 피해라.

헌드레드 프렙 HUNDRED PREP

주 사용 근육

배 근육

운동목적

배 근육 강화, 몸통 안정화, 열린 사슬 부하에서 허리-골반 조절

적응증

이 운동은 클래식 필라테스에서 가장 잘 알려진 동작 중 하나인 헌드레드에 대한 준비운동이다. 체스트 리프트와 유사하지만, 팔을 머리 위로 올린 자세를 유지하기 때문에 배 근육에 대한 부하가 증가되고, 목과 머리에 대한 부족한 지지로 인해 상부 코어에 대한 활성화를 증가시킨다.

주의 사항이나 금기증

디스크 질환, 뼈엉성증, 목 통증이나 질환, 급성 엉치엉덩관절 기능장애나 통증, 급성 허리통증

설명

바로 누워 테이블탑 자세를 만들고 팔은 머리 위로 올린(그림 *a* 참조) 다음 숨을 마시면서 코어를 세팅한다. 머리, 가슴, 상체를 매트에서 들어 올릴 때 팔을 몸 옆으로 내리면서 숨을 뱉어라(그림 *b* 참조). 숨을 마시면서 시작 자세로 돌아가라.

응용동작

1. 과활성화된 엉덩관절 굽힘근을 억제하기 위해, 무릎 사이에 작은 공이나 매직 서클을 놓고 쪼아라.
2. 허리뼈 부하를 제거하기 위해 다리를 피지오볼 위에 올려 놓아라(그림 *c* 참조).

진전

헌드레드 온 더 매트(67쪽), 헌드레드 온 더 리포머(103쪽), 헌드레드 프렙 온 더 리포머(102쪽)

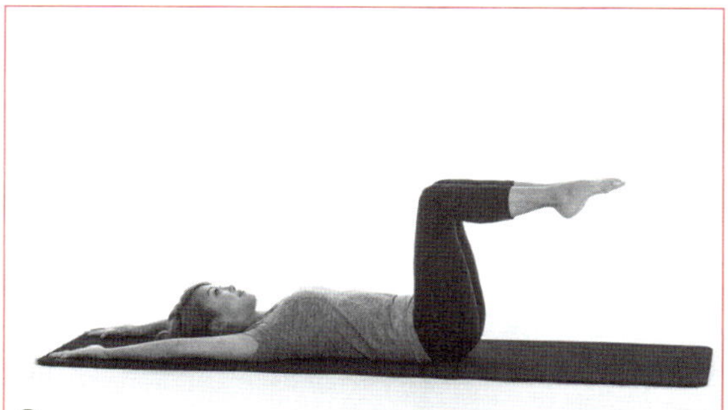

a

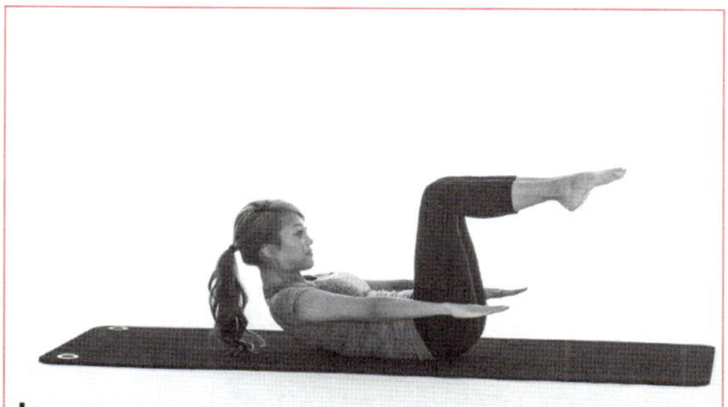

b

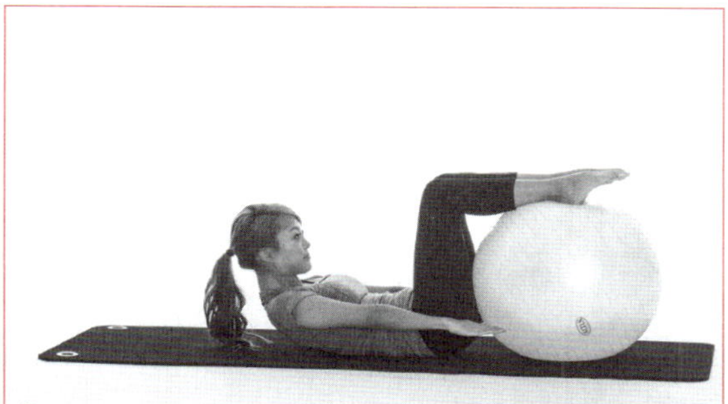

c

테크닉 조언

1. 상부 몸통과 머리가 모두 하나인 것처럼 움직여라.
2. 과대앞굽음을 피하고 골반은 중립이나 약간 뒤기울임으로 유지해라.
3. 목과 어깨는 이완해라.
4. 손은 발을 향해 뻗고 어깨뼈 내림근을 활성화해라.
5. 배 근육이 부풀어 오르거나 돔형태를 만들지 마라. 이렇게 동작을 수행할 수 없다면, 코어 근육 강화와 조절이 적절하지 않으므로 프리-헌드레드 프렙 운동(64쪽)으로 바꿔 시행해라.

헌드레드 HUNDRED

주 사용 근육

배 근육

운동목적

배 근육 강화와 허리-골반 안정화

적응증

헌드레드는 퍼커시브(Percussive, Ron fletcher가 만든 호흡법) 호흡과 팔 동작 시 코어 근육의 등척성 동시수축을 일으키는 매우 어려운 운동이다. 다리의 긴 레버는 허리뼈와 엉덩관절 굽힘근에 큰 하중을 주므로 배 근육에도 큰 부담을 준다. 펌핑 동작은 순환과 협응력을 자극한다. 이 운동은 일부 질환을 가진 사람에게 금기일 뿐만 아니라 동작이 너무 어려워서 허리 부상이나 약화를 가진 많은 사람에게 역효과를 나타낸다. 따라서 나는 허리 부상이 있는 사람에게는 프리-헌드레드 프렙 운동 레벨 1, 2, 3(64쪽)으로 시작할 것을 권장한다.

주의 사항이나 금기증

디스크 질환, 뼈엉성증, 목 통증이나 질환, 급성 엉치엉덩관절 기능장애나 통증, 급성 허리통증

설명

헌드레드 프렙처럼 바로 누워 다리를 테이블탑 자세로 만들고 팔을 머리 위로 들어라(그림 *a* 참조). 숨을 내쉬며 다리를 곧게 펴는 동안 팔, 머리, 가슴을 들어 올리고 팔은 매트와 평행하게 몸 옆으로 내려라. 숨을 마시면서 코어를 세팅하고 이 자세를 유지해라(그림 *b* 참조). 팔은 작게 움직이면서 위 아래로 펌프질 할 때 다섯 셀 동안 숨을 내쉬고, 다음 다섯 동안은 숨을 들이마셔라.

참고: 다리의 위치와 높이는 뒤넙다리근 유연성과 배 근육의 힘과 조절력에 따라 달라진다. 다리를 펴고 바닥에 가까울수록 난이도는 증가한다.

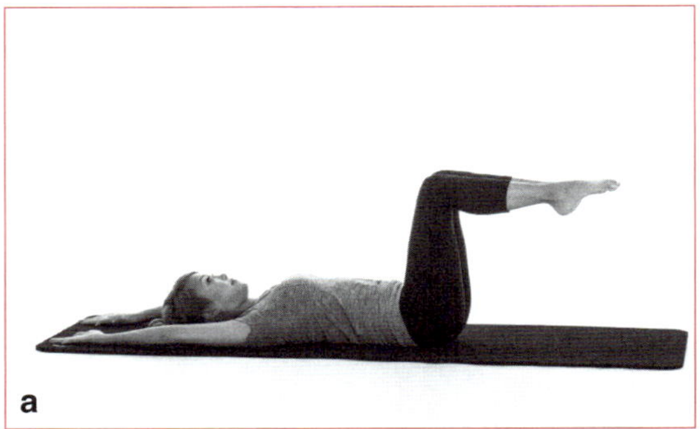

a

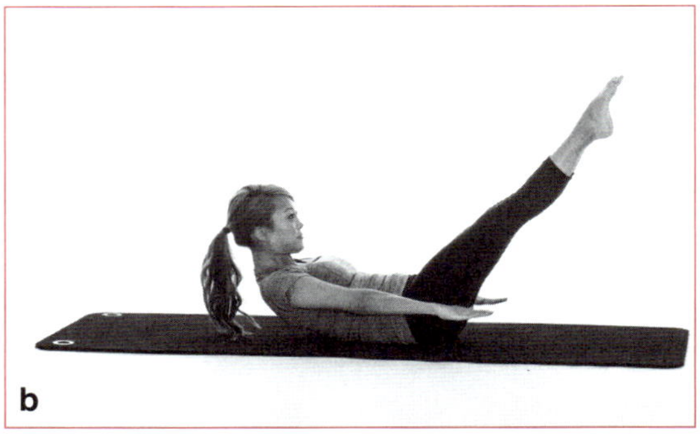

b

응용동작

허리에 난이도와 긴장을 줄이기 위해 발을 바닥에 놓을 수 있고, 테이블탑 자세(67쪽에 있는 헌드레드 프렙 그림 *b*)를 취하거나 피지오볼에 다리를 받쳐라(67쪽에 있는 헌드레드 프렙 그림 *c*).

진전

헌드레드 온 더 리포머(103쪽)

테크닉 조언

1. 깊고 길게 호흡해라.
2. 펌핑 동작은 작고 긴장없이 부드럽게 시행해라. 호수 위에 떠 있는 뗏목이 물표면을 두드려서 아주 작은 잔물결을 일으키는 것을 상상해보라.
3. 과다앞굽음, 목 긴장, 툭 튀어나온 배, 엉덩관절 굽힘근의 긴장을 피해라.

수정된 싱글-레그 스트레치(레그 슬라이드)

MODIFIED SINGLE-LEG STRETCH(LEG SLIDES)

주 사용 근육

배 근육

운동목적

배 근육 강화와 허리–골반 안정화

적응증

수정된 싱글–레그 스트레치는 싱글–레그 스트레치에 앞서 수행할 수 있다; 우리는 다리가 시상면에서 교대로 움직이는 동안 배 근육의 등척성 강화를 증진시키기 위해 시작할 수 있는데, 이는 걷기와 기능적으로 유사하다. 이 동작에서는 발을 바닥이나 공 위에 올려놓아 허리에 가해지는 부하를 줄이고 코어를 활성화한다. 또한 몸통 굽힘 동작이 없기에 디스크 질환이나 뼈엉성증 환자에게도 적합한 운동이다. 이 운동은 지지되고 안정된 자세에서 다리와 골반의 분리를 위한 신경근 재훈련에 아주 좋다.

주의 사항이나 금기증

2단계만 해당: 급성 엉치엉덩관절 기능장애나 통증, 급성 허리 통증

설명

무릎을 굽히고 누운 자세에서 다리는 엉덩이 너비로 벌려주고 양팔을 펴서 손바닥은 바닥쪽을 향하게 하고 골반을 중립 자세로 유지해라(그림 *a* 참조). 코어를 세팅하고 한 발이 엉덩관절과 무릎이 펴지도록 미끄러져 나가는 동안 숨을 들이마시고, 숨을 내쉬면서 다리를 시작 자세로 당겨라. 5~10회 반복한 후 반대쪽 다리로 바꾸어라.

응용동작

난이도를 줄이려면 움직이는 다리의 발뒤꿈치에 중간 크기의 피지오볼을 이용해서 받쳐주거나 골반 안정성이 유지할 수 있는 범위로 움직임을 줄여라.

진전

2단계: 작은 공을 한 발 아래 놓고 이 운동을 주요 설명에 따라 반복해라(그림 *c* 참조).

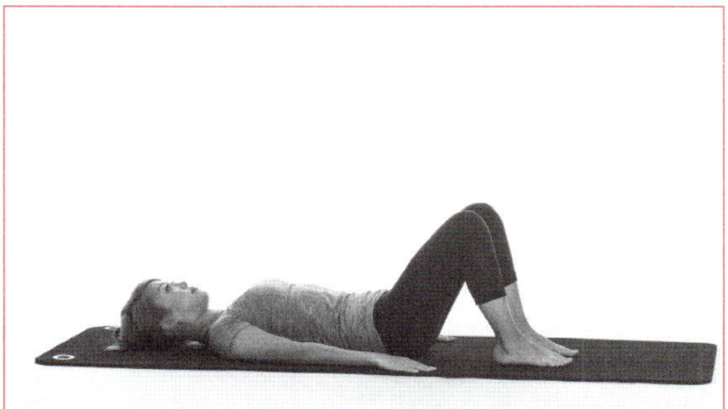

a

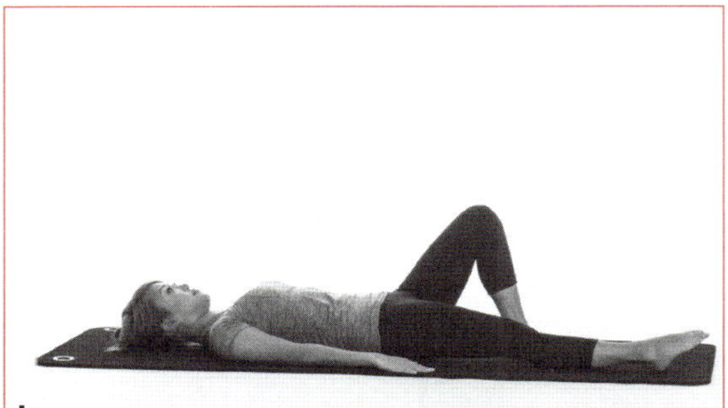

b

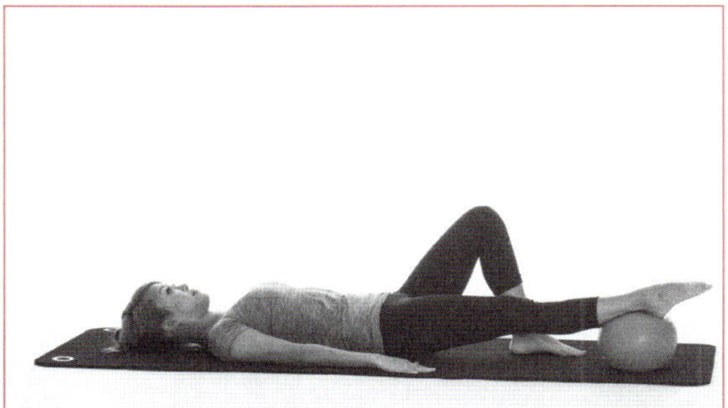

c

테크닉 조언

1. 다리를 펼 때 골반의 앞기울임을 피하거나 다리를 굽힐 때 골반의 뒤기울임을 피해라.
2. 반대쪽 다리가 굽히고 펴는 동안 지지측 골반이 회전이 되는 것을 막아라.
3. 다리가 곧게 펴질수록 발뒤꿈치가 길어진다고 상상해라.
4. 목과 어깨는 이완해라.

싱글-레그 스트레치 SINGLE-LEG STRETCH

주 사용 근육

배 근육

운동목적

배 근육 강화와 허리-골반 안정

적응증

이 도전적인 운동은 다리가 움직이는 동안 배 근육의 등척성 강화를 증진시킨다(몸통과 골반은 완벽하게 가만히 유지함). 따라서 허리-골반 조절은 걷는 것과 유사하게 교대적인 열린 사슬에서 시상면의 다리 움직임을 요구한다.

주의 사항이나 금기증

디스크 질환, 뼈엉성증, 목 통증이나 질환, 급성 엉치엉덩관절 기능장애나 통증, 급성 허리 통증

설명

바로 누워 테이블탑 자세를 취하고 머리와 가슴을 들고 손으로 무릎을 눌러라(그림 *a* 참조). 숨을 내쉬면서 한 다리를 펴고 양손으로 굽힌 무릎을 눌러라(그림 *b* 참조). 그런 다음 다리를 바꾸면서 숨을 마시고 양발을 동일한 수평면에 유지하고 다리를 몸의 중심선에 가깝게 해라(그림 *c* 참조). 각 반복마다 손은 굽힌 무릎으로 옮겨 반복해라.

응용동작

난이도와 허리 부담을 줄이려면 수정된 싱글-레그 스트레치(레그 슬라이드)로 대처해라(68쪽).

진전

싱글-레그 코디네이션 온 리포머(106쪽)

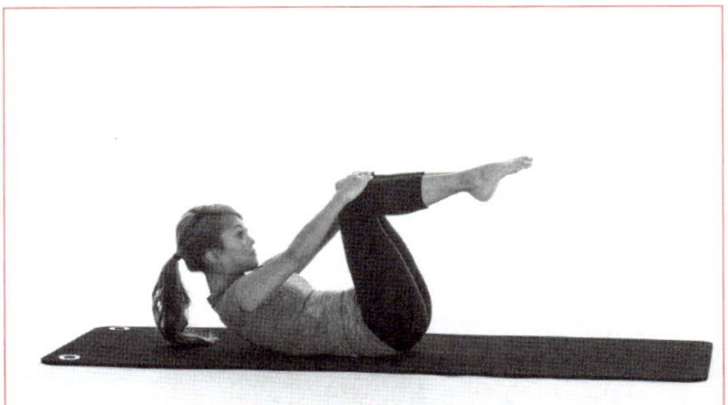

a

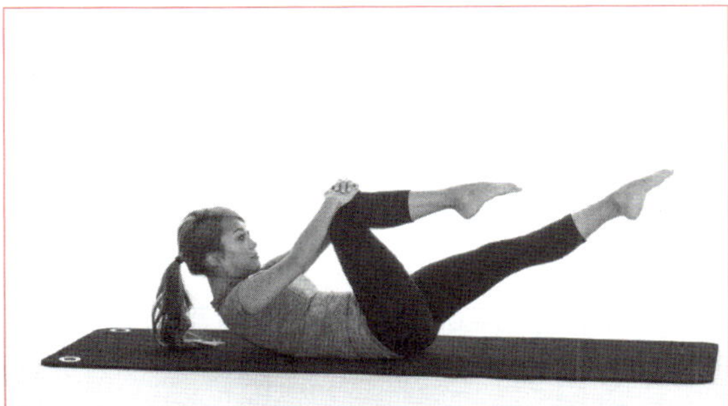

b

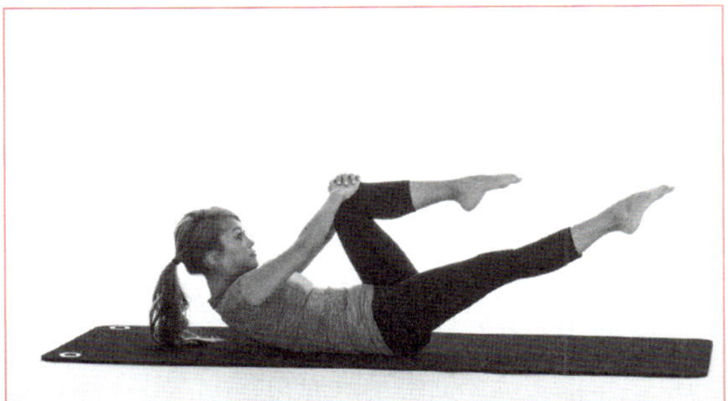

c

테크닉 조언

1. 몸통은 일정한 높이와 안정적인 자세를 유지해라. 가능하다면 운동 내내 어깨뼈는 매트에서 떨어진 상태를 유지해라.
2. 굽힌 다리의 정강이는 매트와 평행하게 만들고, 동작 시에 발은 같은 높이(눈높이 정도)를 유지해라.
3. 무릎은 테이블탑 자세보다 약간 더 굽히고 가슴에 너무 붙이지 마라.

숄더 브릿지 프렙 SHOULDER BRIDGE PREP

주 사용 근육

배 근육, 척추 폄근, 뒤넙다리근, 큰볼기근

운동목적

허리-골반 안정화, 엉덩관절 폄근 강화, 힙 분리의 증진, 척추 폄근 조절 증진, 코어 근육 동시수축

적응증

기능적 운동 패턴에서 허리 안정화뿐만 아니라 엉덩이 강화를 위해 도전할 수 있는 훌륭한 운동이다. 한 다리를 들어 올릴 때 골반의 높이와 안정성을 유지하는 능력은 매우 난이도가 있고, 편측 약화를 쉽게 들어낼 수 있다.

주의사항이나 금기증

목 디스크 질환, 급성 허리 통증, 급성 엉치엉덩관절 질환

설명

펠빅 컬의 위쪽 자세에서 시작해라(펠빅 컬, 57쪽 그림 b참조). 숨을 내쉬고 한 다리를 테이블탑 자세까지 들어 올리고, 골반을 유지하고 엉덩관절만 움직여라(그림 *a* 참조). 숨을 들이마시고 다리를 내려서 매트에 대어줘라(그림 *b* 참조). 한 다리에 5~10회 반복한 후 반대쪽도 시행해라. 양발을 매트에 놓고 펠빅 컬에서와 같이 척추뼈 하나씩 말아 내리면서 운동을 마무리해라(57쪽 참조).

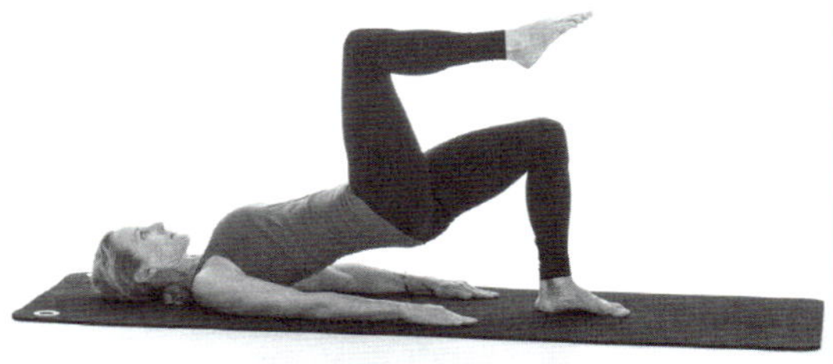

a

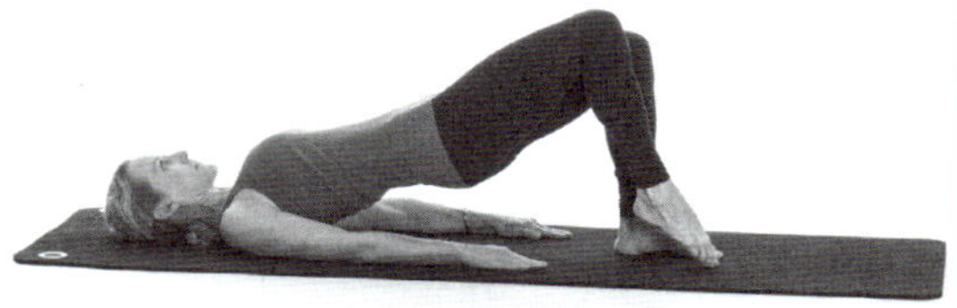

b

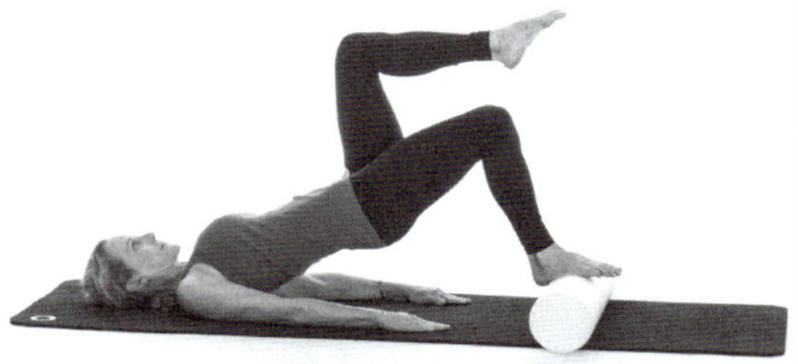

c

응용동작

한쪽에서 5~10회 반복하는 대신, 교대로 시행해라. 이러한 교대적 움직임은 운동을 더 기능적으로 만들 뿐만 아니라 횡단면에서 골반 안정성을 증진시킬 수 있다.

진전

1. 폼롤러나 볼위에 발바닥을 올려라 (그림 *c* 참조)
2. 숄더 브릿지(73쪽 참조)
3. 바텀 리프트 온 더 리포머(94쪽)와 응용동작

테크닉 조언

1. 다리의 벌어짐을 방지하기 위해 모음근 활성화를 유지해라. 문제가 있을 경우 무릎 사이의 블록이나 공을 넣어줘라.
2. 엉덩관절 폄을 유지하고, 지지쪽 다리의 엉덩관절 굽힘근이 스트레칭되는 것을 느끼도록 노력해라.
3. 움직이는 다리의 무릎 굽힘은 90°를 유지해라.
4. 골반은 안정적이고 수평을 유지하고, 다리를 들 때는 최소한의 무게 이동을 해라.
5. 어깨에서 엉덩이를 거쳐 무릎으로 가는 에너지 선을 상상해라.

숄더 브릿지 SHOULDER BRIDGE

주 사용 근육

바 근육, 척추 폄근, 뒤넙다리근, 큰볼기근

운동목적

허리-골반 안정화, 엉덩 폄근 강화, 힙 분리의 증진, 척추 폄근 조절 증진, 코어 근육 동시수축, 뒤넙다리근 유연성 향상

적응증

적응증은 숄더 브릿지 프렙(71쪽)과 동일하지만, 이 운동은 훨씬 더 어렵다. 무릎을 굽힌 상태에서 다리를 들어 올리는 대신, 이 운동은 더 긴 레버 암(관절축으로부터 작용선까지의 수직 거리)으로 인해 회전력이 증가하는 동적인 스윙 모션으로 골반 안정화 노력이 증가한다.

주의사항이나 금기증

목 디스크 질환, 급성 허리 통증, 급성 엉치엉덩관절 질환

설명

숄더 브릿지 프렙의 상위 자세에서 시작하여(72쪽 그림 *a* 참조), 들어 올린 다리를 천장을 향해 똑바로 펴라(그림 *a* 참조). 숨을 내쉬면서 편 다리의 발을 발바닥 굽힘해서 매트 쪽으로 내려라(그림 *b* 참조). 들이쉬면서 발을 발등 굽힘으로 만들어 편 다리를 위쪽으로 차라(그림 *c* 참조). 5~10회 반복한 후 무릎을 굽히고 시작 자세로 돌아와라. 다리를 바꾸어 반대쪽도 반복해라. 펠빅 컬에서와 같이 아래로 굴러서 운동을 마쳐라.

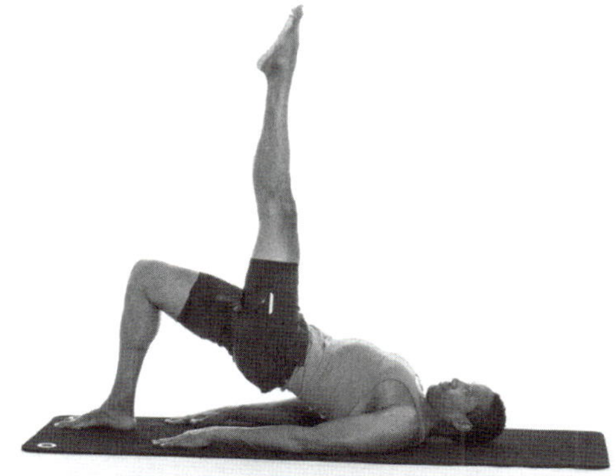
a

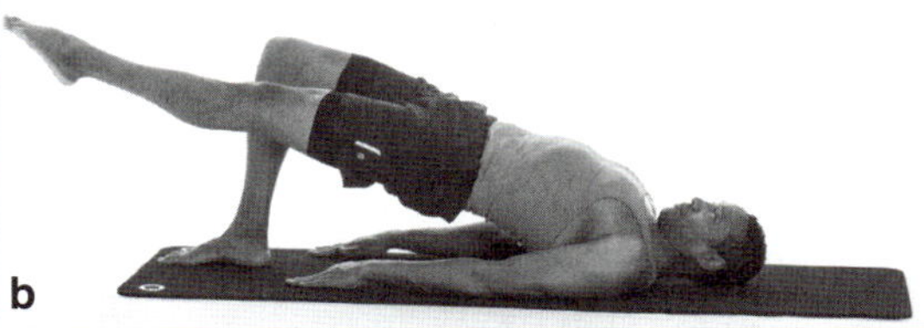
b

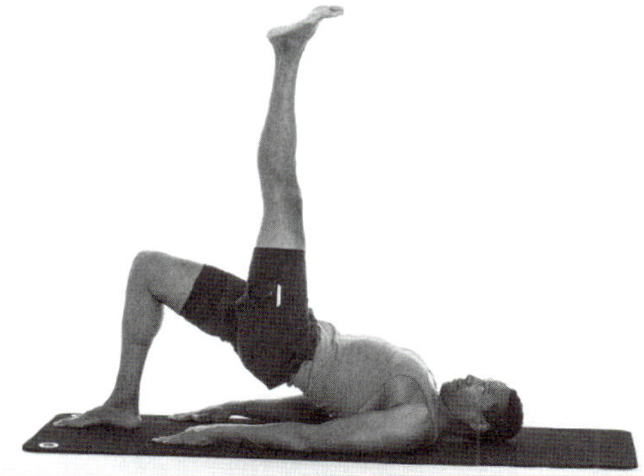
c

진전

숄더 브릿지 프렙에서 처럼 공이나 폼롤러를 발에 올려놓고 운동해라.

테크닉 조언

1. 골반을 약간 뒤기울임으로 유지하여 다리가 내려올 때 허리뼈의 과다굽힘을 방지해라.
2. 다리의 벌어짐을 방지하기 위해 모음근 활성화를 유지해라.
3. 움직이는 다리가 내려가면서 길어져서 엉덩관절 굽힘근이 스트레치되는 느낌을 생각해라.
4. 발등굽힘이 된 발이 위로 올라가면서 다리 후면이 스트레치되는 것을 느껴라.
5. 다리는 올리고 내릴 때 골반을 최소한으로 기울임으로 골반을 안정적이고 수평으로 유지해라.

프론트 서포트 FRONT SUPPORT

주 사용 근육

배 근육과 어깨 안정화근

운동목적

몸통 안정성, 어깨 안정성, 상체 강화, 상체에 무게부하(닫힌-사슬)를 준 자세에서 배 근육과 허리 폄근의 동시수축

적응증

이 운동은 몸통을 지지하지 않은 자세에서 허리-골반 안정화를 야기하는데: 따라서 허리뼈 폄 상태에서 중력이 당기는 영향을 막기 위해 배 근육의 숙련된 활성화를 요한다. 하지만 배 근육이 과활성화되지 않도록 척추 굽힘과 골반 뒤기울임을 일으키기 위해 코어 근육의 섬세한 균형이 요구된다. 이 운동은 어깨의 체중 부하 기능에 의존하는 기구에서보다 진보된 훈련을 준비하기 위해 어깨뼈 안정성 강화를 시작하기에 좋은 방법이다. 이 운동은 아주 도전적이지만 내가 가장 좋아하는 운동 중 하나이며, 척추가 금기 자세로 움직이지 않기 때문에, 환자가 적절한 형태를 유지하는 데 필요한 코어 근력을 가지고 있다고 가정하면 모든 허리 질환에 안전하다.

주의사항이나 금기증

어깨, 팔꿈치 또는 손목 부상이나 심각한 상체 또는 코어 약화

설명

어깨와 손가락 바로 아래쪽으로 손이 위치하는 네발자세에서, 중립 척추를 만들고 어깨뼈를 아래와 뒤로 당겨라. 호흡을 들이쉬면서 한 다리를 플랭크 자세로 뻗어주고, 골반은 가능한 한 유지해라(그림 *a* 참

조). 호흡을 내쉬면서 다른 다리를 뒤로 뻗어서 풀 플랭크 자세를 만들고, 팔과 다리는 펴줘라(그림 *b* 참조). 이 자세를 몇 초간 유지하면서 코어 근육과의 연결을 깊어지게 한 후 반대쪽 무릎을 잡아당겨 매트에 가볍게 접촉해라. 그 다리를 플랭크 자세로 돌아간 다음 천천히 반대쪽도 시행해라.

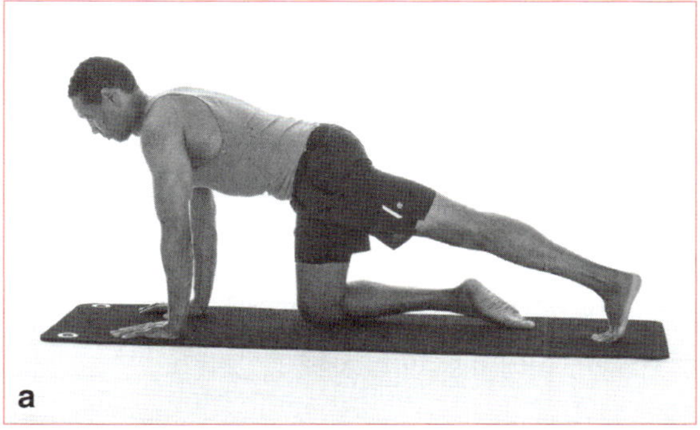

a

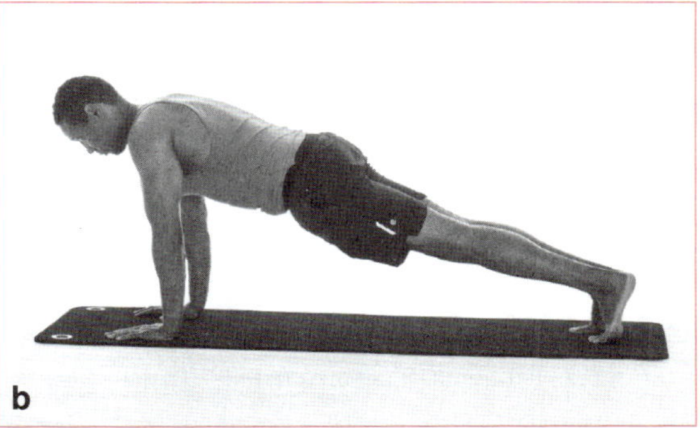

b

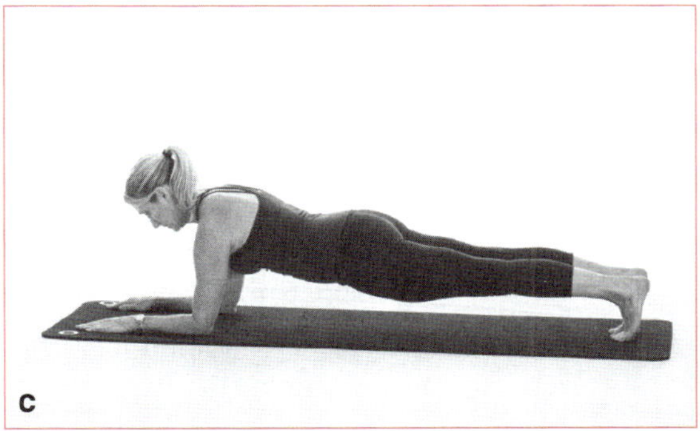

c

응용동작

상지 부상이나 적절한 자세를 유지할 수 없는 사람은 프론트 서포트 온 엘보(팔꿈치로 전면 지지)로 수정해라(그림 *c* 참조). 모든 이점이 동일하지만, 손목이나 어깨에 스트레스를 주지 않기 때문에 많은 사람이 쉽게 접근할 수 있는 자세이다. Ekstrom, Donatelli와 Carp(2007)의 근전도 연구에서 하부 허리에 많은 스트레스를 주지 않으면서 배 근육을 강화할 수 있는 좋은 방법이라는 것을 보여준다(배곧은근에 최대 자발적 등척성 수축 43%, 배바깥빗근 47%).

진전

1. 레그 풀 프론트(76쪽)
2. 롱 스트레치 온 더 리포머(143쪽)

테크닉 조언

1. 머리부터 발끝까지 직선을 유지하고, 계곡(골반 앞기울임이나 허리 과다앞굽음)과 산(골반 뒤기울임이나 과도한 허리 굽힘)이 생기는 것을 피해라.
2. 손이 땅속에 뿌리내려 어깨뼈 안정화를 유지하고 어깨뼈를 아래와 뒤로 당기면서 팔꿈치를 똑바로 유지해라(어깨뼈 모음과 내림).

레그 풀 프론트 LEG PULL FRONT

주 사용 근육

배 근육, 어깨 안정화 근육, 엉덩관절 폄근

운동목적

몸통 안정화, 어깨 안정화, 상체 강화, 상체에 무게부하(닫힌-사슬)를 준 자세에서 코어 근육의 동시수축, 엉덩관절 폄근 강화

적응증

적응증은 프론트 서포트(74쪽)와 동일하며, 약화나 억제된 엉덩근육을 강화해야 하는 사람을 위해 추가적으로 적용한다. 이 운동은 골반과 엉덩이 분리를 가르치는 데 도움이 된다.

주의사항이나 금기증

어깨, 팔꿈치 또는 손목 부상이나 심한 상체나 코어약화

설명

앞쪽 지지 자세에서 시작하여 발이 발바닥 굽힘 상태에서 매트에서 한 다리를 약간 들어 올려라. 숨을 내시면서 골반의 중립 자세를 유지하고 엉덩이를 폄 시켜서 다리를 더 높이 들어 올려라(그림 *a* 참조). 숨을 들이마시고 다리를 내려서 발가락이 매트에 가볍게 대줘라(그림 *b* 참조). 5~10회 반복한 후 다리를 바꿔줘라.

응용동작

상지 부상이 있거나 올바른 자세를 유지할 수 없는 사람의 경우, 이 자세를 레그 풀 프론트 온 엘보로 수정해라(프론트 서포트 온 엘보 응용동작, 75쪽 그림 *c*). 손목이나 어깨에 스트레스를 주지 않기 때문에 모든 이점이 동일하지만 많은 사람에게 보다 접근하기 쉬운 자세이다.

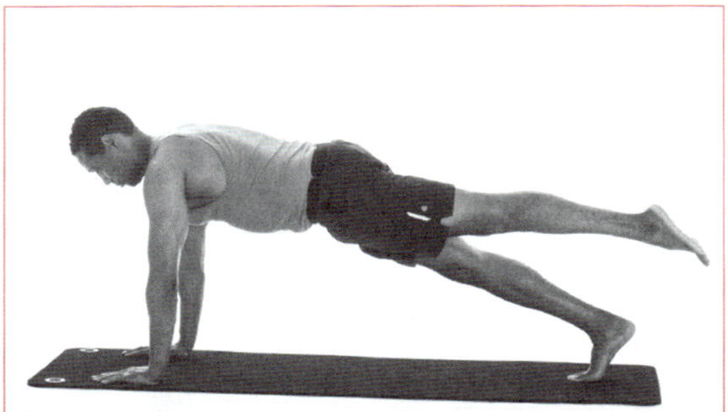
a

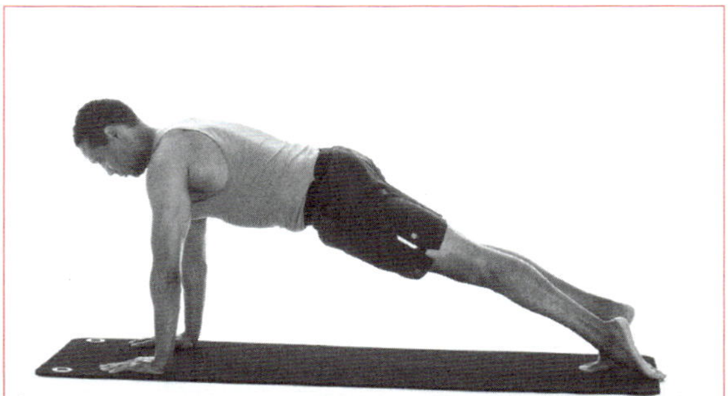
b

진전

1. 숄더 푸쉬와 유니라테랄 프로그레션(146쪽)
2. 수정된 밸런스 컨트롤 프론트(147쪽)

테크닉 조언

1. 움직이는 다리의 발가락은 뻗어주고, 다리는 가능한 한 길게 곧게 만들어라.
2. 골반이 매트를 향하도록 하고 다리를 올릴 때 골반이 회전되지 않게 해라.
3. 엉덩관절 폄 범위가 매우 작다고 하더라도, 다리를 올릴 때 나머지 부위는 움직이지 않게 유지해라. 이 동작의 중요한 요소는 다리가 위·아래로 움직일 때 골반 위치(골반 뒤기울임 성향을 가진 중립골반)를 유지할 수 있어야 한다.
4. 어깨뼈를 바지 뒷주머니 쪽으로 끌어당기는 동안 손(또는 팔꿈치와 전완을 이용한 레그 풀 프론트 온 엘보)을 사용하여 매트를 눌러줘라. 이렇게 하면 앞톱니근과 아래 등세모근을 사용하여 어깨뼈 모음과 내림을 유지할 수 있다.

사이드 밴드 SIDE BEND

주 사용 근육

배빗근, 허리 네모근, 중간 볼기근, 어깨뼈 안정화근

운동목적

배빗근 강화, 어깨 강화, 어깨뼈 안정화, 몸통 안정화, 중간 볼기근 강화, 옆 굽힘 운동성 증진

적응증

이 동작은 몸통과 어깨뼈 안정화에 좋은 운동이다. 프론트 서포트(74쪽)와 유사하게, 중립 자세에서 수행되므로 모든 허리 질환에 사용할 수 있다. 하지만, 오직 양발과 한쪽 팔로 전체 체중을 지탱해야 하므로 매우 상위 레벨의 운동이다. 어깨뼈 내림근은 중립 자세에서 어깨뼈를 유지하기 위해 항 중력 상태를 만들어야 한다.

주의사항이나 금기증

어깨, 팔꿈치 또는 손목 부상, 심각한 상체 또는 코어 약화; 그리고 급성 허리 후관절 손상

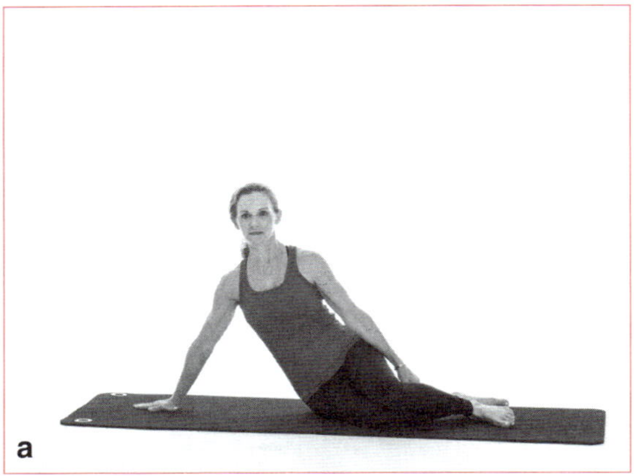
a

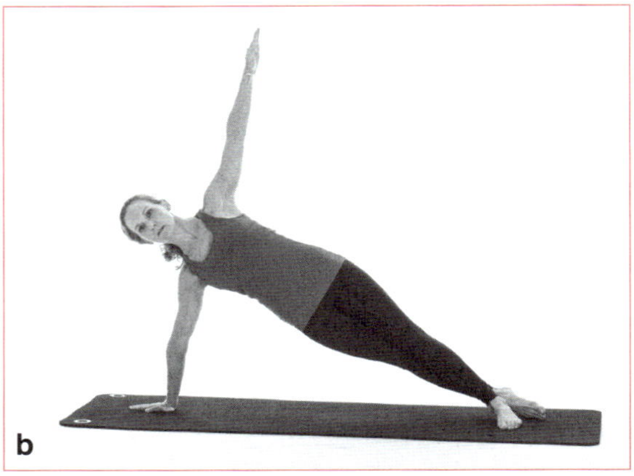
b

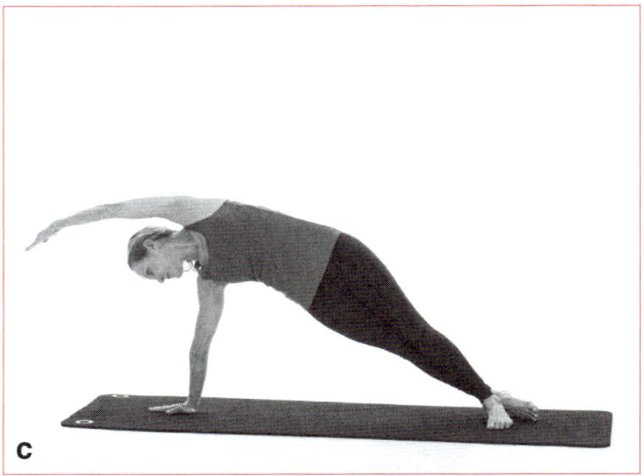
c

설명

매트에 옆으로 앉아서 한쪽 엉덩이에 체중을 두어라. 지지하는 팔의 손바닥을 몸과 멀어지게 놓고 매트를 눌러라. 다리를 굽히고 위쪽 발을 아래쪽 발 앞에 놓아라. 위쪽 팔은 몸 옆에 놓아 두어라(그림 *a* 참조). 숨을 들이마시면서 매트에서 골반을 들고, 양쪽 다리를 곧게 펴면서 어깨벌림 90°까지 위쪽 팔을 들어 올려라(그림 *b* 참조). 숨을 내쉬면서 옆으로 굽힌 자세에서 골반을 더 높이 들어 올리고 위쪽 팔을 머리 위로 뻗어라(그림 *c* 참조). 숨을 들이마시고 이전 자세로 돌아간 다음, 숨을 내쉬면서 시작자세로 돌아가라. 5~10회 반복을 한 다음 반대측도 시행해라.

응용동작

1. 상지의 부상이 있거나 적절한 형태를 유지할 수 없는 사람들의 경우, 이 운동은 팔꿈치를 굽히는 것으로 변경해라(그림 *d* 참조). 모든 동일한 이점이 달성되지만 손목이나 어깨에는 스트레스를 주지 않기 때문에 많은 사람들이 보다 접근하기 쉽다. 팔꿈치를 굽힌 사이드밴드(일반적으로 물리치료사가 사이드 브릿지라고 함)는 중둔근(74% 최대 자발적 등척성 수축), 배바깥빗근(69%), 허리 뭇갈래근(44%), 가장긴근(40%), 그리고 배곧은근(34%)에서 높은 근전도 활동이 보이기 때문에(Ekstrom, Donatelli, and Carp 2007) 몸통 안정성을 위한 최고의 운동이라고 불린다.
2. 사이드 밴드와 사이드 밴드 온 엘보우를 더 쉽게 하기 위해 양쪽 무릎을 구부려 지면에 닿게 하거나(또는 지지하거나)(그림 *e* 참조), 위쪽에 있는 무릎을 굽혀 발바닥을 몸통 앞 매트에 놓아두어라(그림 *f* 참조).

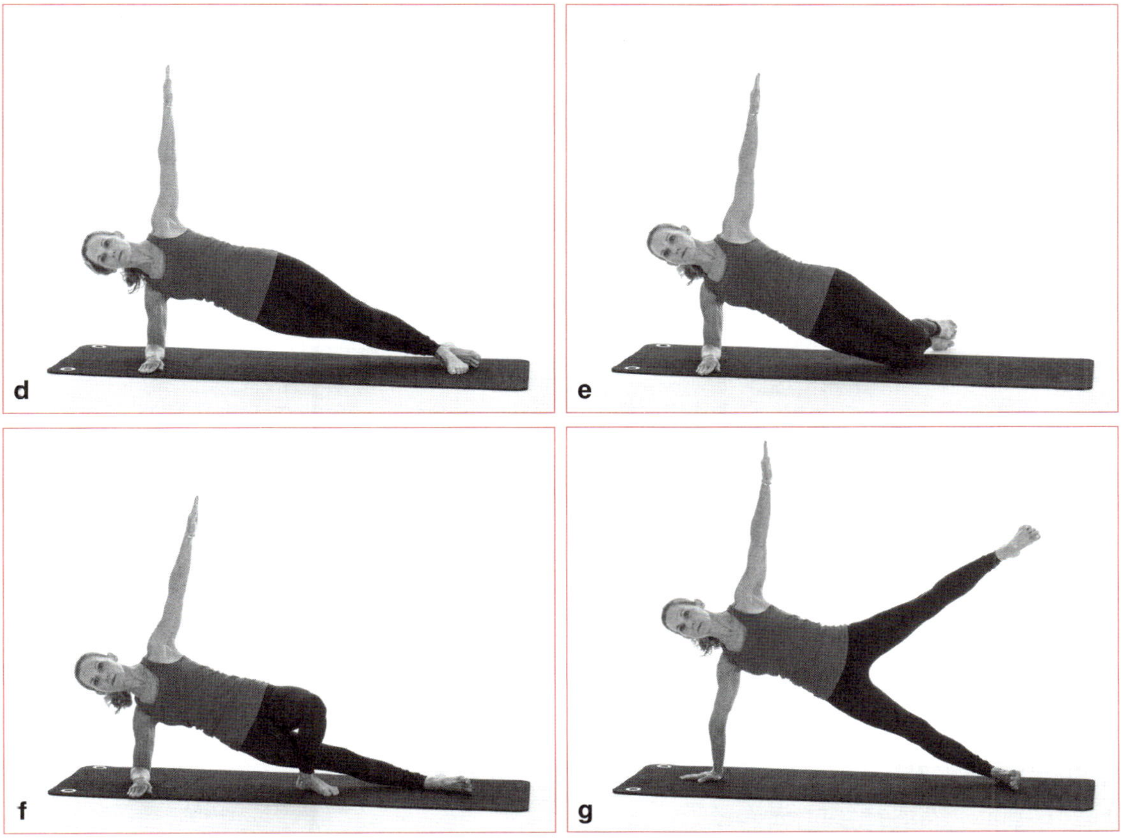

진전

사이드 밴드와 사이드 밴드 온 엘보우는 위쪽 발을 아래쪽 발 위에 겹쳐 진행하거나 위쪽 다리를 천장을 향해 들어 올려 스타 자세가 되도록 하여 난이도를 증가시켜라(그림 *g* 참조).

테크닉 조언

1. 다리를 들어 올린다기보다 옆몸통을 들어 올린다고 상상해서 배빗근으로부터 운동을 시작해라.
2. 운동을 하는 동안 배 근육과 코어 근육의 연결을 유지해라.
3. 다리를 함께 조아서 유지해라.
4. 아래쪽 골반을 들어 올릴 때 중간볼기근을 사용해라.
5. 두 유리창 사이에 끼인 것처럼 몸을 머리부터 발끝까지 한 줄로 만들어라.
6. 운동을 하는 동안 날개뼈를 아래, 뒤로 당김으로써 어깨뼈의 안정을 유지해라.

베이직 백 익스텐션 BASIC BACK EXTENSION

주 사용 근육

척추 폄근, 배 근육

운동목적

등폄근 강화, 배 근육과 어깨뼈 조절의 향상, 코어 근육의 동시수축

적응증

이것은 종종 약해진 척추 폄근의 강화와 더 나아가 코어 근육(상하부 둘 다) 조절의 향상에 간단하면서 아주 효과적인 운동이다. 엎드린 상태에서는 등이 바로누운 자세처럼 바닥에 지지하고 있지 않기 때문에 중력에 대항해서 들어 올려야 한다. 따라서, 상부와 하부의 코어 근육과 더 표층에 있는 몸통근육의 숙련된 활성화와 협응이 필수적이다. 대부분의 사람들이 등 폄을 시도할 때 허리뼈에서 접히는 경향이 있기 때문에 각각의 척추사이 관절을 위에서 아래로 차례대로 활성화해서 아래 허리에서 종종 발생하는 전단력을 방지한다.

이 운동은 제4장(43쪽)의 상부 코어를 활성화하기 위한 설명에 따라 그들의 상부 코어가 적절하게 기능하고 있으며, 그들의 근육이 중력에 대항할 준비가 되어 있다고 확신될 때 내가 처음으로 목 환자에게 가르치는 운동이다. 변형된 운동인 준비 버전(80쪽)부터 시작할 것을 권장한다.

주의사항이나 금기증

척추앞전위증, 협착증(통증이 있다면), 급성 목 통증

설명

엎드린 상태로 목뼈가 중립 위치에 올수 있도록 이마에 작은(1인치, 2.54cm) 쿠션 또는 말아올린 수건을 놓아 주어라. 팔은 양 옆에 두고, 손바닥으로 곧게 뻗은 다리를 누르며 발은 발바닥 굽힘해서 끌어 내려라(그림 *a* 참조). 4장에서 설명한 대로 상부(턱 당기기)와 하부(배가로근 또는 골반바닥근)의 코어 근육을 준비해라. 숨을 마시면서 위에서 아래로 머리와 상부 등이 차례대로 매트에서 조금씩 들어 올려질 때, 이 연결을 유지해라. 몇번의 호흡(기량에 따라) 동안 위에서 유지해라(그림 *b* 참조). 내쉬며 아래에서 위로 차례대로 시작자세로 내려오면서 배 근육의 활성화와 척추 폄근의 편심성 수축을 강조해라. 5-10회 반복해라.

응용동작

준비: 베이직 백 익스텐션과 동일한 설명을 사용하지만 머리와 몸통을 들어 올리지 마라(그림 *c* 참조). 대신, 깊은 목 굽힘근의 신경근 재교육(43쪽)과 팔을 길게 하고, 매트에서 약간 들어 올리는 것을 통해 아래 등세모근을 분리시키는 것에 초점을 맞춰라. 이 버전은 중력에 대항하여 머리를 들어 올려 목의 긴장을 일으키지 않고 목 안정근을 재교육하고 강화하기 시작하기 때문에 목 통증이나 목뼈기인성 두통이 있는 사람에게 권장된다.

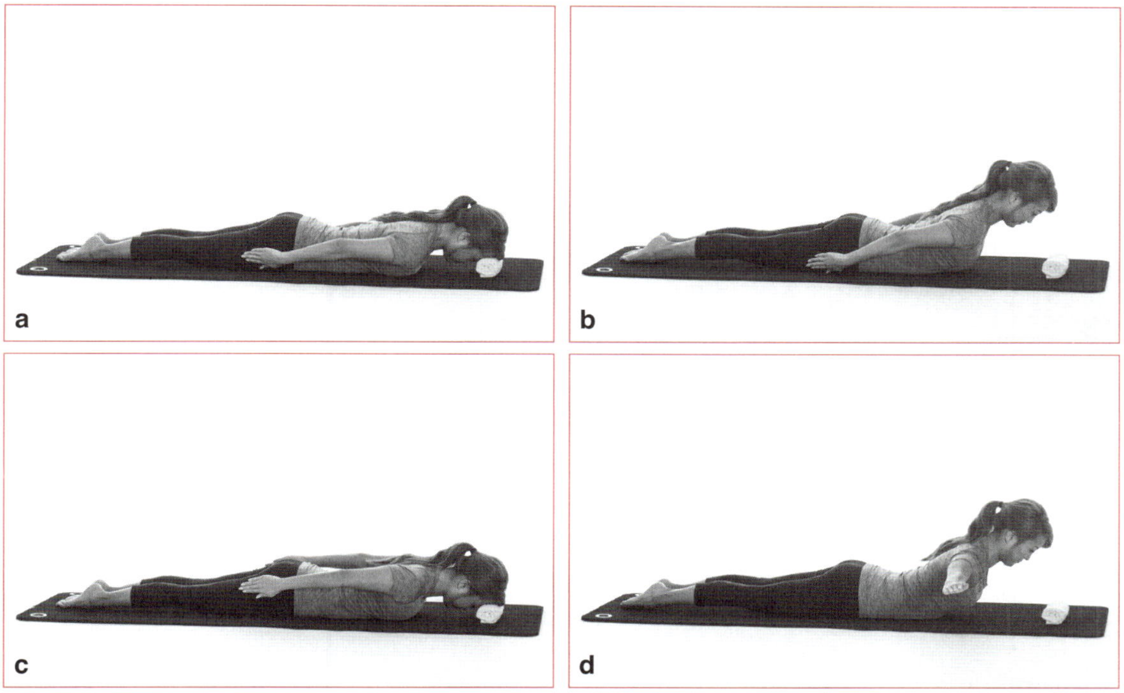

진전

베이직 백 익스텐션의 올라온 자세에서 몸통을 들어 올려 안정적으로 유지하는 동안 팔을 T 자세로 뻗어라 몇번의 호흡동안 유지하고, 팔을 다시 옆으로 가져와서 허벅지를 안쪽으로 눌러라. 시작자세로 내려오고 5-10회 반복해라(그림 *d* 참조).

테크닉 조언

1. 운동을 하는 동안 깊은 목 굽힘근의 활성화를 유지하고, 머리를 척추에 한줄로 맞추어 유지해라.
2. 목을 길게 늘리고 정수리를 뻗어낸다고 상상해라.
3. 다리를 붙여서 길게 늘려 유지해라.
4. 아래 허리를 보호하기 위해 배 근육의 활성화를 유지하여 약간의 골반 뒤기울임을 통해 평평하게 해라.
5. 하체를 이완시키고 허리 위쪽의 작용에 초점을 맞추어라.
6. 어깨뼈 안정근을 반드시 활성화하기 위하여 양 팔을 다리 옆에 두어 누르고 발쪽으로 뻗어내라.

스핑크스(프렙 포 스완 다이브 프렙) SPHINX(PREP FOR SWAN DIVE PREP)

주 사용 근육

척추 폄근, 깊은 목 굽힘근, 아래 등세모근, 앞톱니근

운동목적

상부 코어(깊은 목 굽힘근, 아래 등세모근, 앞톱니근) 협력의 재교육과 목뼈와 등뼈의 척추 폄근의 강화

적응증

고급 클래식 운동인 스완 다이브 프렙과 스완 다이브는 척추 폄근을 강화하고 유연한 척추를 유지하며 올바른 동작을 했을 때 아름답게 보이는데 효과적이지만, 대부분의 척추 부상 재활 치료에는 적합하지 않다; 그러므로, 그들은 이 책의 범위에서 벗어난다. 그러나, 호주 물리치료와 필라테스 협회(Withers and Brant, 2011)에서 채택된 이 버전은 상부 코어를 재교육해야 하는 목 통증 환자와 거북목 또는 둥근 어깨 자세를 가진 고객에게 매우 적합하다. 이 운동은 4장에 기술된 상부 코어의 재교육을 진행시킨다. 환자가 상부 코어의 활성화를 통해 목뼈 부분을 안정화하는 방법을 알게 되면 대근육 움직임(머리 또는 팔)을 통합할 수 있다.

주의사항이나 금기증

척추앞전위증, 급성 목통증

설명

엎드려 팔꿈치와 아래팔을 어깨 약간 앞쪽에 받치고 손바닥은 바닥을 보도록 내려놓아라. 매트를 내려다 보아서 목을 약간 굽혀라(그림 *a* 참조). 마시며 턱을 당겨서 깊은 목 굽힘근를 활성화해라. 내쉬며 빗장뼈를 가로로 넓게 펼쳐라(상부 등과 어깨가 앞으로 둥글게 말리는 것이 아니라 빗장뼈가 서로 떨어지는 것을 시각화하여 중간과 아래 등세모근을 사용해서 어깨를 아래 뒤쪽으로 끌어당겨라). 마시며 복장뼈를 다른 어떤 움직임(내밈)도 없이 앞톱니근의 활성화를 통해 매트에서 떼어내라. 이 자세를 유지하는 동안 깊은 목 굽힘근, 아래 등세모근, 앞톱니근을 활성화하고, 한번에 척추 하나씩 천천히 분절하는 동안 숨을 마시고, 앞을 쳐다보며 머리를 위로 길게 늘려라(아래 목뼈는 현재 약간 폄 되어있음). (그림 *b* 참조). 숨을 내쉬면서 척추 분절화를 통해 시작자세로 되돌아가라. 몸 전체를 이완하고 이 동작을 3-5번 반복해라.

응용동작

네발기기 자세에서 몸통 아래에 피지오 볼을 대고 운동을 시행해라. 손과 무릎은 매트에 견고하게 닿아 있어야 한다(그림 *c* 참조). 이 버전은 허리의 척추앞전위증, 과다앞굽음, 엎드린 자세에서 통증이 있는 환자에게 좋다. 이 자세에서 앞톱니근을 활성화하는 간단한 지시는 "복장뼈를 공에서 멀리 띄워라"이다.

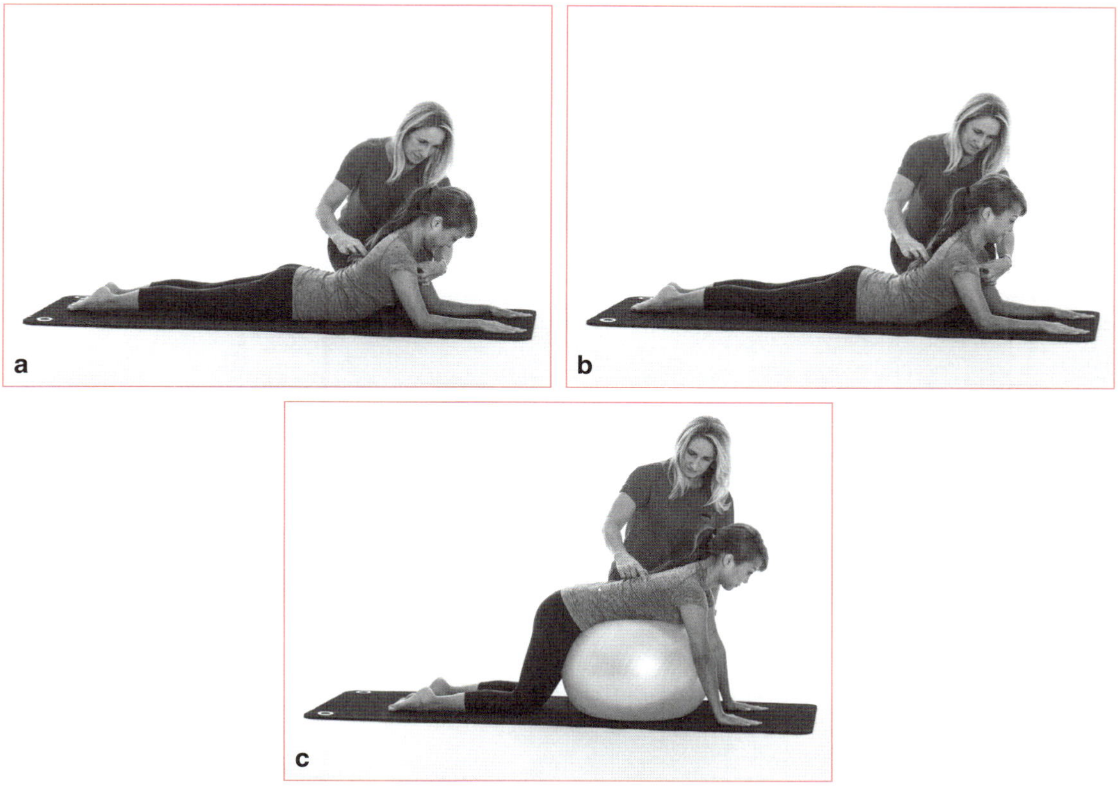

테크닉 조언

1. 아래 등세모근(한손의 엄지와 시지를 어깨뼈의 아래각에 대라)과 앞톱니근(다른 한손의 엄지와 시지를 복장뼈에 대라)을 활성화하기 위한 촉각 지시는 이 운동에서 매우 유용하다. 상부 코어(깊은 목 굽힘근, 아래등세모근, 그리고 앞톱니근)를 긴장시키기 위한 설명은 제4장(43쪽)의 설명을 참조해라.
2. 운동내내 턱을 계속 당겨 턱이 앞으로 나오지 않게 해라.
3. 단순히 머리를 들어 올린다고 생각하기 보다는 정수리가 꼬리뼈에서 멀어진다는 생각으로 목을 길게 늘려.
4. 운동을 하는 동안 하부 코어의 활성화를 유지해라.
5. 표층 목 근육(목빗근, 목갈비근, 등세모근)의 이완을 유지해라.

골포스트(프렙 포 스완 다이브프렙) GOALPOST(PREP FOR SWAN DIVE PREP)

주 사용 근육

척추 폄근, 깊은 목 굽힘근, 아래 등세모근

운동목적

상부 코어 근육의 재교육과 척추 폄근의 강화

적응증

적응증은 스핑크스(82쪽)와 같다. 이 운동은 상부 코어의 재교육이 필요한 목 질환 환자를 위해 클래식 스완 다이브 프렙을 변형시킨 것이다. 이것은 자세교정을 위한 훌륭한 운동이다.

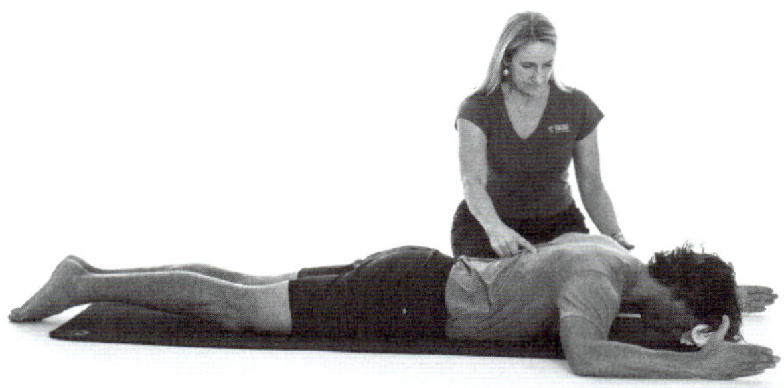
a

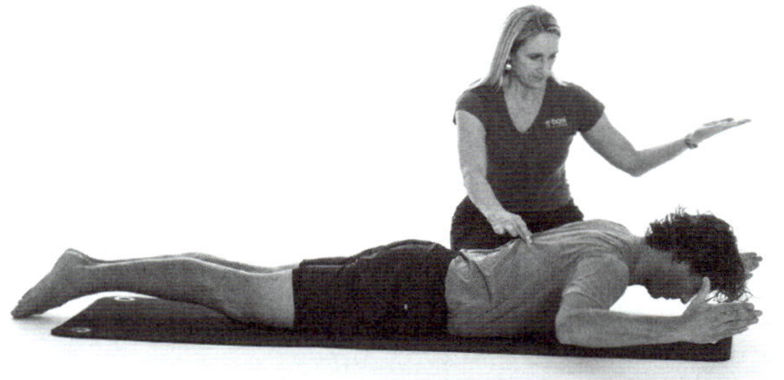
b

주의사항이나 금기증

척추앞전위증, 급성목통증

설명

엎드린 상태로 목뼈가 중립 위치에 올수 있도록 이마에 작은 쿠션 또는 말아올린 수건을 놓아 주어라. 팔은 골대 자세(어깨관절 90° 벌림, 팔꿉관절 90° 굽힘)로 해야 하며 엄지는 천장을 보게 하고, 다리는 발을 발바닥 굽힘한 상태로 붙여 곧게 펴라. 마시며 턱을 당겨라. 그런다음, 내쉬며 빗장뼈를 넓게 옆으로 펼치고 어깨뼈를 아래 뒤쪽으로 끌어당겨라. 마시며 상지 1/4을 들어 올려 바닥에서 떨어져 맴돌고, 깊은 목 굽힘근과 아래 등세모근의 활성화를 유지해라(그림 *b* 참조). 몇번의 호흡동안 유지한 후 시작자세로 내려와라.

응용동작

급성 목 통증이나 목뼈기인성 두통의 경우, 상체를 매트에서 들어 올리는 것을 생략해라. 깊은 목 굽힘근과 아래 등세모근의 활성화, 하부 코어의 연결과 팔 들어 올리기는 머리와 목을 매트에 내려놓더라도 효과적인 재교육 운동이 될 수 있다.

진전

1. 스위밍(85쪽)
2. 운다 체어의 수정된 스완 온 플로어(198쪽)

테크닉 조언

1. 촉각 지시는 이 운동에서 매우 유용하다. 상부 코어(DNF, LT)를 긴장시키기 위한 설명은 제4장(43쪽)의 설명을 참조해라.
2. 운동내내 턱을 계속 당겨 턱이 앞으로 나오지 않게 해라.
3. 머리를 들어 올린다기보다는 정수리가 꼬리뼈에서 멀어진다는 생각으로 목을 길게 해라.
4. 운동내내 하부 코어의 활성화를 유지해라.
5. 표층 목 근육(목빗근, 목갈비근, 등세모근)의 이완을 유지해라.

스위밍 SWIMMING

주 사용 근육

척추 폄근, 엉덩관절 폄근

운동목적

척추 폄근 강화, 엉덩관절 폄근 강화, 몸통 안정화, 교차 협응력

적응증

이 것은 중력에 대항한 코어 근육(상하부 둘 다) 조절의 향상과 척추 폄근의 강화에 아주 효과적인 운동 중에 하나이다. 부가적인 장점은 교차 패턴 협응으로 걷기나 달리기 같은 활동을 위한 기능적 재교육이 된다. 한쪽 다리와 반대쪽 팔을 들어 올려서 몸통이 회전됨으로써, 척추 안정에 아주 중요한 뭇갈래근이 활성화 된다.

주의사항이나 금기증

척추앞전위증, 협착증, 급성 목 또는 허리통증, 어깨 끼임증후군

설명

엎드린 상태로 팔은 머리 위로 뻗고, 손바닥은 아래로, 다리는 붙이고 발은 발바닥 굽힘을 해라. 상부와 하부 코어를 활성화하라. 가슴, 팔, 다리를 매트에서 들어 올리는 동안 척추와 머리의 정렬을 유지해라(그림 *a* 참조). 마시며 오른팔과 왼다리를 들어 올린 다음, 빠르게 왼팔과 오른쪽 다리를 들어 올리도록 교차하라. 마시며 다섯번 교차하고 내쉬며 같은 동작으로 5번 교차해라. 이 패턴을 10번 호흡할 동안 계속 허라(그림 *b* 참조).

응용동작

1. 이 운동을 더 쉽게 하기 위해서는 들어 올리지 않는 팔과 다리를 매트 위에 그대로 두어라.
2. 협착증, 과다앞굽음 또는 엎드린 자세에서 통증이 있는 환자는 허리뼈가 더 중립적이거나 평평하게 굽힘 되도록 배 아래에 팔로우나 쿠션을 대어 주어라.
3. 척추앞전위증 환자의 경우 네발기기 자세에서 운동을 시행하고, 배 근육을 사용해서 골반을 약간의 뒤기울임을 시켜 유지해라. 다리는 허리뼈 폄을 피하기 위해 몸통 높이보다 높게 올리지 않아야 한다(그림 *c* 참조).

테크닉 조언

1. 어깨뼈를 바지 뒷주머니쪽으로 끌어내려 어깨 올림을 방지해라.
2. 운동을 하는 동안 몸통과 골반의 안정성을 유지해라.
3. 큰 움직임 말고, 팔다리를 길고 곧게 뻗는 것을 생각해라. 수영할 때 가볍게 차듯이 팔과 다리의 가동범위를 작게 유지해라.
4. 상부와 하부 코어를 활성화해서 턱이 앞으로 나오는것과 골반의 앞기울임을 방지해라.

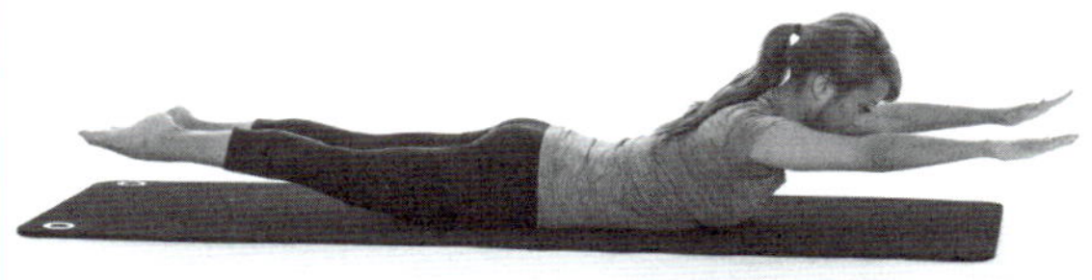

a

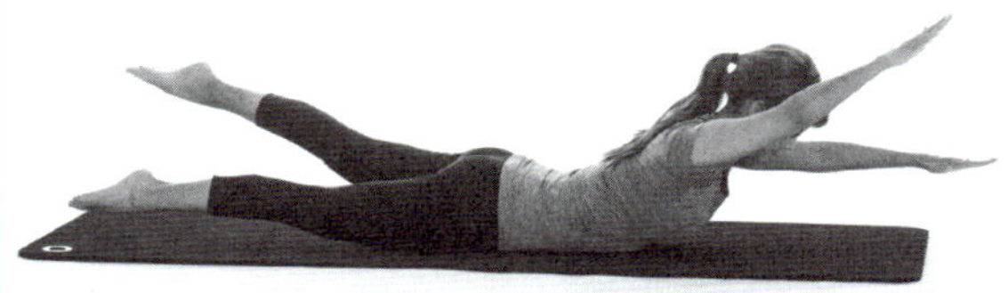

b

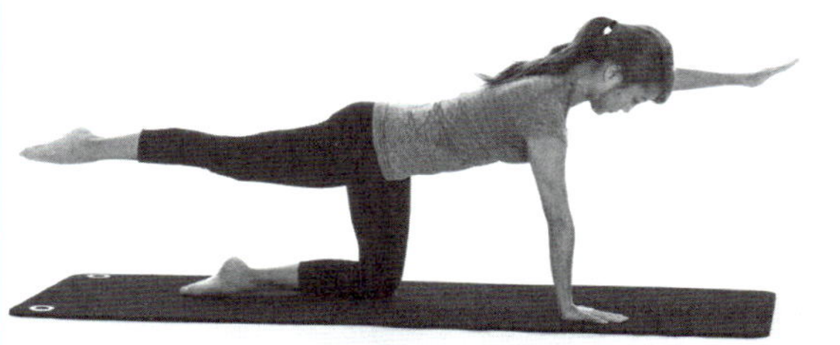

c

6

리포머 운동

Reformer Exercises

모든 필라테스 기구 가운데 리포머는 가장 다양한 동작을 만들고 환자의 체격이나 제한점에 따라 조정이 가능하므로 완전 가동범위에 걸쳐 운동을 가능하게 한다. 리포머를 사용하여 행해지는 운동의 범위는 기초적인 운동에서부터 상급 운동까지 모든 자세(바로 누운 자세, 엎드린 자세, 앉은 자세, 무릎 선 자세, 선 자세)를 포함한다. 점프 보드를 사용하여 심혈관계 운동과 플라이오메트릭을 할 수 있다. 재활의 관점에서 보면, 특히, 재활이나 예방운동의 초기 단계에 나는 리포머로 운동하는 것을 선호한다. 그 이유는 리포머로 운동하면 고객과 강사가 정렬과 근육 패턴을 관찰하기에 훌륭한 관점을 제공하기 때문이다. 리포머는 환자가 중력을 제거한 상태로 자세를 잡을 수 있도록 하여 조기 체중 부하를 가능하게 한다.

앞장에서 기술된 매트 운동과 비슷하게, 각각의 리포머 운동은 상세한 설명, 주사용 근육, 운동 목적, 적응증, 주의사항이나 금기증, 응용 동작과 진전, 알맞은 실행을 위한 테크닉 조언으로 기술된다. 이에 더하여 스프링 저항이 제안된다. 4장에서 소개된 바와 같이, 리포머에 가해지는 스프링 장력은 다음과 같다:

초경량 = 스프링의 절반(25~50%)
경량 = 스프링의 1~1.5배
중간 = 스프링의 2~3배
중량 = 스프링의 3.5~4배
초중량 = 스프링의 4.5~5배

일부 제조업체들은 저항을 표시하기 위해 각각의 스프링에 다음과 같이 착색한다:

황색 = 1/4 또는 초경량
청색 = 1/2 또는 경량
적색 = 1 또는 중간
녹색 = 1과 1/2 또는 중량

운동에 대한 설명은 전문가가 자신의 환자나 고객을 가르칠 수 있도록 말하는 것처럼 표현되어 있으며, 배우는 사람이 따라 하는 것이 가능하도록 썼다. 나는 필라테스에 경험이 없는 사람이 재활치료를 적용하기 전에 고객과 강사의 역할로 연습하도록 자격증을 가진 강사와 함께 운동 할 것을 권한다. 이렇게 진행하는 것이 안전하고 효과적인 운동 프로그램을 제공하기에 필수적 요소이다.

풋 워크 FOOT WORK

주사용 근육

뒤넙다리근, 넙다리네갈래근, 장딴지근(카프레이즈와 프랜스 자세)

운동목적

엉덩이 폄근 강화, 무릎 폄근 강화, 웜-업, 하체 체중 부하(닫힌 사슬) 자세로 코어 근육의 동시수축, 허리-골반 안정성, 엉덩이 모음근 강화, 엉덩관절 조절과 관절 가동 범위 증가(열린V 자세), 발과 발목 강화와 조절(평행 발가락, V-자세 발가락, 열린V발가락, 카프레이즈, 프랜스), 발바닥쪽 굽힘근육 신장(프랜스와 프리헨슬) 발 모음근 신장(프리헨슬)

적응증

풋 워크는 더 큰 근육 그룹을 사용하기 때문에 거의 모든 사람에게 적용할 수 있으며 기구를 익숙하게 만드는 좋은 방법을 제공하므로 준비운동 만큼이나 중요하다. 풋 워크는 다리를 펴고 굽힐 때 동심성과 편심성 수축 모두에 중점을 두도록 환자에게 가르칠 수 있는 훌륭한 운동이다. 우리는 적절한 큐잉으로 기능적 활동에서 매우 중요하지만, 강화 운동에서 자주 간과하는 편심성 단계(수축)를 강조할 수 있다. 풋 워크는 신체의 자연스럽게 곧은 선 자세 정렬을 강화하지만 무중력 자세에서는 부상이나 균형문제로 인해 서거나 체중 부하에 어려움을 겪는 환자들에게 매우 유익하다. 관절에 가해지는 압박이나 균형 문제에 대한 걱정 없이 선 자세와 정렬로 운동할 수 있다. 풋 워크는 강사와 학생에게 근력, 유연성, 안정화, 정렬, 운동 패턴에 관한 많은 정보를 제공한다. 단순히 발의 위치를 변화시킨 여러 가지 방법으로 하체 근육 활성화가 되는 동안 코어는 일정하게 유지한다.

주의사항이나 금기증

1. 무릎 굽힘이나 엉덩관절 굽힘을 제한해야 하는 하지 수술 후 단계에는 풋바나 스토퍼를 조정 할 수 있다.
2. 특정한 신경질환이나 급성 발 또는 발목 부상은 더 많은 안정성을 제공하기 위해 풋바 보다는 점프 보드를 사용할 필요가 있다.
3. 목 압박이나 어깨 압박(어깨끼임증후군, 가슴문증후군, 급성 목 통증)에 민감한 환자의 경우, 어깨가 닿는 부분에 가해지는 압력은 목과 어깨의 긴장을 증가시킬 가능성이 있다. 이러한 경우는 패드를 대어 주거나 스프링 장력을 줄여준다.

저항

중간, 중량, 초중량(운동목적에 따라). 코어 안정화에 중점을 두기 위해 가벼운 스프링 세팅을 사용한다. 운동 목적이 다리 근육의 힘 향상이거나 중량의 증가일 경우에는 무거운 저항을 사용한다.

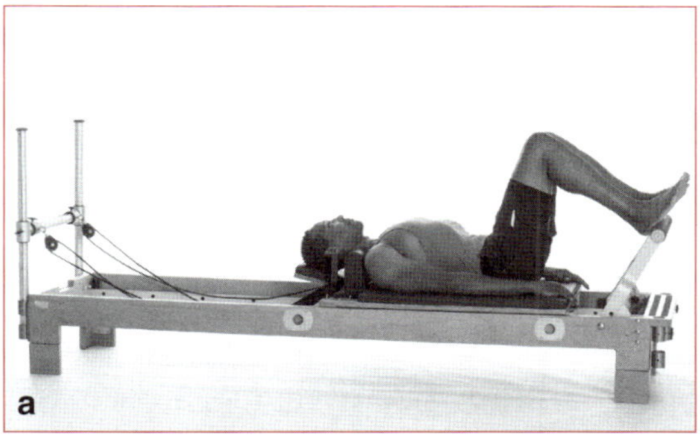
a

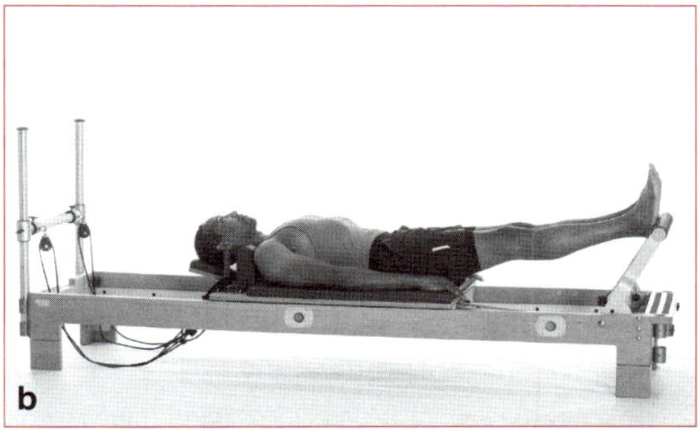
b

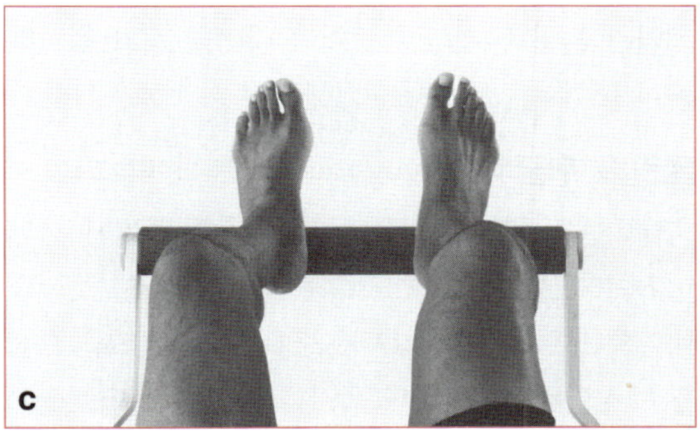
c

설명

머리는 헤드레스트에 편하게 두고 발은 풋바(아래 절에 묘사되어 있는 다양한 자세)에 올려놓고 중립 골반 자세로 리포머 위에 바로 누워라. 팔은 손바닥이 아래를 향하게 하고 어깨는 숄더 레스트에 가볍게 닿은 상태에서 긴장을 풀고 몸 옆에 놓아라. 코어를 활성화해라(그림 *a* 참조). 숨을 내쉬면서 몸의 나머지 부분에 안정성을 유지한 채 다리를 완전히 뻗어라(그림 *b* 참조). 숨을 들이마시면서 무릎과 엉덩관절을 굽혀 캐리지를 스토퍼쪽으로 브내라.

BASI 필라테스에서는 풋 워크가 각각의 기구에서 특정한 차례로 행해진다. 전체 순서는 다음 절에서 순서로 열거된다. 각각의 발 자세가 유용하지만, 나는 환자의 특정한 요구와 관련하여 가장 도움이 된다고 생각하는 자세만 시행한다.

뒤꿈치 평행 Parallel Heels(패러럴 힐즈)

다리를 나란히 하고 뒤꿈치를 엉덩이 너비로 벌린 채 풋바에 놓아라(그림 *c* 참조). 이 자세는 다리의 정렬과 사용에 초점을 맞추어 초반에는 발의 복잡한 정렬을 취함으로써 주로 발목, 무릎, 엉덩이에서 운동이 일어나는 것을 허용한다. 발 뒤꿈치에 체중 부하가 이루어지면 엉덩이 폄이 일어날 때 햄스트링과 쉽게 연결될 수 있다.

이 자세에 대한 테크닉 조언: 마치 바닥에 서 있는 것처럼 발등 굽힘 자세로 유지한다.

발가락 평행 Parallel Toes(패러럴 토즈)

다리를 나란히 하고 발가락을 엉덩이 너비로 벌린 채 풋바에 놓아라(그림 *d*, *e* 참조). 이 운동에서는 더 많은 관절이 사용되고 발의 높이가 올라가 저항량이 증가하므로 뒤꿈치 평행 자세보다 더 어렵다.

이 자세에 대한 테크닉 조언: 이 자세에서는 발목의 회전축을 없애고 발볼을 뒤쪽과 앞쪽으로 고정시켜 최대 발바닥 굽힘이 일어나게 한다. 발은 운동 내내 활성화를 유지하고 발목 관절을 고정하여 일정한 각도의 발바닥 굽힘을 유지해야 한다(무릎을 완전히 뻗으면 최대량이 가능함). 이 각도를 알려주기 위해 운동 내내 압력을 일정하게 유지하라는 구두 신호와 함께 고객의 발바닥면에 강사의 손을 대줘라.

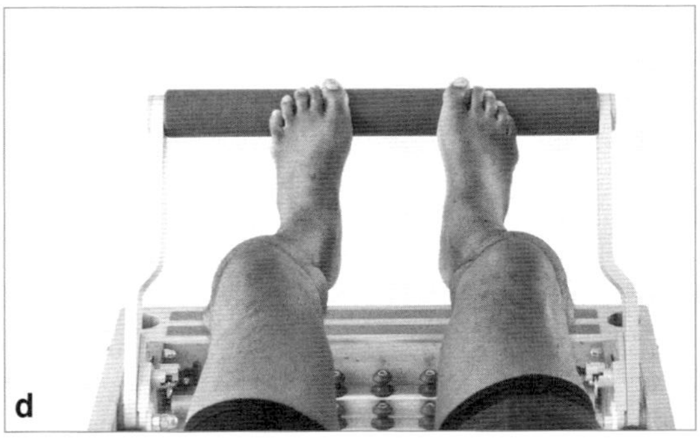

d

V-발가락 자세 V-Position Toes(**브이-포지션 토즈**)

평행 발가락 자세로부터, 양발 간의 너비를 조절없이 뒤꿈치를 붙여라(그림 *e* 참조). 엉덩이 바깥 돌림 각도는 30° 이상을 넘어가면 안되고, 발로 작은 V자를 만들어라. 이것은 군인 자세와 비슷한 전형적인 필라테스 자세이다.

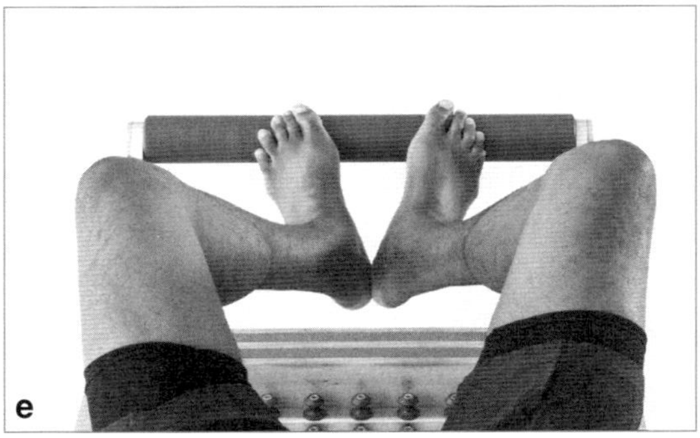

e

이 자세에 대한 테크닉 조언: 마치 다리 사이에 커다란 볼을 유지하는 것처럼 다리를 펴고 동시에 공을 쪼여주는 모습을 상상해라.

열린 V 뒤꿈치 Open V Heels(**오픈 브이 힐즈**)

엉덩이는 바깥 돌림하고 무릎이 두 번째와 세 번째 발가락에 일직선이 되도록 한 채 뒤꿈치를 풋바의 바깥쪽에 두어 넓은 V자세가 되게 해라(그림 *f* 참조). 넓은 자세는 전형적인 필라테스 레퍼토리는 아니지만 엉덩이 벌림 자세와 바깥 돌림 시 엉덩관절이 자극되므로 유익한 자세이다. 엉덩관절의 최적 기능을 유지하기 위해서는 이 관절 가동범위를 유지하는 것이 필수적이다. 넓은 자세는 무용가와 운동선수에게 요구되는 기능적 능력을 발전시키는데 특히 유익하다.

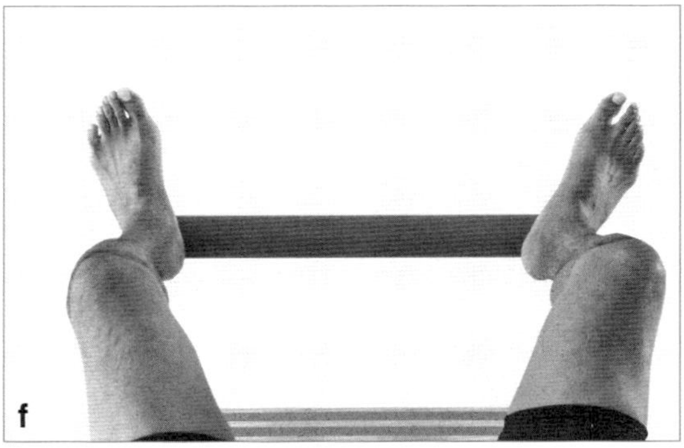

f

이 자세에 대한 테크닉 조언: 다리를 쭉 펴고 동시에 공을 꽉 쪼여주는 모습을 상상하면서 엉덩이 모음근 활성화에 집중해라. 무릎을 굽힐 때 무릎이 일정한 대각선 에너지 선에 나란히 몸의 양쪽으로 뻗어나가는 모습을 상상해라. 마치 바닥에 서 있는 것처럼 발등 굽힘을 유지해라.

열린 V 발가락 Open V Toes (오픈 V 토즈)

엉덩이는 바깥돌림하고 무릎이 두 번째와 세 번째 발가락에 일직선이 되도록 한 채 발가락을 풋 바의 바깥쪽에 두고 넓은 V자세가 되게 해라(그림 *g* 참조). 이것은 엉덩이, 무릎, 발목, 발에 많은 조절을 요구하므로 풋워크에서 가장 복잡한 자세이다. 또한 엉덩관절이 가장 많이 늘어나고, 뒤넙다리근과 넙다리네갈래근의 독특한 당기기 각도를 제공한다.

이 자세에 대한 테크닉 조언: 발가락 평행의 경우에서와 같이, 이 자세에서는 발바닥쪽 굽힘 경향이 있다. 운동 내내 발은 발목관절에서 회전하여 일정한 발바닥 굽힘 각도를 유지해야 한다(무릎을 완전히 뻗으면 최대량이 가능함). 발가락 평행의 경우에서와 같이, 이 자세에 대해 촉각을 이용하여 신호를 보낸다.

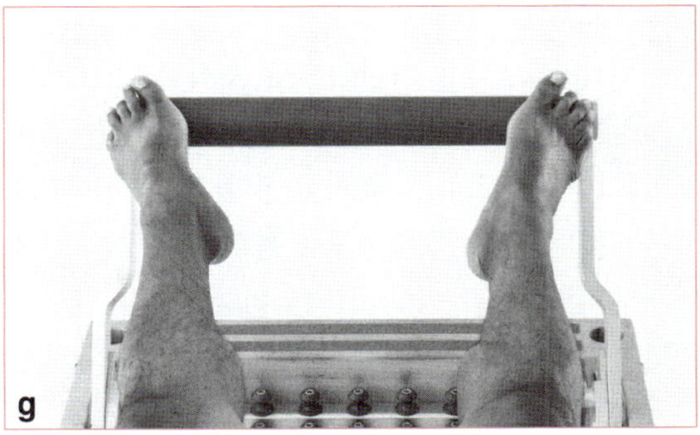
g

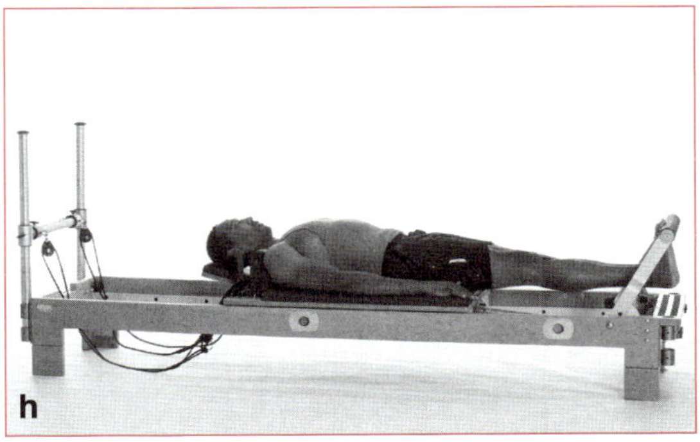
h

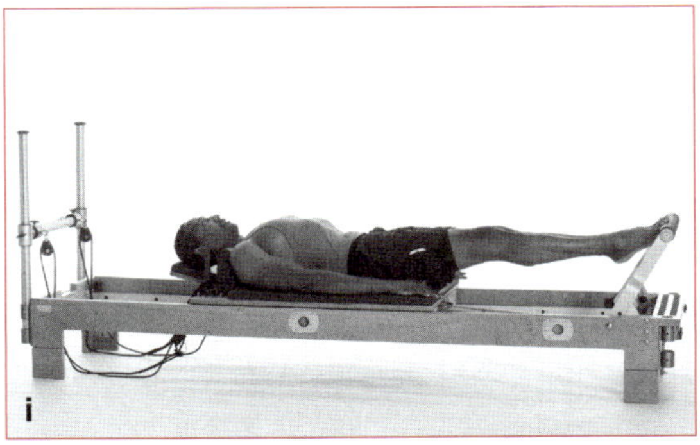
i

카프 레이즈 Calf Raises

다리는 나란히 쭉 뻗고 발가락을 엉덩이 너비로 벌린 채 풋바에 둔다. 지나친 벌림이나 엎침을 피하고 발은 목말밑관절(거골하관절) 중립 자세에 일치해야 한다. 숨을 마시면서 풋바 아래로 천천히 발뒤꿈치를 내리면서 능동적으로 발등 굽힘을 만들어라(그림 *h* 참조). 숨을 내쉬면서 발은 최대한 발바닥 굽힘으로 들어 올려 풋바에서 몸이 멀어지도록 눌러라(그림 *i* 참조). 이것은 발의 기능, 관절가동 범위, 힘을 향상하기 위한 뛰어난 운동으로 발 정렬의 인식과 교정에 중점을 둔다.

이 자세에 대한 테크닉 조언: 발목의 완전 관절가동범위를 사용해라. 위로 올리는 단계에서는 가능한 한 키가 커지는 데 집중하고 발뒤꿈치를 떨어뜨리기보다는 천천히 내려라(편심성 수축을 극대화하기 위해).

프랜스 Prances

카프레이즈에서와 동일한 자세로 시작해라(그림 *i* 참조). 한 발은 발등 굽힘하고 동시에 다른 발은 발바닥 굽힘을 만들어 좌우를 번갈아가면서 시행해라. 카프 레이즈에서 열거된 장점뿐만 아니라, 환자의 뒤꿈치를 잡아당기는 수기 보조를 통해 향상된 종아리 스트레칭이 될 가능성이 있다(그림 *j* 참조).

이 자세에 대한 테크닉 조언: 높이와 늘어나는 감각을 얻기 위해 발을 좌우로 번갈아 할 때 최대한 발바닥 굽힘 자세가 되도록 해라. 운동 내내 골반을 안정되게 유지해라.

싱글 레그 힐 Single-Leg Heel

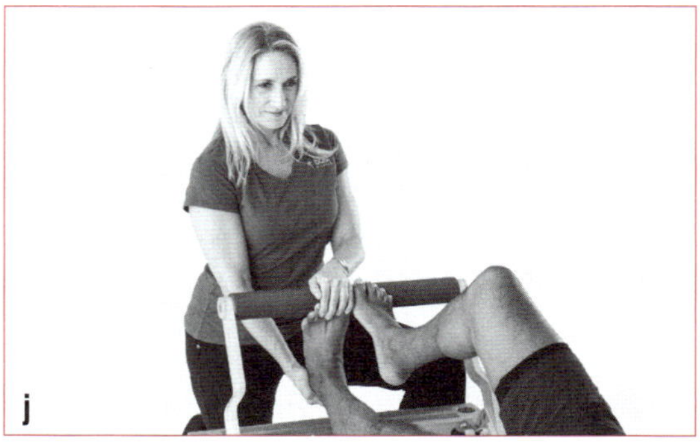
j

뒤꿈치 평행에서와 마찬가지로 시작하지만(그림 *c*, 89쪽 참조), 한 다리는 테이블탑 자세가 되게 해라(그림 *k* 참조). 이렇게 하면 한발이 나머지 발에 의지하지 않고 독립적으로 움직이는 것을 가능하게 한다. 정렬문제와 근약화를 쉽게 감지할 수 있다. 양쪽 자세에서는 강한 쪽 다리가 우세하게 사용되는 경향이 있기 때문에 싱글 레그 버전은 부상과 수술 후 상태에서 매우 중요하다. 일반적으로 한 번에 한 발을 운동하면, 골반을 효과적으로 안정시키기 위해 코어 근육의 활성화가 증가된다.

이 자세에 대한 테크닉 조언: 테이블탑 다리와 뒤꿈치가 발등 굽힘된 상태로 완전히 움직이지 않도록 유지해라. 안정되고 균형 잡힌 자세를 유지하기 위해 양발이 바에 있고 양쪽 버전에서와 같이 양발을 똑같이 민다고 상상해라.

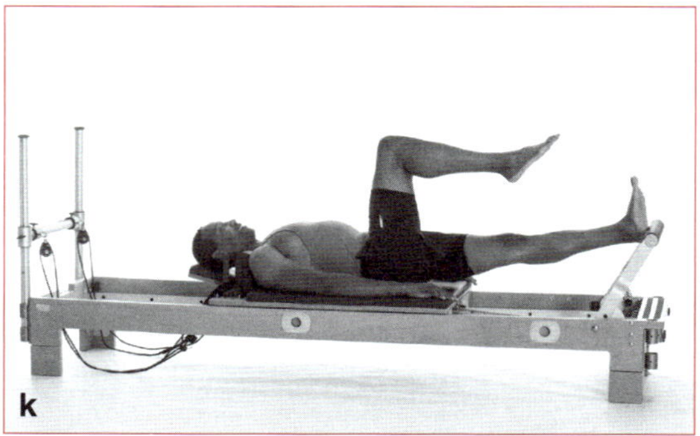
k

싱글 레그 토 Single-Leg Toe

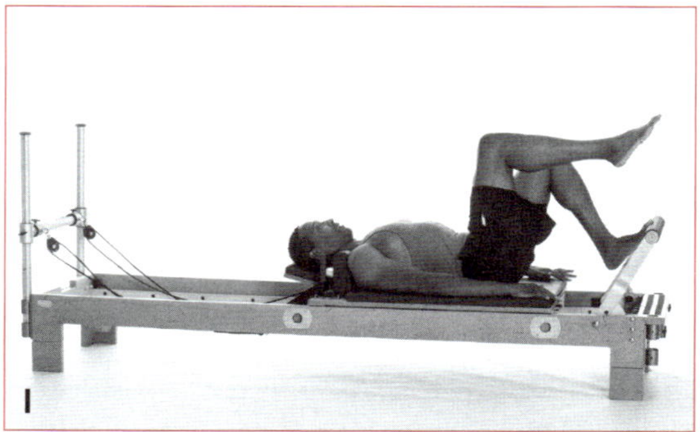
l

발가락 평행에서와 마찬가지 자세로 시작하되(그림 d, 90쪽 참조), 한 다리를 테이블탑 자세가 되게 해라(그림 *l* 참조). 이것은 하중 면에서 가장 힘든 풋 워크 운동자세이다.

이 자세에 대한 테크닉 조언: 테이블탑 다리와 발뒤꿈치를 완전히 움직이지 않도록 한다(발가락 평행의 경우에서처럼). 일정한 압력을 유지하라는 지시와 함께 고객의 뒤꿈치에 한 손을 두어 행하는 손 터치는 매우 효과적이다. 고객은 안정되고 균형 잡힌 자세를 유지하기 위해 양발이 바에 있고 양쪽 버전에서와 같이 양발을 똑같이 민다고 상상해라.

프리헨슬 Prehensile

다리를 나란히 하고 엉덩이 너비로 벌린 채 발볼을 바에 놓아라. 발과 발가락의 앞부분을 바에 둘러싸고 뒤꿈치를 아래로 눌러라. 숨을 내쉬면서 뒤꿈치를 바 아래로 더 멀리 밀어서 다리를 펴라(그림 *m* 참조). 숨을 들이마시면서 바 아래를 뒤꿈치로 계속 밀면서 무릎을 굽혀 캐리지가 스토퍼로 되돌아가게 해라. 이 동작은 발의 내재근을 스트레칭시킬 뿐만 아니라 과엎침을 하는 고객의 발바닥 아치를 유지시키는 근육의 활성화에 좋은 운동이다.

이 자세에 대한 테크닉 조언: 발가락을 꽉 쥐지 말고 쭉 펴라. 새가 나뭇가지에 발을 감싸고 있는 것을 상상해라. 종아리 스트레칭을 극대화하기 위해 운동 내내 뒤꿈치를 풋바 아래로 뻗어줘라.

응용 동작

굽은 어깨나 목 긴장이 있는 환자는 손바닥을 아래로 한 채 엉덩이 아래로 다월(dowel)을 잡을 수 있다. 이것은 어깨의 바깥 돌림뿐만 아니라 하부 등세모근과 넓은등근의 활성을 유발한다(그림 *n* 참조).

진전

1. 코어 안정성을 증가시키기 위해, 하프 폼 롤(그림 *o* 참조)이나 풀 폼 롤에서 시리즈를 수행할 수 있다.
2. 넙다리 네갈래근 강화를 중점을 두려면 뒤꿈치 평행, 발가락 평행, V-자세 발가락, 오픈 V 뒤꿈치, 오픈 V 발가락, 싱글-레그 힐, 싱글 레그 토와 같은 자세의 펌핑 시리즈를 추가한다. 10회 반복 후 중간 범위 자세를 취한 채 10회 정도를 빠르게 위아래로 움직인다. 마지막 펌프동작 후, 완전 폄이 되도록 끝까지 누른 다음 캐리지를 스토퍼쪽으로 돌아가게 한다.

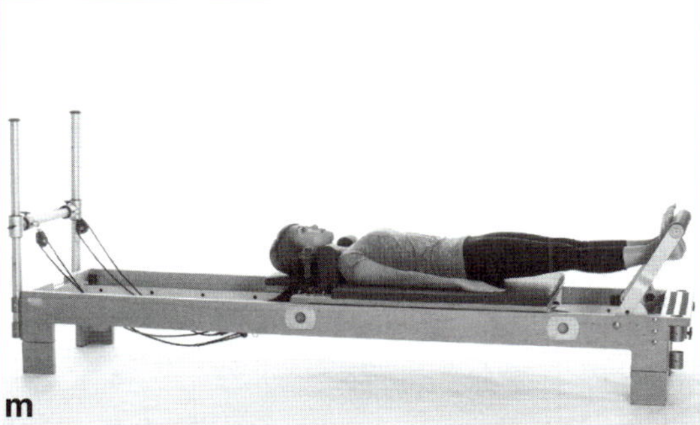
m

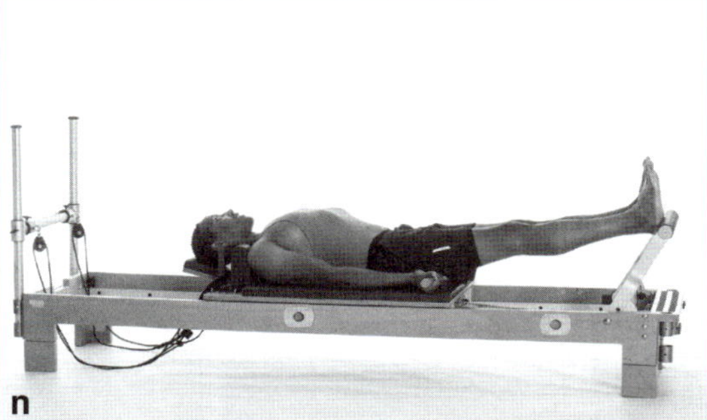
n

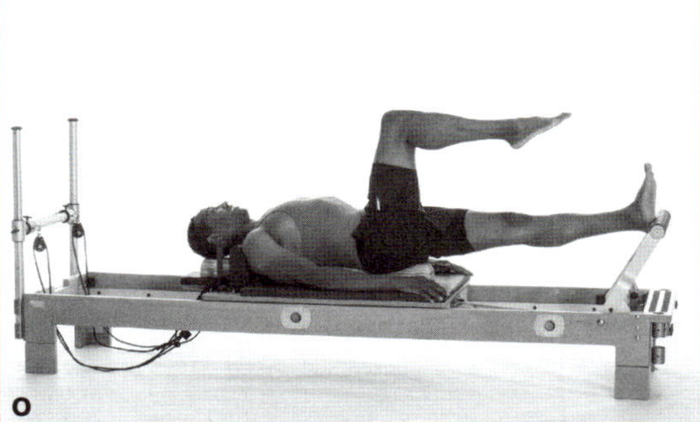
o

테크닉 조언

1. 궁둥뼈(좌골)에서 부터 움직임을 시작해라. 이렇게 하는 것은 넙다리 네갈래근의 아주 강한 힘에 대항하는 뒤넙다리근의 활성을 이끌어낸다.
2. 뒤꿈치와 궁둥뼈를 연결하는 고무밴드를 시각화해라. 다리를 쭉 펴면 밴드가 늘어나서 뒤꿈치와 좌골결절 간에 강한 당김이 생긴다. 다리를 굽힐 때 다리를 일직선으로 유지하려고 노력하는 것처럼 움직임에 저항해라. 이러한 내적 저항은 근육의 작용을 증가시켜 편심성 수축을 극대화시킨다.
3. 넙다리 네갈래근과 뒤넙다리근의 동시수축에 중점을 두면서 다리를 완전히 펴라.
4. 시리즈 내내 골반 중립 자세(또는 특수한 상태에서는 적합한 골반 자세)를 유지해라.
5. 동작의 회전 포인트로 발목을 사용해라.

버텀 리프트 BOTTOM LIFT

주사용 근육

배 근육, 뒤넙다리근, 큰볼기근, 등 폄근

운동 목적

척추와 골반부의 가동, 척추 분절화, 뒤넙다리근 조절, 엉덩관절 폄근 강화, 골반과 요추 안정화, 코어 근육의 동원과 동시수축

적응증

이 운동은 펠빅 컬(57쪽)운동과 기본적으로 같으나 캐리지의 움직임이 불안정성을 증가시키기 때문에 리포머에서는 훨씬 어렵다. 이 운동은 캐리지를 움직이지 않고 엉덩이를 들어 올리는 것이 가능하도록 하기 위해 많은 요추-골반 안정성과 엉덩이 폄근 조절을 요한다. 발볼을 풋바 위에 올려놓아서 발과 발목의 많은 조절이 필요하므로 발목 삠 후 발목 안정성을 향상시키기에 매우 유용하다. 바의 높이는 펠빅 컬에서의 경우에 비해 엉덩관절 폄 가동 범위를 커지도록 만든다.

주의사항이나 금기증

금기증에는 급성 허리 디스크 질환이나 뼈엉성증(심한 허리뼈 굽힘으로 인한), 목 디스크 질환, 경추성 두통 또는 급성 목 통증(이 운동에서의 목 굽힘과 압박으로 인해)이 포함된다. 어깨끼임증후군과 가슴문증후군 환자는 숄더 레스트에 여분의 패드를 사용할 수 있다.

저항

중간

설명

헤드 레스트를 내리고 무릎을 굽혀 발볼을 풋바에 놓고 다리를 엉덩이 너비로 나란히 벌리고 캐리지 위에 바로 누워라(그림 *a* 참조). 숨을 내쉬면서 복부를 안으로 당기고 척추를 한 번에 한 마디씩 척추 분절화하면서 들어 올려라(그림 *b* 참조). 들어 올린 자세에서 숨을 들이마시고 멈춘 다음 내쉬면서 척추를 분절화하면서 캐리지 쪽으로 내려놓아라. 캐리지의 움직임은 최소가 되어야 한다.

응용 동작

1. 허리 디스크 질환이나 뼈엉성증이 있는 환자의 경우, 심한 허리뼈 굽힘을 생략하고 들어 올릴 때 척추와 골반을 중립자세로 유지해라.
2. 더 쉽게 하기 위해 뒤꿈치를 풋바에 놓거나 더 무거운 저항을 사용해라(저항이 클수록 더 많이 지지해 주고 불안정성을 감소시킨다).
3. 모음근을 더 활성화하기 위해 무릎 사이에 볼이나 블록을 놓아라.

진전

1. 버텀 리프트 위드 익스텐션(95쪽)
2. 한쪽 발을 바 위에 놓고 다른쪽 다리를 테이블탑 자세를 유지하고 편측으로 운동을 시행해라(그림 *c*, 96쪽 참고).

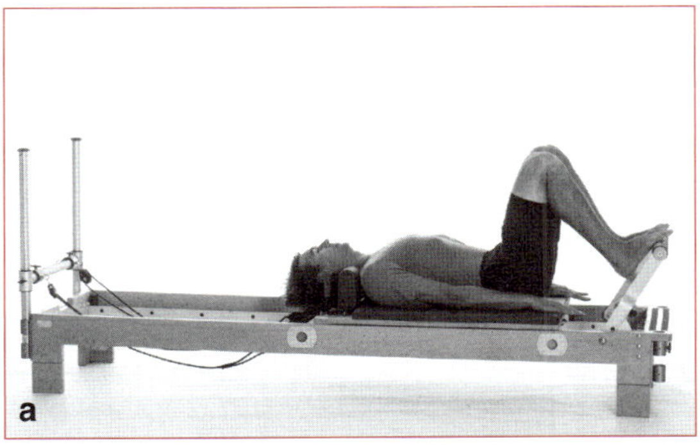

a

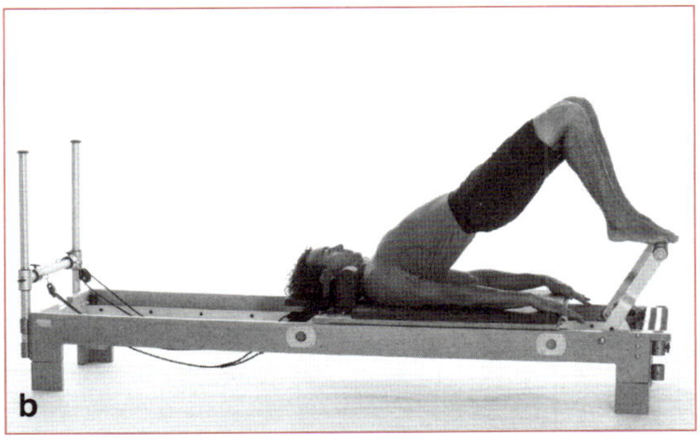

b

테크닉 조언

1. 운동 내내 뒤꿈치를 움직이지 않게 하고 발을 정렬시켜라.
2. 다리를 평행하게 하여 모음근이 활성화되게 한다; 무릎 사이에 공을 두면 도움이 된다.
3. 캐리지의 움직임을 최소화하고 가능한 캐리지가 스토퍼에 가깝게 유지하도록 척추를 누르지 말고 들어 올린다고 생각해라.
4. 매트에서 척추를 들어 올릴 때 두덩뼈를 머리쪽으로 당겨서 허리뼈 굽힘을 극대화시켜라(골반의 뒤기울임). 꼬리뼈를 들어 올리면, 마치 바나나껍질을 까듯이 캐리지에서 척추를 한 번에 한마디씩 벗기는 것처럼 반복해라.
5. 척추를 내릴 때는 계단을 내려가는 슬링키 스프링 장난감처럼 천천히 한 번에 척추 한마디씩 놓는것을 시각화해라. 이는 최대치의 척추 분절화와 가동성을 달성하는 데 도움이 될 것이다.

버텀 리프트 위드 익스텐션 BOTTOM LIFT WITH EXTENSION

주 사용 근육

배 근육, 뒤넙다리근, 큰볼기근, 등 폄근

운동 목적

척추와 골반부의 가동, 척추분절, 뒤넙다리근 강화와 조절, 엉덩이 폄근 강화, 골반과 허리 안정화, 코어 근육의 동원과 동시수축

적응증

이 운동의 적응증은 버텀 리프트와 같지만 다리를 펴는 동작이 추가되어 뒤넙다리근이 자극되므로 훨씬 더 많은 허리-골반 안정성이 요구된다.

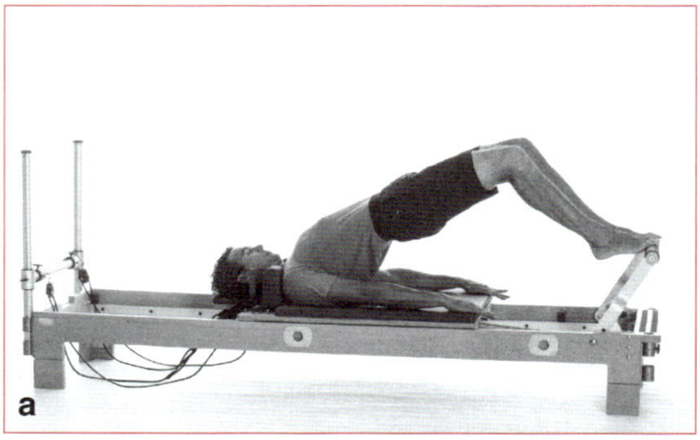
a

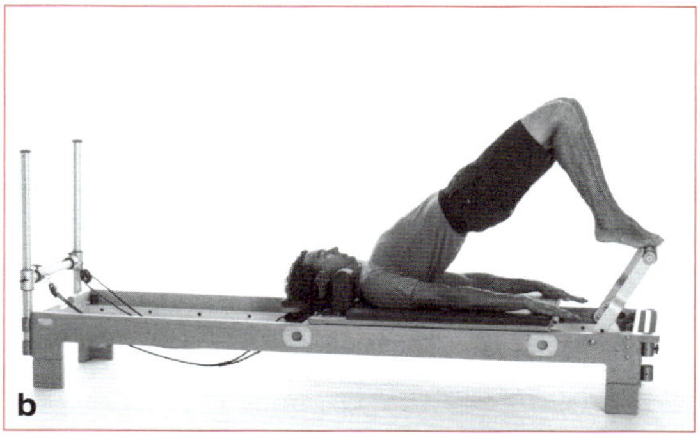
b

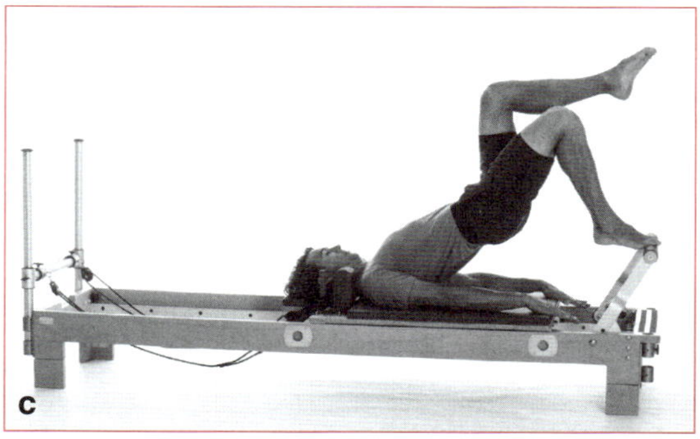
c

주의사항이나 금기증

버텀 리프트와 같음(94쪽)

저항

중간

설명

버텀 리프트와 같은 자세를 만들고 척추 분절화하면서 들어 올려라(95쪽 그림 *b* 참조). 상단에서 잠시 멈춘 후에 숨을 내쉬면서 다리를 펴주고(그림 *a* 참조) 그런 다음 숨을 마시고 엉덩이를 올린 상태를 유지하면서 무릎을 굽혀서 캐리지를 다시 스토퍼 쪽으로 보내라(그림 *b* 참조). 5~10회 반복한 후 숨을 내쉬면서 척추는 시작 자세까지 아래쪽으로 분절화 해라.

응용 동작

1. 허리 디스크 질환이나 뼈엉성증이 있는 환자의 경우, 심한 허리뼈 굽힘을 생략하고 척추와 골반을 들어 올릴 때 중립자세를 유지해라.
2. 더 쉽게 하기 위해 뒤꿈치를 풋바에 올려놓거나 더 무거운 저항을 사용해 안정성을 높여라.
3. 모음근을 더 활성화하기 위해 무릎 사이에 볼이나 블록을 놓아라.

진전

한 발을 테이블탑 자세로 한 채 운동해라(그림 *c* 참조).

테크닉 조언

1. 무릎은 잠그지 않게 유지해라. 허리에 무리를 줄 수 있으므로 다리는 완전히 펴지마라.
2. 캐리지를 스토퍼로 보낼 때 어깨부터 엉덩이를 지나 무릎에 이르는 대각선 에너지 선을 유지해라.

3. 캐리지가 들어오면 골반은 낮아지므로 운동 내내 엉덩이를 쭉 뻗고 골반이 같은 높이로 들어 올리는 데 집중해라.
4. 뒤꿈치는 움직이지 말고 다리는 평행하게 유지하고 모음근을 활성화해라.

암 슈파인 시리즈 ARMS SUPINE SERIES

슈파인 암 익스텐션 SUPINE ARM EXTENSION

주 사용 근육

넓은 등근

운동 목적

이 운동은 어깨 폄근을 강화하고 몸통과 어깨뼈 안정화를 증가시키고 어깨 위팔뼈 리듬을 개선할 목적으로 행해진다. 테이블탑 자세로 다리를 유지하면 배 근육과 엉덩이 굽힘 근의 지구력을 강화하고 증가시킨다.

적응증

암 슈파인 시리즈는 팔의 강화와 긴장 외에도 코어 안정화 근육을 활성화시키고 어깨를 움직일 때 어깨 안정화 근육(특히, 아래 등세모근과 앞톱니근)의 율동적 협응을 촉진시킨다. 이 시리즈는 특히, 신체가 몸통 안정화를 유지하면서 팔과 어깨 근력을 증가시킬 수 있는 안전하고 편안한 비 체중부하 자세로 시행하기 때문에 환자에게 매우 유익하다. 전체 시리즈는 어깨 굽힘이 90° 이하로 시행하므로 팔이 어깨보다 높게 들어올리는 것이 금기증인 어깨끼임증후군 같은 고통이 심한 질환을 가진 환자에게 유익하다. 암 슈파인 시리즈는 오목위팔관절의 가동범위를 증가시키는 데 효과적이다.

주의사항이나 금기증

없음

저항

경량~중간

설명

양팔은 캐리지에 수직으로 어깨는 안정적으로 손바닥은 스트랩이나 핸들을 잡고 캐리지 쪽으로 향하게 하며, 다리는 테이블탑 자세로 놓고 중립 골반으로 바로 누워라(그림 *a* 참조). 숨을 내쉬면서 팔이 양쪽 옆구리 쪽으로 내려갈 때 코어에서부터 움직임을 시작해라(그림 *b* 참조). 숨을 들이마시고 시작 자세로 돌아가라.

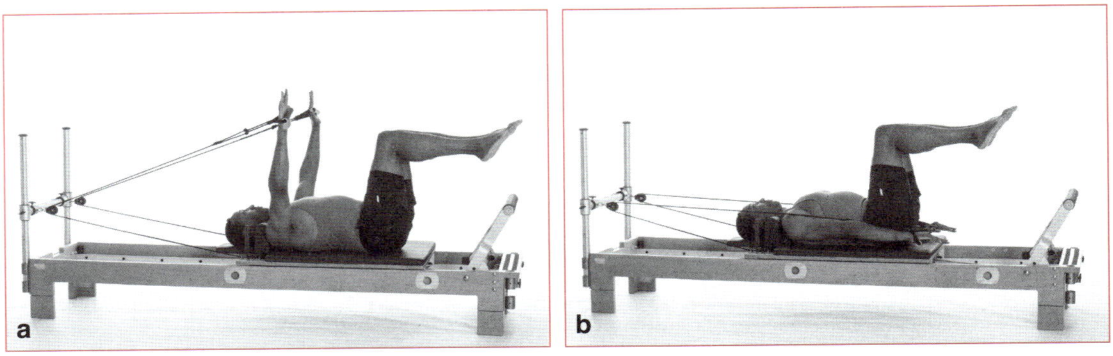

응용 동작

1. 테이블탑 자세를 견디거나 유지할 힘 또는 지구력이 부족한 환자의 경우, 다음 중 하나 이상의 방법으로 수정해라:
   a. 무릎을 가슴쪽으로 당겨라.
   b. 증상이 보이는 다리를 반대쪽 다리로 지지하기 위해 한쪽 발목을 다른 쪽 발목에 교차시켜라.
   c. 모음근과 골반저근육의 활성화를 증가시켜 엉덩이 굽힘근육의 과다활동을 억제하고 허리의 부담을 감소시키기 위해 무릎 사이에 볼을 놓아라.
2. 유착 관절주머니염으로 어깨관절가동범위가 제한된 환자는 통증없는 범위에서만 시행해라.
3. 목표가 어깨관절 가동범위를 증가시키는 것이라면(예를 들어, 돌림근띠 수술환자), 어깨와 숄더 레스트 사이에 공간이 생기도록(또는 가능하다면 리포머에서 숄더 레스트를 제거) 몸을 풋바 쪽으로 움직여 어깨관절 가동성을 방해하지 않도록 해라.

테크닉 조언

1. 배 근육 활성화와 어깨뼈를 바지 뒷주머니 쪽으로 당겨 코어 연결과 어깨 안정화를 유지해라.
2. 운동 내내 스트랩에 일정한 장력을 유지해라.
3. 동심성과 편심성 수축 단계 동안 매끄럽고 일정한 동작을 해라.
4. 팔꿈치에 과도한 힘을 가하지 않은 채 팔을 쭉 뻗은 상태로 유지해라(팔을 잠그지는 않는다).
5. 팔은 마치 몸이 물을 헤치고 나아가는 큰 지느러미처럼 움직여라.
6. 팔은 어깨높이 이하로 유지해라(목표가 어깨관절 가동범위를 증가시키는 것이 아니라면).

슈파인 암 어덕션 SUPINE ARM ADDUCTION

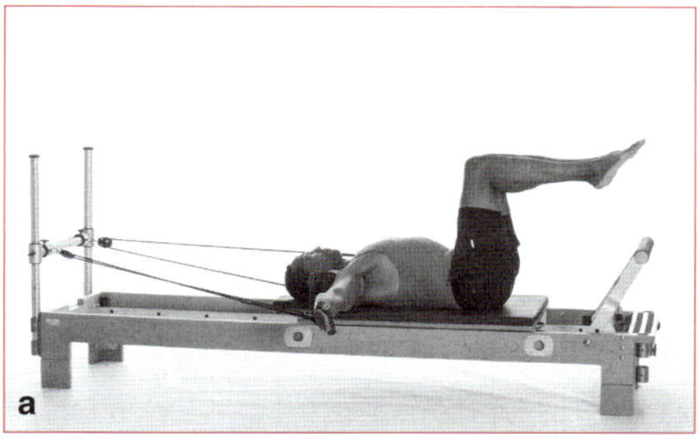

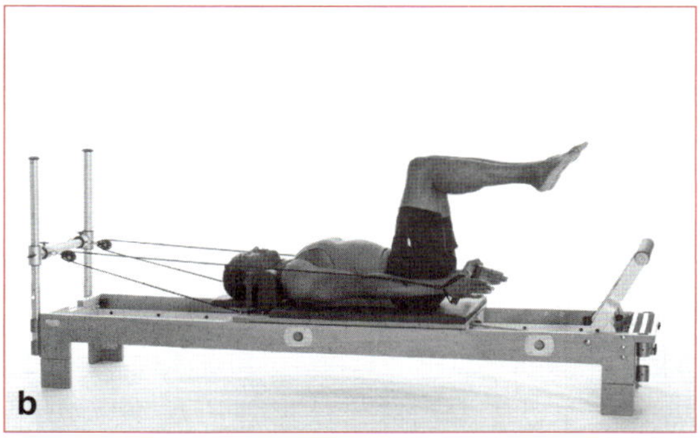

주사용 근육

넓은등근

운동 목적

슈파인 암 익스텐션에서의 경우와 같음(97쪽).

적응증

이 운동의 적응증은 슈파인 암 익스텐션과 같음.

주의사항이나 금기증

없음

저항

경량~중간

설명

다리는 테이블탑 자세로 놓고 중립 골반으로 바로 누워서 양팔은 T자로 만들고(90° 어깨 벌림) 어깨는 안정적으로 손바닥은 스트랩이나 핸들을 잡고 몸 쪽을 향하게 해라(그림 *a* 참조). 숨을 내쉬면서 팔을 옆구리쪽으로 붙여라(그림 *b* 참조). 숨을 마시면서 시작 자세로 돌아와라.

응용동작

이 운동의 응용 동작은 슈파인 암 익스텐션과 같다(97쪽).

테크닉 조언

이 운동의 테크닉 조언은 슈파인 암 익스텐션과 같다(97쪽).

슈파인 암 서클 SUPINE ARM CIRCLES

주사용 근육

넓은등근

운동목적

이 운동의 목적은 슈파인 암 익스텐션(97쪽)에서의 경우와 같으며 어깨관절 가동성이 추가된다.

적응증

이 운동의 적응증은 슈파인 암 익스텐션과 같다. 이 운동은 어깨관절 가동범위가 제한된 환자에게 유익하다(관절염, 유착성 관절주머니염, 수술 후 돌림근띠 재건술 후).

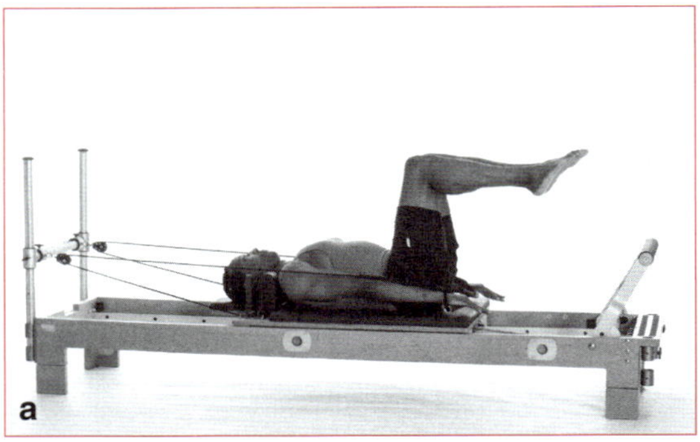
a

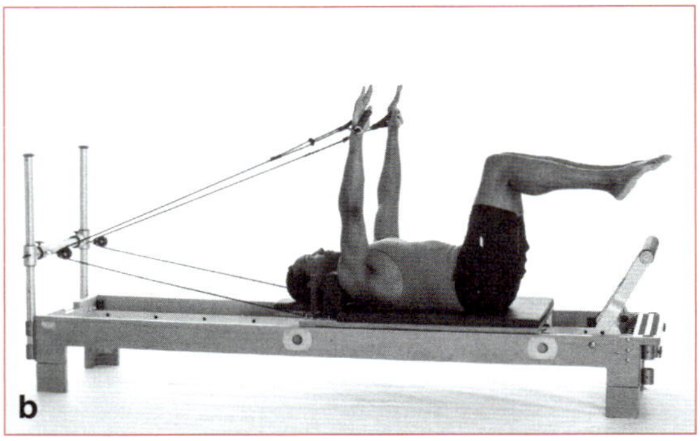
b

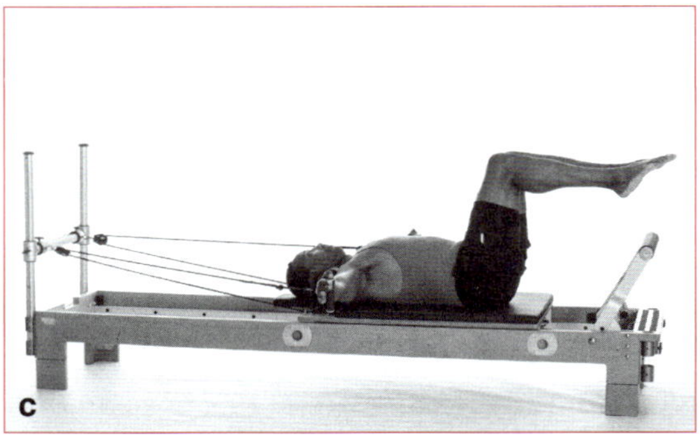
c

주의사항이나 금기증

없음

저항

경량 ~ 중간

설명

이 운동은 암 익스텐션과 암 어덕션의 조합이다. 양 팔은 옆구리 쪽으로 쭉 뻗고 어깨는 안정적으로 손바닥은 스트랩이나 핸들을 잡고 캐리지 쪽을 향하며 다리는 테이블탑 자세로 놓고 중립 골반 자세로 바로 누워라(그림 *a* 참조). 숨을 마시면서 팔을 어깨 높이로 들어 올린 후(그림 *b* 참조) T 자세로 만들어라(그림 *c* 참조). 숨을 내쉬며 팔을 옆구리 쪽으로 모아주고 손바닥을 돌려 캐리지 쪽으로 마주 보고 시작 자세로 돌아가라(이것을 업서클이라고 한다). 업 서클을 5~10회 반복한 후 방향을 바꿔 다운서클을 해라.

응용동작

이 운동의 응용동작은 슈파인 암 익스텐션과 같다(97쪽).

테크닉 조언

1. 슈파인 암 익스텐션을 위한 테크닉 조언(97쪽)이 운동에 적용될 수 있다.
2. 마치 천장에 연속적인 타원형을 그리듯 동작이 흐르는 듯 부드럽게 되도록 하되 마지막 범위에서의 정확한 지점을 찍어라.
3. 어깨관절 가동범위 제약이 없는 경우, 오목위팔관절의 최대가동범위를 얻기 위해 패턴을 할 수 있는 만큼 크게 그려라.

트라이셉스 TRICEPS

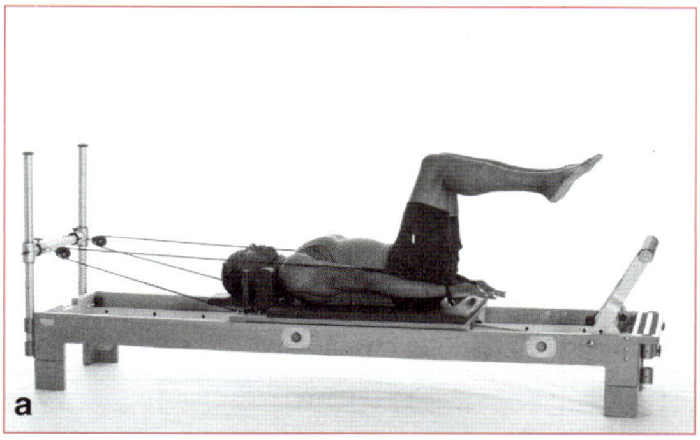

a

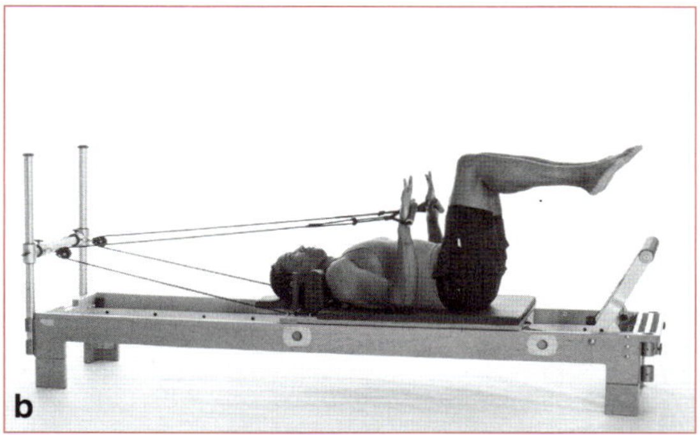

b

주 사용 근육

위팔 세갈래근

운동목적

팔꿈치 폄근 강화, 몸통 발달, 어깨뼈 안정화

적응증

이 운동의 적응증은 슈파인 암 익스텐션과 같다(97쪽).

주의사항이나 금기증

없음

저항

경량 ~ 중간

설명

양팔은 옆구리 쪽으로 쭉 뻗고 어깨는 안정적으로 손바닥은 스트랩이나 핸들을 잡고 캐리지 쪽을 향하며 다리는 테이블탑 자세로 놓고 골반은 중립 자세를 취해 바로 누워라(그림 *a* 참조). 숨을 마시면서 팔꿈치를 굽히고(그림 *b* 참조) 숨을 내쉬면서 팔꿈치를 쭉 펴라.

응용동작

이 운동의 응용동작은 슈파인 암 익스텐션과 같다(97쪽).

테크닉 조언

1. 어깨를 안정적으로 유지하고 정렬을 이상적으로 맞추는 데 도움이 되도록 운동 내내 팔을 옆구리쪽으로 눌러라.
2. 윗팔은 움직이지 마라.
3. 손목을 중립자세로 유지해라.
4. 팔은 바닥과 평행하게 유지하고 팔꿈치는 캐리지를 향해 아래로 눌러주면서 어깨와 일직선을 유지해라.
5. 아래팔만으로 물속을 질주하는 모습을 상상해라.
6. 몸통과 다리를 안정적으로 유지해라

헌드레드 프렙 HUNDRED PREP

주 사용 근육

배 근육

운동목적

배 근육 강화, 어깨 폄근 강화, 허리-골반 안정화

적응증

이 운동은 가장 유명한 클래식 필라테스 운동 중 하나인 헌드레드를 위한 준비운동이다. 본질적으로 이 운동은 저항을 사용한 체스트 리프트(가슴 올리기)이다.

주의사항이나 금기증

디스크 질환, 뼈엉성증, 목 통증이나 질환, 급성 엉치엉덩관절 기능장애나 통증 또는 급성 허리통증

저항

경량 ~ 중간

설명

팔은 캐리지에 수직이 되게 하고 손은 약간의 장력을 유지하면서 스트랩이나 핸들을 잡고 다리는 테이블탑 자세를 유지하여 리포머에 바로 누워라. 이상적으로 척추는 중립 자세에 있어야 하지만 필요한 경우 골반의 뒤기울임을 조금 허용해라(그림 *a* 참조). 숨을 들이마시면서 코어를 활성화한 다음 숨을 내쉬면서 머리, 가슴, 몸통 윗부분을 들어 올리며 팔을 옆구리 쪽으로 내려라(그림 *b* 참조). 숨을 마시면서 시작 자세로 돌아와라.

응용동작

엉덩이 굽힘근의 과활성화를 억제하기 위해 무릎 사이에 작은 볼이나 매직서클을 넣고 쪼여줘라.

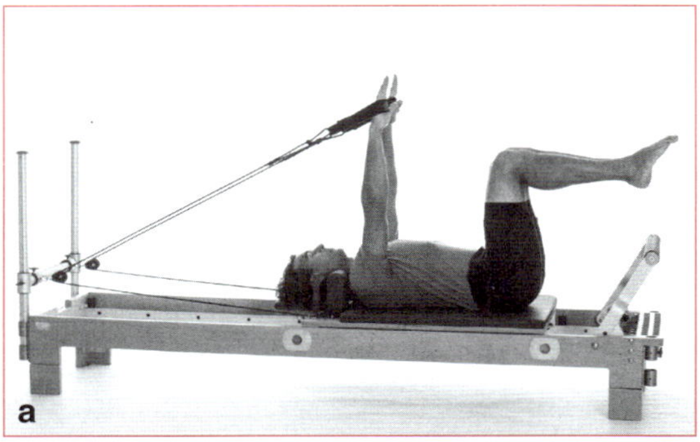
a

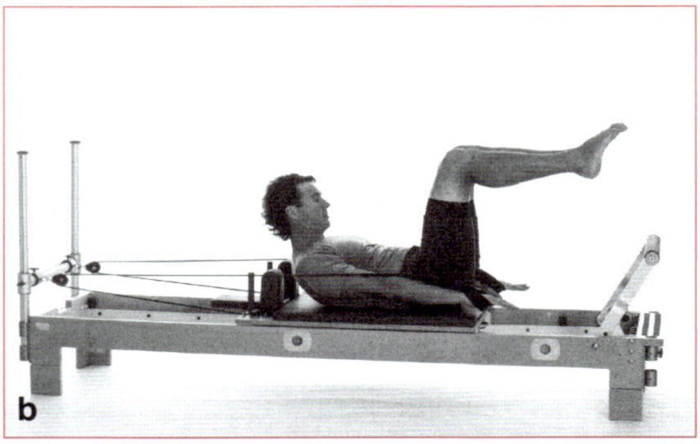
b

진전

1. 헌드레드 프렙 위드 익스텐션: 머리, 가슴, 몸통을 들어 올릴 때 다리 펴기를 추가해라. 몸을 내릴 때 다리는 테이블탑 자세가 되게 해라. 이렇게 하면 몸통에 부하가 증가해 골반-허리 안정성을 유지하기가 더 어려워지게 된다.
2. 헌드레드(103쪽).

테크닉 조언

1. 머리는 척추와 일직선을 유지하면서 몸통 윗부분과 머리를 한 단위로 움직여라.
2. 과다앞굽음증을 피하고 골반은 중립자세나 약간 뒤기울임을 해라.
3. 목과 어깨는 이완해라.
4. 어깨 내림근을 활성화하면서 양팔은 발을 향해 뻗어라.
5. 복부가 튀어나오거나 동그랗게 나오지 않도록 해라.
6. 헌드레드 프렙 위드 익스텐션 진전의 경우, 발바닥 굽힘으로 정강이가 길어지도록 해라. 다리를 길게 뻗는다. 난이도는 펴는 다리의 높이에 따라 조절 가능하다(펴는 다리가 높을수록 더 쉬움).

헌드레드 HUNDRED

주사용 근육

배 근육

운동목적

배 근육 강화, 배 근육과 어깨 폄근의 통합, 허리-골반 안정화, 순환과 깊은 호흡 촉진

적응증

이것은 타악기적 호흡(percussive breathing)과 등장성 팔 동작 동안 코어 근육의 등척성 동시 수축을 이끌어내는 매우 힘든 운동이다. 다리의 긴 지렛대는 허리와 엉덩관절 굽힘근에 큰 부하를 가할 뿐만 아니라 배 근육에도 큰 부담을 준다. 펌핑 동작은 순환과 협응력을 촉진시킨다. 하지만, 일부 질환에 금기증인 것 외에도 이 운동은 너무 힘들고 허리 부상이나 약화가 있는 많은 사람에게 역효과를 낳을 수 있다.

주의사항이나 금기증

디스크 질환, 뼈엉성증, 목 통증이나 질환, 급성 엉치엉덩관절 기능장애나 통증, 급성 허리통증

설명

팔은 캐리지에 수직이 되게 하고 손은 약간의 장력을 유지하며 스트랩이나 핸들을 잡고 다리는 테이블탑 자세를 유지하면서 리포머에 바로 누워라. 이상적으로 척추는 중립 자세를 유지해야 하지만 필요한 경우 골반의 뒤기울임을 조금 허용해라(그림 *a* 참조). 숨을 내쉬면서 다리를 곧게 펴고, 양팔, 머리,

가슴을 들어 올리고 양팔은 옆구리 쪽으로 내려 매트와 평행하게 유지해라(그림 *b* 참조). 이 자세를 유지하면서 팔은 작은 동작으로 위아래로 펌핑(pumping)할 때 5회까지는 숨을 내쉬고, 다음 5회까지는 숨을 마셔라. 이 펌프질과 호흡을 10회 반복한 다음 다리를 테이블탑 자세로 원위치시키고 몸을 시작 자세로 내려라. 다리의 위치와 높이는 뒤넙다리근 유연성과 배 근력과 조절에 따라 차이가 나며 다리를 더 펴고 더 낮출수록 난이도는 증가한다.

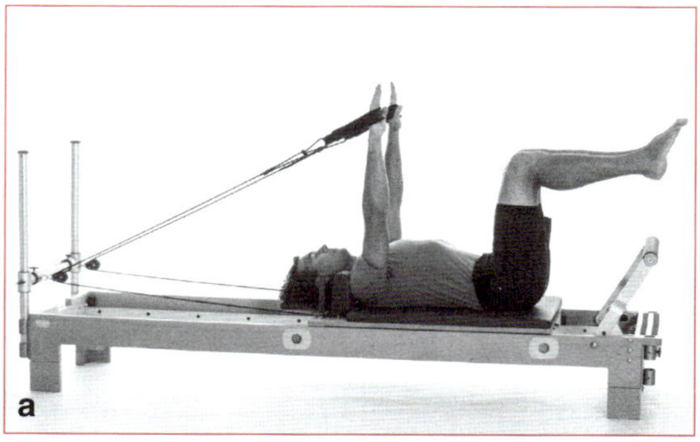

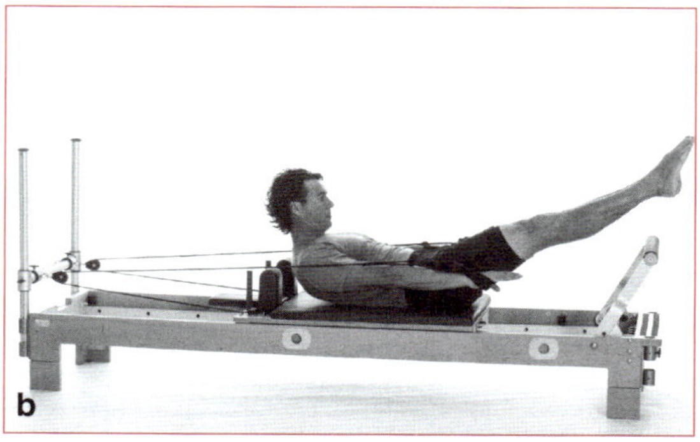

응용 동작

1. 허리에 가해지는 부담감과 난이도를 줄이기 위해 다리를 엉덩관절 굽힘 90°로 들어 올리거나 헌드레드 프렙에서처럼 테이블탑 자세로 두어라(102쪽).
2. 모음근을 활성화하고 엉덩이 굽힘근을 억제하기 위해 무릎 사이에 볼을 놓아라.

테크닉 조언

1. 깊고 길게 숨을 쉬어라.
2. 펌핑 동작은 부드럽고 작게 긴장없이 시행해라. 호수에서 뗏목을 타고 떠다니며 물의 표면을 가볍게 톡톡 두드린다고 상상해라.
3. 과다 앞굽음, 목 긴장, 배 근육 돌출, 엉덩관절 굽힘근의 긴장을 피해라.
4. 운동 내내 높이를 일정하게 유지해라.
5. 머리는 척추와 일직선이 되도록 하고 눈은 앞쪽을 바라보아라.

코디네이션 COORDINATION

주사용 근육

배 근육

운동목적

배 근육 강화, 허리-골반 안정화, 호흡과 동작의 협응력 향상

적응증

이 운동은 배 근육의 등척성, 등장성 수축 뿐만 아니라 협응력을 많이 요구한다. 이는 코어가 활성화된 상태에서 골반의 움직임 없이 다리 분리(dissociation)를 위한 신경근 재훈련에 효과적인 운동이다.

주의사항이나 금기증

디스크 질환, 뼈엉성증, 목 통증이나 질환, 급성 엉치엉덩관절 기능장애나 통증 또는 급성 허리통증

저항

경량 ~ 중간

설명

헌드레드 프렙처럼 다리를 테이블탑 자세를 취하고 양팔은 어깨 굽힘 90°로 시작해라(그림 *a*, 102쪽 참조). 숨을 내쉬면서 양팔은 몸쪽으로 뻗고 다리를 펴면서 머리와 가슴을 들어 올려라(그림 *a* 참조). 숨을 계속 내쉬면서 빠르게 다리를 벌리고 모아라(그림 *b* 참조). 숨을 마시고 다리를 테이블탑 자세로 굽힌 다음 몸통, 머리, 양팔은 시작 자세로 만들어라.

응용동작

디스크 질환, 뼈엉성증, 목 통증 또는 목 질환이 있는 환자의 경우 머리와 몸통을 들어 올리지 않고 운동을 시행할 수 있다.

테크닉 조언

1. 몸통을 내려 놓기 전에 무릎을 몸쪽으로 끌어당겨라.
2. 머리는 척추와 일직선이 되게 하고 눈은 앞쪽을 바라보아라.
3. 다리는 풋바보다 더 넓게 벌리지 마라.
4. 다리 벌리기와 원위치하기는 매우 민첩하고 역동적이어야 하며 몸을 들어 올리거나 내릴 때는 부드러워야 한다.

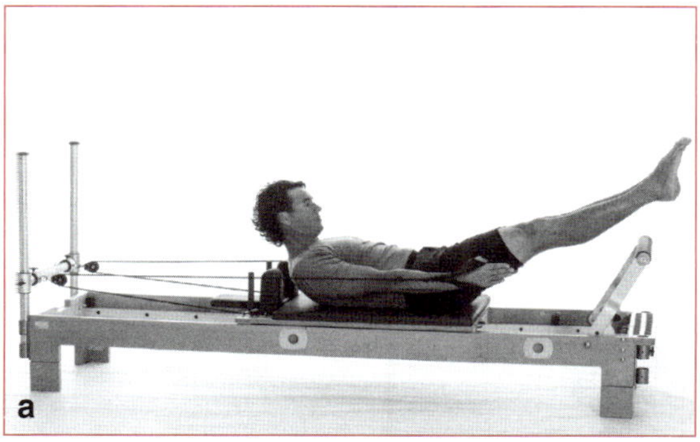
a

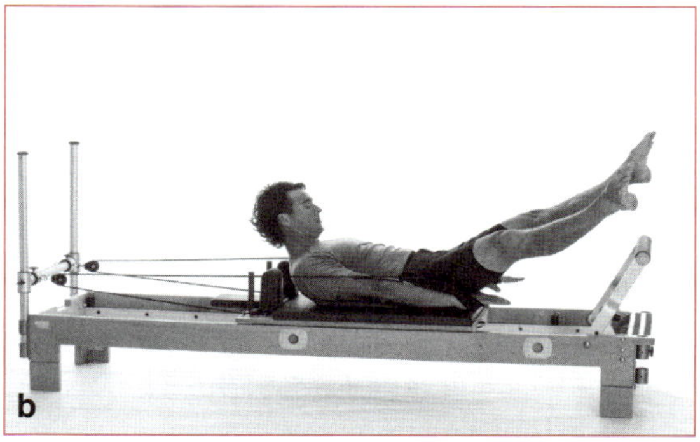
b

싱글 암 코디네이션 SINGLE-ARM COORDINATION

BASI Mentor Program에서 Rael Isacowitz가 지도한 운동의 응용동작(Isacowitz 2018).

주사용 근육

배 근육

운동목적

배빗근 강화, 주로 횡단면에서의 허리-골반 안정화, 협응력 증가와 교차 패턴을 위한 신경근 훈련

적응증

이 운동은 배빗근 강화와 조절에 중점을 둔다. 몸의 한쪽이 정지해 있는 동안 다른 한쪽이 움직이므로 협응력 면에서 이 운동은 어렵다. 이 운동에서 몸통과 머리는 운동 내내 중립 자세가 되므로 목 질환 또는 디스크 질환이나 뼈 엉성증 환자가 코어를 강화하고 허리-골반을 조절하기에 매우 유용하다.

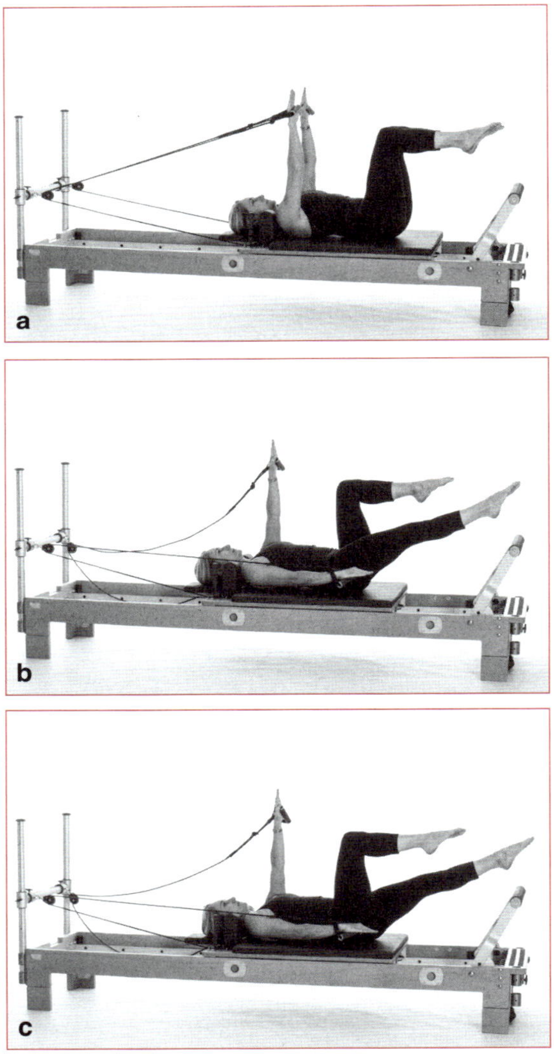

주의사항이나 금기증

급성 엉치엉덩관절 기능장애나 통증 또는
급성 허리통증

저항

경량 ~ 중간

설명

다리는 테이블탑 자세를 만들고 팔은 캐리지에 수직으로 놓고 바로 누워라(그림 *a* 참조). 숨을 마시고 코어를 활성화 한 후 숨을 내쉬면서 오른팔은 몸 옆으로 뻗어주고 오른쪽 다리는 풋바를 향해 45°로 뻗어라. 왼쪽 팔과 다리는 완전히 정지상태를 유지해라(그림 *b* 참조). 숨을 마시고 시작 위치로 되돌아간 후 반대쪽도 반복해라.

응용 동작

협응력과 교차 패턴을 더 어렵게 만들기 위해 같은 쪽 대신에 반대쪽 팔과 다리를 뻗어라(그림 *c* 참조). 이렇게 하는 것은 사선에 비해 쉽지만, 정신적으로는 더 어렵다.

진전

도 질환이나 디스크 질환 또는 뼈엉성증이 없으면 캐리지에서 머리와 가슴을 들어 올린 상태로 운동을 할 수 있다.

테크닉 조언

1. 움직이지 않는 팔은 정지 상태로 유지하고 캐리지에 수직으로 두어라.
2. 골반은 중립자세를 만들어라.
3. 몸이 움직이는 팔과 다리 쪽으로 움직이거나 회전하지 않도록 주의해라.
4. 반복할 때마다 다리와 팔을 완전히 뻗어줘라.

에이비 오프닝 AB OPENING

BASI Mentor Program에서 Rael Isacowitz가 지도한 운동의 응용동작(Isacowitz 2018).

주사용 근육

배 근육

운동목적

배 근육 강화, 허리-골반 안정화, 엉덩관절 벌림근과 모음근 강화 및 조절, 협응력 향상

적응증

이 운동은 하체 움직임 시 코어 근육의 등척성 수축을 유도한다. 다리의 긴 지렛대는 허리와 엉덩관절 굽힘근에 큰 부하를 가할 뿐만 아니라 배 근육에도 큰 부담을 준다. 다리 벌림과 모음은 엉덩관절의 힘, 조절, 가동성뿐만 아니라 협응력을 어렵게 한다.

주의사항이나 금기증

디스크 질환, 뼈엉성증, 목 통증이나 질환, 급성 엉치엉덩관절 기능장애나 통증 또는 급성 허리통증

저항

경량

설명

손은 스트랩이나 핸들을 잡고 척추는 중립자세로 다리는 테이블탑 자세로 한 채 캐리지에 바로 누워라(그림 *a* 참조). 코어를 활성화한 상태에서 숨을 내쉬며 다리는 풋바 쪽을 향해 대각선으로(엉덩관절 굽힘 60° 정도) 뻗어주고 양팔은 옆구리쪽으로 내려 손바닥은 몸쪽을 바라보게 하고 머리와 몸통을 들어 올려라(그림 *b* 참조). 숨을 마시면서 마치 벌려 뛰기를 하듯 다리와 팔을 벌린 후(그림 *c* 참조) 숨을 내쉬면서 다리와 팔을 중심선으로 끌어당겨라. 인 앤 아웃(in-and-out) 동작을 10~15회 반복한 후 시작 자세로 돌아가라.

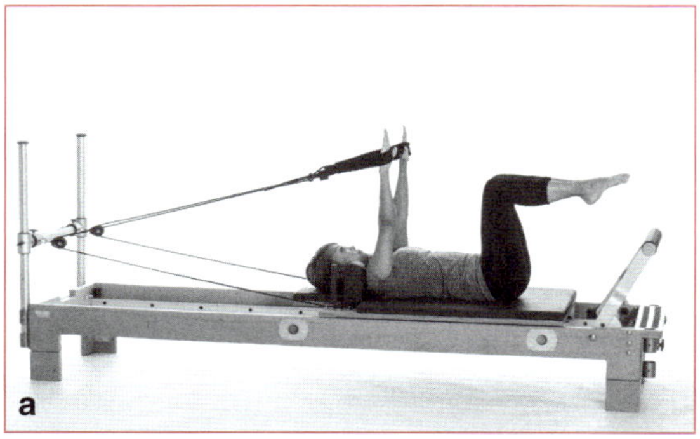

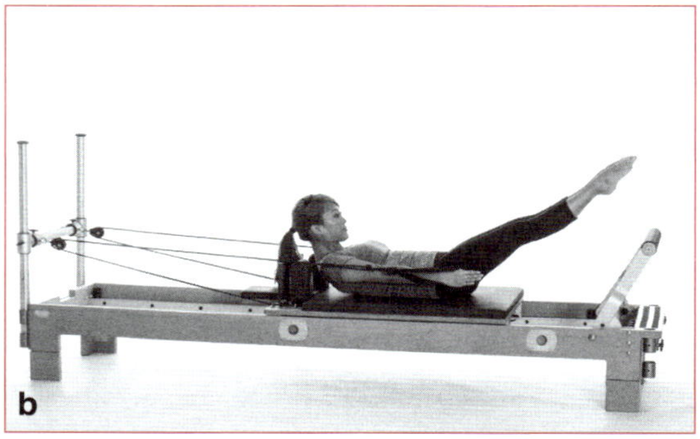

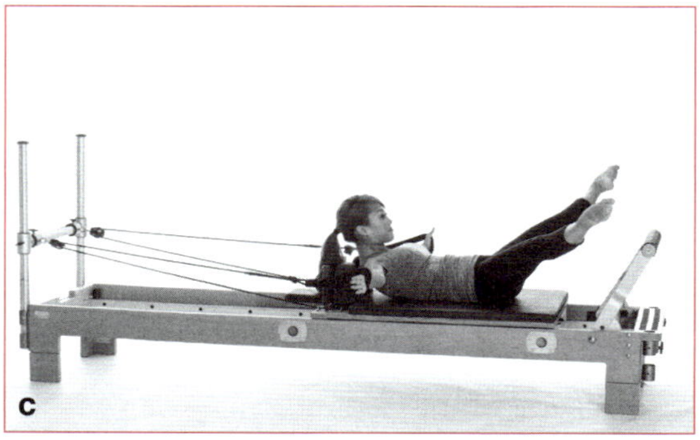

응용 동작

허리 디스크 질환이나 뼈엉성증으로 인해 윗몸 일으키기가 가능하지 않은 환자나 목 통증이나 목 질환이 있는 환자의 경우 머리와 몸통을 들어 올리지 않고 운동을 시행하는게 가능하다.

진전

배 근육의 어려움을 증가시키기 위해, 다리를 낮추어 풋바 바로 위에 두어라.

테크닉 조언

1. 다리는 풋바보다 넓게 벌리지 마라.
2. 목 근육은 이완해라.
3. 다리와 팔은 쭉 뻗어라.

힙 워크 시리즈(레그 인 스트랩스) HIP WORK SERIES(LEGS IN STRAPS)

힙 워크 시리즈는 골반 안정성과 엉덩관절 가동성을 개선할 필요가 있는 사람에게 아주 도전적이며 유용한 운동이다. 다리는 열린 사슬 운동으로 풋바에 놓여있는 것이 아니라 스트랩에 있으므로 풋워크 운동보다는 더 많은 허리-골반 안정성이 요구된다. 골반의 안정성이 유지되는 동안 엉덩관절을 부드럽게 움직이므로 힙 워크 시리즈는 엉덩관절 분리(dissociation)라는 개념을 가르치기에 유용하다. 엉덩이 근육의 불균형은 허리, 골반, 무릎 질환을 유발한다. 힙 워크 시리즈는 엉덩이 근육의 불균형을 다룬다; 작용하는 주된 근육은 엉덩이 폄근, 벌림근, 모음근이다(흔히 너무 긴장된 엉덩관절 굽힘근과 반대로). 나는 힙 워크 시리즈가 급성 엉치엉덩관절 기능장애를 가진 환자에 매우 유익하다는 것을 발견했다.

이 시리즈의 인 앤 아웃(in and out)은 위험할 수 있다는 점에 유의해라. 환자는 이 시리즈를 시행하기 전에 올바른 자세를 찾아 스트랩과 캐리지를 조절할 줄 알아야 한다. 나는 당신이 스트랩에 있는 환자

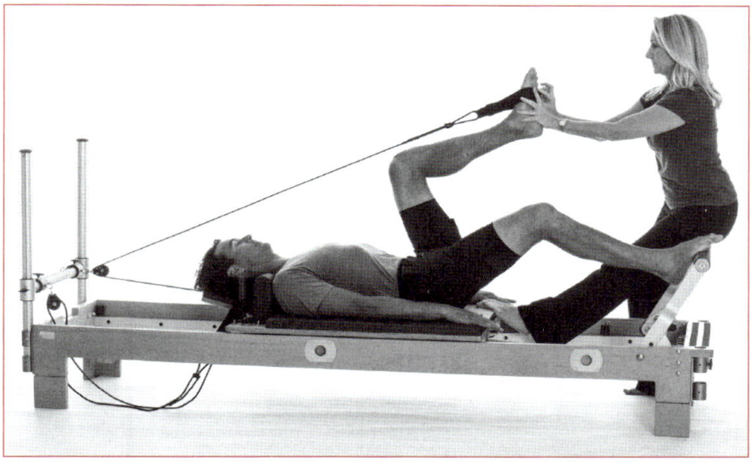

의 발을 받쳐주고 캐리지를 고정하기 위해 웰(well)에 한 다리로 서 있기를 추천한다(그림 참조). 환자에게 코어 근육으로 캐리지의 움직임을 조절할 필요가 있다고 알려준다; 그렇게 하지 않으면, 캐리지가 스토퍼로 내려와 환자는 뒤 공중돌기를 하게 된다.

힙 익스텐션 HIP EXTENSION

주사용 근육

엉덩이 폄근

운동목적

허리-골반 안정성, 엉덩관절 가동성, 엉덩이 폄근 강화, 엉덩이 분리

적응증

이 운동은 엉덩관절 가동성(엉덩이 분리)을 통해 골반 안정성을 강화하므로 힙 워크 시리즈를 시작하기에 좋은 방법이다. 이 운동은 고객이나 환자가 그들의 중립 척추 자세를 벗어나기 시작하는 가동범위가 어느 지점인지와 이를 조절하기 위해 사용되는 근육이 무엇인지를 알려주는 데 효과적이다. 시작 자세는 뒤넙다리근으로부터 다리 동작을 시작하고 동시에 이러한 근육을 능동적으로 신장하게 한다. 이 운동은 환자의 능력이나 제한점에 따라 범위를 늘리거나 줄일 수 있기 때문에 모두에게 적합하다.

주의사항이나 금기증

없음

저항

저항은 안정화를 향한 운동강도에 따라 경량~중간이다. 운동목적이 엉덩관절 폄근 강화일 경우 저항은 증가할 수 있다.

설명

발은 스트랩에 넣고 양팔은 옆구리에 놓은 다음 손바닥은 아래를 향하게 하고 다리는 곧게 펴고 가능한 한 최대 90° 엉덩관절 굽힘으로 캐리지에서 중립 골반 자세로 누워라(뒤넙다리근 긴장이 금지되지 않은 경우)(그림 *a* 참조). 숨을 내쉬면서 다리를 내릴 때 골반의 앞기울임이 되는 것을 방지하기 위해 심부 코어근육을 사용해라. 숨을 마시면서 시작 자세로 돌아가라.

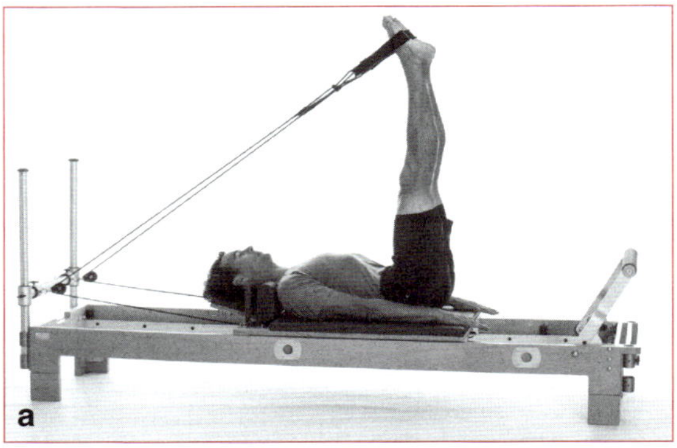

a

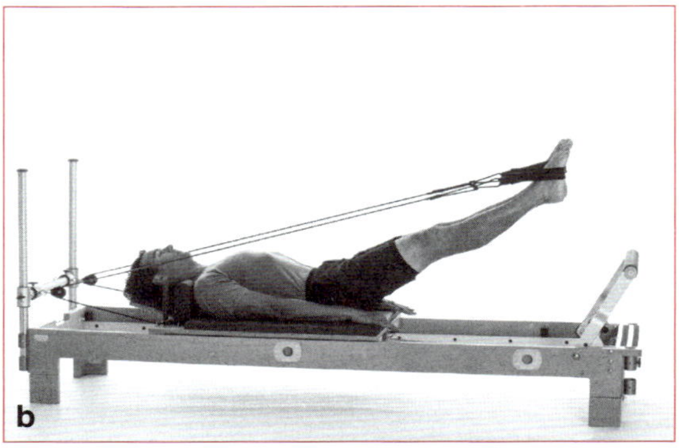

b

응용동작

모음근 활성을 증가시키거나 유도하기 위해 넙적다리 윗부분이나 발목 사이에 볼을 놓아라.

진전

이 시리즈의 운동들은 안정성 증가를 위해 하프 폼 롤에 누운 채 할 수 있다.

테크닉 조언

1. 다리를 쭉 뻗어라.
2. 운동 내내 꼬리뼈를 캐리지에 붙여라.
3. 등을 굽히지 않고 다리는 풋바를 향해 최대한 내려라.
4. 목과 어깨는 이완된 상태로 유지해라.

프로그 FROG

주사용 근육

엉덩이 모음근

운동목적

허리-골반 안정화, 엉덩관절 가동성, 모음근 강화와 조절, 무릎 폄근 조절

적응증

이 운동은 엉덩이와 무릎 뻣뻣함이나 관절염, 엉치엉덩관절 질환에 좋으며 골반-허리 안정화를 필요로 하는 모든 사람에게 좋은 운동이다.

주의사항이나 금기증

프로그 자세(개구리 자세)에서 다리를 당길 때 엉덩관절 굽힘이 90° 이상이 되므로 엉덩관절전치환술

환자에게 주의해서 사용해라.

저항

안정성에 따라 경량~중간; 운동목적이 모음근 강화인 경우, 저항을 더 무겁게 해라.

설명

카리지에 중립 척추 자세로 바로 누워서 발은 스트랩에 걸고 엉덩관절은 90°로 굽히며 바깥쪽으로 회전시키고 무릎은 양 옆구리쪽으로 굽혀 뒤꿈치를 서로 밀어내라(그림 *a* 참조). 숨을 내쉬면서 다리는 약 45° 대각선으로 뻗어라(그림 *b* 참조). 숨을 마시면서 무릎을 굽히며 시작 자세로 돌아가라.

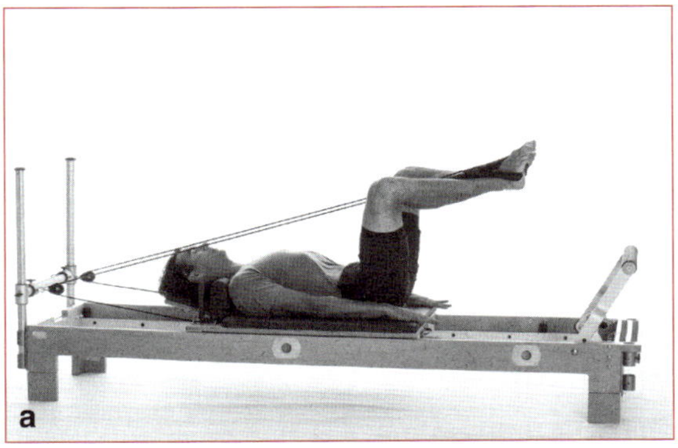
a

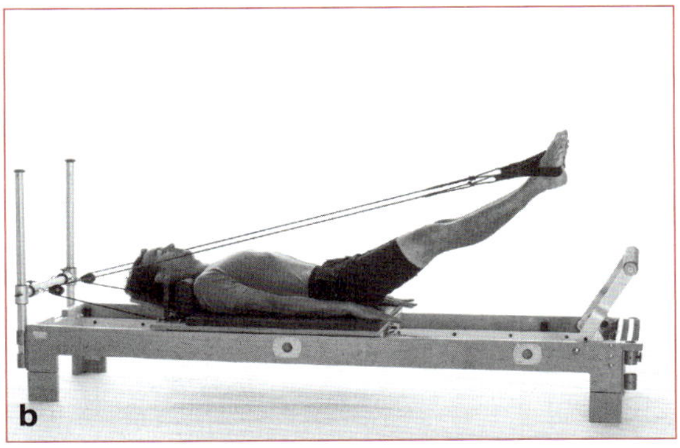
b

응용동작

근 활성을 증가시키기 위해 힙 익스텐션처럼 발목 사이에 볼을 끼워라(109쪽).

진전

이 운동의 진전은 힙 익스텐션에서의 진전과 같다(109쪽).

테크닉 조언

1. 다리 사이에 풍선이 있는 것처럼 무릎을 펼 때 다리를 서로 쪼아주는 데 집중해라.
2. 운동 내내 뒤꿈치는 서로 붙이고 특히 무릎을 완전히 펼 때는 더욱 쪼아주어라.
3. 운동 내내 골반을 안정적으로 유지해라.
4. 무릎이 가슴 쪽으로 너무 가까이 당겨지면 꼬리뼈가 떠서 엉덩관절전치환술 환자의 금기증이 되므로 무릎을 너무 당기는것을 피해라.

다운서클 앤 업 서클 DOWN CIRCLES AND UP CIRCLES

주사용 근육

엉덩관절 모음근과 폄근

운동목적

허리-골반 안정화; 엉덩관절 가동성; 엉덩이 모음근, 벌림근, 폄근 강화와 조절; 엉덩관절 분리; 모음근과 뒤넙다리근 늘리기

적응증

이 운동의 적응증은 힙 익스텐션과 프로그와 같다(109~110쪽). 또한 등척성, 동심성, 편심성으로 운동을 시행하기 때문에 엉덩관절모음근 조절과 강화를 위해 아주 훌륭한 운동이다. 이 운동은 내가 엉덩관절 분리의 촉진과 가동범위 증가를 위해서 가장 많이 시행하는 운동 중 하나이다.

주의사항이나 금기증

없음

저항

안정성을 고려하여 경량~중간. 운동목적이 엉덩관절 강화일 경우, 저항은 더 무겁게 함.

설명

중립 골반 자세로 캐리지에 바로 누워 발은 스트랩에 넣고 다리는 곧게 펴고 엉덩관절을 90° 굽혀라(골반은 가능한 한 기울이지 않고). 엉덩관절은 바깥쪽으로 돌리고 발은 부드럽게 발바닥 굽힘을 만들어라(그림 *a* 참조).

다운 서클 Down Circles

숨을 내쉬면서 다리는 붙인 상태를 유지한 채 몸의 중심선을 따라 내려라(그림 *b* 참조). 숨을 마시면서 다리를 벌려 원을 그리면서 시작 자세로 돌아와라(그림 *c* 참조).

업 서클 Up Circles

다운 서클처럼 시작하되 방향은 반대이며 다리를 먼저 벌리고 난 후 내리면서 돌려준 다음 몸의 중심선을 따라 시작자세로 돌아가라.

진전

이 운동의 진전은 힙 익스텐션과 같다(109쪽).

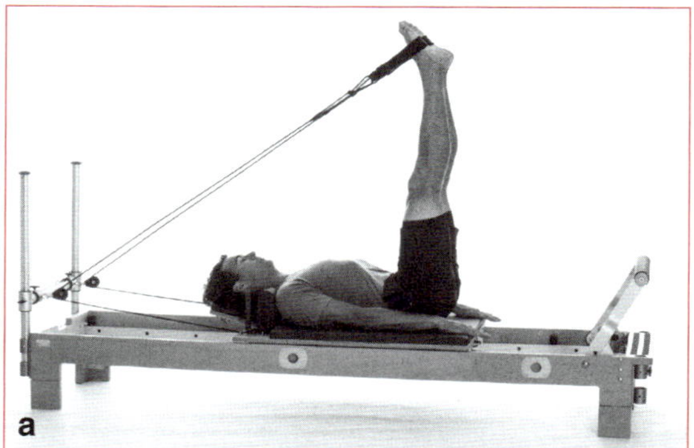
a

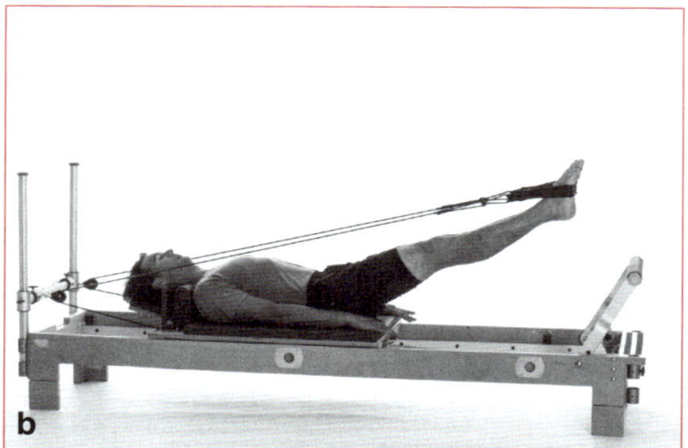
b

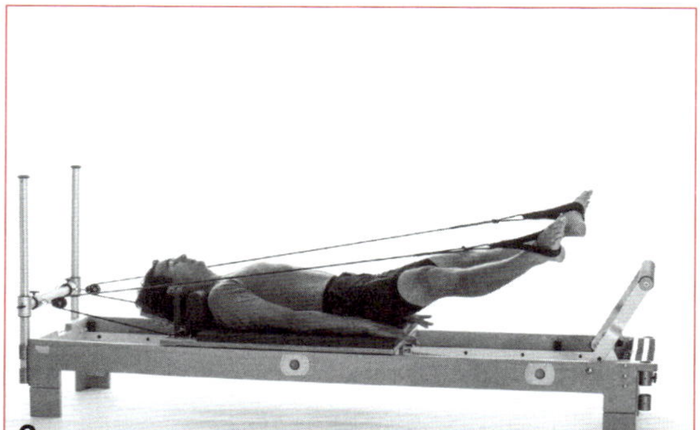
c

테크닉 조언

1. 발로 천장에 원을 그린다고 상상해라.
2. 중심에서 위나 아래로 선을 그릴 때 양다리를 쪼아라.
3. 다리가 센터 아래로 내려올 때 모음근과 뒤넙다리근을 활성화시켜라.
4. 다리를 벌리고 오므릴 때 모음근 수축을 극대화해라.

오프닝 OPENINGS

주 사용 근육

엉덩관절 모음근

운동목적

허리-골반 안정화, 엉덩이 가동성, 엉덩이 모음근 강화와 조절, 엉덩이 분리, 모음근과 뒤넙다리근 늘리기

적응증

이 운동의 적응증은 프로그와 서클과 같다. 이 운동의 장점은 특히 무용수, 피겨 스케이팅 선수, 체조 선수, 하키 선수, 야구 포수에게 매우 중요한 엉덩관절 가동범위를 극단적인 강화와 조절로 향상시킨다. 이 운동은 뻣뻣한 엉덩이나 엉덩관절염으로 고생하는 사람과 주로 시상면에서 훈련하는 운동선수에게 아주 좋다.

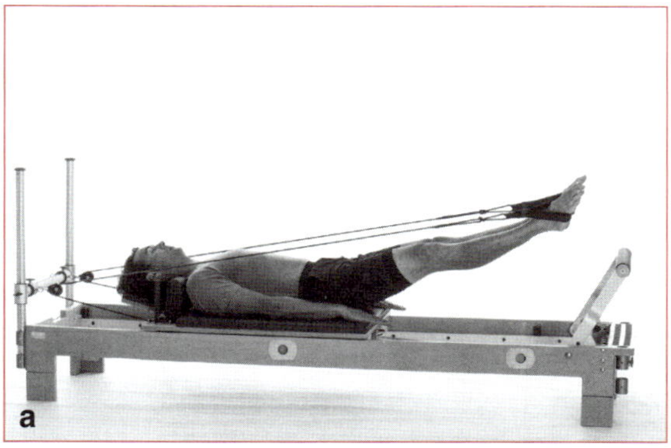
a

주의사항이나 금기증

없음

저항

안정성을 고려하여 경량~중간. 운동목적이 모음근 강화일 경우, 저항은 더 증가함.

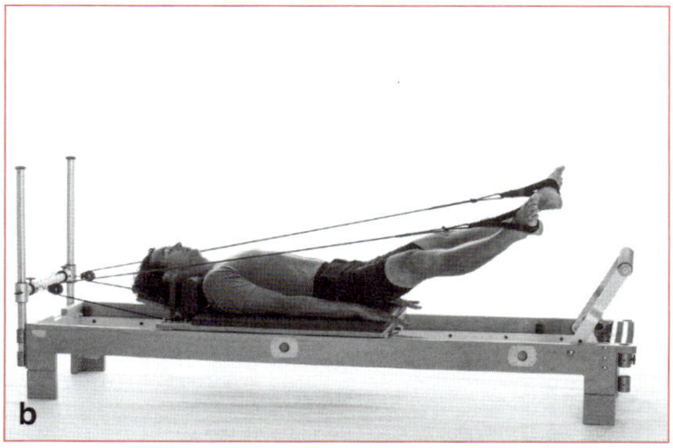
b

설명

발은 스트랩에 넣고 중립 골반 자세로 캐리지 위에 누워라. 다리는 대각선으로 뻗고 엉덩이는 바깥으로 돌려라(그림 *a* 참조). 숨을 마시면서 다리를 열어 엉덩이가 벌려지도록 해라(그림 *b* 참조). 그런 다음 숨을 내쉬며 다리를 잡아당겨 엉덩관절 모음이 되게 하고 시작 자세로 돌아가라.

진전

이 운동의 진전은 힙 익스텐션의 진전과 같다(109쪽).

테크닉 조언

1. 내부 저항을 만들기 위해 마치 물이나 진흙을 통과하며 발을 질질 끈다고 상상해라.
2. 햄스트링이 엉덩관절 모음근보다 많이 쓰이는 경향이 있어 다리를 내릴 때 바닥쪽으로 떨어지는 결과를 만든다. 다리를 벌리고 오므릴 때 뒤꿈치는 바닥과 평행하게 움직이도록 힘써라.
3. 운동 내내 골반은 안정적인 중립 자세를 유지해라.

어덕터 스트레치 ADDUCTOR STRETCH

주 사용 근육

엉덩관절 모음근

운동목적

모음근의 유연성 증가와 엉덩관절 가동성 향상

적응증

긴장된 모음근이나 엉덩관절 가동성 제한

주의사항이나 금기증

없음

저항

힙 워크 시리즈와 동일

설명

환자가 리포머에서의 힙 워크 시리즈를 완료한 후, 한 다리로 캐리지의 움직임을 막고 치료사의 손으로 환자의 다리를 받친 채 웰(well) 안에 서라(그림 참조). 환자가 캐리지, 스트랩, 강사에 의해 떠받쳐지는 동안 환자가 심호흡을 수차례 하고 신체에 모든 긴장을 풀어라.

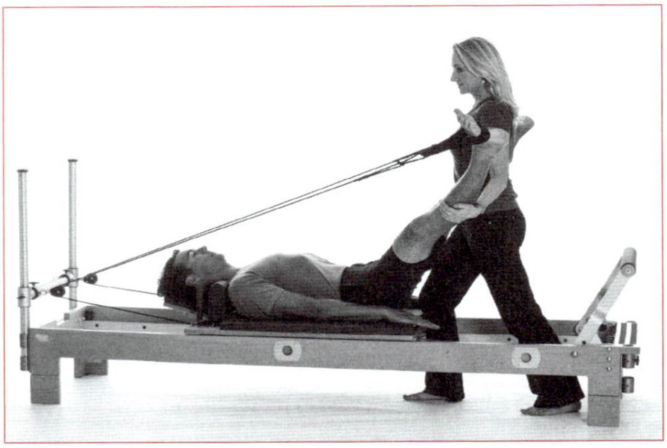

응용 동작

환자는 자신의 다리를 넓적다리 아래에 둘 수 있다.

테크닉 조언

1. 골반이 중립자세에 있도록 해라.
2. 치료사의 손으로 환자의 양다리를 떨어뜨려 수동적 스트레치가 되도록 해라.
3. 스트레치가 마무리되면 먼저 환자의 다리를 수동적으로 정중선으로 돌려놓은 다음 웰(well)에서 나와 다음 스트레치를 시작해라.

햄스트링 스트레치 HAMSTRING STRETCH

주 사용 근육

뒤넙다리근

운동목적

뒤넙다리근 유연성 향상

적응증

이 운동은 강사 친화적인 자세로 수동적 뒤넙다리근 스트레치를 하기에 좋은 방법이다. 햄스트링 스트레치는 척추를 받쳐주고 굽혀지지 않으므로 허리통증이나 허리디스크 환자에게 안전하다. 이 스트레치는 수동 보조 없이 할 수 있다.

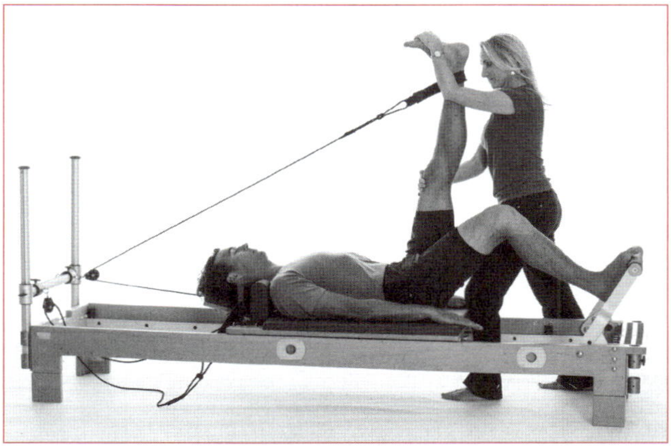

주의사항이나 금기증

급성 궁둥신경통

저항

힙 워크 시리즈에서와 같음

설명

환자가 리포머에서의 힙 워크 시리즈를 완료한 후, 치료사의 한 다리는 캐리지의 움직임을 막기 위해 웰(well)안에 두어라. 환자의 한쪽 발의 스트랩을 빼고 풋바에 올려놓아라. 그리고 나서 환자는 스트랩에 끼운 다리를 뻗어라(그림 참조). 스트레치를 증가시키기 위해서는 지지쪽 다리는 무릎 폄이 되도록 눌러줘서 로프가 반대쪽 다리를 당겨 더 많은 엉덩관절 굽힘이 일어날 수 있도록 해라. 이 자세는 치료사가 환자의 무릎폄과 발등굽힘을 촉진시킬 뿐만 아니라 안전을 보장할 수 있다. 이 자세에서 환자는 수차례 심호흡을 한다. 반대쪽으로 바꾸려면 먼저 스트랩을 환자의 발에서 빼고 나서 풋바에 올려 놓은 다음 설명을 다시 따라해라.

응용 동작

뒤넙다리근 외측을 스트레칭하려면 발은 약간 안쪽번짐을 만들고 다리는 정중선을 향해 부드럽게 당겨라

(이 동작은 궁둥신경통을 악화시킬 수 있기 때문에 주의해라). 안쪽 뒤넙다리근을 스트레칭하려면 발은 바깥번짐을 만들고 다리는 부드럽게 바깥쪽으로 당겨줘라.

테크닉 조언

1. 스트레칭시키는 다리쪽 엉덩이는 캐리지에 닿아 있어야 한다. 엉덩이가 뜨지 않도록 해라.
2. 환자는 다리를 이완하고 로프에 의해 지지되도록 해라.
3. 스트레치 하지 않는 다리의 발은 항상 풋바에 붙여놓아라.

시티드 바이셉스 SEATED BICEPS

주사용 근육

위팔 두갈래근

운동목적

위팔 두갈래근 강화, 어깨뼈 안정화, 몸통 안정화

적응증

이 운동은 위팔 두갈래근의 장두와 단두를 강화하기에 매우 유용하다. 이 운동은 곧게 선 상태를 유지하기 위해 몸통 근육을 사용하도록 만든다. 이 운동은 올바른 자세로 어깨뼈를 유지하기 위해 어깨 안정근을 사용하도록 한다. 이 운동은 목을 이완시키므로 목질환 환자에게 매우 유용하다.

주의사항이나 금기증

없음

저항

경량~중간

설명

풋바와 가까운 리포머 끝에서 풋바의 반대쪽을 향해 앉고 손은 스트랩이나 핸들을 잡고 다리는 쭉 펴서 숄더 레스트 사이에 놓아라. 이것은 롱 싯 포지션(long sit position)이라고 불린다. 손바닥은 위를 향한 채 팔을 뻗어 어깨 높이까지 올려라. 어깨뼈를 아래 뒤로 끌어당겨 셋팅해라(그림 *a* 참조). 숨을 내쉬면서 양쪽 위팔은 같은 높이를 유지하고 똑바른 정렬이 무너지지 않게 하면서 최대한 팔꿈치를 굽혀라(그림 *b* 참조). 숨을 마시면서

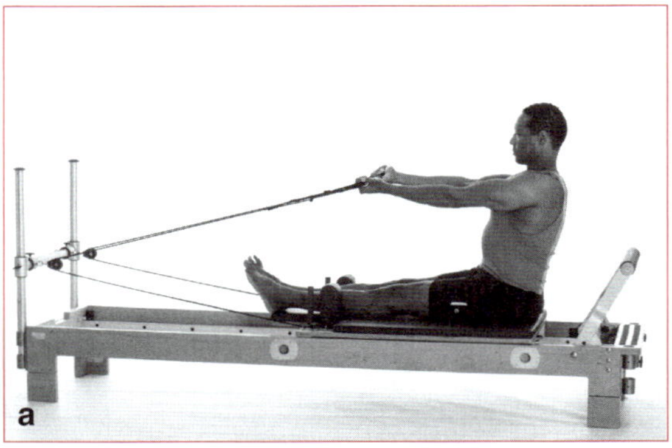
a

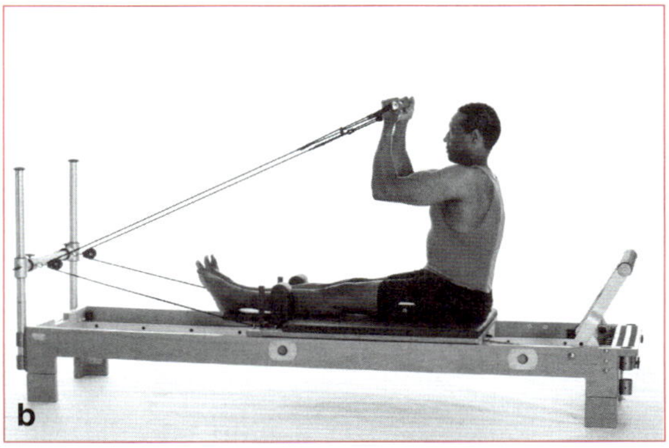
b

시작 자세로 돌아가라.

응용 동작

1. 롱 싯 포지션(Long sit position)이 힘들면 무릎을 굽히거나(그림 *c* 참조) 작은 박스에 앉거나(그림 *d* 참조) 양반다리를 한 채(그림 *e* 참조) 운동을 할 수 있다.
2. 더 많은 복부 운동을 하기 위해 이 운동은 허리뼈를 C-곡선으로 한 채 뒤로 기대어 수행할 수 있다. 배 근육을 안으로 잡아당기고 등은 동그랗게 만들어 골반의 뒤기울임을 만들어라. 바이셉스 컬을 유지하고 수행하기에 가장 힘든 이 자세를 유지해라(그림 *f* 참조).

진전

몸통 안정성을 유발하기 위해, 수정된 로우 진전에서 보이는 바와 같이 무릎 선 자세로 운동을 수행해라(그림 *c*, 127쪽 참고). 스트랩의 장력이 느껴질 때까지 뒤로 기대고 골반은 뒷기울임을 해서 배 근육을 활성화해라.

테크닉 조언

1. 운동 내내 윗팔은 어깨 높이로 유지해라. 플랫폼 위에 팔이 쉬고 있다고 상상해 보아라.
2. 반복할 때마다 팔을 완전히 펴라.
3. 시티드 버전(seated version)에서, 몸통을 곧게 세우고 신체를 가능한 한 높게 한다. 몸을 뒤로 기대는 것을 피해라.

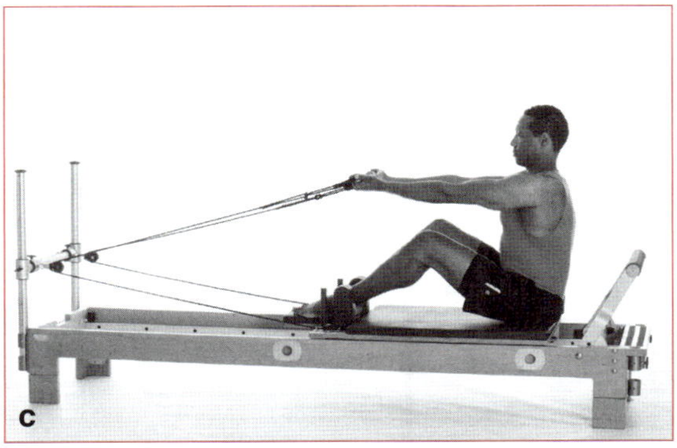
c

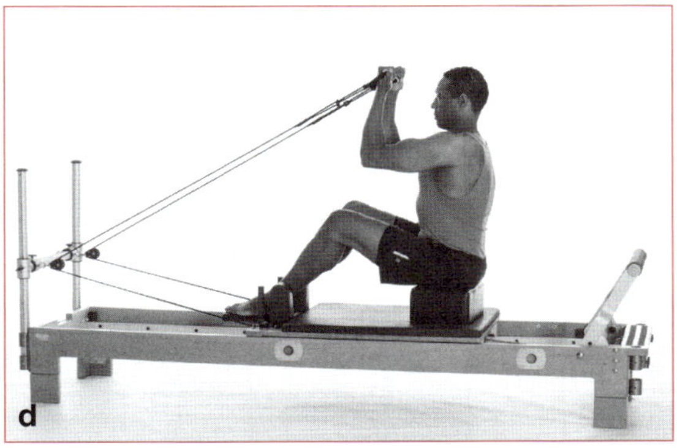
d

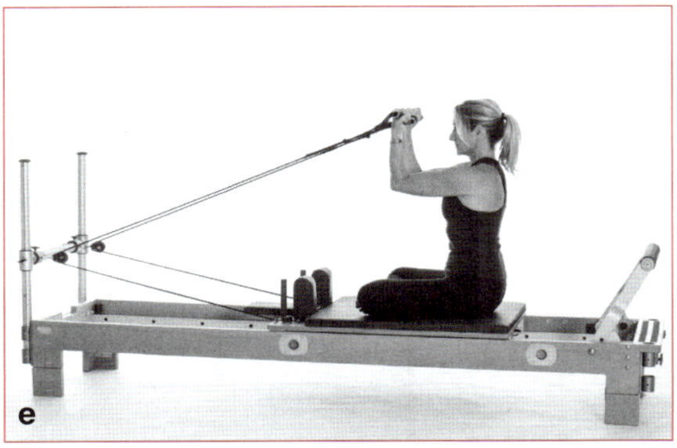
e

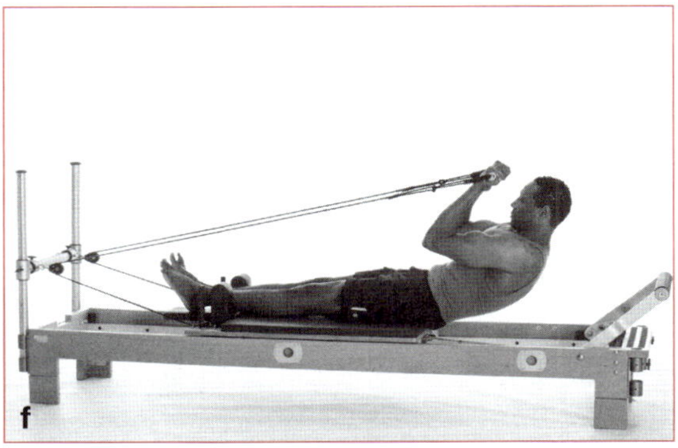
f

롬보이드 원 RHOMBOIDS 1

BASI Comprehensive Program에서 Rael Isacowitz가 지도한 운동의 응용동작(Isacowitz 2018).

주사용 근육

마름근과 뒤 어깨세모근

운동목적

어깨 벌림근 강화, 어깨 모음근 강화, 어깨와 몸통 안정화

적응증

이 운동은 어깨를 강화하고 기능을 향상시키기에 매우 유용하다. 나는 이 운동이 기능적이고 일반적으로 통증이 없는 자세에서 어깨 안정화를 증가시킬 수 있으므로 어깨와 목뼈 환자에게 시행하는 것을 선호한다. 내민 어깨와 굽은 어깨는 자세 문제에서 흔히 나타나는 문제이므로 이 운동에서의 독립적인 어깨 모음은 자세 문제에 대응하기에 매우 유용하다.

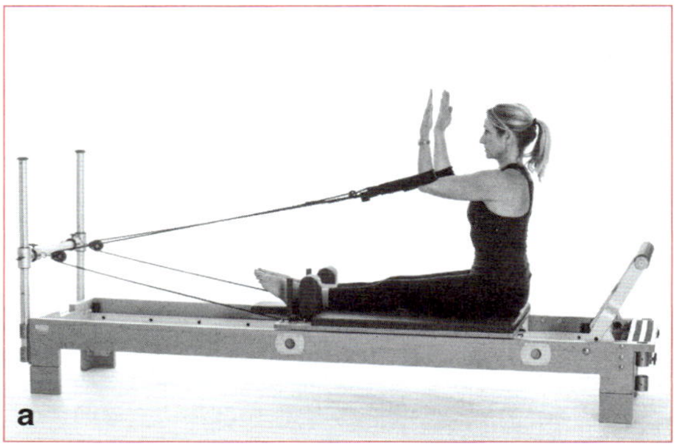

a

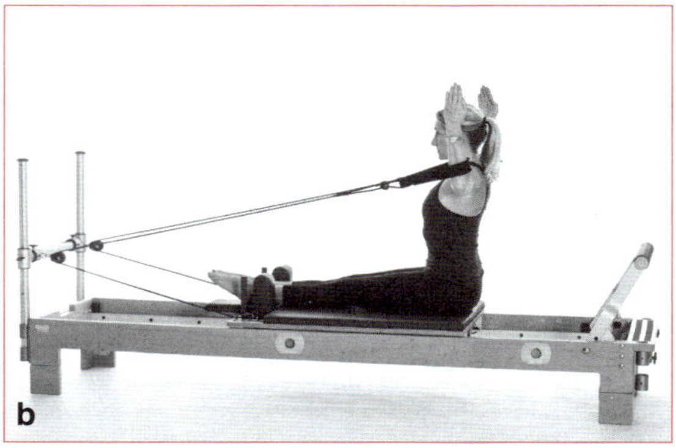

b

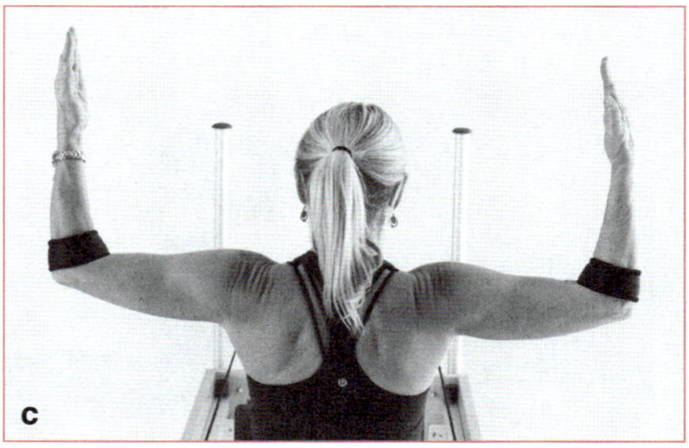

c

주의사항이나 금기증

돌림근띠 재건술 후 초기단계

저항

경량

설명

풋바와 가까운 리포머 끝에서 풋바의 반대쪽을 향해 앉고 손은 스트랩이나 핸들을 잡고 다리를 쭉펴서 숄더레스트 사이에 놓아라. 스트랩은 잡고 팔꿈치 바로 아래 팔뚝에 걸어줘라. 팔꿈치를 90° 굽히고 손바닥은 머리를 마주 보게 한 채 팔은 어깨 높이에 두어라(그림 *a* 참조). 숨을 내쉬면서 팔은 옆으로 열어주고 어깨 높이는 90°를 유지한 채 수평으로 벌려주어라(그림 *b* 참조). 숨을 마시고 그 상태를 유지해라. 숨을 내쉬면서 어깨뼈를 모아라(그림 *c* 참조). 숨을 마시면서 어깨 모음을 풀어주고 숨을 내쉬면서 팔을 시작 자세로 보내라.

응용 동작

1. 롱 싯 포지션이 힘들면 무릎을 굽히거나, 양반다리를 한 채 작은 박스에 앉아서 수행할 수 있다 (시티드 바이셉스(seated biceps) 응용동작은 그림 *c*, *d*, *e*, 177쪽 참조).
2. 적절한 어깨 안정성과 조절력이 부족한 고객인 경우 단독적인 어깨모음 부분은 생략할 수 있다.

진전

몸통 안정성을 유발하기 위해, 무릎 선 자세로 운동해라.

테크닉 조언

1. 운동 내내 위 팔은 바닥에 평행하게 하고 손은 머리를 마주 보게 해라.
2. 운동 내내 팔은 '골 포스트'(어깨와 팔꿈치 굽힘 90°) 자세를 유지해라.
3. 어깨는 바깥으로 약간 돌려라.
4. 어깨뼈를 모을때 갈비뼈를 앞으로 밀지마라.
5. 어깨가 올라가지 않도록 위 등세모근을 이완시켜라.

롬보이드 투 RHOMBOIDS 2

BASI Comprehensive Program에서 Rael Isacowitz가 지도한 운동의 응용동작(Isacowitz 2018).

주사용 근육

마름근과 뒤 어깨 세모근

목적

어깨 안정화, 어깨 벌림근 강화, 어깨 모음근 강화, 자세 개선, 몸통 안정화

적응증

이 운동의 적응증은 롬보이드 1과 같다(118쪽).

주의사항이나 금기증

돌림근띠 재건술 후 초기단계

저항

경량

설명

풋바와 가까운 쪽 캐리지의 가장자리에 풋바의 반대쪽을 향해 앉고 다리는 숄더 레스트 사이에 넣어라(발목은 교차할 수 있다). 손바닥은 아래를 향하고 팔은 어깨높이로 들어 올린 채 핸들을 잡아라. 코어근육을 활성화하고 척추를 늘리고 어깨뼈는 등 아래쪽으로 끌어당겨라(그림 *a* 참조). 숨을 내쉬면서 팔은

팔꿈치가 어깨 높이에서 90° 각도까지 굽혀지도록 뒤쪽으로 당기고 나서(그림 *b* 참조) 숨을 마시면서 그 자세를 유지해라. 숨을 내쉬면서 팔은 움직이지 말고 어깨뼈를 당겨라. 숨을 마시면서 어깨뼈를 이완시킨 다음 숨을 내쉬고 시작 자세로 돌아와라.

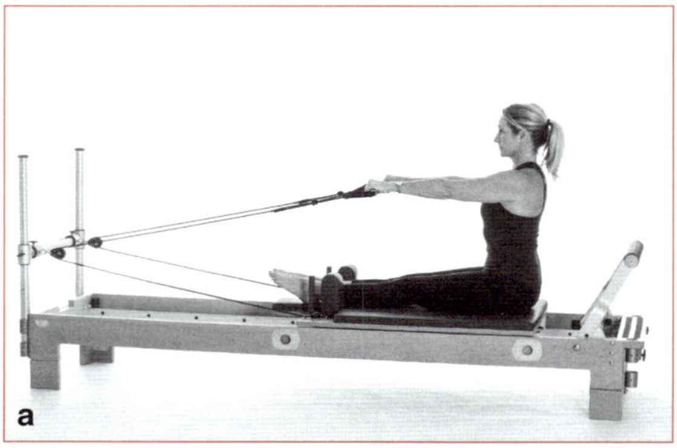

a

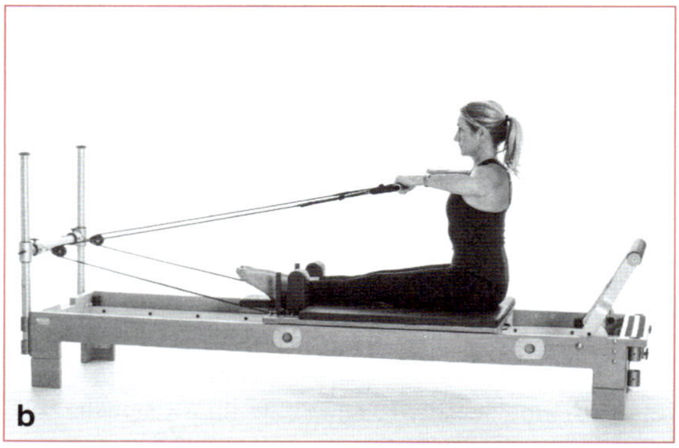

b

응용동작

롱 싯 포지션이 힘들면 무릎을 굽히거나, 작은 박스 위에 앉거나, 양반다리로 수행할 수 있다(시티드 바이셉스(seated biceps) 응용 동작은 그림 *c*, *d*, *e*, 117쪽 참조).

진전

1. 몸통 안정성을 더 어렵게 하기 위해서는 무릎 선 자세로 운동을 수행해라.
2. 골포스트 로테이터 커프(120쪽).

테크닉 조언

1. 운동 내내 팔꿈치가 어깨 높이에 있도록 해라.
2. 손목을 중립자세로 유지해라.
3. 어깨뼈가 모음될 때 갈비뼈를 앞으로 밀지마라.
4. 어깨가 올라가지 않게 위 등세모근과 어깨 올림근은 이완시켜라.

골포스트 로테이터 커프 GOALPOST ROTATOR CUFF

BASI Powerhouse of the Upper Girdle Workshop에서 Rael Isacowitz가 지도한 운동의 응용동작(Isa-cowitz 2013).

주 사용 근육

마름근, 뒤 어깨세모근, 뒤 돌림근띠

운동목적

어깨 안정화, 어깨 벌림근 강화, 어깨 모음근 강화, 돌림근띠 강화와 조절, 자세 개선, 몸통 안정화

적응증

이 운동은 롬보이드 1,2와 같은 어깨 운동에 대한 장점을 가지며 거기에 더해 돌림근띠까지 강화할 수 있다. 이 운동은 취약하지만(어깨 벌림 90°와 바깥 회전 90°를 결합한 자세는 어깨 관절에 불안정성이 증가될 수

있는 위치이다.) 기능적인 자세에서 돌림근띠 조절을 증가시켜 주기 때문에 던지기를 하거나 팔을 돌리는 스포츠나 자세(테니스, 배구 등)를 요하는 선수뿐만 아니라 수영하는 사람에게도 좋다.

주의 사항이나 금기증

돌림근띠 파열, 돌림근띠 재건술 초기 또는 고통스러운 건병증

저항

경량

설명

이 운동은 롬보이드 2의 진전으로 셋업과 시작이 동일하다; 그림 *a*, 119쪽 참조. 팔을 뒤로 당기고 어깨뼈는 모음되는 롬보이드 2단계에서 숨을 내쉬면서 팔이 골포스트 자세가 되도록 어깨를 바깥쪽으로 회전시켜라(그림 *a* 참조). 숨을 마시면서 이전 자세로 돌아가기 위해 어깨를 안쪽 돌림한 후 숨을 내쉬면서 어깨뼈 모음을 풀고(그림 *b* 참조) 마지막으로 숨을 마시면서 팔을 시작 자세로 가져가라.

응용동작

롱 싯 포지션이 힘들면 무릎을 굽히거나, 작은 박스에 앉거나, 양반다리를 하거나 롱 박스에 앉아서
운동을 수행할 수 있다(수정된 로우(modified row) 그림 *a*, 127쪽 참조).

진전

몸통 안정성을 더 어렵게 하기 위해서는 무릎 선 자세로 운동을 수행해라.

테크닉 조언

롬보이드 2(119쪽)에 대한 조언에 추가하여, 어깨가 바깥 돌림과 안쪽 돌림으로 움직일 때 어깨뼈 모음 상태를 유지해라. 이 운동에서의 각각의 반복은 다음과 같은 여섯 단계로 이루어진다.

1. 어깨 수평 모음과 팔꿈치 굽힘
2. 어깨뼈 모음
3. 어깨 바깥 돌림

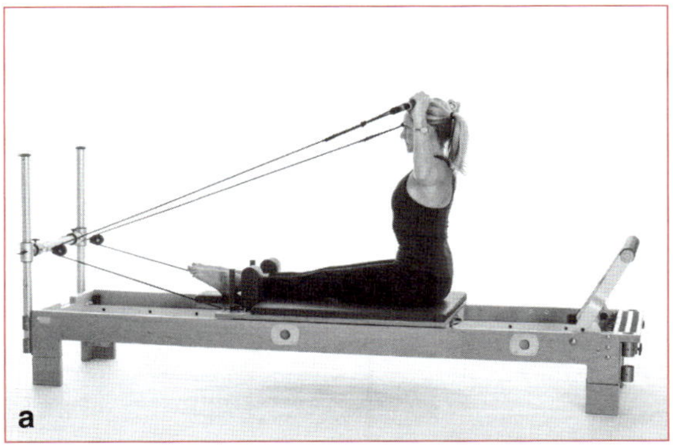
a

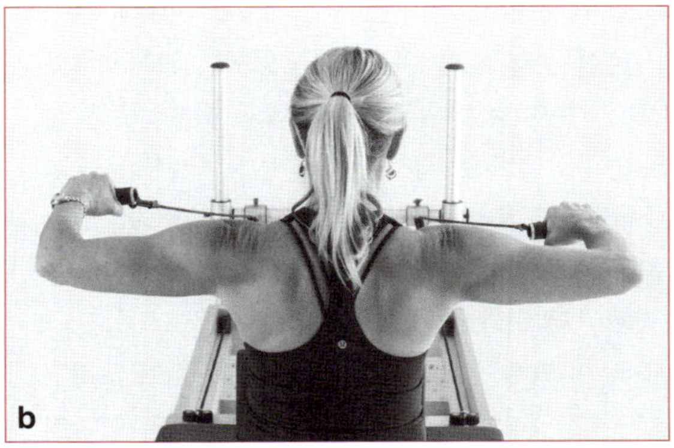
b

4. 어깨 안쪽 돌림
5. 어깨 벌림
6. 어깨 수평 모음과 팔꿈치 폄

바이라테랄 익스터널 로테이션 BILATERAL EXTERNAL ROTATION

BASI Powerhouse of the Upper Girdle Workshop에서 Rael Isacowitz가 지도한 운동의 응용동작(Isacowitz 2013).

주 사용 근육

뒤 돌림근띠, 중간 등세모근, 마름근

운동목적

돌림근띠 강화와 조절, 어깨 모음근 강화, 어깨 안정화, 자세 개선, 어깨 바깥쪽 돌림 가동성

적응증

이 운동은 어깨의 근력과 기능을 향상시키고, 어깨뼈 안정성을 증가시켜 줄 뿐만 아니라 구부정한 등과 앞으로 말린 어깨에 정반대 동작으로 가슴을 펴주는 것을 촉진시켜 자세 개선에도 좋다. 이 운동은 수행하기 매우 쉬우므로 허약한 사람이나 노인에게도 적합하다. 팔을 옆구리에 편안하게 두는 것은 유착 관절주머니염(굳은 어깨)과 어깨끼임증후군을 가진 환자에게 유익하다.

주의사항이나 금기증

돌림근띠 재건술 후 초기단계

저항

경량

설명

풋바와 가까운 캐리지의 가장자리에 풋바의 반대쪽을 향해 앉고 다리는 숄더 레스트 사이에 넣어라(발목은 교차할 수 있다). 로프는 교차시키고 손바닥은 서로 마주본 상태에서 핸들을 잡고 팔꿈치는 90° 각도로 굽혀 몸통을 향해 당겨라. 등을 둥글게 하고 어깨를 앞으로 하는 것이 아니라 코어 근육을 활성화를 통해 척추를 쭉 뻗고 빗장뼈를 펼치면서 어깨뼈를 당겨주어라(그림 *a* 참조). 숨을 내쉬면서 가능한 한 몸에서 팔꿈치가 움직이지 않고 손목이 젖혀지지 않게 아래팔을 옆구리

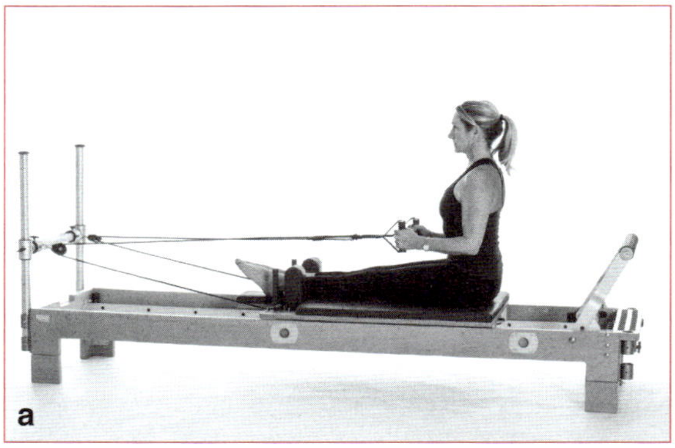
a

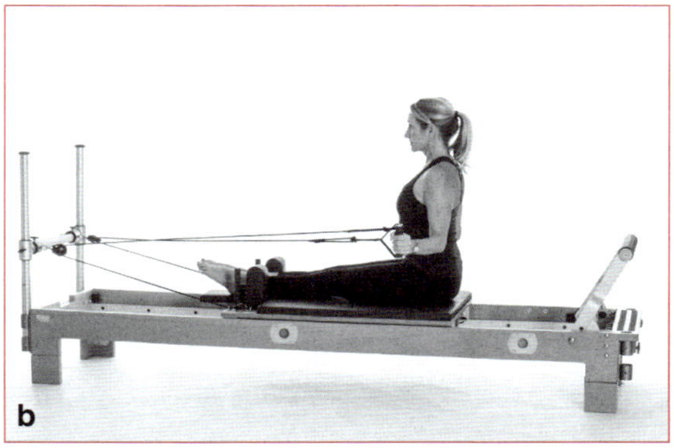
b

쪽으로 바깥쪽으로 돌려라(그림 *b* 참조).
숨을 마시면서 시작 위치로 돌아가라.

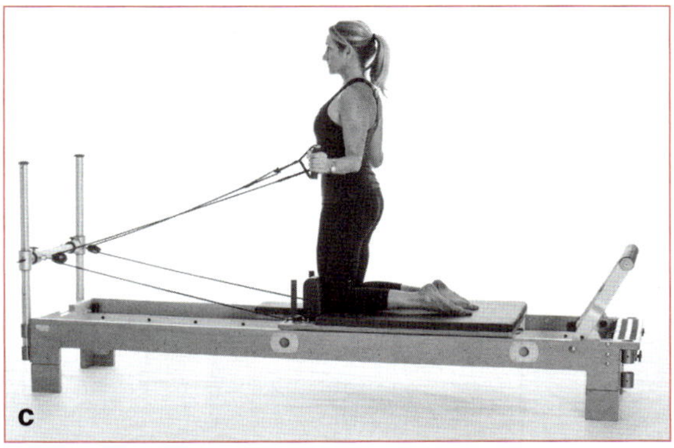
c

응용 동작

롱 싯 포지션이 힘들면 무릎을 굽히거나, 작은 박스에 앉거나, 양반다리를 하거나, 롱 박스에 앉아서 수행할 수 있다(시티드 바이셉스(seated biceps) 응용동작 그림 *c*, *d*, *e*, 117쪽 참조).

진전

몸통 안정성을 더 활성화하기 위해서는 무릎 선 자세로 운동해라(그림 *c* 참조).

테크닉 조언

1. 양 팔꿈치는 몸통 쪽으로 꽉 붙여라.
2. 운동 내내 아래팔은 바닥과 평행하게 움직이고 손목은 중립 자세를 유지해라.
3. 어깨뼈 아래각을 아래쪽과 안쪽으로 당긴 상태에서 그 부위를 촉지하는 것은 중간과 아래 등세모근 활성화에 도움이 된다.
4. 어깨뼈가 모음될 때 갈비뼈를 앞으로 내밀지마라.
5. 어깨가 올라가지 않게 위 등세모근을 이완시켜라.

체스트 익스팬션 와이드 CHEST EXPANSION WIDE

Rael Isacowitz가 지도한 운동의 응용동작(Isacowitz 2018).

주사용 근육

뒤 어깨 세모근, 중간 등세모근, 마름근

운동목적

어깨 수평 벌림 강화, 어깨 모음근 강화, 어깨 안정화, 자세개선

적응증

체스트 익스팬션 와이드는 가슴을 펴서 둥근 어깨를 교정하는 자세 운동이다. 이 운동은 장시간 앉아 컴퓨터를 사용하는 사람들에게 특히 유용하다.

주의사항이나 금기증

없음

저항

경량

설명

풋바와 가까운 쪽 캐리지의 가장자리에 풋바의 반대쪽을 향해 앉고 다리는 숄더 레스트 사이에 넣어라(발목은 교차할 수 있다). 로프를 교차하고 손바닥은 서로 마주 보고 팔은 어깨높이로 올린 채 핸들을 잡아라(그림 *a* 참조). 코어 근육을 활성화하고 척추를 쭉 뻗고 빗장뼈를 벌리면서 어깨뼈를 당겨주어라. 숨을 내쉬면서 팔을 옆으로 벌린 다음(그림 *b* 참조) 숨을 마시면서 시작 자세로 돌아와라.

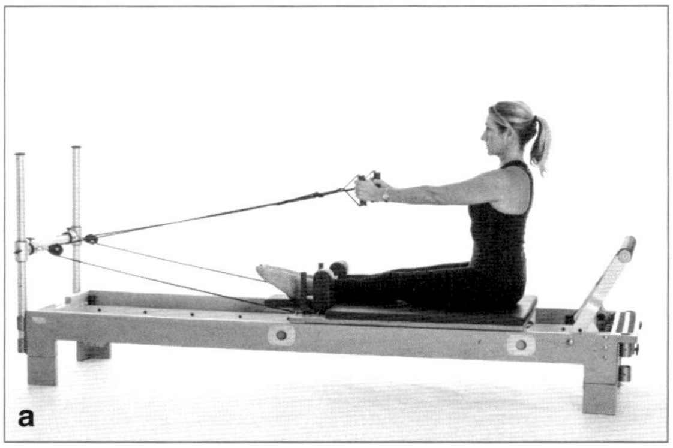
a

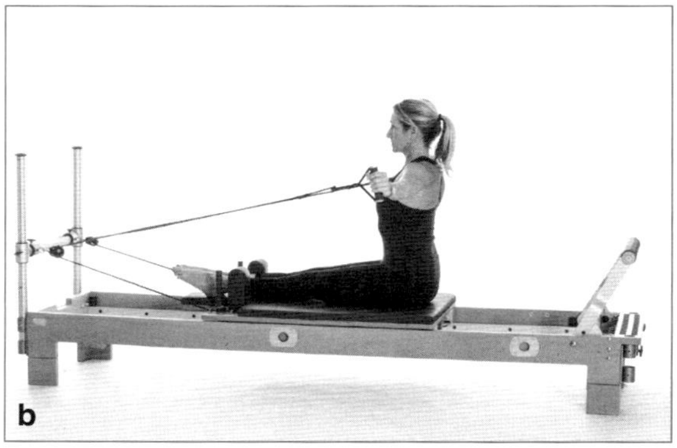
b

응용 동작

롱 싯 포지션이 힘들면 무릎을 굽히거나, 작은 박스에 앉거나, 양반다리를 하거나, 롱 박스에 앉아서 수행할 수 있다(수정된 로우(modified rows) 응용 동작 그림 *a*, 127쪽 참조).

진전

몸통 안정성을 더 활성화하기 위해서는 무릎 선 자세로 운동해라. 이 자세에서의 저항각은 위 등세모근의 활성화를 이끌어내므로 어깨 내림근 유발을 증가시킨다.

테크닉 조언

1. 운동 내내 아래팔은 바닥과 평행하게 움직이고 손목은 중립 자세를 유지해라.
2. 어깨뼈 아래각을 아래쪽과 안쪽으로 당긴 상태에서 그 부위를 촉지하는 것은 중간과 아래 등세모근 활성화에 도움이 된다.
3. 어깨뼈가 모음될 때 갈비뼈를 앞으로 내밀지마라.
4. 어깨가 올라가지 않게 위 등세모근은 이완시켜라.
5. 팔을 완전히 펴되 팔꿈치를 과도하게 펴고 굽히지 마라.
6. 어깨는 약간 바깥쪽으로 돌려라.
7. 무릎 선 자세에서 약간의 골반 뒤기울임은 배 근육 활성화와 엉덩관절 굽힘근 스트레칭을 유도한다.

허그 어 트리 HUG A TREE

주사용 근육

큰가슴근과 작은가슴근

운동목적

어깨 수평 모음 강화와 조절, 어깨 안정화, 자세 개선

적응증

가슴근을 많이 사용하는 것은 둥근 어깨를 만들 가능성이 있기 때문에, 이 운동에서는 설명한 대로 어깨뼈 수평 모음으로 당길 때 가슴 근육이 많이 사용되지 않도록 하는 것이 매우 중요하다.

주의사항이나 금기증

없음

저항

경량 ~ 중간

설명

풋바를 마주 보고 캐리지에 똑바로 앉아서 엉덩이를 숄더 레스트에 붙이고 다리는 앞으로 뻗어라. 핸들이나 스트랩을 잡은 상태에서(그림 *a* 참조). 숨을 내쉬면서 팔은 어깨와 일직선이 되게하고 팔은 서로 마주 볼 때까지 모아 준 다음(그림 *b* 참조), 숨을 마시면서 어깨뼈가 움직이지 않게 팔을 벌려 시작 자세로 돌아와라.

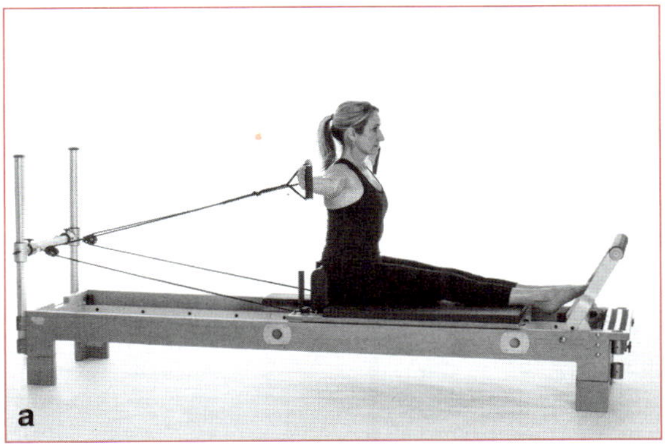

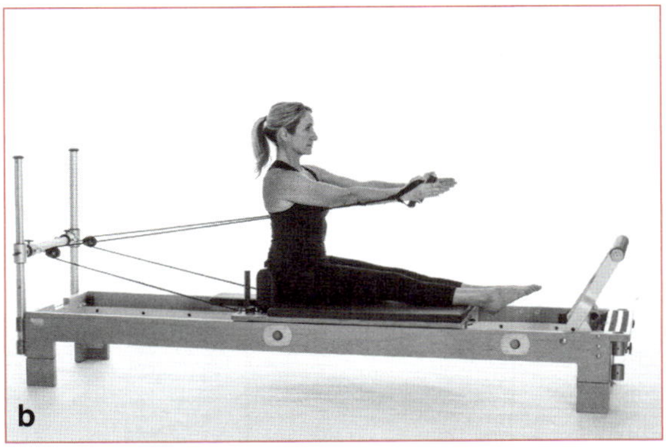

응용 동작

롱 싯 포지션이 힘들면 무릎을 굽히거나, 골반에 작은 패드를 깔고 앉거나, 양반다리나 롱 박스에 앉아서 수행해라.

진전

몸통 안정성을 더 어렵게 하기 위해서는 무릎 선 자세로 운동을 수행해라.

테크닉 조언

1. 새끼손가락으로 움직임을 주도하여 어깨 바깥쪽 돌림을 강조해라.
2. 팔은 바닥과 평행하게 움직여라.
3. 어깨가 올라가지 않게 위 등세모근은 이완시켜라.
4. 등뼈와 어깨가 둥글게 말리는 것을 방지하기 위해 중간과 위 등 폄근에 집중해라.
5. 팔꿈치는 과폄이 되지 않은 상태에서 팔을 옆으로 뻗어줘라.
6. 무릎 선 자세에서 약간의 골반 뒤기울임은 배 근육 활성화와 엉덩관절 굽힘근 스트레칭을 유도한다.

수정된 로우 MODIFIED ROWS

주사용 근육

넓은 등근, 중간 등세모근, 마름근

운동 목적

위 등과 중간 등 강화, 자세 개선, 어깨 안정화

적응증

이 운동의 자세는 편안하고 안전하며 동작이 쉬우므로 노인에게 특히 유용하다. 이 운동은 위 등 근육을 강화할 필요가 있거나 어깨 안정근의 신경근 재훈련이나 척추 뒤굽이 자세를 교정할 필요가 있는 사람들에게도 매우 효과적이다. 이 운동에서의 팔의 자세는 유착 관절주머니염 환자와 어깨끼임증후군 환자를 포함하여 대부분의 어깨질환 환자들에게 적합하다.

주의사항이나 금기증

없음

저항

중간 ~ 중량

설명

풋바의 반대쪽을 향해 롱박스 위에 앉아서 다리는 헤드레스트 사이에 놓고 무릎을 서로 쪼아라. 로프를 교차하고 손바닥은 서로 마주 보고 팔은 뻗은 채 핸들을 잡아라(그림 *a* 참조). 배 근육을 활성화하고 어깨뼈는 뒷주머니쪽으로 당긴 다음 키를 크게 해서 앉아라; 그런 다음 숨을 내쉬면서 팔꿈치가 몸통을 지나도록 양팔은 뒤쪽으로 당겨라. 손은 허리 높이에 둔다(그림 *b* 참조). 숨을 마시면서 시작 자세로 돌아가라.

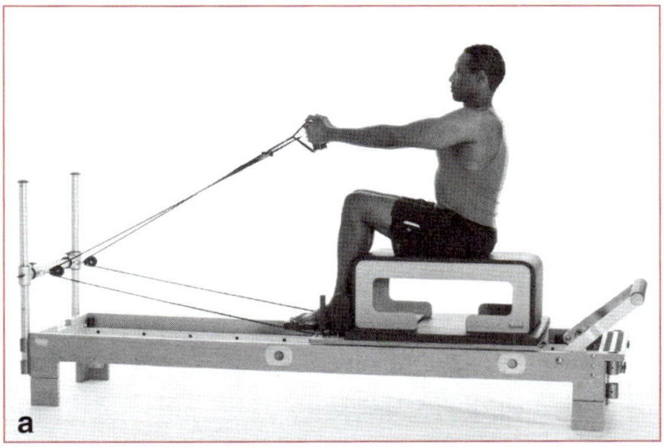
a

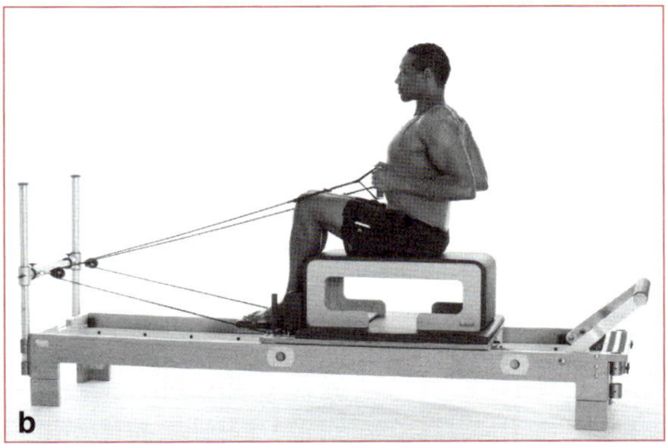
b

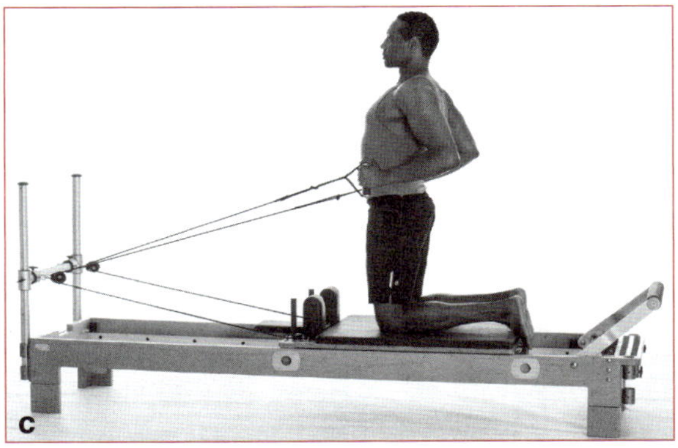
c

진전

발은 캐리지의 뒤쪽 가장자리에 둔 채 무릎 선 자세로 운동을 해라(그림 *c* 참조). 무거운 스프링이 몸을 웰(well) 쪽으로 당길 수 있으니 주의해라. 이 운동은 몸통을 안정화시키기 위하여 많은 코어 조절과 균형을 필요로 한다.

테크닉 조언

1. 팔을 앞뒤로 흔드는 것보다는 의식적으로 양팔을 몸의 뒤쪽으로 당기고 앞으로 원위치 할 때는 로프의 당김에 저항해라.
2. 운동 내내 팔은 몸통과 가깝게 유지해라.
3. 어깨뼈 아래각을 아래쪽과 안쪽으로 당긴 상태에서 그 부위를 촉진하는 것은 중간과 아래 등 세모근 활성화에 도움이 된다(4장 44쪽).
4. 어깨뼈가 모음될 때 갈비뼈를 앞으로 내밀지마라.
5. 목을 편안하게 하고 어깨는 귀에서 멀어지게 해라.
6. 곧게 선 자세를 만들기 위해 배 근육과 등 폄근을 사용해라. 가능한 한 키가 커지도록 정수리를 길게 늘려라.
7. 무릎 선 자세에서 약간의 골반 뒤기울임은 배 근육 활성화와 엉덩관절 굽힘근 스트레칭을 유도한다.

체스트 익스팬션 CHEST EXPANSION

주 사용 근육

넓은 등근

운동목적

어깨 폄근 강화, 몸통 안정화, 코어 조절, 자세 개선

적응증

이 운동은 내가 가장 좋아하는 자세 개선 운동 중 하나다! 체스트 익스팬션은 어깨 열림은 물론 어깨뼈 안정근의 활성화를 유도하는 동시에 목을 이완시킨다. 이 운동은 바로 선 몸통 자세와 코어 조절을 유발한다.

주의사항이나 금기증

무릎 선 자세는 무릎에 통증이 있거나 코어 조절이 부족한 사람에게는 어렵다.

저항

경량

설명

양 무릎은 숄더레스트에 붙이고 양 손바닥은 몸의 옆쪽을 향하게 로프를 잡고 풋바의 반대쪽을 향해 리포머 위에 무릎 선 자세를 취해라. 양팔은 몸통보다 약간 앞에 두어라(그림 *a* 참조). 숨을 마시면서 코어를 활성화하고 어깨를 아래와 뒤쪽으로 당겨서 빗장뼈를 넓게 벌려라. 숨을 내쉬고 가능한 몸의 정렬을 유지하면서 팔은 최대한 멀리 뒤쪽으로 당겨라(그림 *b* 참조). 그런 다음 숨을 마시면서 시작 자세로 돌아가라.

응용 동작

1. 무릎 선 자세가 힘들거나 이 운동을 안전하게 시행하기 위한 코어 안정성이 충분하지 않다면 롱박스 위에 앉거나(수정된 로우(modified rows) 그림 *a*, *b*, 127쪽 참조) 롱 싯 포지션(long sit position)으로 운동을 할 수 있다.

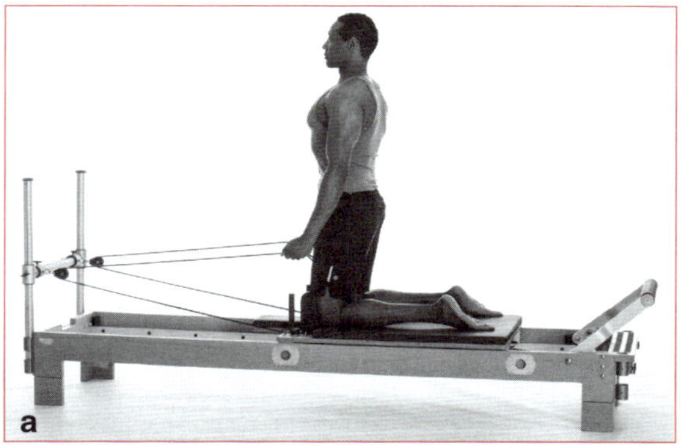
a

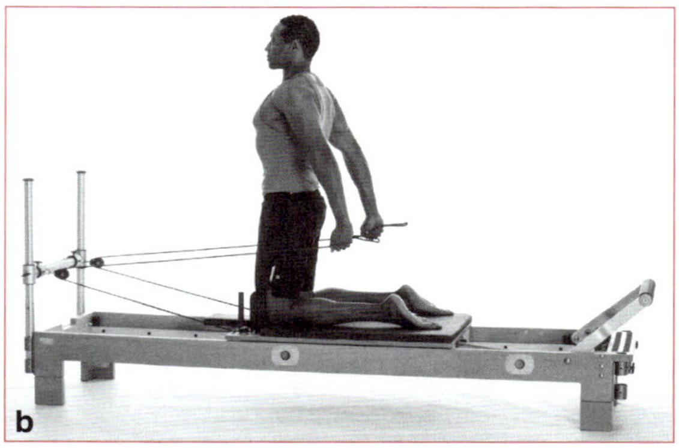
b

2. 목뼈 가동성을 향상시키고 몸통으로부터 머리의 단독적인 움직임을 가르치기 위해 머리의 돌림을 추가해라. 로프를 뒤로 당길 때 자세는 유지하고 머리는 왼쪽과 오른쪽으로 천천히 돌리고 다시 가운데로 돌아와라. 로프를 시작 자세로 만들어라. 이 운동은 상체운동이 시행될 때마다 (또는 언급할 때마다) 위 등세모근과 어깨올림근이 긴장되는 경향이 있는 사람에게 매우 효과적이다. 팔이 활성화되는 동안 머리를 돌리면 위 등 근육이 활성화되고 목이 이완된다.

테크닉 조언

1. 무릎 선 자세에서 약간의 골반 뒤기울임은 배 근육 활성화와 엉덩관절 굽힘근 스트레칭을 유도한다.
2. 팔을 쭉 늘려줘라.
3. 팔을 앞뒤로 흔드는 것보다는 의식적으로 양팔을 몸의 뒤쪽으로 당기고 앞으로 원위치 할 때는 로프의 당김에 저항해라.

숄더 인터널 로테이션 SHOULDER INTERNAL ROTATION

주사용 근육

어깨밑근

운동목적

돌림근띠 강화와 조절 및 어깨 안정화

적응증

이 운동은 돌림근띠 건증이나 파열, 수술 후 회복, 유착관절주머니염, 어깨끼임증후군 또는 관절테두리 파열로 인해 어깨의 약증이 있는 사람에게 매우 유용하다.

주의사항이나 금기증

없음

저항

경량

설명

카리지 옆쪽을 향해 롱박스 위에 앉아서, 로프와 가까운 팔로 한쪽 핸들을 잡고 팔꿈치는 90°로 굽혀 몸통 쪽으로 누르고 손목은 중립 자세를 유지해라. 팔꿈치와 몸통 사이에 둥글게 감은 수건이나 공을 두어라 (그림 *a* 참조). 배 근육을 활성화하고 척추를 늘리고 어깨뼈는 반대쪽 뒷주머니를 향해 당겨라. 숨을 내쉬면서 어깨를 안쪽으로 돌리고(그림 *b* 참조) 숨을 마시면서 시작 자세로 돌아가라.

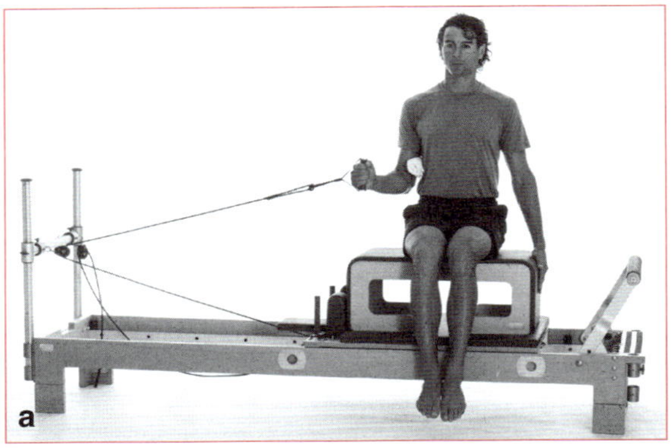

a

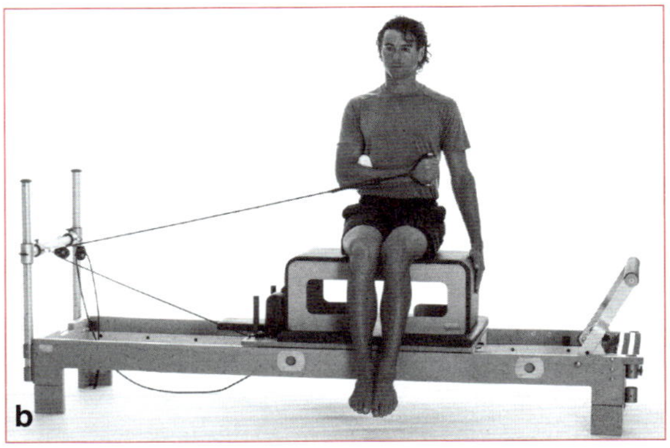

b

진전

몸통 안정성을 촉진하기 위해, 무릎 선 자세로 운동을 해라.

테크닉 조언

1. 어깨뼈를 아래와 뒤로 잡아당겨 어깨 안정화 근육이 활성화된 상태를 유지해라.
2. 손목을 중립자세로 두어라.

숄더 익스터널 로테이션 SHOULDER EXTERNAL ROTATION

주사용 근육

가시위근, 가시아래근, 작은원근

운동목적

돌림근띠 강화와 조절, 어깨회전가동범위, 어깨 안정화

적응증

이 운동의 적응증은 숄더 인터널 로테이션과 같다(129쪽).

주의사항이나 금기증

돌림근띠 재건술 후 초기

저항

초경량 저항을 줄이기 위해 풋바에서 멀리 캐리지 기어를 움직이는 것이 필요하다.

설명

캐리지 옆쪽을 향해 롱박스 위에 앉아서, 풋바와 가까운 팔로 한쪽 핸들을 잡고 팔꿈치는 90°로 굽혀 몸통쪽으로 누르면서 손목은 중립 자세를 유지해라. 팔꿈치와 몸통 사이에 둥글게 감은 수건이나 공을 두어라 (그림 *a* 참조). 배 근육을 활성화하고 척추를 늘리고 어깨뼈는 반대쪽 뒷주머니를 향해 당겨라. 숨을 내쉬면서 어깨를 바깥쪽으로 돌리고(그림 *b* 참조) 숨을 마시면서 시작 자세로 돌아가라.

진전

몸통 안정화를 촉진하기 위해 무릎 선 자세로 운동해라.

테크닉 조언

이 운동의 조언은 숄더 인터널 로테이션과 같다 (129쪽).

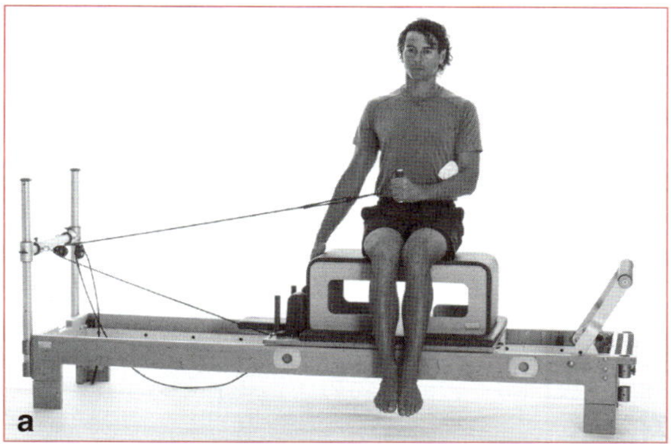

a

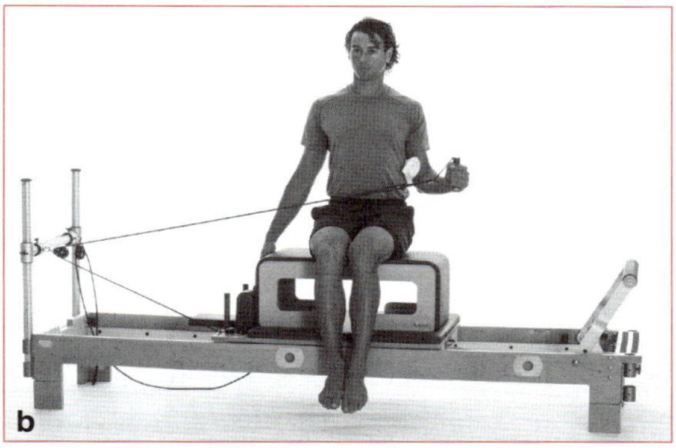

b

숄더 다이에그널 풀(수정된 크로스 암 풀) SHOULDER DIAGONAL PULL (MODIFIED CROSS ARM PULL)

주사용 근육

돌림근띠 근육, 어깨 굽힘근, 어깨 벌림근

운동목적

기능적 어깨 강화와 조절, 어깨 안정화, 돌림근띠 강화, 어깨관절 가동범위

적응증

이 운동은 근육과 관절 간의 효과적인 고유수용성 정보 전달을 필요로 하므로 가동성과 안정성을 균형 있게 하고 기능적 움직임을 유발한다. 이 운동은 BASI 종합 프로그램에서 가르치고 있는 크로스 암 풀(cross arm pull)을 각색한 것이다. 이 운동에서의 동작은 어깨의 PNF D2 패턴을 따른다. 고유수용성 신경근 촉진법(PNF)은 협응 움직임에서 신경근 시스템의 효과를 증가시키기 위해 재활에서 널리 사용되는 개념이다. 촉진법은 그 성질에 있어서 대각선이고 나선형이며 신체의 정중선을 가로지르는 집단운동 패턴이 포함된다. 상지 패턴은 근약화, 협응장애, 관절 제한으로 인한 기능장애를 치료하는 데 사용한다(Adler, Beckers, and Buck 1993). 이 운동에서의 저항은 진정한 PNF 기법처럼 손으로 하지는

않지만, D2 패턴에서 리포머의 스프링 저항은 먼쪽 팔 근육을 강화함과 동시에 협응력을 더 이끌어내고 기능적 패턴에서 어깨뼈와 몸통 안정화 근육을 자극시키므로 매우 유용하다.

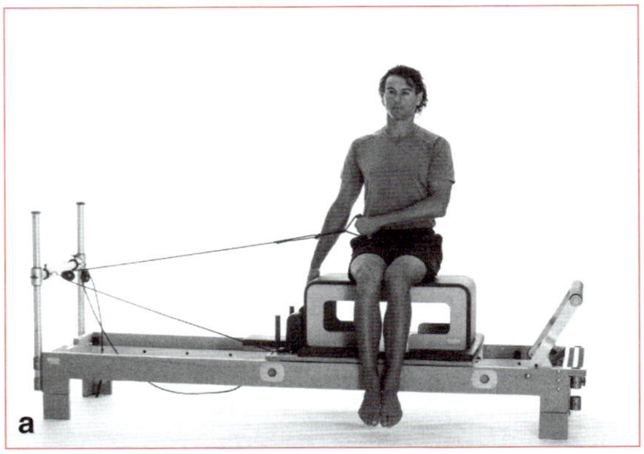

a

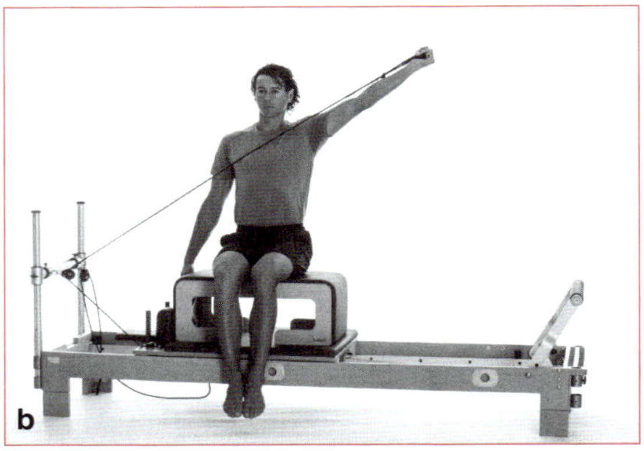

b

주의사항이나 금기증

급성 어깨끼임증후군, 돌림근띠 재건술 후 초기 또는 머리 위 동작으로 인한 통증

저항

초경량

설명

팔은 몸을 가로질러 반대쪽 엉덩이쪽으로 뻗어 반대쪽 핸들을 잡고 롱박스 옆쪽으로 앉아라; 어깨는 안쪽 돌림하고 손바닥은 몸을 향하게 해라(그림 *a* 참조). 숨을 내쉬면서 대각선 패턴으로 몸을 가로질러 팔을 당기고, 팔을 올리면서 어깨는 바깥쪽으로 점차 돌려주고 아래 팔은 뒤침을 해라(그림 *b* 참조). 숨을 마시고 점차적으로 어깨를 안쪽 돌림으로 내려오면서 시작 자세로 돌아가라.

진전

몸통 안정성을 자극하고 움직임을 달성하는 데 필요한 전체 PNF를 증가시키려면 무릎 선 자세로 운동을 해라.

테크닉 조언

1. 몸통을 가로지르는 움직임은 부드러운 대각선 패턴이어야 한다.
2. 어깨를 완전히 들어 올릴 때 어깨는 최대한 바깥 돌림과 엄지손가락은 뒤쪽을 향해야 한다.

암 오버헤드 ARMS OVERHEAD

주 사용 근육

어깨 세모근

운동목적

어깨 벌림근 강화, 어깨 안정화, 어깨 위 팔 리듬개선

적응증

이 운동은 어깨 위 팔 리듬의 적절한 기능을 재훈련시키므로 어깨 부상에서 회복되어 스포츠 활동으로 돌아가는 모든 사람에게 유용하다. 한쪽 팔이 스프링의 저항에 대항해 당기는 동안 다른 팔은 그렇지 않으므로 어깨와 몸통 안정화를 유지하는 것이 매우 어렵다.

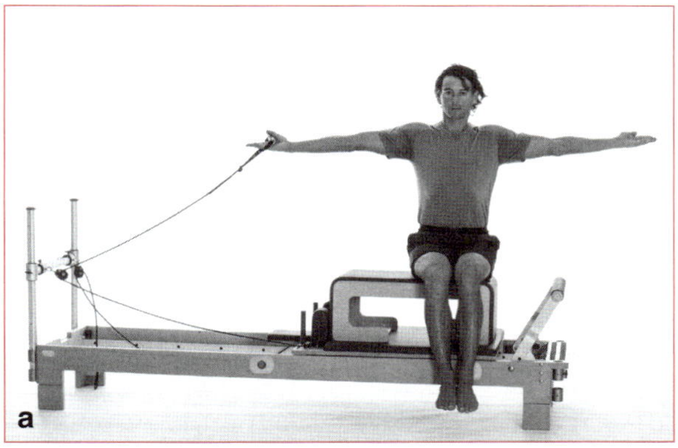

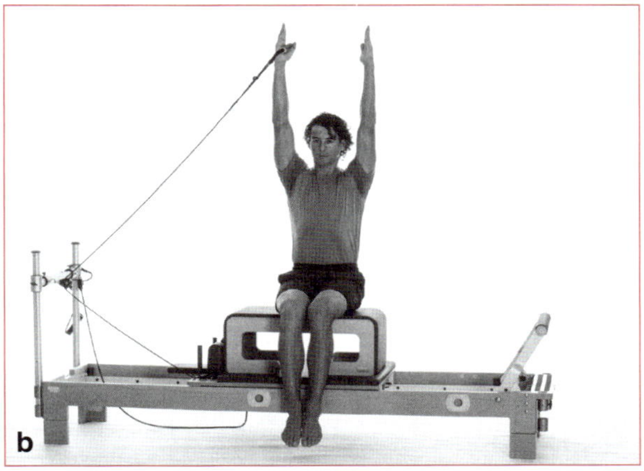

주의사항이나 금기증

어깨끼임증후군, 돌림근띠 건염 또는 파열, 머리 위 동작으로 인한 어깨관절테두리 파열이나 통증

저항

초경량

설명

롱박스에 풋바와 가깝게 옆쪽으로 앉고 손바닥을 위로 향하게 한 상태에서 양팔은 T자를 만들고 로프에 가까운 손으로 핸들을 잡아라(그림 *a* 참조). 숨을 내쉬면서 양팔을 머리 위로 들어 올리고(그림 *b* 참조), 숨을 마시면서 팔을 시작 자세로 내려라.

진전

몸통 안정성을 촉진하고 운동을 더 실용적이고 어렵게 하기 위해, 다리를 어깨너비로 벌리고 바깥쪽 다리를 캐리지의 앞쪽 가장자리에 둔 채 무릎 선 자세로 운동을 시행해라.

테크닉 조언

1. 운동 내내 어깨 내림을 유지하여 위 등세모근 과활성화를 방지해라.
2. 양팔은 대칭적으로 들어 올리거나 내리고 마치 같은 저항에 대하여 작용하는 것처럼 움직여라.
3. 가쪽 굽힘을 피하면서 몸통을 곧게 세운 상태를 유지해라.

닐링 암 서클 KNEELING ARM CIRCLES

주사용 근육

어깨 세모근

운동목적

어깨 굽힘근 강화, 어깨와 몸통 안정화

적응증

이 운동은 머리 위 자세를 취하므로 어깨 강화와 안정성을 촉진한다. 이 운동은 어깨 올림 가동 범위를 증가시키거나 유지하는 데 도움이 된다. 이 운동은 예를 들어, 수영선수, 배구선수, 테니스 선수, 수구 선수와 같이 오버헤드 스포츠 선수의 어깨 재활에 특히 유용하다. 이 운동은 코어 조절과 몸통 안정화를 촉진한다. 운동선수가 아닌 일반인에게도 안정된 어깨뼈로 머리 위로 손을 뻗고 들어 올릴 수 있기 때문에 여전히 유용하다.

주의사항이나 금기증

어깨끼임증후군, 돌림근띠 건염이나 또는 파열, 돌림근띠 재건술 초기~중기,
머리 위 동작으로 인한 통증

저항

경량

설명

발을 숄더레스트에 붙이고 풋바와 마주보게 캐리지에 무릎 선 자세를 한 다음, 손으로 스트랩이나 핸들을 잡고 손바닥을 앞으로 향하게 한 채 팔은 몸의 양 옆에 놓아라(그림 *a* 참조). 다음에 설명한 것처럼 업 서클이나 다운 서클을 계속해라.

업 서클 Up Circles

숨을 내쉬면서 양팔을 어깨 굽힘으로 들어 올려라(그림 *b* 참조). 팔이 최대 높이에 도달하면 (그림 *c* 참조), 손바닥을 돌려 앞을 향하게 하고 팔은 내려 T자세를 만들고 숨을 마시면서(그림 *d* 참조) 시작 자세로 돌아가라.

다운 서클 Down Circles

이 운동은 업서클과 동일하나 순서가 반대이다. 업서클과 동일한 자세로 시작한 후 숨을 내쉬면서 팔을 T 자세로 들어 올리고 머리 위로 올때까지 계속 들어라. 최대 높이에 도달하면 손바닥을 뒤쪽으로 돌린 다음 손바닥을 위로 향한 채 숨을 마시면서 팔을 시작 자세로 내려라.

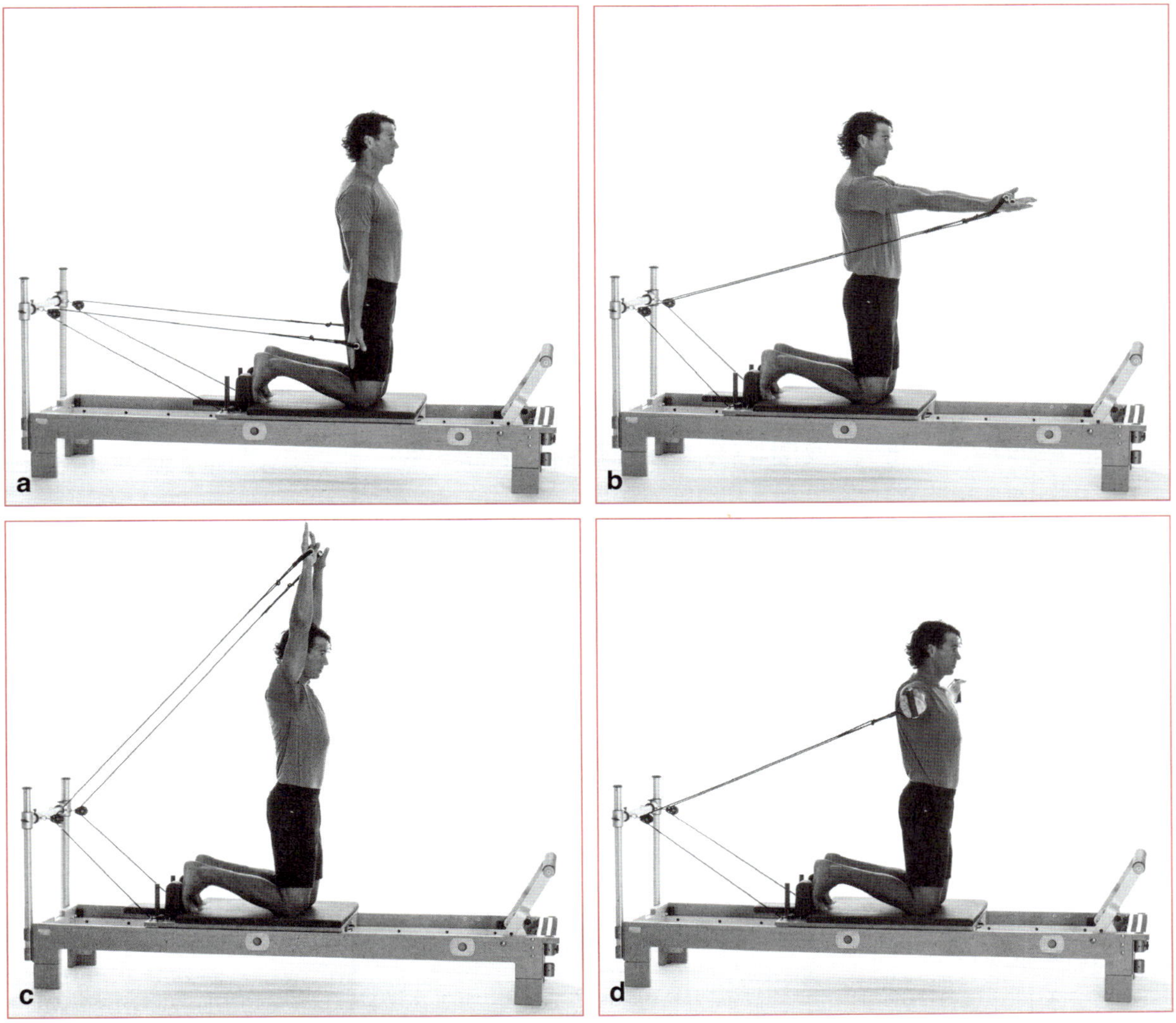

응용 동작

몸통 안정성이 부족하거나 어깨관절 가동범위에만 집중하기 위해서나 힘이 없는 고객의 경우에는 롱박스에 양다리를 벌리고 앉은 자세(straddle sit position)를 취해 운동을 시행할 수 있다.

테크닉 조언

1. 본 장 앞부분에 제시한 바와 같이 99쪽의 슈파인 암 서클처럼 부드럽게 움직여라.
2. 손이 몸통 뒤로 가지 않도록 해라.
3. 코어가 활성화 상태를 유지하고 몸통이 곧게 선 자세를 유지해라.
4. 팔을 올릴 때 어깨가 귀쪽으로 올라가지 않도록 어깨뼈를 내려라

닐링 바이셉스 KNEELING BICEPS

BASI Comprehensive Program에서 Rael Isacowitz가 지도한 운동의 응용동작(Isacowitz 2018).

주사용 근육

위팔두갈래근

운동목적

팔꿈치 굽힘근 강화, 어깨 모음근 강화, 어깨 굽힘근 스트레치, 어깨와 몸통 안정화, 자세 개선

적응증

이 운동은 위팔 두갈래근을 움직이기에 좋은 대안 자세를 제공한다 — 이 자세는 둥근 어깨를 만들고 가슴근육을 사용하는 경향을 방지한다. 팔을 등 뒤에 둔 채, 가슴을 열어 어깨 모음근을 활성화시킨다. 이 자세와 저항 방향은 어깨뼈와 몸통 안정화를 만들어준다.

주의사항이나 금기증

없음

저항

중간

설명

발을 숄더레스트에 붙이고 풋바와 마주보게 캐리지에 무릎 선 자세를 취해라. 팔을 뒤로 뻗어서 손잡이나 스트랩을 잡아라. 빗장뼈가 올라갈 때 팔꿈치는 뒤쪽으로 당겨라(그림 *a* 참조). 숨을 내쉬면서 팔꿈치를 굽히고(그림 *b* 참조) 숨을 마시면서 시작자세로 돌아가라.

응용동작

몸통 안정성이 불충분한 약한 고객인 경우, 롱박스에 양다리를 벌리고 앉은 자세(straddle sit postion)를 취한 채 수행하는 것도 가능하다.

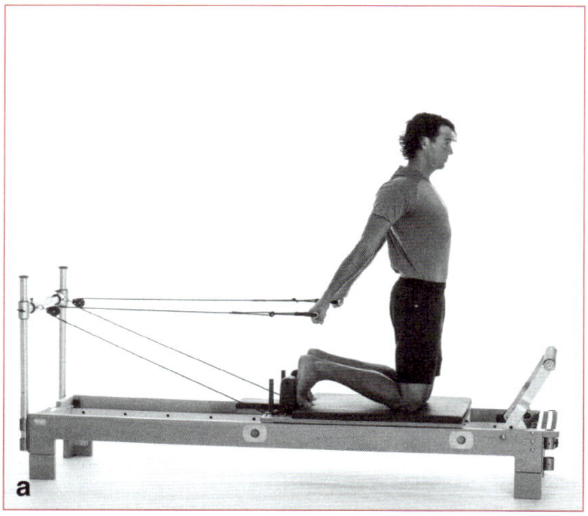
a

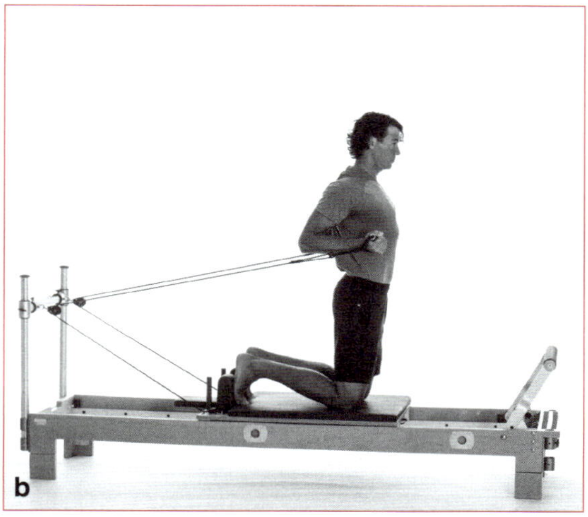
b

테크닉 조언

1. 팔꿈치와 위팔은 움직이지 않고 서로 평행하게 유지해라.
2. 빗장뼈를 넓게 벌리고 어깨가 떨어지거나 앞으로 말리지 않도록 하기 위해 어깨 모음근 활성화를 유지해라.
3. 갈비뼈가 앞으로 들리는 것을 피해라.

콰드루페드 에이비에스(수정된 니 스트레치) QUADRUPED ABS (MODIFIED KNEE STRETCH)

주사용 근육

배 근육

운동목적

허리-골반 안정화, 어깨 안정화, 엉덩이와 무릎 폄근 강화와 조절

적응증

이 운동은 BASIC Pilates에서 전신 통합(all-body integration)으로 분류된다. 이 범주에 속하는 운동은 한 부분보다는 수행력을 위해 전신의 통합에 의존한다. 전신통합 운동은 닫힌 사슬로 매우 기능적이고 부상 재활에 매우 중요하다. 클래식 필라테스에서는 이 운동을 니 스트레치(knee stretch)라고 부르며 라운드 백(round back) 버전과 플랫 백(flat back) 버전이 있다. 임상적이고 문서화 목적을 위해 나는 이 버전을 선호하며, 쿼드루페드 에이비에스나 수정된 니 스트레치로 부르는 것을 좋아한다. 이 운동은 질환에 따라 쉽게 수정할 수 있으며 배곧은근이 편심성으로 작용하므로 모든 허리 통증 환자에게 적용하는 내가 선호하는 운동 중 하나이다. 이 운동은 어깨 안정화와 엉덩이 분리에도 유용하다.

주의사항이나 금기증

허리 디스크나 뼈엉성증이 있는 환자는 라운드 백(round back) 버전을 피해야 하며 척추앞전위증이나 협착증이 있는 환자는 플랫 백(flat back) 버전을 피해야 한다. 자세가 무릎 통증을 유발할 시, 무릎 아래에 패드를 대면 무릎 통증을 완화할 수 있다.

저항

초경량

설명

풋바를 내리고 리포머에서 네발기기 자세를 취해라. 양손은 리포머의 베이스에 두고 무릎은 엉덩이 바로 밑에 두어라. 몸과 캐리지를 수 인치(수 센티미터) 뒤로 이동해 어깨를 손 위에 바로 위치시키지 말고 120° 정도 굽힘되도록 해라. 이렇게 하면 스프링이 미리 팽팽해진다(그림 *a* 참조). 숨을 마시면서 코어를 활성화한 다음 어깨와 몸통을 안정적으로 유지하면서 엉덩관절로 캐리지를 뒤쪽으로 밀어라(그림 *b* 참조). 그런 다음 숨을 내쉬면서 시작 자세로 돌아와라.

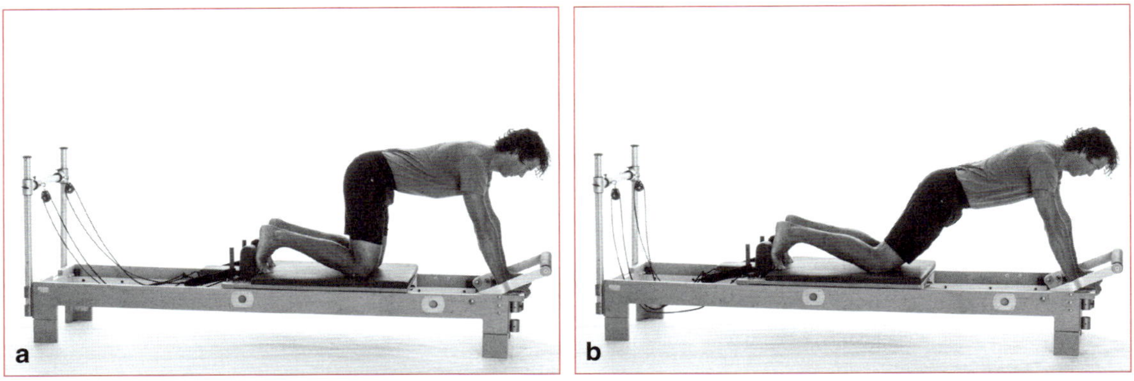

응용 동작

디스크 질환이나 뼈엉성증이 있는 환자의 경우, 허리뼈는 중립자세에 있거나 약간 펴야 한다(flat back position). 척추전방전위증이나 협착증이 있는 환자의 경우, 운동 내내 허리뼈는 굽힌 상태를 유지한다(round back position).

진전

스프링이 없이 운동을 해라.

테크닉 조언

1. 팔 말고 배 근육으로 캐리지를 당긴다고 생각하라.
2. 어깨뼈는 뒷주머니를 향해 아래와 뒤쪽으로 당겨라.
3. 엉덩이만 경첩 운동을 하며 다른 부분은 움직이지 마라.

리버스 콰드루페드 에이비에스 REVERSE QUADRUPED ABS

BASI Comprehensive Program에서 Rael Isacowitz가 지도한 운동의 응용동작(Isacowitz 2018).

주사용 근육

배 근육과 엉덩관절 굴곡근

운동목적

허리-골반 안정화, 어깨 안정화, 엉덩이 굽힘근 강화와 조절

적응증

이 운동은 배 근육의 동심성 작용을 강조한다는 점을 제외하고는 콰드루페드 에이비에스(quadruped abs)의 적응증과 같다(137쪽).

주의사항이나 금기증

콰드루페드 에이비에스(quadruped abs)(137쪽)에 언급된 주의사항 외에 엉덩이 굽힘근 손상.

저항

경량

설명

풋바의 반대쪽을 향해 리포머에서 네발기기 자세를 취해라. 무릎은 숄더 레스트에 대고 양손은 스프링이 조금 팽팽해지도록 어깨보다 약간 앞쪽에 있는 레일에 위치시켜라. 허리를 둥글게 하고 깊은 *C*자 곡선이 되게 당겨서 코어를 활성화해라(그림 *a* 참조). 숨을 내쉬면서 무릎이 손을 향해 당기면서 더 깊은 *C*자 곡선을 만들어라(그림 *b* 참조). 숨을 마시면서 몸통은 굽힌 상태를 유지하고 캐리지는 시작 자세로 되돌려라.

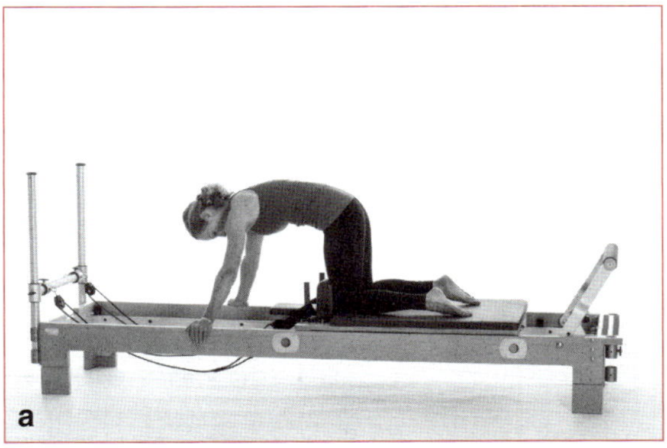
a

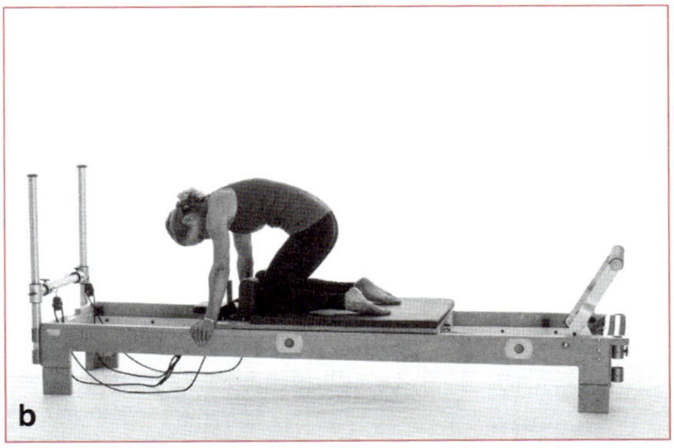
b

응용 동작

디스크 질환이나 뼈엉성증이 있는 환자의 경우, 운동 내내 척추는 라운드 백(round- back) 자세가 아니라 중립자세(flat back)로 유지되어야 한다. 하지만 이렇게 하는 것은 배 근육에 역학적 손실을 가져와 엉덩관절 굽힘근에 더 큰 부하를 주므로 허리에 스트레스를 유발할 수 있다.

테크닉 조언

1. 팔이나 엉덩관절 굽힘근이 아닌 배 근육을 사용하여 캐리지를 안으로 당겨라.
2. 어깨뼈가 아래와 뒤로 당겨진 상태를 유지해라.
3. 운동 내내 깊은 *C*-곡선을 유지해라(적절한 경우).

콰드루페드 트라이셉스 킥백 QUADRUPED TRICEPS KICKBACK

주 사용 근육

위팔 세갈래근

운동목적

위팔 세갈래근 강화와 긴장, 어깨와 코어 안정화

적응증

콰드루페드 트라이셉스 킥백은 위팔 세갈래근과 몸통과 어깨 안정화를 촉진하는 좋은 운동이다. 어깨뼈가 적절한 위치가 되기 위해 지지쪽 팔의 앞톱니근, 아래 등세모근, 넓은 등근이 활성화되어야만 한다.

주의사항이나 금기증

자세가 무릎 통증을 유발하는 경우, 무릎 아래에 패드를 대면 이를 완화할 수 있다.

저항

경량 ~ 중간

설명

무릎은 엉덩이 바로 밑에 두고 척추는 중립 자세를 유지하면서 풋바의 반대편을 향해 캐리지에 네발기기 자세를 취해라. 한 손은 어깨 바로 아래쪽으로 헤드레스트에 놓아라. 어깨 안정화 근육을 사용하기 위해 어깨뼈를 골반쪽으로 당기는 동안 헤드레스트를 아래로 눌러라. 반대 손은 몸쪽을 향하게 핸들을 잡고 그 팔을 들어 올려 몸통과 수평이 되도록 해라; 팔꿈치는 굽히고 가슴우리에 바짝 붙여라(그림 *a* 참조). 숨을 내쉬면서 위팔이 움직이지 않은 상태를 유지하면서 팔은 완전 폄으로 팔꿈치를 편 다음(그림 *b* 참조) 숨을 마시면서 팔꿈치를 굽혀 시작 자세로 돌아와라.

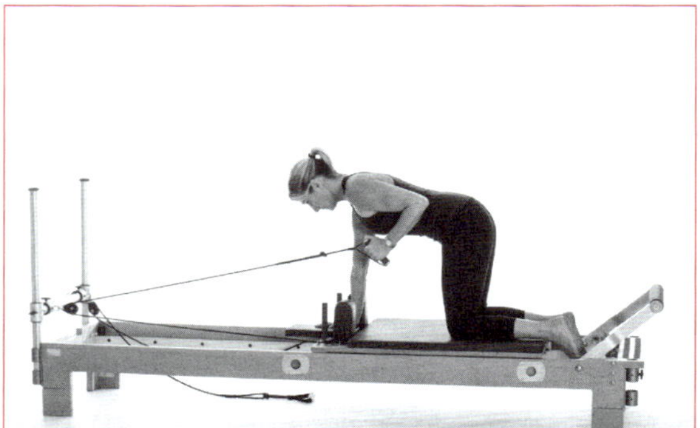
a

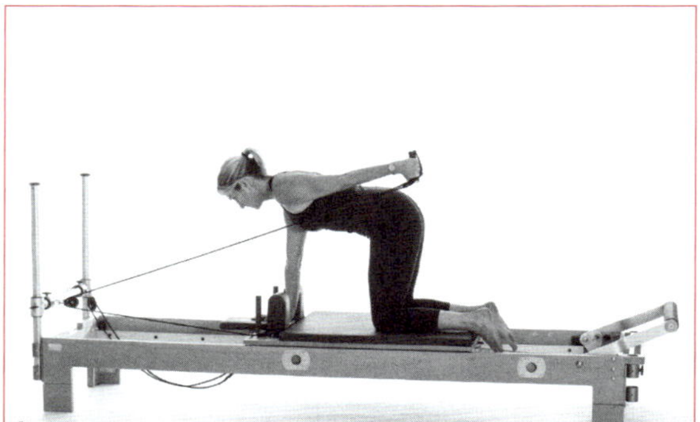
b

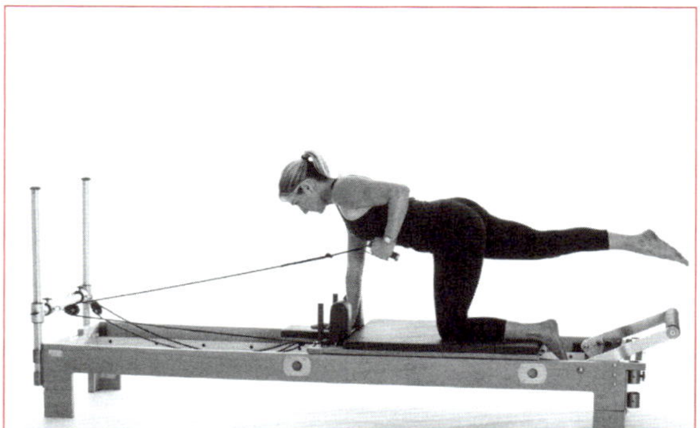
c

진전

몸통 안정성을 촉진하기 위해, 반대쪽 다리를 편 상태에서 운동을 수행해라(그림 *c* 참조).

테크닉 조언

1. 날개 어깨뼈(winging scapula; 익상견갑)를 피하기 위해 지지쪽 손바닥을 아래로 눌러 앞톱니근, 아래 등세모근, 넓은 등근의 활성화를 촉진시켜라.
2. 코어근육의 활성화를 유지하고 목 근육은 이완해라.
3. 움직이는 팔의 어깨가 앞으로 움츠러들지 않도록 뒤쪽과 위로 당겨라.
4. 상급 버전에서는 골반위치의 변화없이 엉덩이 높이까지 다리를 최대한 길게 늘리면서 뻗어라.

업 스트레치 원 UP STRETCH 1

주사용 근육

배 근육과 등 폄근

운동목적

어깨와 몸통 안정화; 코어 강화; 뒤넙다리근, 장딴지, 어깨의 유연성 향상

적응증

어깨 근육 뿐만 아니라 배 근육과 등 폄근의 동시수축을 요하는 이 닫힌 사슬 운동에서 어깨 안정성과 가동성이 증가한다. 다른 전신 통합운동과 마찬가지로 작은 저항(스프링 장력)은 코어 강화와 안정화를 더 필요로 하므로 난이도가 증가된다. 몸은 어깨 관절을 중심으로 회전하므로 어깨의 스트레스를 최소화하면서 움직임을 조절할 수 있다. 어깨 올림과 내밈을 피하기 위해 모음과 내림을 요구한다.

주의사항이나 금기증

코어가 약하거나 부족한 코어 조절, 어깨끼임증후군, 돌림근띠나 관절테두리 재건술 후 초기 뿐만 아니라 햄스트링 긴장이나 엉덩관절 가동성 부족으로 인해 업 스트레치 자세에서 허리 굽힘을 해야 하는 허리 디스크 환자.

저항

경량 ~ 중간

설명

손은 풋바에 두고 팔은 쭉 뻗어 어깨너비로 벌리고 뒤꿈치는 숄더레스트 중간에 둔 채 캐리지에 서라. 머리는 양팔 사이에 두고 골반은 천장을 향해 올리고 등은 평평하게 해라(그림 *a* 참조). 숨을 마시면서 엉덩관절에서 경첩운동(hinge)을 일으켜 캐리지를 약간 뒤쪽으로 밀어라(그림 *b* 참조). 숨을 내쉬면서 배 근육을 끌어당기고 캐리지는 스토퍼쪽으로 당기면서 시작 자세로 돌아가라.

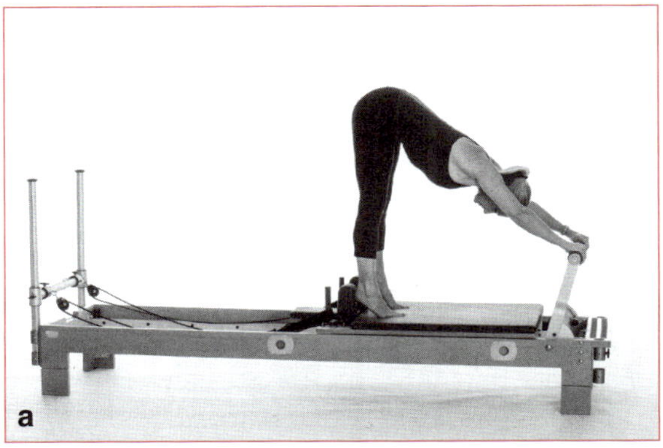

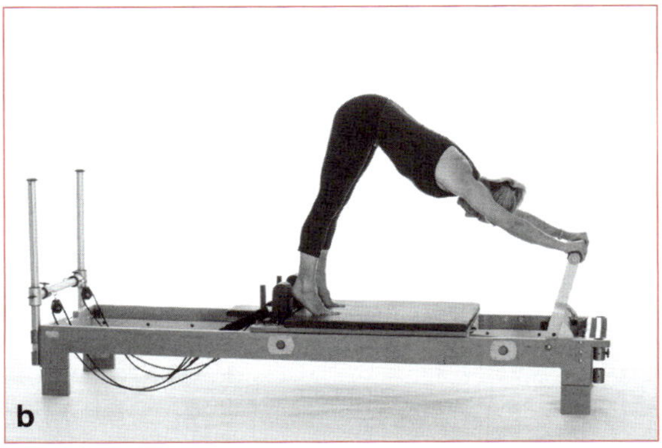

응용 동작

뒤꿈치를 어깨 받침 중간에서 들어 올리는 대신 발을 캐리지에 수평으로 유지해라. 엘리펀트라고 불리는 이 버전은 뒤넙다리근과 장딴지 스트레치를 증가시키고 안정감을 준다.

진전

업 스트레치 2(142쪽)와 롱 스트레치(143쪽)

테크닉 조언

1. 머리는 척추와 일직선을 유지해라.
2. 꼬리뼈는 천장을 향해 올려줘라.
3. 허리를 곧게 펴고 가슴을 허벅지쪽으로 당겨 몸을 피라미드 모양으로 유지해라.
4. 몸통은 중립자세로 최대한 안정적으로 유지해라.
5. 엉덩관절에서 다리는 추(pendulum)처럼 앞뒤로 움직여라.
6. 움직임의 안쪽 단계(캐리지가 풋바에 가까워지는 단계)를 강조해라.
7. 어깨는 엉덩관절을 향해 아래로 당겨 어깨뼈가 올라가는 것을 피해라.

업 스트레치 투 UP STRETCH 2

주사용 근육

배 근육과 등 폄근

운동목적

어깨와 몸통 안정화; 코어 강화; 뒤넙다리근, 장딴지, 어깨의 유연성 향상

적응증

이 운동의 적응증은 업 스트레치 1과 같다 1(141쪽).

주의사항이나 금기증

업 스트레치 1(141쪽)과 같다.

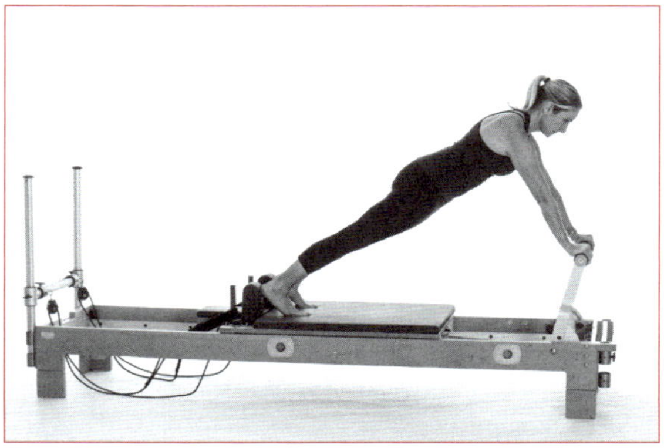

저항

경량

설명

이 운동의 셋업은 업 스트레치 1과 같다(141쪽 그림 *a* 참조). 숨을 마시면서 다리로 캐리지를 뒤쪽으로 밀어서 몸을 내리고, 팔을 움직이지 않고 플랭크 자세(plank Position)가 되도록

어깨와 엉덩관절을 중심으로 움직(pivoting)여라(그림 참조). 숨을 내쉬면서 골반은 어깨와 엉덩관절을 축으로 천장을 향해 들어 올리고 캐리지는 스토퍼쪽으로 당겨라.

진전

롱 스트레치(143쪽), 업 스트레치 3(144쪽)

테크닉 조언

이 운동의 조언은 업 스트레치 1(141쪽)과 같다.

롱 스트레치 LONG STRETCH

주 사용 근육

배 근육과 어깨뼈 안정근

운동목적

어깨와 몸통 안정화, 코어 강화와 어깨 굽힘근 강화

적응증

이 운동의 적응증은 업 스트레치 1(141쪽)과 같지만, 이 운동은 훨씬 더 많은 배 근력, 코어 조절, 안정화를 필요로 한다.

주의사항이나 금기증

코어가 약하거나 부족한 코어 조절, 어깨끼임증후군, 돌림근띠나 관절테두리 재건술 후 초기

저항

경량

설명

업 스트레치 1 자세(141쪽 그림 *a* 참조)에서 시작해라. 업 스트레치 2(142쪽 그림 참조)에서와 마찬가지로 어깨와 엉덩관절을 중심으로 움직여 몸을 플랭크 자세로 만들어라. 숨을 마시면서 캐리지가 스토퍼쪽으로 닿을 때까지 몸은 풋바 쪽으로 앞으로 미끄러지도록 움직여라(그림 참조). 숨을 내쉬면서 다시 시작 자세로 캐리지를 밀어내라. 플랭크 자세를 유지하면서, 캐리지를 앞뒤로 움직이는 동작을 5~10회 반복해라.

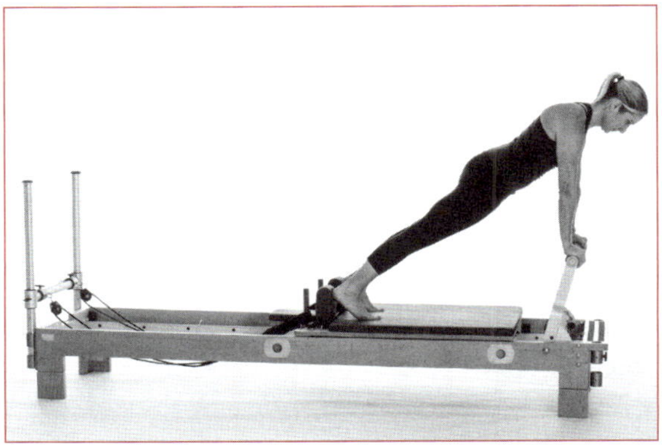

진전

업 스트레치 3(144쪽)

테크닉 조언

1. 배 근육을 활성화하고 과다앞굽음(hyperlordosis)을 피하기 위해 골반은 약간 뒤기울임해라.
2. 머리는 척추와 일직선을 유지해라.
3. 운동 내내 빗장뼈를 펴고 어깨뼈는 등 아래로 당겨라.

업 스트레치 쓰리 UP STRETCH 3

주 사용 근육

배 근육, 등 폄근, 어깨 안정근

운동목적

어깨와 몸통 안정화; 코어 강화; 어깨 굽힘근 강화; 뒤넙다리근, 장딴지, 어깨의 유연성 향상

적응증

이 운동은 업 스트레치 2와 롱 스트레치의 조합이며 진전이다.

주의사항이나 금기증

코어가 약하거나 부족한 코어 조절, 어깨끼임증후군, 돌림근띠나 관절테두리 재건술 후 초기 뿐만 아니라 햄스트링 긴장이나 엉덩관절 가동성 부족으로 인해 업 스트레치 자세에서 허리 굽힘을 해야 하는 디스크 환자.

저항

경량

설명

업 스트레치 1 자세(141쪽 업 스트레치 1 그림 *a* 참조)에서 시작해라. 숨을 마시면서 몸통을 내려 롱 스트레치 자세를 만들어라(142쪽 업 스트레치 2 그림 *a* 참조). 캐리지가 스토퍼에 도달할 때까지 앞으로 미끄러지듯이 움직여라(143쪽 롱 스트레치 그림 참조). 숨을 내쉬면서 골반은 들어 올리고 시작 자세로 돌아가라(141쪽 업 스트레치 1 그림 *a* 참조).

테크닉 조언

1. 업 스트레치 1(141쪽)과 롱 스트레치(143쪽)의 모든 조언을 따라해라.
2. 배 근육을 깊이 당겨 롱 스트레치 자세에서 업 스트레치 자세로의 전환을 시작해라.
3. 롱 스트레치 자세에서 업 스트레치 자세로 전환할 때 캐리지는 스토퍼를 향해 꽉 눌러라.

다운 스트레치 DOWN STRETCH

주사용 근육

배 근육과 위 등 폄근

운동목적

몸통과 어깨 안정화, 어깨 폄근과 위 등 폄근 조절 및 자세 개선

적응증

이 운동은 어깨와 골반 조절 뿐만 아니라 몸통 안정화가 많이 요구된다. 몸통 안정화가 되지 않을 때 허리는 과다 앞굽음과 많은 압력이 가해진다. 스프링 저항을 낮추면 코어의 힘과 안정화가 더 요구되므로 난이도가 증가한다. 이 운동은 등뼈 뒤굽음증이나 둥근 어깨를 가진 사람에게 유용하다.

주의사항이나 금기증

척추앞전위증, 협착증, 코어가 약하거나 부족한 코어 조절

저항

경량

설명

양발은 숄더 레스트를 누르고 캐리지에서 무릎 선 자세를 취하고 양손은 팔을 쭉 편 상태에서 어깨 너비만큼 벌려 풋바에 놓아라. 골반을 약간 뒤기울임으로 당겨 주고 몸은 아치 모양을 유지해라. 빗장뼈를 벌려 등이 최대로 펴지도록 해라(그림 *a* 참조). 숨을 내쉬면서 몸의 아치 모양을 유지하고 어깨에서 회전적(pivot) 움직임으로 캐리지를 뒤로 밀어라(그림 *b* 참조). 숨을 마시면서 풋바를 눌러 몸통을 들어 올려 시작 자세로 돌아가라. 캐리지는 스토퍼에 닿아야 하고 허리뼈 과다앞굽음을 일으키지 않으면서 최대한 등을 펴줘라.

테크닉 조언

1. 허리뼈를 보호하기 위해 운동 내내 배 근육의 활성화와 골반의 약간 뒤기울임을 유지해라.
2. 몸통이 아치 모양으로 유지되도록 운동 내내 등 폄근, 엉덩이 폄근, 어깨 폄근이 작용하도록 해라.
3. 몸이 배의 선수상(역자 주; 배의 앞부분 끝에 나무로 만들어 붙이는 보통 여자 모습의 상)이며, 복장뼈가 파도를 타고 몸을 위로 들어 올리고 있다고 상상해라.

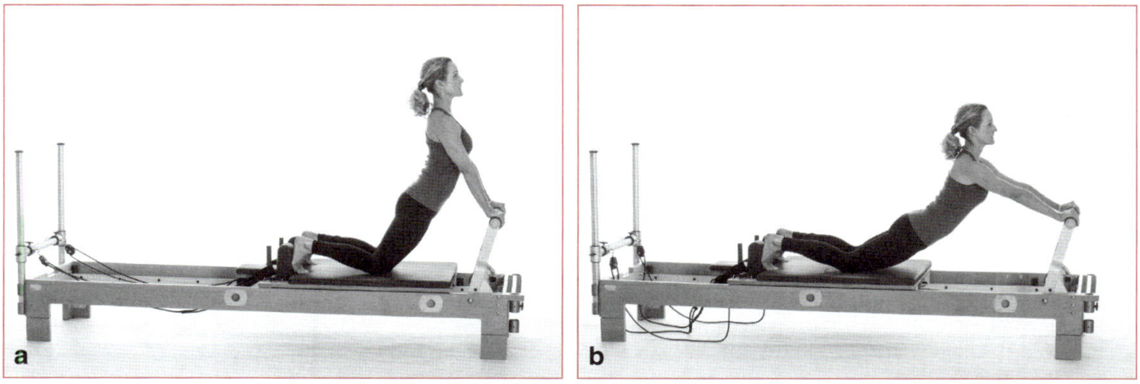

숄더 푸쉬 SHOULDER PUSH

BASI Master I and Master II Programs에서 Rael Isacowitz가 지도한 운동의 응용동작(Isacowitz 2018).

주 사용 근육

배 근육과 어깨 안정근

운동목적

몸통과 어깨 안정화, 코어 조절, 어깨 강화와 조절

적응증

이 운동은 끼임증후군이나 유착성 관절주머니염과 같은 손상에 대해 금기증인 자세에서 어깨나 손목에 스트레스 없이 닫힌 사슬 운동을 가능하게 한다. 업 스트레치 운동보다 덜 불안정한 자세에서 어깨와 코어 안정화와 조절이 유발된다. 팔꿈치로 플랭크 자세를 만드는 것은 근전도 연구 결과 허리뼈에 외부 부하없이 근육의 동시 활성화를 일으키고, 이 동작은 운동 선수 퍼포먼스와 부상방지를 위한 안정화와 지구력 훈련으로 좋다(Ekstrom, Donatelli, and Carp 2007). 불안정한 표면에서 이 자세를 유지하면 핵심 안정화 근육을 훨씬 더 많이 사용할 수 있다.

주의사항이나 금기증

햄스트링 긴장이나 엉덩관절 가동성 부족으로 인해 이 운동에서 허리 굽힘을 해야하는 디스크 환자, 돌림근띠 재건술 후 초기

저항

경량

설명

풋바를 가장 낮은 위치로 맞추어라. 숄더레스트를 바라보고 캐리지에 무릎 선 자세를 취하고 손바닥은 서로 마주보고 숄더 레스트의 바닥 부분을 누르면서 팔꿈치는 캐리지의 중간 위치에 놓아라. 한 발을 풋바에 두고 캐리지를 밀어라(그림 *a* 참조). 반대쪽 발도 조심스럽게 들어 올려 풋바에 놓고 팔꿈치로 플랭크 자세를 만들어라(그림 *b* 참조). 어깨뼈를 아래와 뒤로 당겨주고 코어 근육을 활성화해라. 숨을 내쉬면서 엉덩이를 들어 올리고 가슴이 넓적다리로 향하도록 캐리지를 스토퍼쪽으로 당겨라(그림 *c* 참조). 숨을 마시면서 플랭크 자세로 돌아와라.

진전

풋바를 올리는 것도 가능하며 한 다리를 풋바에서 몇 인치(몇 센티미터) 떨어지게 한 채 운동하는 것도 가능하다(그림 *d* 참조).

테크닉 조언

1. 운동 내내 코어 근육을 활성화해라.
2. 머리가 척추와 일직선이 되도록 한 채 머리와 목은 이완해라.

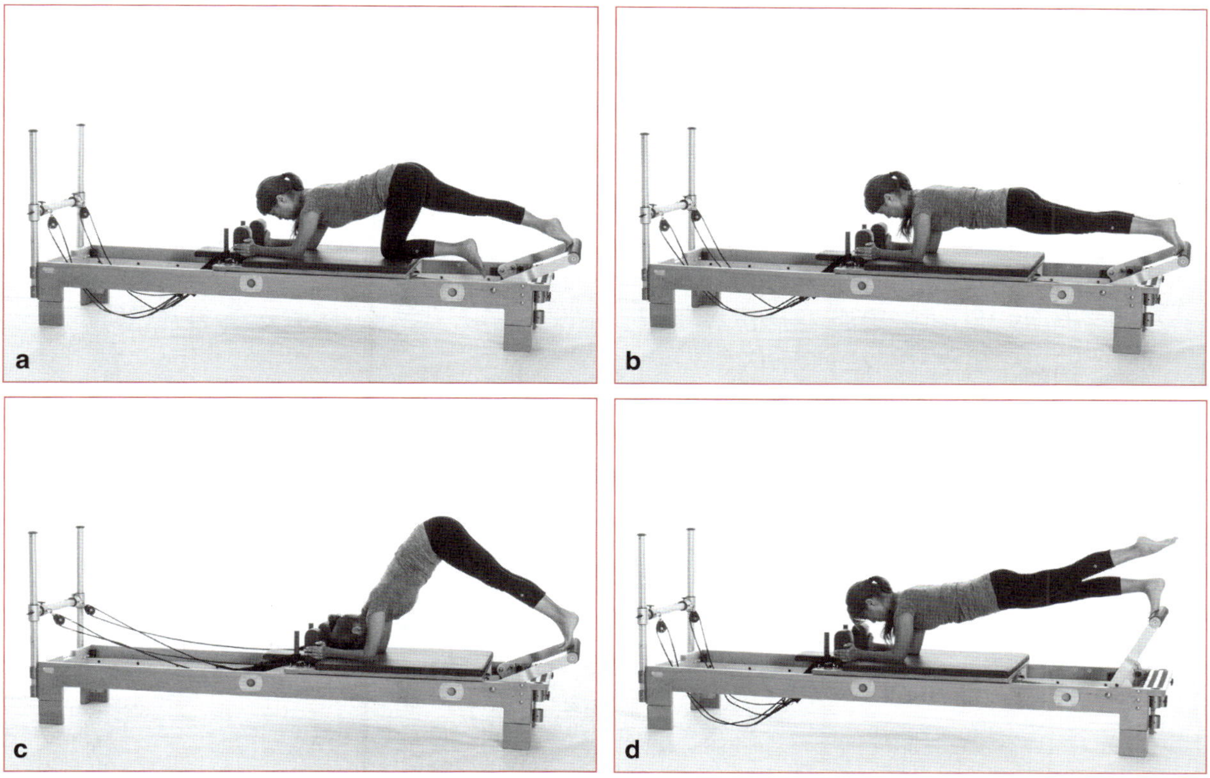

3. 양 팔꿈치를 서로 당기라. 팔꿈치들은 옆구리로 벌어지는 것이 아니라 어깨 바로 아래에 있어야 한다.
4. 플랭크 자세를 취할 때 엉덩이는 몸의 나머지 부분과 수평을 유지해라.

수정된 밸런스 컨트롤 프런트 MODIFIED BALANCE CONTROL FRONT

주사용 근육

배 근육과 어깨 안정화 근육

운동목적

몸통과 어깨 안정화, 코어 조절, 어깨 강화와 조절

적응증

이 운동의 적응증은 숄더 푸쉬(shoulder push)(146쪽)와 같다. 이 운동은 엉덩이 굽힘은 필요로 하지 않지만, 많은 양의 배 근력, 코어 조절, 어깨 안정화를 필요로 한다.

주의사항이나 금기증

돌림근띠 재건술 후 초기

저항

경량

설명

이 운동의 셋업과 시작자세는 숄더 푸쉬(147쪽 그림 *b* 참조)와 같다. 플랭크 자세를 유지하면서 몇 인치(몇 센치) 앞으로 캐리지를 밀어라(그림 *a* 참조). 숨을 마시면서 캐리지를 시작 자세로 당겨라(그림 *b* 참조).

진전

풋바를 올리거나 한 다리를 풋바에서 몇 인치(몇 센티미터) 들어서 운동을 시행할 수 있다.

테크닉 조언

이 운동의 조언은 숄더 푸시와 같다(146쪽).

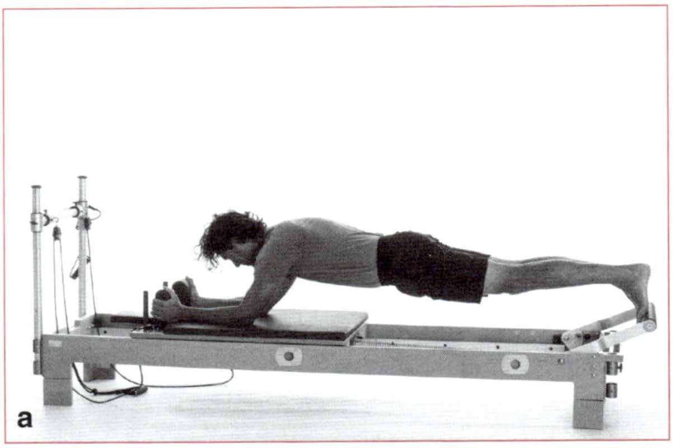

a

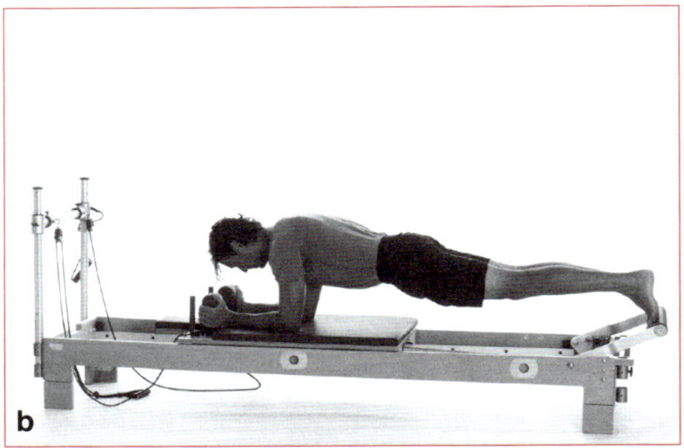

b

스케이팅 하이브리드 SKATING HYBRID

주사용 근육

중간 볼기근과 넙다리네갈래근

운동목적

엉덩이 벌림근 강화, 허리-골반 안정화, 무릎 안정화와 조절, 적절한 무릎 넙다리 정렬

적응증

이 운동은 기능적 위치에서 엉덩관절 벌림근을 강화, 무릎 안정성과 조절, 적절한 무릎 넙다리 정렬을 촉진하므로 운동 선수에게 아주 유용하다. 물론 이 근육은 허리-골반 안정화를 유지하기 위해 작용한다.

주의사항이나 금기증

비 체중지지 상태

저항

중간

설명

왼발은 풋 플레이트나 스탠딩 플랫폼에 서고 오른발은 왼발과 평행하게 캐리지의 가장자리에 놓아라. 허리를 곧게 펴고 유지한 채 양쪽 무릎과 엉덩이를 굽혀 운동 자세를 취해라. 왼쪽 무릎뼈는 두 번째와 세 번째 발가락과 일직선을 유지해라. 손은 엉덩이나 등 뒤에 놓아라(그림 *a* 참조). 숨을 내쉬고 오른쪽 다리를 펴면서 캐리지를 역동적으로 밀어내라(그림 *b* 참조). 마시면서 캐리지를 천천히 조절하면서 스토퍼쪽으로 돌아와라.

왼발은 고정되게 하고 오른발은 움직여라.

응용 동작

리버스 스케이팅: 왼발로 플랫폼을 밀어서 캐리지가 멀어질 때 오른발은 안정되게 유지해라(그림 *c* 참조).

테크닉 조언

1. 한 발이 캐리지를 밀 때 몸통과 나머지 한 발은 완전히 정지 상태를 유지해라.
2. 안정성을 유지하는 다리의 뒷꿈치를 눌러라.
3. 이 운동은 볼기근에서 느껴져야 하며 그렇지 않을 경우 엉덩이와 무릎을 더 굽혀라.
4. 스피드 스케이팅 선수처럼 힘차게 다리를 밀어내지만 우아하고 조절된 상태로 돌아오는 것을 상상해라.

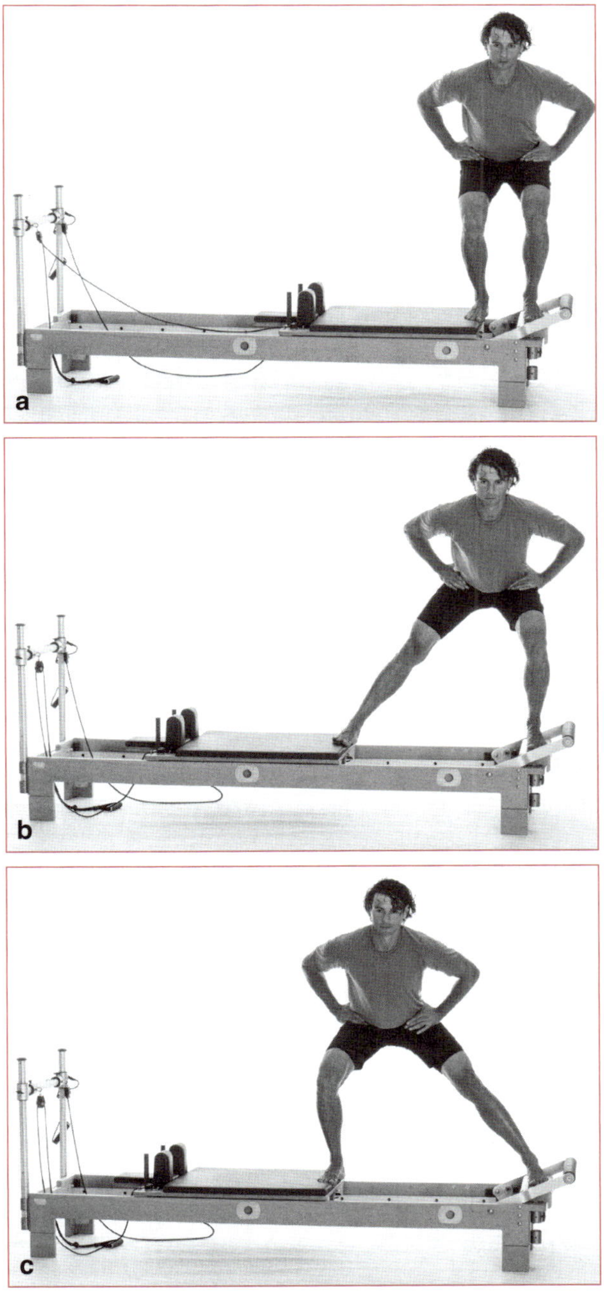

사이드 스플릿 SIDE SPLITS

주사용 근육

엉덩이 모음근

운동목적

엉덩이 모음근 강화와 조절 및 허리-골반 안정화

적응증

이 운동은 기능적이고 서 있는 자세에서 약한 모음근을 강화시키는 가장 쉬운 방법이다. 엉덩관절 운동범위를 극대화하면서 스트레칭도 훌륭하게 제공하는 운동이다. 멀어지는 단계(pressing-out)에서는 모음근이 편심성 작용하며 가까워지는 단계(pulling-in)는 모음근이 동심성으로 활성화된다. 이 운동은 몸을 바로 선 자세와 중립 골반 자세를 유지하기 위해 배 근육, 골반 바닥근, 등 폄근의 협응적인 활성화가 필요하다. 벌림근이 많이 활성화되지 않게 저항은 경량으로 한다.

주의사항이나 금기증

비 체중부하 상태

저항

경량

설명

스케이팅 하이브리드에서처럼(148쪽) 왼발을 플랫폼에 올려놓은 다음 오른쪽 발은 캐리지 위에서 가능한 한 멀어지게 만들어 미끄럼 방지 패드를 깔고 서라. 양팔은 들어서 T자세를 유지해라(그림 *a* 참조). 숨을 마시면서 캐리지가 가능한 한 풋바에서 멀어지도록 움직임을 조절해라. 몇 초간 가동범위 끝에서 유지해라(그림 *b* 참조). 숨을 내쉬면서 캐리지가 시작 자세로 스토퍼에 닿을 때까지 양쪽 넙다리를 쪼아서 당겨라.

진전

1. 환자의 다리가 길고 매우 튼튼하고 유연할 경우, 다리를 숄더레스트에 둘 수 있다.
2. 스탠딩 플랫폼이 있을 경우, 엉덩이를 바깥으로 돌리며 운동을 하는 것이 가능하며 이는 무용수가 훈련하기에 좋은 자세이다(그림 *c* 참조). 캐리지가 멀어지면, 캐리지를 움직이지 않고 무릎을 굽혀 스쿼트 자세를 한 다음(그림 *d* 참조) 캐리지를 스토퍼쪽으로 잡아당기고 다리를 곧게 펴라.

테크닉 조언

1. 배 근육과 허리뼈를 보호하기 위해 골반을 약간 뒤기울임으로 만들어라.
2. 동작 중에 앞으로 기우는 경향이 있다. 이를 방지하기 위해 몸통을 똑바로 세우면서 정수리를 길게 뽑아줘라.
3. 어깨뼈는 등 아래로 당기고 빗장뼈는 펴라.

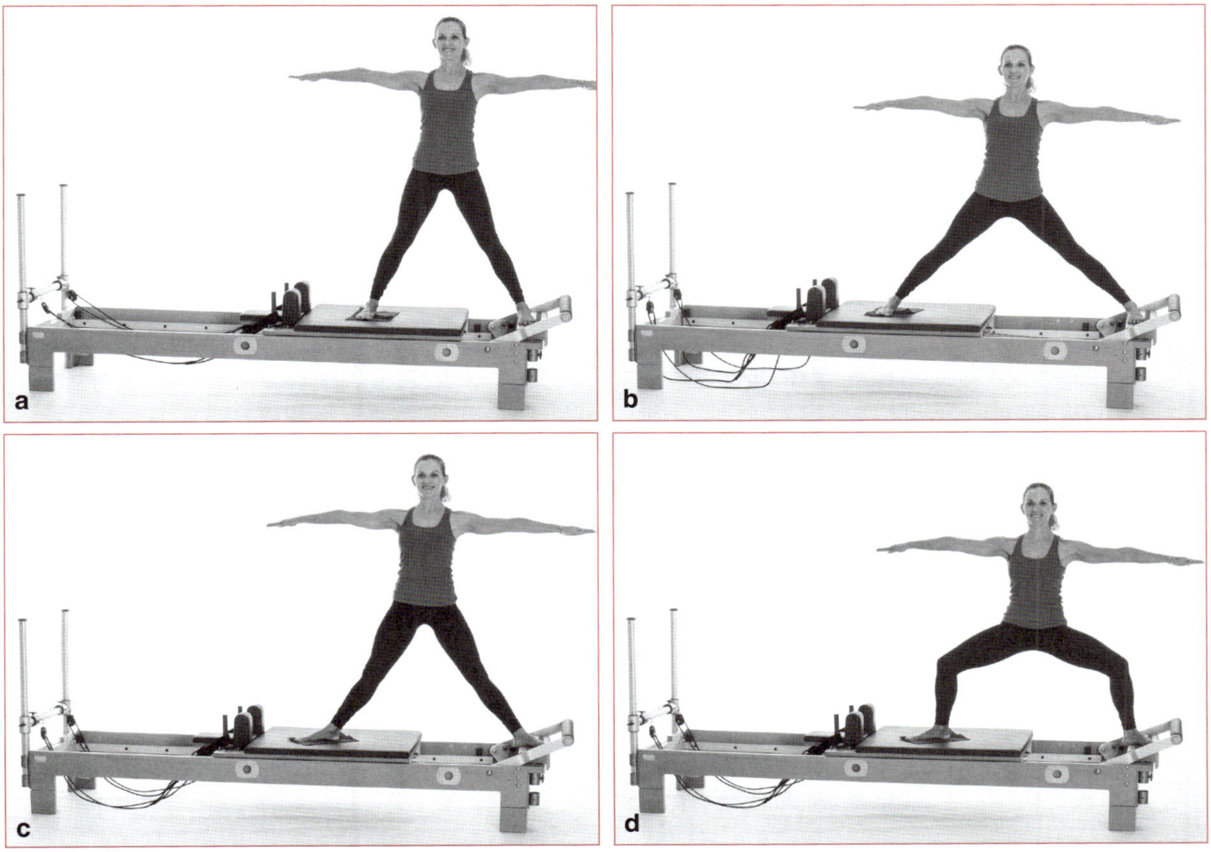

4. 캐리지를 당길 때 몸통은 천장을 향하고 다리 사이에 커다란 공을 꽉 쥐고 있다고 상상해라.

터미널 니 익스텐션 TERMINAL KNEE EXTENSION

주 사용 근육

넙다리네갈래근

운동목적

큇안쪽넓은근(vastus medialis oblique)에 대한 신경 근육 재교육, 넙다리네갈래근 강화, 중간볼기근 강화, 균형 향상

적응증

이 운동은 무릎의 깊은 국소 안정 근육인 빗안쪽넓은근을 선택적으로 활성화시킨다. 이 근육의 적절한 기능은 무릎의 안정화와 올바른 무릎뼈 활주운동을 만든다. 손상이 무엇이든 깊은 국소 안정 근육이 억제되므로 이 운동은 모든 무릎 환자들에게 좋다. 이 운동을 위한 몸의 위치 때문에 환자는 무릎의 올바른 활주와

빗안쪽넓은근의 활성화를 느끼고 관찰할 수 있으므로 신경 근육 재훈련에 아주 좋은 방법이다. 이 운동은 편측 체중 부하 운동이므로 외측 엉덩이 안정성(중간볼기근 강화)과 균형을 향상시키기에 매우 유익하다.

주의사항이나 금기증

비 체중부하 상태

저항

경량

설명

캐리지를 마주한 채 풋바 바로 앞 바닥에 서라. 한발은 캐리지의 가장자리에 놓는데, 발뒤꿈치는 가장자리를 감싸고 발가락은 캐리지를 눌러라. 무릎은 90°로 굽혀 무릎뼈가 두 번째와 세 번째 발가락 사이에 일직선이 되도록 해라. 팔은 옆구리나 엉덩이에 두어라(그림 *a* 참조). 무릎을 완전히 펴면서 캐리지를 천천히 앞으로 밀어라(그림 *b* 참조). 다리를 움직이지 않고 무릎뼈를 위쪽으로 당기면서 빗안쪽넓은근(넙다리 네갈래근의 아래와 중간부분)을 등척성 수축을 시켜라. 무릎을 천천히 굽히고 캐리지를 시작 자세로 보내라.

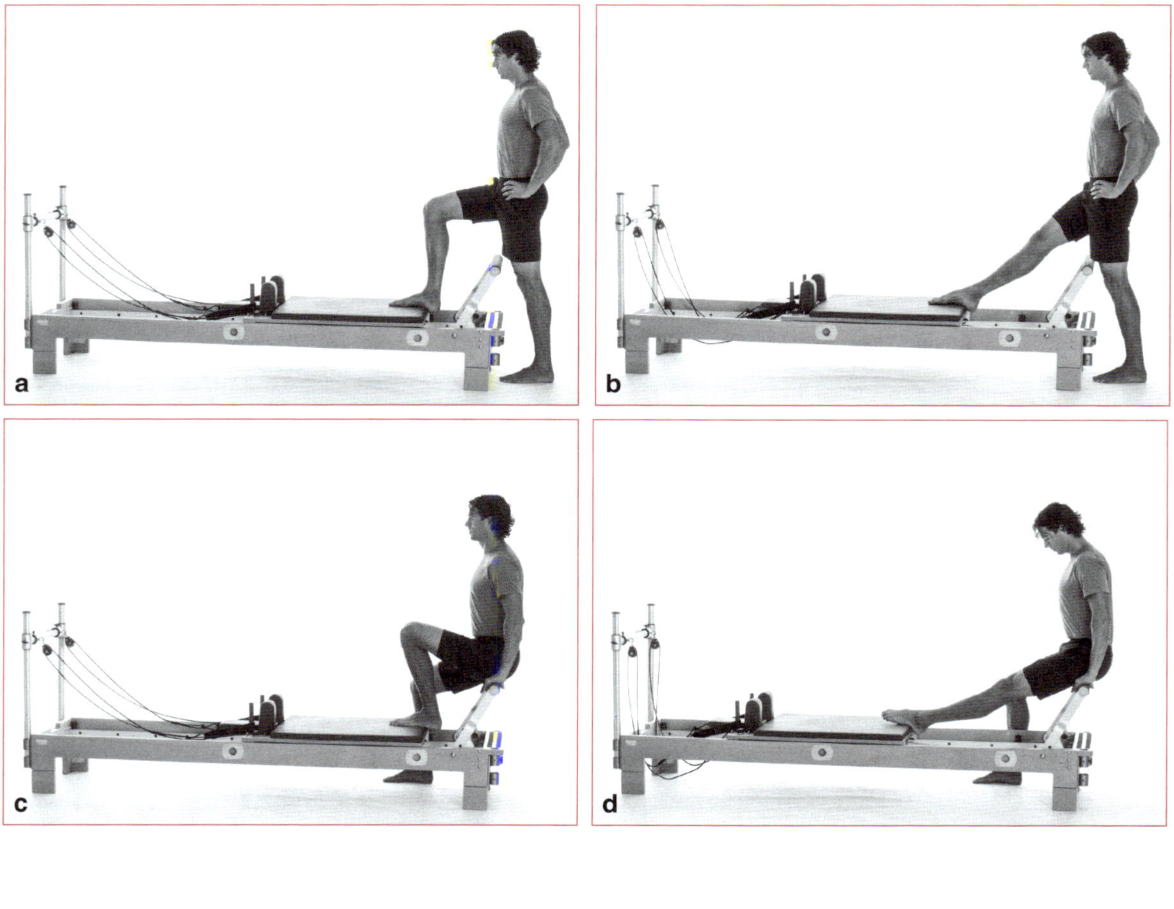

응용 동작

이 운동은 비 체중부하 상태의 환자나 균형을 잡는 데 어려움이 있는 환자의 경우 풋바에 반 정도 앉은 채 행하는 것도 가능하다(그림 *c*와 *d* 참조).

진전

밸런스 쿠션이나 하프 폼 롤(half foam roll)에 서서 운동해라.

테크닉 조언

1. 운동 내내 엉덩이와 서 있는 다리는 완전히 움직이지 않도록 해라. 캐리지를 움직일 때 골반이 앞뒤로 움직이지 않도록 해라.
2. 코어 근육을 안으로 끌어당기고 똑바로 서라.
3. 빗안쪽넓은근을 활성화(connecting)하는 데 어려움이 있다면 무릎뼈 바로 위쪽 넓적다리의 안쪽 근육을 촉지해서 활성화를 느끼도록 해라.
4. 적절한 무릎뼈 활주를 유지하기 위해서는 캐리지를 밖으로 밀고 안으로 당길 때 무릎뼈가 두 번째 발가락과 세 번째 발가락 사이에서 미끄러지도록 해라.

햄스트링 컬 HAMSTRING CURL

주 사용 근육

뒤넙다리근

운동목적

뒤넙다리근 강화와 적절한 무릎뼈 미끄러짐

적응증

이 운동은 뒤넙다리근을 공략하는 쉬운 방법이다. 엎드려서 햄스트링 컬을 할 수 없는 환자가 이 자세에서는 무릎뼈의 정렬과 미끄러짐을 볼 수 있다. 앉은 자세는 예를 들어, 무릎 전치환술 후와 같이 비 체중부하 상태의 환자에게 적합하다.

주의사항이나 금기증

이 운동은 박스에 앉은 자세에서 90° 이상의 엉덩관절 굽힘이 필요하기 때문에 뒤쪽으로 엉덩관절 전치환술을 시행한 환자에게는 금기증이다.

저항

중간

설명

리포머 레일에 숏박스를 놓아라. 풀리 라이저 거리는 다리 길이에 따라 다르다-다리가 짧을수록 박스는 캐리지에 더 가까워진다. 풋바를 마주하고 다리를 길게 뻗어 뒤꿈치가 숄더 레스트에 걸리게 하고 박스에 앉아라. 자세를 유지하기 위해 손을 박스 양 옆에 놓아라(그림 *A* 참조). 코어를 안으로 끌어당기고 앉은 키를 크게 해라. 숨을 내쉬면서 무릎을 굽혀 캐리지를 박스쪽으로 당긴 다음(그림 *b* 참조) 숨을 마시면서 다리를 천천히 조절해 펴면서 시작 위치로 돌아가라.

응용동작

운동을 한 번에 한 다리씩 해라. 반대쪽 다리는 가슴쪽으로 구부려 박스 위에 올려놓거나 다리를 쭉 펴서 넙다리네갈래근의 등척성 수축을 유도해라.

진전

박스를 치우고 선 자세로 운동해라(그림 *c*와 *d* 참조). 이 버전은 균형과 외측 엉덩이 안정성에 유용하므로 운동선수의 기능적 재훈련에 특히 적합하다.

테크닉 조언

1. 배근육을 끌어 당겨 척추를 늘어나게 한 상태에서 서있거나 앉아 있어라.
2. 박스를 고정시키고 윗몸 근육을 활성화하기 위해 양손은 박스 옆쪽을 눌러라.
3. 올바른 무릎뼈 미끄러짐을 위해 멀어질 때(push out)와 가까워 질때(pull in) 무릎뼈를 두 번째

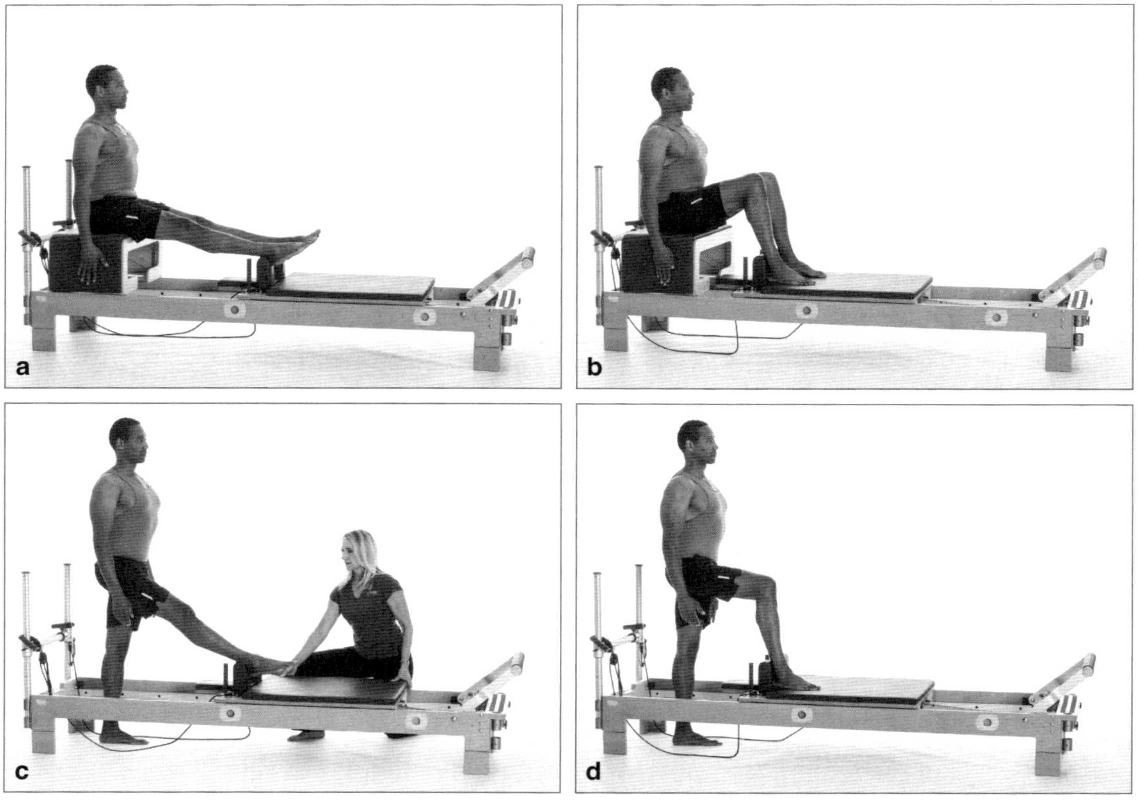

와 세 번째 발가락 사이 위치에서 미끄러지듯 움직여라.

스쿠터 SCOOTER

주 사용 근육

엉덩이 폄근, 무릎 폄근, 배 근육

운동 목적

몸통과 어깨 안정화 향상, 엉덩이 분리, 엉덩이와 무릎 폄근 강화, 기능적 활동 동안 깊은 배 근육을 활발하게 수축하는 능력향상

적응증

이 운동은 매우 기능적이고 다목적이므로 내가 가장 좋아하는 운동들 가운데 하나이다! 이 운동은 좋은 균형 운동이며 거의 모든 사람이 할 수 있다. 이 운동의 목적은 골반, 몸통, 어깨 안정성을 유지하고 엉덩관절 폄이 일어나도록 시행하는 다리를 펴는데 있다. 이 운동은 예를 들어, 균형, 코어 강화, 엉덩관절 폄근 강화, 협응력과 같은 운동목적에 따라 쉽게 적용될 수 있다.

주의사항이나 금기증

허리 디스크 질환, 뼈엉성증 또는 비 체중부하 상태

저항

경량~중간. 운동목적이 몸통 안정화가 아니라 다리 강화일 경우는 더 무거운 저항

설명

풋바를 마주한 채 리포머 옆에 서라. 팔을 곧게 펴고 풋바에 손을 어깨 너비만큼 벌려서 놓아라. 지지하는 발은 무릎을 약간 굽혀서 숄더레스트와 평행하도록 바닥에 놓고 다른 한 발은 숄더레스트를 누르고 무릎은 캐리지에서 띄워라. 깊은 C자 곡선이 되도록 허리를 둥글게 말아 당기며 코어를 활성화해라(그림 *a* 참조). 숨을 내쉬면서 다리를 펴면서 캐리지를 뒤쪽으로 밀어내라(그림 *b* 참조). 숨을 내쉬면서 다리를 굽힐 때 배 근육으로 캐리지를 당겨 시작 자세로 돌아가라.

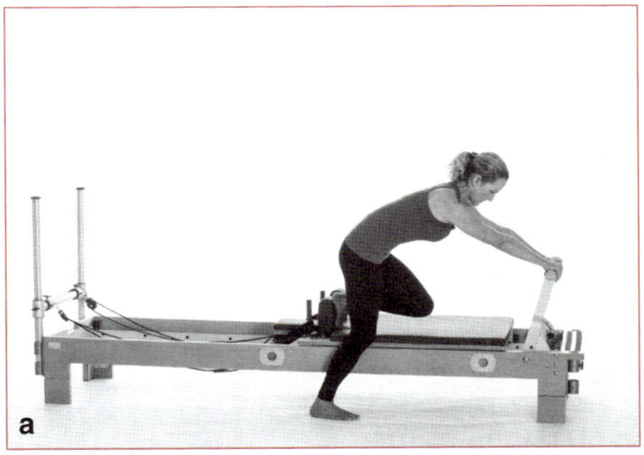

a

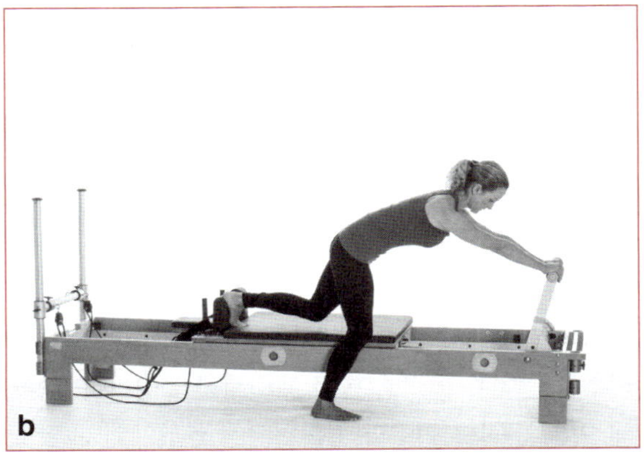

b

응용 동작

1. 디스크 질환과 뼈엉성증이 있는 환자는 깊은 *C*-곡선이 아니라 척추 중립(플랫 백, flat back) 자세로 운동해라. 이렇게 하면 몸통 굽힘보다는 엉덩관절 폄이 강조된다.
2. 노인, 거동이 불편한 고객 또는 매우 허약한 고객의 경우, 지지하는 발을 풋바 가까이에 두어 엉덩이 펴기를 더 수월하게 할 수 있다.

진전

횡단면에서 허리 골반 안정성을 증가시키기 위해서는 풋바에서 한 손을 떼고 앞으로 뻗어줘라.

테크닉 조언

1. 어깨뼈를 아래와 뒤로 잡아당겨 위 등이 둥글게 되는 것을 피해라.
2. 클래식 버전(classical version)의 경우에는 운동 내내 허리뼈 굽힘과 골반 뒤기울임을 유지해라.
3. 달리기 선수가 출발대에 발을 대고 밀면서 전력 질주를 할 준비를 하고 있다고 상상해라.

스탠딩 런지 STANDING LUNGE

주 사용 근육

뒤넙다리근과 엉덩이 굽힘근

운동목적

뒤넙다리근과 엉덩이 굽힘근의 유연성 증가

적응증

뒤넙다리근과 엉덩관절 굽힘근을 능동적으로 스트레칭시키기 때문에 스쿠터 다음에 할 수 있는 아주 좋은 운동이다.

주의사항이나 금기증

척추앞전위증이나 허리 협착증과(엉덩이 굽힘근 스트레치 자세에서의 허리뼈의 과도한 폄이나 골반의 과도한 앞 기울임으로 나타나는 경우) 비 체중부하 상태

저항

경량

설명

스쿠터 자세에서(155쪽 스쿠터 운동에 대한 그림 *a* 참조) 바닥에 있는 발을 풋바와 일직선이 되도록 옮겨주고 반대쪽 발의 무릎은 캐리지에 놓아라(민감한 무릎에는 패드사용이 권장함). 숨을 내쉬면서 캐리지에 있는 다리의 엉덩관절 굽힘근이 스트레치가 될 때까지 캐리지를 뒤로 밀어라. 골반은 뒤기울임을 유지

하고 몸통은 곧게 세워라. 3~5회 호흡 동안 엉덩이 굽힘근 스트레치를 계속해라(그림 *a* 참조). 숨을 내쉬면서 바닥에 있는 무릎을 펴고 발가락을 들어라. 허리를 곧게 편 상태에서 가슴은 무릎을 편 다리쪽으로 기울여라. 3~5회 호흡 동안 뒤넙다리근 스트레치를 유지해라(그림 *b* 참조).

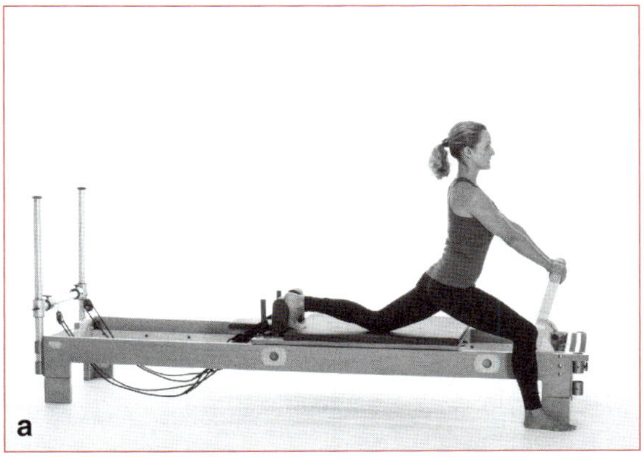
a

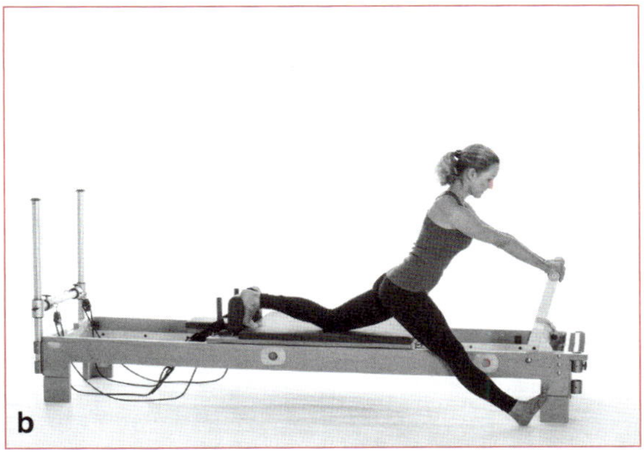
b

테크닉 조언

1. 엉덩관절 굽힘근 스트레치 시 골반 뒤기울임 또는 말기를 유지해라.
2. 뒤넙다리근 스트레치 시 골반을 앞으로 약간 기울여라.
3. 앞발을 뻗을 때 골반을 수평면에 따라 움직여라.
4. 머리는 척추와 일직선을 만들고 등 폄근을 활성화해라.

프론 풀링 스트랩스 원 PRONE PULLING STRAPS 1

주 사용 근육

어깨와 등 폄근

운동목적

어깨와 등 폄근 강화 및 자세개선

적응증

이 운동의 엎드린 자세는 재활에서 흔히 처방되는 I-운동과 비슷하게 중력에 대항해서 어깨 근육을 활성화시킨다. 리포머 스트랩은 추가적인 저항을 제공하며 등 폄근을 더 자극한다. 어깨 굽힘의 전체 관절 가동범위가 90° 이하이므로 모든 어깨질환과 긴 축의 견인과 이완을 제공하므로 유착성 관절주머니염에 매우 효과적이다. 이 운동의 동작은 노 젓기와 비슷하여 수영선수와 파도타기 하는 사람에게 특히 유용하다. 어깨 폄 정도는 어깨 폄, 등 폄, 허리 폄 중 어느 것이 목적인지에 따라 달라진다.

주의사항이나 금기증

척추앞전위증이나 협착증

저항

경량

설명

풋바의 반대쪽 방향으로 복장뼈가 박스의 가장자리에 닿도록 하여 롱 박스에 엎드려 눕고 양팔은 어깨관절의 약간 앞쪽으로(20° 정도) 뻗어서 로프를 잡고 손바닥은 마주보게 해라(그림 *a* 참조). 숨을 마시면서 어깨뼈를 등 뒤로 당기며 잡은 로프를 옆구리쪽으로 당겨라. 가능하다면 팔을 넓적다리보다 높이 들어라(그림 *b* 참조). 숨을 내쉬면서 팔을 내려 다시 시작자세로 돌아가라.

응용 동작

5~10회 반복 후 팔을 허벅지 높이로 올리고 위팔 세갈래근 폄을 추가해라. 어깨뼈 사이가 가까워 지도록 계속 힘을 준 상태에서 팔꿈치 굽힘과 폄을 시행해라(그림 *c* 참조).

진전

숨을 마실때 어깨와 몸통을 펴라(그림 *d* 참조).

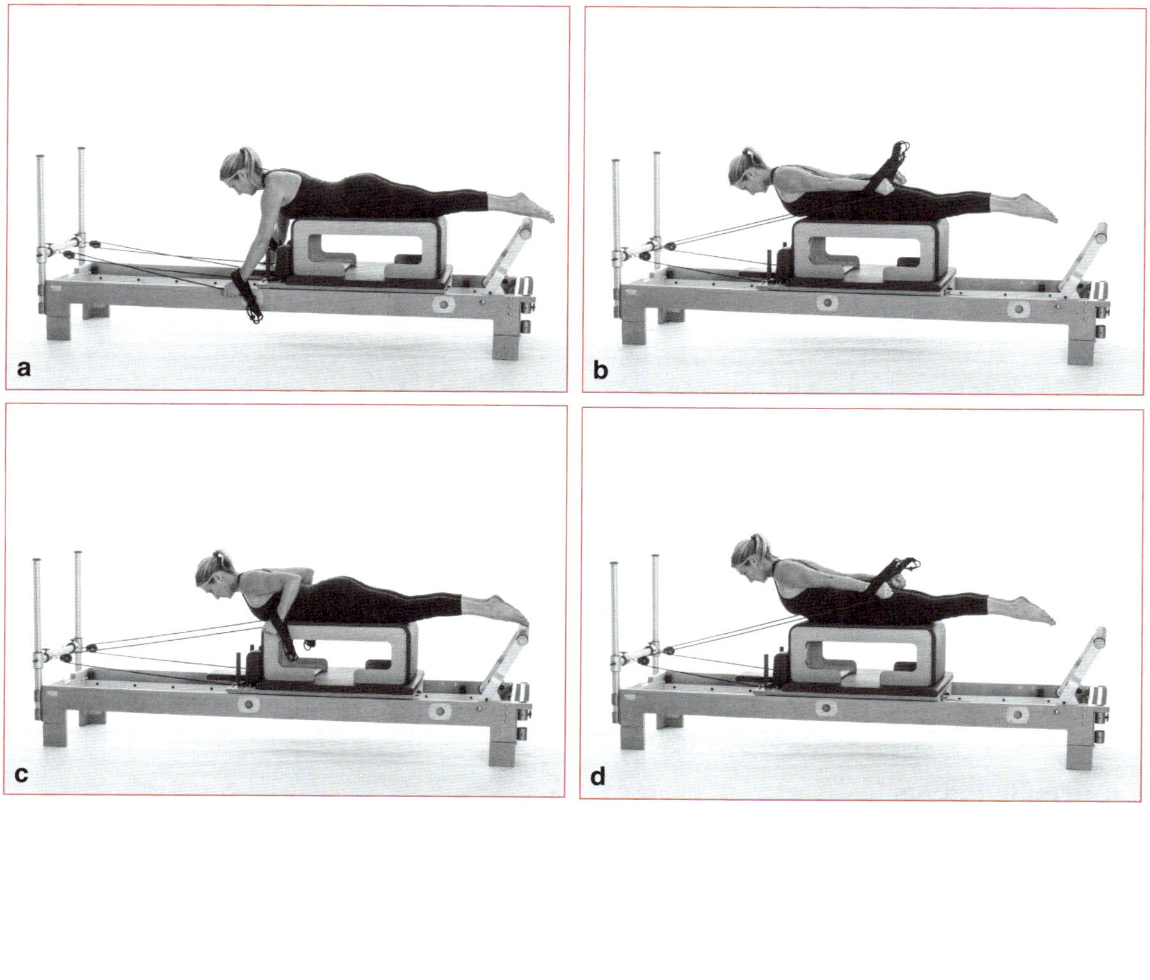

테크닉 조언

1. 허리를 보호하기 위해 운동 내내 배 근육을 활성화 해라.
2. 등 폄을 하지 않더라도 팔의 움직임을 시작하기 위해 등 폄근을 활성화 해라.
3. 어깨의 안쪽 돌림과 가슴이 둥글어지는 것을 방지하면서 운동 내내 팔을 곧게 펴고 양손바닥은 리포머를 마주 보도록 해라.
4. 어깨 모음근을 활성화하기 위해 팔을 넓적다리에 대고 눌러라.
5. 운동 목적이 자세 개선인 경우에는 등의 중간부위 들어 올리기, 등뼈의 아치 만들기, 가슴 펴기에 중점을 두어라(윗 등과 어깨가 앞으로 나가는 것을 막기 위해 빗장뼈를 펴고 어깨는 아래와 뒤쪽으로 당겨라).
6. 목뼈가 너무 펴지지 않도록 하기 위해서 깊은 목 굽힘근의 활성화를 유지해라.
   머리와 목이 아니라 위 등을 들어 올린다고 생각해라.

프론 풀링 스트랩스 투 PRONE PULLING STRAPS 2

주사용 근육

어깨 모음근과 바깥 돌림근, 등 폄근

운동목적

어깨관절 가동범위와 강화, 어깨 안정화, 어깨 위팔리듬과 자세 개선

적응증

프론 풀링 스트랩 1(prone pulling straps1)에서와 마찬가지로, 이 운동의 엎드린 자세는 중력에 대항하는 어깨 근육을 활성화하고 리포머에 의해 제공되는 저항은 등 폄근의 더 많은 활성화를 요구한다. 이것은 재활에서 흔히 처방되는 T 운동과 비슷하다. 이 운동은 어깨의 안쪽돌림과 등뼈가 둥글어지는 전형적인 패턴을 방지하기 위해 어깨바깥돌림근육이 작용해야 하므로 풀링 스트랩 1보다는 더 복잡하고 어렵다. 이 운동은 수영선수와 서퍼 뿐만 아니라 자세 개선과 어깨기능의 증진이 필요한 모든 사람에게 대우 유용하다.

주의사항이나 금기증

척추앞전위증이나 고통스러운 협착증

저항

경량

설명

풋바의 반대쪽 방향으로 복장뼈가 박스의 가장자리에 닿도록 하여 롱박스에 엎드려라. 팔은 옆으로 뻗어서 T자를 만들고 손바닥은 바닥을 향하고 로프를 잡아라(그림 *a* 참조). 숨을 마시면서 몸통을 들어 올리고 어깨는 뒤쪽과 아래쪽으로 당겨주고 손바닥을 바닥을 향하게 유지하면서 양팔을 엮구리쪽으로 가져와라(그림 *b* 참조). 숨을 내쉬면서 팔은 시작위치로 되돌려라.

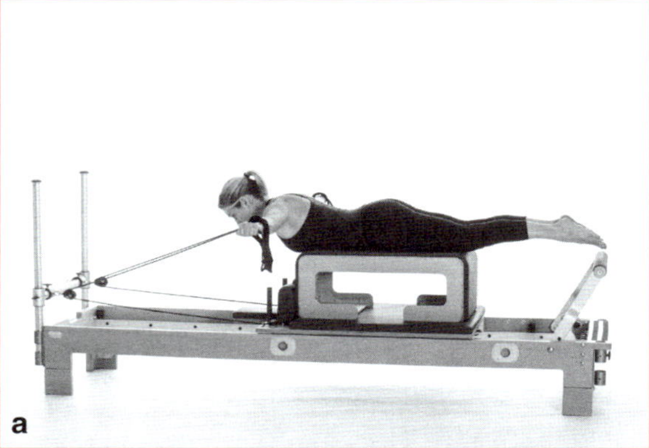
a

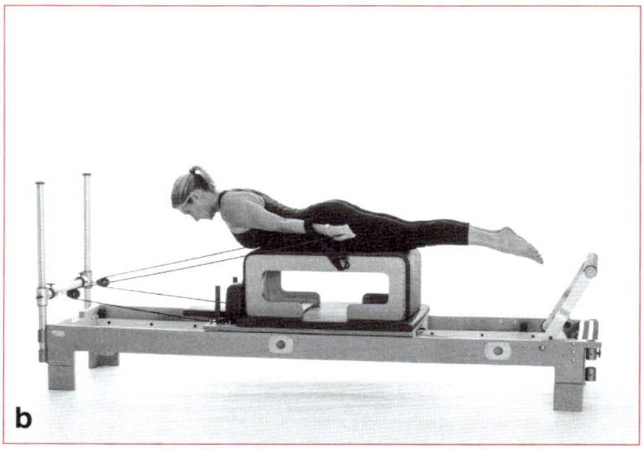
b

응용동작

5~10회 반복 후, T 자세에서 팔을 유지하고 로프 저항에 대항하여 천장쪽으로 팔을 들어 올려 어깨뼈 당김을 유지해라. 캐리지는 움직이면 안된다.

진전

숨을 들이마실 때, 어깨를 모으고 몸통 폄을 추가해라(158쪽 프론 풀링 스트랩 1 그림 *d*에서 처럼)

테크닉 조언

1. 허리를 보호하기 위해 운동 내내 배 근육을 활성화해라.
2. 등 폄을 하지 않더라도 팔동작을 시작하기 위해 등 폄근을 사용해라.
3. 운동 내내 손바닥은 바닥을 마주하게 하여 어깨가 바깥으로 회전하도록 해라. 새끼손가락이(손바닥이나 엄지손가락이 아니라) 넓적다리에 붙게해라
4. 어깨 벌림과 모음을 할 때 바닥에 평행하게 유지하면서 수평면을 따라 팔을 움직여라.
5. 운동 목적이 자세개선인 경우 등 중간부분을 들어 올리고, 등뼈 만곡을 만들고 가슴을 펴는데 집중해라.
6. 목뼈가 너무 펴지지 않도록 하기 위해서 깊은 목 굽힘근의 활성화를 유지해라. 머리와 목이 아니라 위 등을 들어 올린다고 생각해라.

콰드라투스 룸보룸 스트레치 QUADRATUS LUMBORUM STRETCH

주사용 근육

허리네모근

운동목적

허리네모근 스트레치

적응증

이 운동은 매우 자주 긴장되는 허리네모근의 수동적 스트레칭에 아주 좋다. 허리네모근은 종종 허리통증의 원인이 되지만 효과적으로 스트레칭을 시키기 힘들다. 리포머의 디자인은 수동적 보조와 가동술을 쉽게 할 수 있도록 훌륭한 스트레치 자세를 만들어 준다.

주의사항이나 금기증

허리 디스크 질환이나 뼈엉성증(오직 파트 2만 적용)

저항

중량(모든 스프링 사용)

설명

스프링 바를 앞으로 움직이고 풋 스트랩에 단단히 고정하고 스프링 바를 적절한 위치로 보내라. 키가 큰 사람의 경우 스프링 바는 풋바에서 가장 먼 곳에 두고 키가 작은 사람의 경우 스프링 바는 풋바에 가장 가까운 곳에 위치시킨다. 모든 스프링을 걸고 리포머에 박스를 올려라. 박스에 옆으로 앉아서 풋바에서 최대한 멀게해서 아래쪽 다리를 굽혀 그 다리의 엉덩이를 박스의 뒤쪽 가장 자리에 놓아라. 위쪽 다리는 풋 스트랩 아래에 걸고 단단히 고정되었는지 확인해라(그림 *a* 참조). 파트 1: 풋바에서 옆구리를 굽히고 헤드레스트에 손이나 팔꿈치를 놓아라(유연성과 몸통 길이에 따라). 스트레치가 느껴질 때까지 위팔을 머리위로 올리고 3~5회 호흡 동안 그 자세를 유지해라(그림 *b* 참조). 파트 2: 적절할 경우, 바닥을 향해 몸통을 돌리고 레일 양쪽에 손을 놓아라. 스트레치가 느껴질 때까지 몸통을 낮추고 3~5회 호흡 동안 이 자세를 유지해라(그림 *c* 참조).

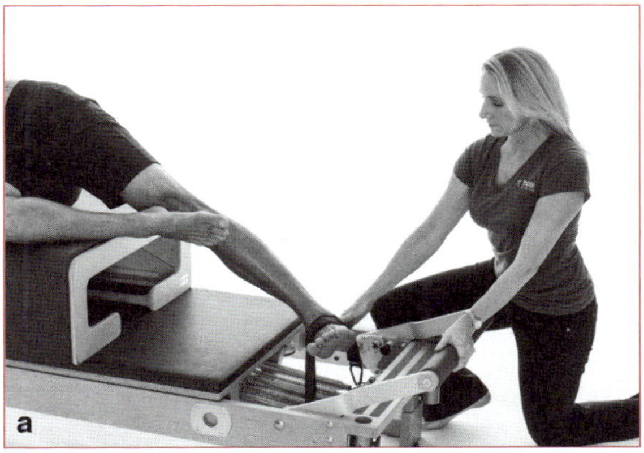

a

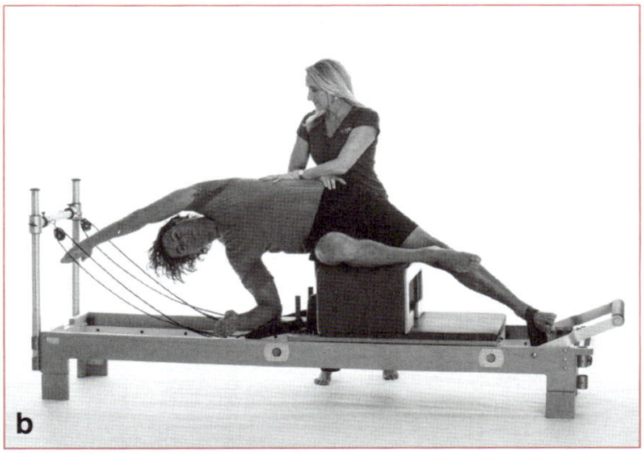

b

응용 동작

강사는 이 자세에서 환자를 스트레칭할 때 연부 조직 가동술이나 수기적 근막이완을 적용할 수 있다.

진전

더 유연한 사람이나 키가 큰 사람은 손을 바닥에 대는 것도 가능하다.

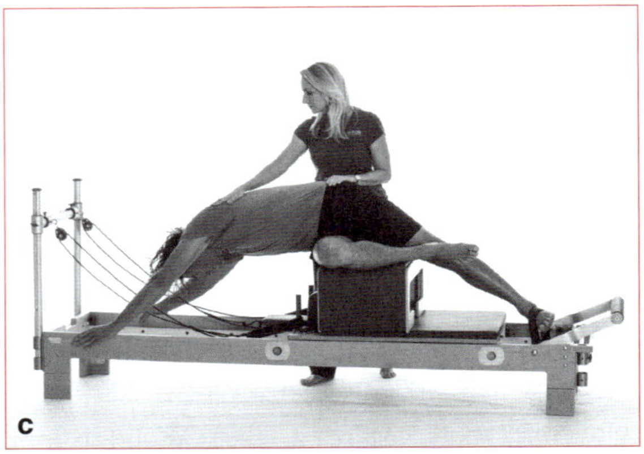
c

테크닉 조언

1. 척추를 비틀지 않고 옆구리가 굽힐 수 있도록 엉덩이가 포개지도록 해라(오직 파트 1에서만 적용).
2. 풋 스트랩 아래에 걸려있는 다리를 완전히 펴고 스트레칭의 이점을 최대한 활용하기 위해 스트랩에 장력이 가해지는지를 확인해라. 필요하다면 스프링 바를 다른 곳으로 옮겨라.
3. 두 자세 모두에서 풋 스트랩의 중력과 안정화가 수동적 스트레칭을 만들 수 있도록 몸은 완전히 이완하고 박스에 기대어 있는 상태로 있어라.

점핑 시리즈 JUMPING SERIES

주사용 근육

넙다리네갈래근과 장딴지근

운동목적

무릎 폄근 강화, 엉덩이 폄근 강화, 발바닥굽힘근 강화, 허리-골반 안정화, 달리기와 점프를 위한 신경근 재교육

적응증

점프 보드는 운동선수에게 뛰어난 기능적 재훈련을 제공한다. 리포머에서 도약하면 무중력 스프링저항을 사용하는 점진적 체중 부하를 가능하게 한다. 이것은 환자가 자신의 운동으로 돌아갈 준비가 되었을 때 동작을 심도있게 학습하고 해당 근육이 강화될 수 있도록 정확한 기능 패턴과 근육 기능 재훈련을 가능하게 한다. 이 운동은 착지가 불량한 사람이 알맞은 감속 기술을 배우는 것을 돕고 코어를 활성화 하기에도 좋은 운동이다!

주의사항이나 금기증

척추와 하체의 뼈관절염; 예를 들어, 무릎 건염, 장경인대 증후군, 아킬레스 건염, 뒤정강근 건염, 족저근막염 또는 발목 염좌와 같은 급성 다리손상

저항

경량 ~ 중간

설명

기구 지침에 따라 점프보드를 삽입하고 고정해라. 리포머에 중립 척주 자세로 누워서 다리는 평행하게 엉덩이 넓이 만큼 벌리고 발은 점프 보드에 놓고 뒤꿈치를 아래로 눌러줘라(그림 *a* 참조). 숨을 내쉬면서 무릎을 펴고 발은 발바닥 굽힘을 해 보드에서 뛰어라(그림 *b* 참조). 숨을 마시면서 무릎을 굽히고 뒤꿈치를 천천히 보드 위로 내려오게 하면서 시작 자세로 돌아가라. 캐리지가 움직이지 않도록 코어를 활성화하고 10~20회 반복해라.

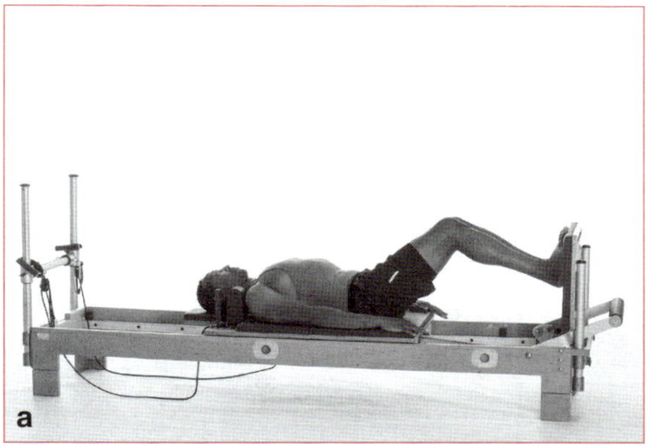

a

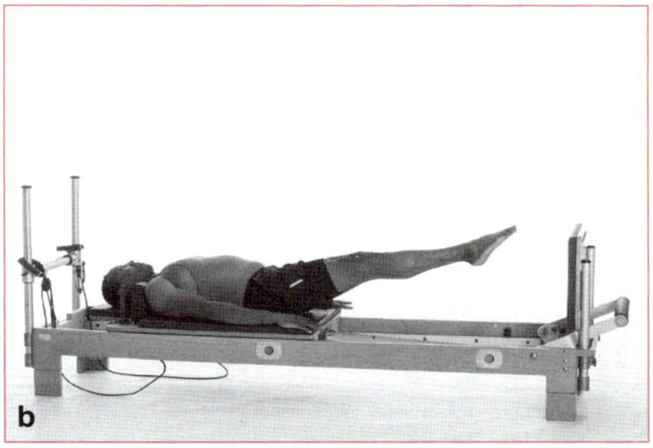

b

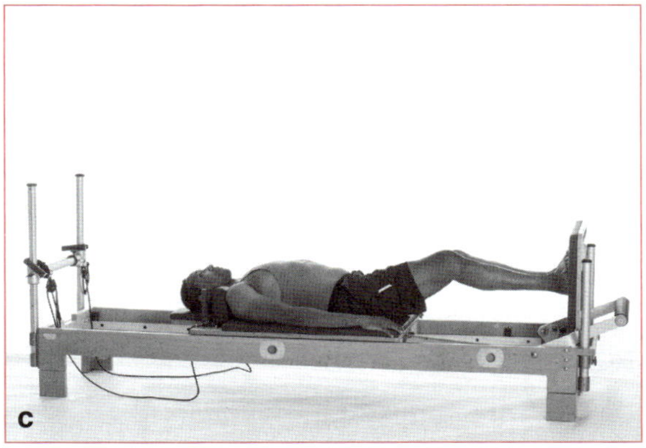

c

응용동작

1. *V 자세(V-position)*: 이것은 메인 운동과 같은 셋업과 동작을 시행하지만 다리가 바깥으로 회전하고 V 자세로 발을 놓고 뒤꿈치를 아래로 눌러라(그림 *c* 참조). 공중에 있을 때 모음근을 사용해서 양다리를 쪼으고 무릎은 두 번째와 세 번째 발가락 사이에 정렬시키고 착지해라. 10~20회 반복해라.
2. *유니라테랄(Unilateral)*: 이 응용 동작에서는 바이라터럴 버전과 같이 한 발을 보드에 둔 채 시작하지만 나머지 한 발은 테이블탑 자세를 취해라(그림 *d* 참조). 한 다리로 10회 점프하고 착지한 후 다리를 바꿔라.
3. *레그 체인지(스키핑) Leg changes(skipping)*: 이 응용 동작은 유니라테랄과 같지만 도약하는 다리를 펼 때 반대쪽 다리도 뻗어라. 공중에서 다리를 바꾸고 반대쪽 다리로 무릎을 굽혀서 착지하고 다른 다리는 테이블탑 자세를 유지해라(그림 *e* 참조).
4. *익스텐디드 니(호핑)Extended knees(hopping)*: 이 응용동작은 점프와 착지 시 무릎이 펴진 상태를 유지해라(그림 *f*와 *g* 참조). 이 버전은 넙다리네갈래근보다는 아래 다리근육과 작용하므로

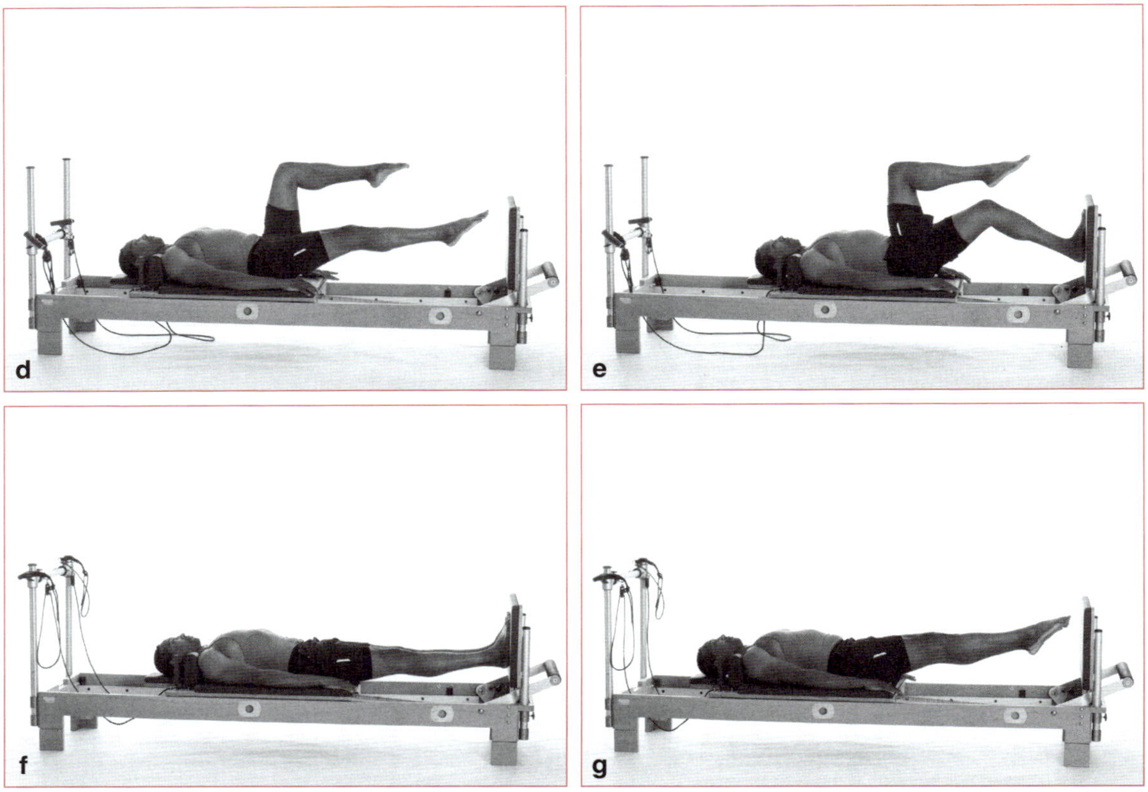

예를 들어, 만성 발목염좌나 아킬레스 염좌와 같은 손상의 회복과 예방에 매우 유용하다. 이 응용 동작은 관절에 많은 압박 없이 힘이나 회전력을 빠르게 발생시킬 수 있어 신경근 시스템을 훈련시키므로 노인의 낙상을 방지하는 데 도움이 된다.

진전

응용 동작들이나 전체 시퀀스는 볼을 잡고 던지거나 작은 아령을 들어 올리는 동안 수행할 수 있다.

테크닉 조언

1. 코어 근육이 활성화 되지 않으면 모든 힘은 다리에서 나오며 이로 인해 캐리지가 움직인다. 이런 일이 일어나지 않도록 해라. 예방이 불가능하다면 올바른 근육패턴이 학습되어 캐리지가 움직이지 않고 동작이 수행될 때까지 스프링을 가볍게 해라.
2. 착지 후 더블 바운스(double bounce) 없이 뒤꿈치 접촉을 유지하기 위해 노력해라.
3. 달리기하거나 점프하는 것처럼 발의 분절화를 통해 발끝밀기(push off)와 착지를 시행해라.
4. 발끝밀기는 역동적이어야 하지만 착지는 매우 부드럽고 조절되어야 한다.
5. 유니라테랄 버전에서는, 골반이 안정적이고 수평이 되어야 하며 테이블탑 다리가 완전히 정지된 상태를 유지해라.

7

캐딜락 운동

Cadillac Exercises

캐딜락은 크고 꽤 비싸지만 재활에 사용할 수 있는 매우 유용한 기구이다. 높이와 너비는 노약자 및 수술 후 가동 범위 제한이 있는 고객에게 매우 사용하기 쉽고 안전하다. 또한 매우 안정적이어서, 리포머의 움직이는 플랫폼에 대해 불편해 하는 사람들에게 매우 좋다. 캐딜락은 또한 관절과 연부조직 가동술, 고유수용성 신경근 촉진법 또는 수기 스트레칭을 위한 기구로 사용될 수 있다. 캐딜락의 구조 때문에 몸의 여러면의 움직임을 시도할 수 있다. 리포머, 운다 체어와 마찬가지로 기구에서 엎드린 자세, 바로 누운 자세, 옆으로 누운 자세, 앉은 자세, 무릎 선 자세, 그리고 선자세로 동작을 할 수 있다. 또한 캐딜락 옆 바닥에 서서 캐딜락의 스프링 또는 바를 저항이나 보조로 사용해서 훌륭한 기능적 동작을 할 수 있다. 안전과 관련해서 캐딜락의 푸쉬 쓰루 바(PTB)를 사용할 때는 각별히 주의해야한다. 위쪽 스프링을 사용할 때, 갑자기 놓아버리면 매우 빠르게 튀어 올라 강사와 고객을 해칠 수 있기 때문에 아래쪽 스프링이 필요한 푸쉬 쓰루 바 동작을 시행할 때에는 안전 스트랩을 사용해야 한다.

각각의 캐딜락 동작은 상세한 설명, 주 사용 근육, 동작 목적, 적응증, 주의사항이나 금기증, 응용 동작과 적절한 진전, 정확한 실행을 위한 테크닉 조언으로 설명된다. 또한 제안된 설정 및 스프링 저항이 주어진다. 운동에 대한 설명은 전문가가 자신의 환자가 고객을 가르칠 수 있도록 말하는 것처럼 표현되어 있으며, 배우는 사람이 따라 하는 것이 가능하도록 썼다. 나는 필라테스에 경험이 없는 사람이 재활치료를 적용하기 전에 고객과 강사의 역할로 연습하도록 자격증을 가진 강사와 함께 운동 할 것을 권한다. 이렇게 진행하는 것이 안전하고 효과적인 운동 프로그램을 제공하기에 필수적 요소이다.

펠빅 컬 위드 롤-업 바 PELVIC CURL WITH ROLL-UP BAR

BASI 마스터 II 프로그램에서 라엘 아이자코비츠가 가르친 원래 동작의 응용동작(Isacowitz 2018).

주 사용 근육

코어 근육, 뒤넙다리근, 큰볼기근

운동목적

척추와 골반의 움직임, 척추 분절, 뒤넙다리근 조절, 허리-골반 안정화, 코어 근육의 동원과 동시수축, 약한 척추 견인

적응증

이 운동은 매트에서 하는 펠빅 컬(57쪽)을 무릎 아래에 롤-업 바(RUB)를 놓고 하는 것에 불과하다. 이 동작은 약간의 척추견인과 엉덩관절 굽힘근의 이완을 도와준다. 저항이 추가되면 펠빅 컬을 하는 동안 분절이 어려운 사람들, 일반적인 경직 또는 척추 관절염이 있는 사람들, 코어가 억제되거나 약한 사람들, 허리폄근, 엉덩관절 굽힘근의 긴장을 가지고 있는 사람들에게 도움이 된다. 이것은 이완하고, 몸과 마음의 연결을 촉진시키며, 더 난이도가 높은 동작을 위해 척추를 움직이고 준비하게 하기 때문에 필라테스 세션을 시작하는 좋은 방법이다.

주의사항이나 금기증

급성 허리 디스크, 뼈엉성증(심한 척추 굽힘 때문에)

저항

중간(캐딜락 약 3/4 높이에 부착된 롤-업 바의 파랑 2개 또는 빨강 스프링)

설명

캐딜락 위에 바로 누워 무릎을 굽히고, 다리를 엉덩이 넓이만큼 나란히 벌리며, 손바닥을 아래로 향하게 하고, 골반을 중립 자세로 해라. 스프링에 적당한 장력을 가하여 롤-업 바를 무릎 아래로 감아라(그림 *a* 참조). 숨을 마시며 준비하고 숨을 내쉬며 코어를 긴장시키면서 먼저 골반을 말고 척추를 매트에서 하나씩 따로 떼어라(그림 *b* 참조). 숨을 마시며 골반이 최대한 뒤기울임 되고 엉덩관절 굽힘근이 스트레칭되는게 느껴지는 최대 가동범위에서 유지해라. 숨을 내쉬며 등뼈에서부터 꼬리뼈까지 하나하나 매트에 닿도록 척추를 내려주어라.

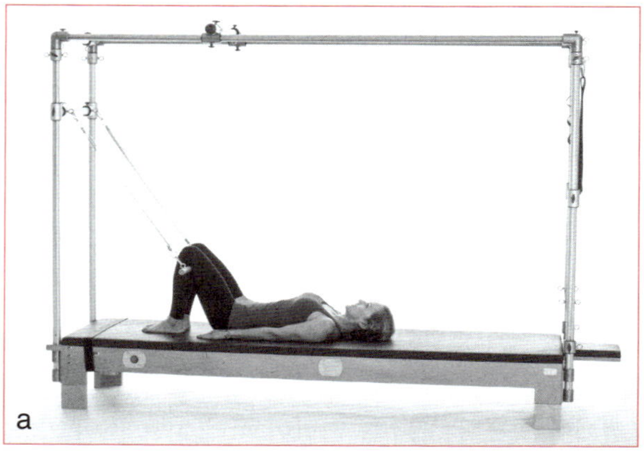
a

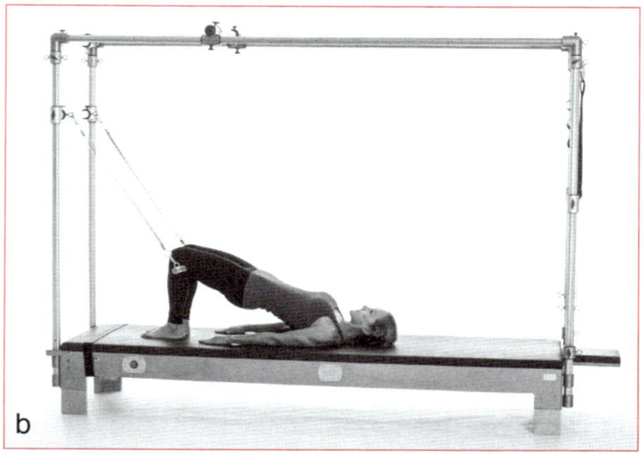
b

응용동작

1. 디스크 환자의 경우 심한 허리뼈 굽힘을 생략하고, 올라간 상태에서 척추와 골반을 중립 위치로 유지해라.
2. 무릎 사이에 공을 끼우면 모음근을 더 활성화할 수 있다.

진전

1. 상부 척추의 조절을 더 이끌어 내기 위해 골반을 들어 올릴 때 팔을 머리 위로 뻗어라(그림 *c* 및 *d* 참조).
2. 리포머의 버텀 리프트(94쪽)와 리포머에서 버텀 리프트 위드 익스텐션(95쪽)

테크닉 조언

1. 목, 어깨의 이완을 유지해라.
2. 두덩뼈를 턱쪽으로 당기면서 척추를 매트에서 들어 올려 허리뼈 굽힘을 최대화해라(골반 뒤기울임).
3. 발꿈치를 꼬리뼈로 당긴다고 생각하여 뒤넙다리근을 활성화하고 골반 뒤기울임을 시켜주어라.
4. 한번에 한 개의 척추를 의도적으로 내려놓는 것을 차례대로 내려가는 슬링키 스프링 장난감으로 시각화해라. 이것은 척추의 움직임과 분절력을 최대로 이끌어주는데 도움을 줄 것이다.

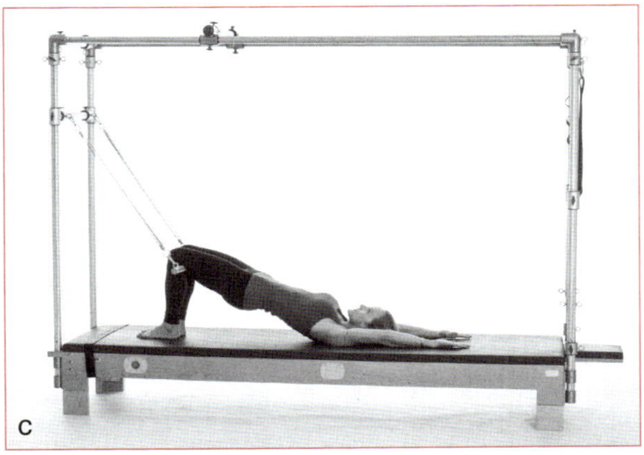
c

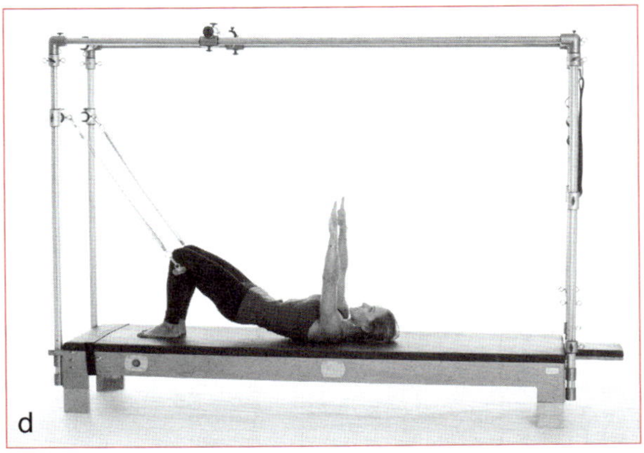
d

브리씽 위드 푸쉬-쓰루 바 BREATHING WITH PUSH-THROUGH BAR

주 사용 근육

배 근육, 등 폄근

운동목적

배 근육 강화, 척추 분절력과 가동성, 어깨 가동성, 협응력 향상, 균형, 호흡

적응증

2장과 3장에서 논의한 바와 같이, BASI 필라테스에서 사용되는 기본 호흡 패턴은 숨을 내쉬며 척추를 굽히고 숨을 마시며 척추를 펴는 것이다. 이는 호흡과 움직임의 협응이라는 개념을 가르치기 위한 훌륭한 동작이다. 몸은 어깨 굽힘 및 폄, 허리뼈의 굽힘 및 폄, 등뼈 폄 그리고 엉덩관절 굽힘 및 폄을 통해서 유동적으로 움직인다. 스프링은 가동범위 및 코어 근력이 제한되어 있거나 이 자세에 도달할 수 없는 사람들에게 도움을 준다.

주의사항이나 금기증

급성 디스크 질환, 급성 엉치엉덩관절 기능 장애 또는 통증, 급성 어깨끼임증후군

저항

중간(파랑 2개 또는 빨강 1개 스프링) 또는 난이도를 높이기 위해 저항없이 진행

설명

캐딜락 위에 바로 누워서 골반을 중립자세로 하고, 발은 트라페즈 스트랩 위에 올려놓고, 양팔을 어깨넓이로 벌려서 푸쉬-쓰루 바를 잡아라. 발은 밖으로 살짝 돌린상태로 다리를 길게 뻗어놓고, 어깨는 90° 굽힘해라(그림 *a* 참조). 숨을 마시며 푸쉬-쓰루 바를 머리 위로 당겨라(그림 *b* 참조). 숨을 내쉬며 바를 시작 자세로 다시 가져와라. 숨을 마시며 골반을 말고 척추를 브릿지 자세까지 끌어올려 주며 복부를 당겨주어라(그림 *c* 참조). 숨을 내쉬며 하부 척추와 골반을 매트로 하나하나씩 내려주어라. 숨을 마시며 티저 자세까지 롤업 시켜주고 복부를 당겨주어라(그림 *d* 참조). 숨을 내쉬며 시작 자세로 롤다운 해라.

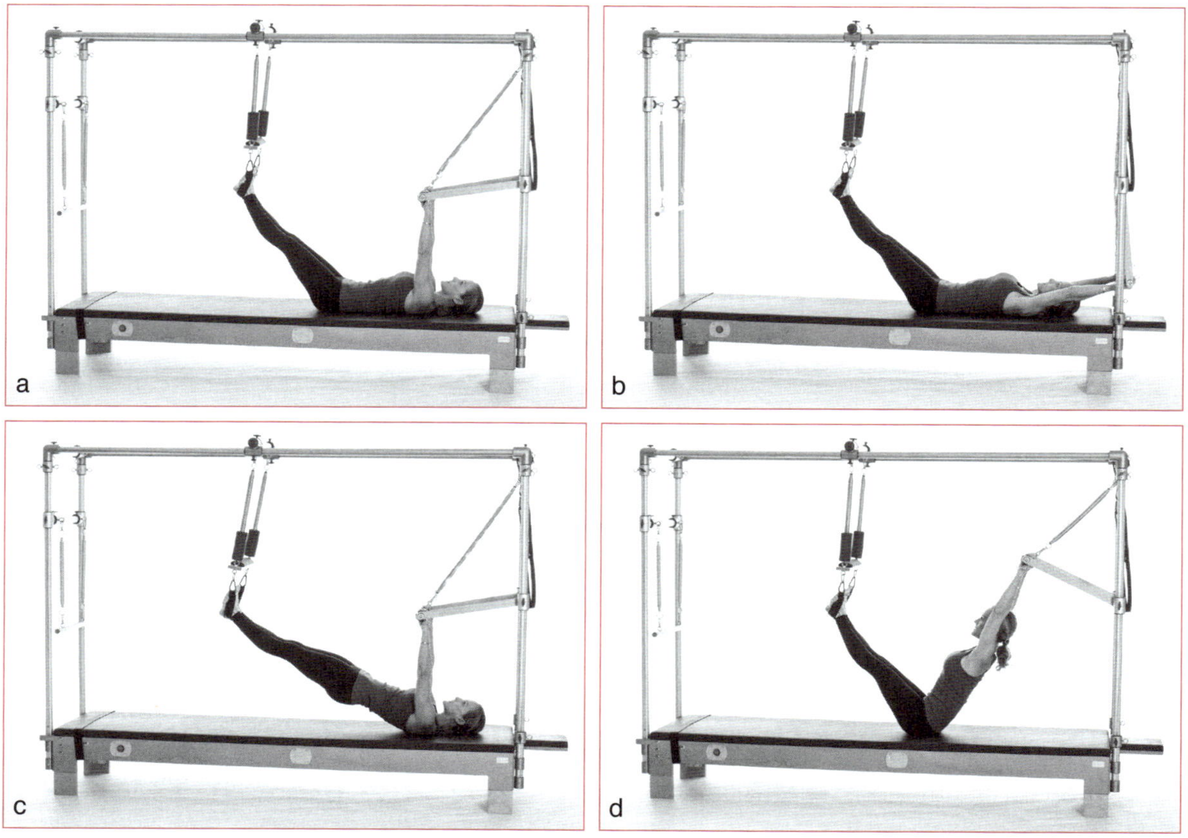

응용동작

환자에게 디스크 질환이 있다면 브릿지 자세로 들어 올릴 때 척추를 굴려서 올리는 것보다 척추 중립자세(플랫 백)에서 엉덩관절을 올리는 것이 낫다. 이런 방법으로 동작을 하면 깊은 복부 활성화보다 엉덩관절 폄이 강조된다.

진전

트라페즈 스트랩 대신 짐볼에 발을 받치고 동작을 진행해라. 이 방법은 허리-골반 안정성이 여러 면에서 요구되기 때문에 더 어렵다.

테크닉 조언

1. 호흡으로 움직임을 조절하고 둘다 부드럽게 유지해라.
2. 척추 중립자세를 유지하고 바를 머리위로 뻗을 때 갈비뼈가 솟아오르지 않게 해라.
3. 티저 자세에서(푸쉬-쓰루 바를 잡고 호흡하는 그림 *d*, 68쪽) 가슴을 발쪽으로 향해 뻗어내면서 척추를 가능한 길게 하면 바에서 약간의 견인을 줄 수 있다.

힙 워크: 더블 레그 슈파인 HIP WORK: DOUBLE LEG SUPINE

이 시리즈는 엉덩이 분리 개념을 가르칠 뿐만 아니라 엉덩관절의 동작성을 높이고 엉덩이 부분의 근육 불균형을 바로잡는 또 다른 좋은 방법이다. 엉덩이 근육의 불균형들은 종종 허리, 골반, 엉덩이 그리고 심지어 무릎 질환의 원인이 된다. 이 시리즈는 주 작용 근육이 너무 긴장된 엉덩관절 굽힘근보다 엉덩관절 폄근과 모음근이기 때문에 이러한 불균형을 다룬다. 이것은 리포머의 힙 워크 시리즈와 유사하지만(108쪽), 저항의 각도 때문에 엉덩관절 폄근에 더 많은 부하가 가해진다. 리포머에서와는 달리, 캐딜락에서는 각각의 다리에 분리된 스프링을 사용해서 서로 완전히 독립적으로 작용하게 하여 골반 안정성의 요구가 증가되고 양쪽의 불균형을 더 잘 감지할 수 있다. 캐딜락은 안정감을 조성하기 때문에 불안정, 균형 또는 협응 문제가 있는 환자(예를 들어, 뇌졸중, 다발성 경화증, 섬유 근육통과 같은 신경 질환적 문제)에게 사용하는 것이 좋다. 캐딜락은 리포머보다 높기 때문에 올라가고 내려오는 것이 쉽고 안전하다. 캐딜락은 엉덩관절전치환술(THR) 초기에는 90° 이상의 엉덩관절 굽힘이 예방되어야 하기 때문에 특히 유용하다. 이 시리즈는 또한 엉치엉덩관절의 기능장애를 가진 환자들에게 좋다. 리포머와 마찬가지로 환자의 능력이나 한계에 따라 범위를 늘리거나 줄일 수 있다.

프로그 FROG

주 사용 근육
엉덩관절 모음근

운동목적
허리-골반의 안정성, 엉덩관절 분리, 엉덩관절 가동성, 모음근 강화와 조절, 무릎관절 폄근 조절

적응증
이것은 엉덩관절과 무릎관절에 뻣뻣함 또는 관절염이 있거나, 엉치엉덩관절 문제가 있거나, 허리-골반의 안정화가 향상되어야 하는 사람들에게 훌륭한 동작이다.

주의사항이나 금기증
다리가 프로그 자세로 당겨질 때 엉덩관절이 90° 이상 굽힘이 되는 경향이 있으므로 엉덩관절전치환술 환자에게는 사용에 주의해야 한다.

저항
레그 스프링은 크로스 바에 부착되며 기둥의 약 3/4 위치에 있다. 가벼운(노란색) 다리 스프링을 사용하여 동작을 허리-골반 안정화 방향으로 설정한다. 운동목적이 엉덩관절 폄근 또는 모음근의 강화이라면 저항을 증가시킬 수 있다(보라색 다리 스프링).

설명
바로 누운자세에서 중립골반을 만들고 양발은 스트랩에 끼우며, 무릎은 프로그 자세까지 굽히고 발은 발등굽힘을 해라. 팔은 양 옆에, 어깨는 편하게 두어라(그림 *a* 참조). 숨을 내쉬며 발꿈치를 서로 꽉 조이고 다리를 수평선 따라 쭉 밀어주어라(그림 *b* 참조). 숨을 마시며 시작 자세로 돌아가라.

응용동작
심한 불안정성이나 신경 질환적 문제가 있다면 지레팔을 줄이기 위해 스트랩을 무릎보다 위에 놓을 수 있다.

진전
프로그는 한 다리를 매트 위에 뻗어 놓는 동안 스트랩에 끼워져 있는 한 다리는 동작을 할 수 있다(힙 워크: 싱글 레그 슈파인)(그림 *c* 참조).

테크닉 조언
1. 뒤넙다리근과 모음근의 움직임으로 시작해라.
2. 다리 사이에 풍선을 끼우고 있는 것처럼 무릎이 곧게 펴질 때 다리를 꽉 조아주는 것에 집중해라.
3. 동작하는 동안, 특히 무릎을 완전히 펼 때 발꿈치를 함께 붙여라.
4. 일관된 수평면을 따라서 발을 움직여라.

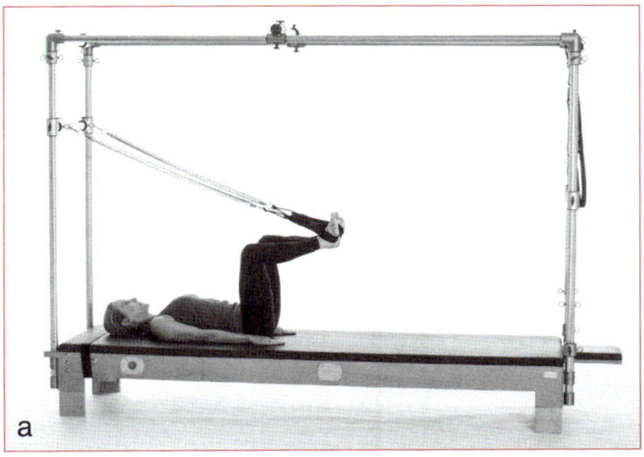
a

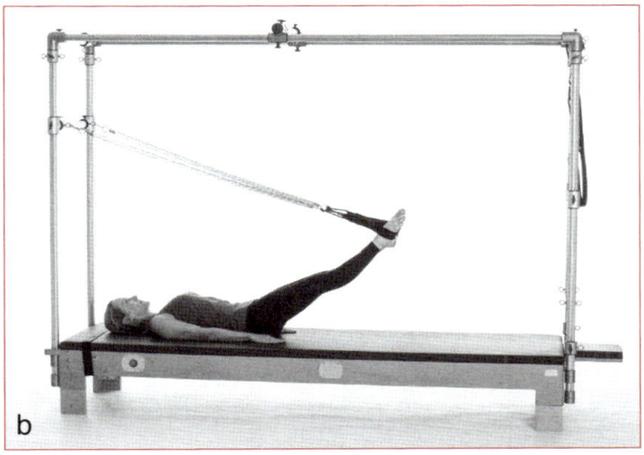
b

5. 동작하는 동안 골반을 안정적으로 유지해라.
6. 무릎을 가슴에 너무 가까이 가져가면 꼬리뼈가 들어 올려지고 엉덩관절전치환술 후 금기 사항이 되기 때문에 피해야 한다.

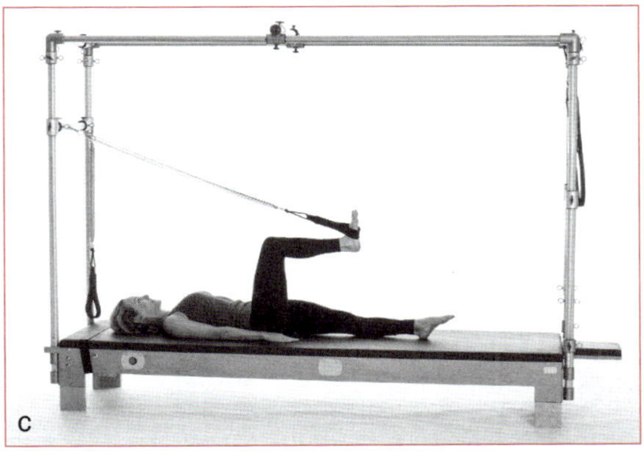
c

힙 서클 HIP CIRCLES

주 사용 근육

엉덩관절 모음근, 엉덩관절 폄근

운동목적

허리-골반 안정화, 엉덩관절 가동성, 엉덩관절 모음근, 벌림근, 폄근의 강화와 조절, 엉덩관절 분리, 모음근과 뒤넙다리근의 신장

적응증

이것은 등척성, 동심성, 편심성 동작을 통해 모음근의 조절과 강화를 할 수 있는 훌륭한 동작이다. 이것은 엉덩관절 분리와 가동범위 향상을 위해 하는 내가 가장 좋아하는 동작 중 하나이다.

주의사항이나 금기증

없음

저항

레그 스프링은 크로스 바에 부착되며 기둥의 약 3/4 위치에 있다. 가벼운(노란색) 다리 스프링을 사용하여 동작을 허리-골반 안정화 방향으로 설정해라. 운동목적이 엉덩관절 폄근 또는 모음근의 강화이라면 저항을 증가시킬 수 있다(보라색 다리 스프링).

설명

캐딜락 위에 바로 누운자세에서 중립골반을 만들고 양발은 스트랩에 끼우며, 다리는 길게 뻗고, 엉덩관절은 90° 굽힘을 해라(가능한 골반 기울임 없이). 엉덩관절은 밖으로 돌려주며 발은 발바닥 굽힘을 해라. 팔은 양 옆에, 어깨는 편하게 두어라(그림 *a* 참조). 숨을 내쉬며 중간선을 따라 다리를 뻗어 내려주고 함께 누른 채로 유지해라(그림 *b* 참조). 그런 다음 숨을 마시며 다리를 열고(그림 *c* 참조) 원을 그려서 시작 자세로 돌아가라. 5~10회 반복한 후 반대방향도 시행해라.

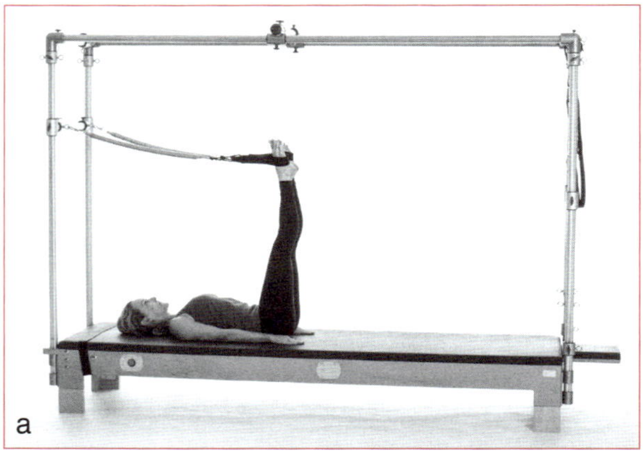

a

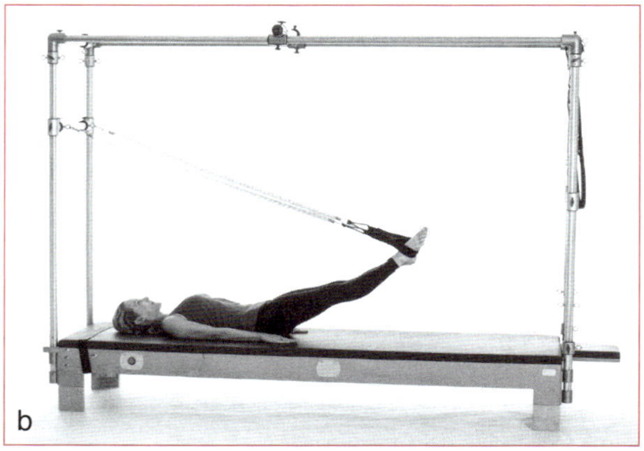

b

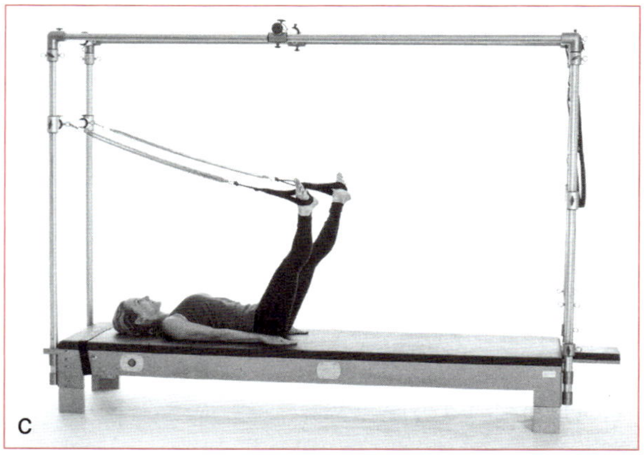

c

응용동작

심한 불안정성이나 신경 질환적 문제가 있다면 지레팔을 줄이기 위해 스트랩을 무릎보다 위에 놓을 수 있다.

진전

이 동작의 진전은 프로그(170쪽)와 동일하며, 한 다리를 매트 위에 뻗어 놓는 동안 스트랩에 끼워져 있는 한 다리는 동작을 할 수 있다 (힙 워크: 싱글 레그 슈파인).

테크닉 조언

1. 천장에 원을 그리며 움직이는 동안 스프링의 장력을 유지한다고 상상해라.
2. 중간 위나 아래로 선을 그리며 다리를 함께 쪼아주어라.
3. 다리를 중앙에 맞추어 내릴 때 풍선에 대항하여 누른다고 상상하며 쪼여주면 뒤넙다리근과 모음근이 활성화된다.
4. 다리를 벌리고 모을 때 모음근의 수축을 최대화해라.
5. 골반의 안정성과 엉덩관절 분리에 초점을 두어라.

워킹 WALKING

주 사용 근육

엉덩관절 폄근

운동목적

허리-골반 안정성, 엉덩관절 가동성, 엉덩관절 폄근 강화, 엉덩관절 분리

적응증

이 운동은 시상면에서 골반 안정성과 엉덩관절 가동성을 향상시킨다. 이것은 환자들에게 가동범위 안의 어디에서 중립척추가 무너지기 시작하고, 이것을 조절하기 위해 어떤 근육들이 사용되는지 보여주는 데에 효과적이다. 시작 자세는 뒤넙다리근에서 다리의 움직임을 시작하는 동시에 능동적 스트레칭을 시키는 것이다. 환자의 능력이나 한계에 따라 범위를 늘리거나 줄일 수 있기 때문에 모든 환자가 사용할 수 있다.

저항

레그 스프링은 크로스 바에 부착되며 기둥의 약 3/4 위치에 있다. 가벼운(노란색) 다리 스프링을 사용하여 동작을 허리-골반 안정화 방향으로 설정해라. 운동목적이 엉덩관절 폄근 또는 모음근의 강화이라면 저항을 증가시킬수 있다(보라색 다리 스프링).

주의사항이나 금기증

없음

설명

캐딜락 위에 바로 누운 자세에서 중립골반을 만들고 양발은 스트랩에 끼우며, 다리는 11자로 길게 뻗고 엉덩관절은 90° 굽힘을 해라(가능한 골반 기울임 없이). 팔은 양 옆에, 어깨는 편하게 두어라(그림 *a* 참조). 숨을 내쉬며 엉덩이를 길게 뻗고 다리를 눌러 작은 시저자세처럼 양다리를 번갈아서 다섯 번만에 대트에 내려가라(그림 *b* 참조). 숨을 마시며 마찬가지로 스프링에 저항하여 시저자세처럼 다섯 번 만에 다리가 시작 자세로 돌아오도록 해라.

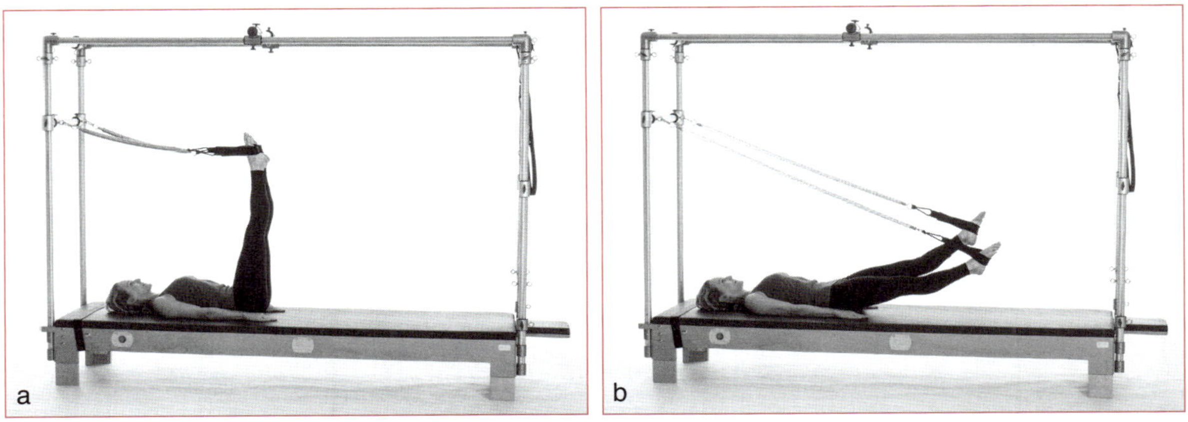

a b

응용동작

심한 불안정성이나 신경 질환적 문제가 있다면 지레팔을 줄이기 위해 스트랩을 무릎보다 위에 놓을 수 있다.

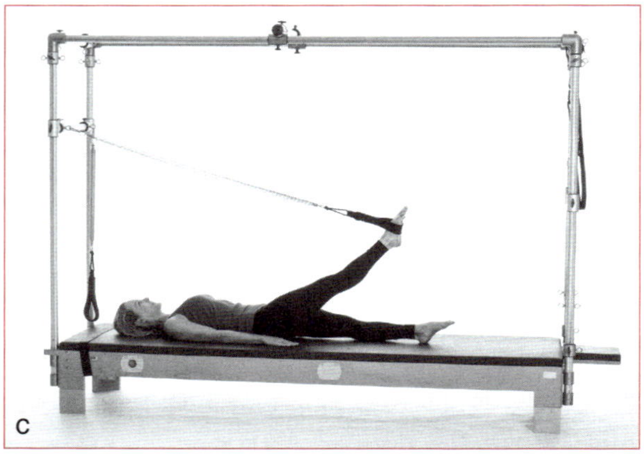

진전

프로그와 힙서클(170쪽, 180쪽)처럼 한 다리를 매트 위에 뻗어 놓는 동안 스트랩에 끼워져 있는 한 다리는 동작을 할 수 있다(힙 워크: 싱글 레그 슈파인). 스트랩에 있는 다리를 엉덩관절을 펴면서 내리는 동안 골반과 반대쪽 다리 안정을 유지하면 뒤넙다리근의 작용이 극대화 된다(그림 *c* 참조).

테크닉 조언

1. 가볍게 차며 수영하듯이 다리 움직임을 작게 유지하면서 조절해라.
2. 동작을 하는 동안 스프링의 장력을 유지해라.
3. 허리-골반 안정성에 초점을 두어라.

슈파인 힙 플렉서 스트레치 위드 매뉴얼 어시스트

SUPINE HIP FLEXOR STRETCH WITH MANUAL ASSIST

주 사용 근육

엉덩관절 굽힘근

운동목적

엉덩관절 굽힘근의 이완과 유연성 증가

적응증

이 동작은 엉덩관절 굽힘근이 긴장된 사람이 스트레칭 할 수 있는 안전하고 편안한 방법이다. 크로스바를 누르는 힘은 보통 스트레칭 시 발생하는 허리뼈의 과다폄을 방지한다. 이것에 대한 일반적인 해결책은 스트레칭 하지 않는 다리를 가슴 쪽으로 당기는 것이지만 이 힘은 다른 근육을 활성화하기 때문에 장력의 이완과 최대 스트레칭 효과를 막아버린다. 캐딜락은 약간의 수기적 도움을 주게 되면 엉덩관절 굽힘근의 완전한 스트레칭을 느낄수 있게 하는 구조로 되어있다.

주의사항이나 금기증

엉덩관절 전치환술 초기에는 사용을 금한다(스트레칭 하지 않는 다리의 엉덩관절이 90° 이상 굽혀지기 때문). 척추 전방전위증에는 주의해야한다.

저항

없음

설명

캐딜락의 롤-업 바쪽에 누워 꼬리뼈는 매트의 모서리에 놓아라. 한쪽 무릎을 굽혀 가슴쪽으로 당기고 나머지 한 다리는 모서리에 매달리게 하며 양팔은 편하게 옆에 두어라(그림 *a* 참조). 강사는 환자를 편안하게 하기 위해 크로스바를 적절한 높이로 내려 환자의 발바닥 쪽에 대어주어라. 그런 다음 강사는 바닥에 무릎을 꿇고 환자의 다리를 엉덩관절 폄, 무릎관절 굽힘 방향으로 환자가 좋은 스트레칭 느낌이 난다고 할때까지 천천히 부드럽게 눌러주어라(그림 *b* 참조). 몇 번의 호흡을 하고, 환자의 스트레칭 한 다리를 올려 반대쪽 발 옆 바 위에 놓아라. 반대쪽 스트레칭을 반복해라.

테크닉 조언

1. 그 자세에서 일어날 때는 간단하게 크로스바를 올리고 환자가 바로 누운 자세에서 앉은 자세로 움직일 수 있도록 기둥의 도움을 받게 해라.
2. 크로스바를 충분히 눌러 환자의 척추가 매트를 누르고 있는지 확인해라.
3. 바 위에 있는 발은 발등굽힘을 하여 발바닥이 천장을 보도록 해라.
4. 만약 환자가 스트레칭을 느끼지 못한다면 캐딜락의 모서리에서 더 멀리 나와서 엉덩관절이 더 펴지는 자세를 취하도록 해라.

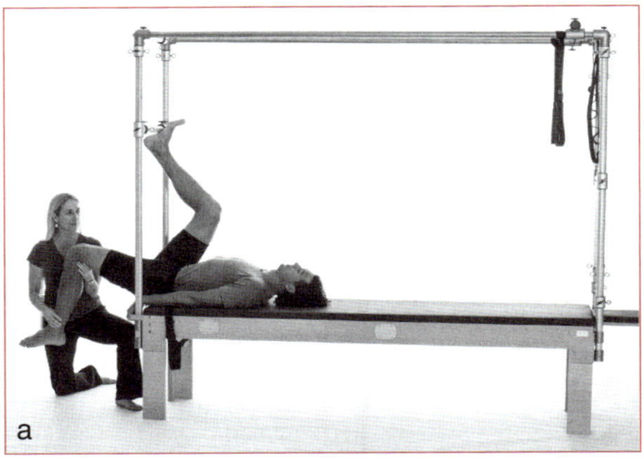
a

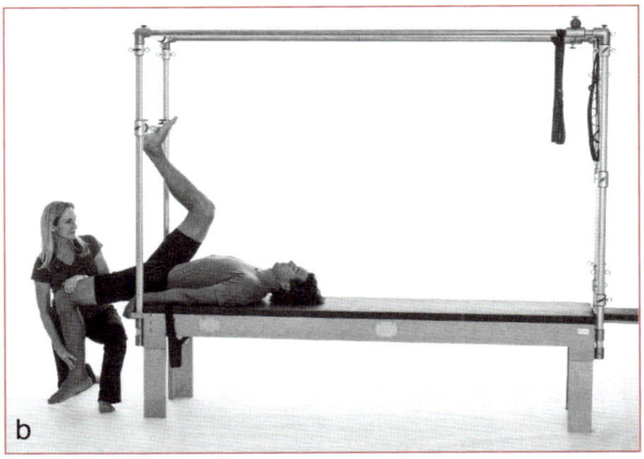
b

슈파인 프로트랙션 앤 리트랙션 온 폼 롤

SUPINE PROTRACTION AND RETRACTION ON FOAM ROLL

주 사용 근육

앞톱니근, 마름근, 중간 등세모근

운동목적

어깨뼈 들임과 내밈의 강화 및 어깨뼈의 가동성

적응증

어깨의 질환적 문제를 가지고 있는 사람들에게 앞톱니근의 약화는 매우 흔하게 발견된다. 이 동작은 앞톱니근을 분리하고 강화하는 매우 좋은 동작이다. 이것은 올바른 어깨 기능, 특히 운동선수들에게 있어 매우 중요하다. 앞톱니근은 올림되는 동안 어깨뼈를 안정시켜주고 수영, 밀기, 펀치, 던지기에 필요한 어깨뼈를 앞쪽과 가슴우리 주변으로 당겨주는 작용을 한다. 3장에서 논의한 바와 같이 논문에서는 앞톱니근과 아래 등세모근이 비정상적인 움직임으로 이어지는 어깨가슴관절의 가장 흔하게 약화 또는 억제되는 근육이라고 보여준다. 그러므로 어깨 환자들에게 이 근육을 강화시켜 주는 것은 중요하다. 이 동작은 앞톱니근을 분리할 수 있는 쉬운 방법이므로 환자들은 앞톱니근을 활성화하는 것이 어떤 느낌인지 알 수 있고, 그 다음 더 어려운 동작과 스포츠 활동에서 적절히 사용할 수 있다.

주의사항이나 금기증

없음

저항

중량(푸쉬-쓰루 바의 하단에 빨강 스프링 2개)

설명

반토막 폼롤러에 바로 누워서 아래쪽 스프링이 채워진 PTB(안전 스트랩 채우기!)를 밀어 어깨 바로 위쪽에 손이 올 수 있도록 해라. 무릎을 구부리고 양발을 매트에 나란히 놓으며 척추는 중립 상태를 만들고 폼롤러는 어깨뼈 사이에 끼워라(그림 *a* 참조). 숨을 내쉬며 팔을 뻗은 상태로 저항에 반대하여 바를 위로 올리며 밀어서 어깨뼈를 내밈시켜라(그림 *b* 참조). 숨을 마시며 팔을 뻗은 상태로 바를 내려주면서 어깨뼈를 당겨서 들임시켜라.

응용동작

동작 목적이 어깨뼈의 들임(마름근, 중간 등세모근) 강화라면 동일한 동작을 시행하되, PTB 위쪽에 스프링을 걸어주어라(그림 *c* 참조).

진전

1. 코어의 안정성을 향상시키려면 원형 폼롤러에서 동작을 시행해라.
2. 한쪽씩 동작을 시행해라(그림 *d* 참조).

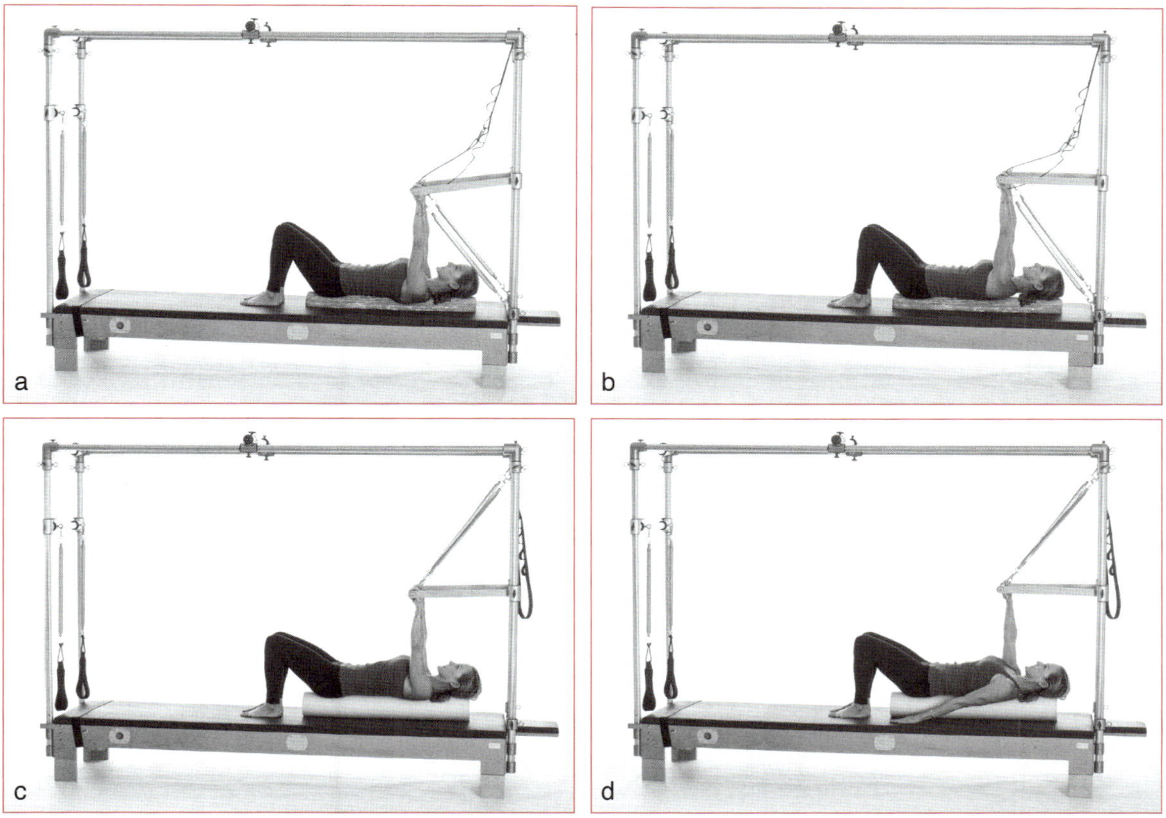

테크닉 조언

1. 동작을 하는 동안 팔꿈치를 완전히 편 상태로 유지해라.
2. 배 근육을 활성화시켜 몸을 안정되게 유지해라.
3. 바를 아래로 당기며 어깨뼈로 폼롤러를 쪼여주어라.
4. 깊은 목 굽힘근을 활성화하기 위해 턱을 당겨 유지해라.
5. 아래 등세모근을 활성화해 어깨가 귀쪽으로 올라가지 않도록 해라.

싱글-레그 사이드 시리즈 SINGLE-LEG SIDE SERIES

이 시리즈는 힙 워크: 더블 레그 슈파인 시리즈와 동일한 장점이 있다(169쪽). 이 시리즈는 옆으로 누운 자세에서 시행하기 때문에 엉덩관절 벌림근과 배빗근도 사용된다.

체인지 CHANGES

주 사용 근육

엉덩관절 모음근

운동목적

모음근 강화와 조절, 허리-골반의 안정성

적응증

이 동작은 등척성, 동심성, 편심성으로 작용하기 때문에 모음근의 조절과 강화에 훌륭한 동작이다. 이 동작은 환자들에게 가동범위 안의 어디에서 중립척추가 무너지기 시작하고, 이것을 조절하기 위해 어떤 근육들이 사용되는지 보여주는 데에 효과적이다. 환자의 능력이나 한계에 따라 범위를 늘리거나 줄일수 있기 때문에 모든 환자가 사용할수 있다.

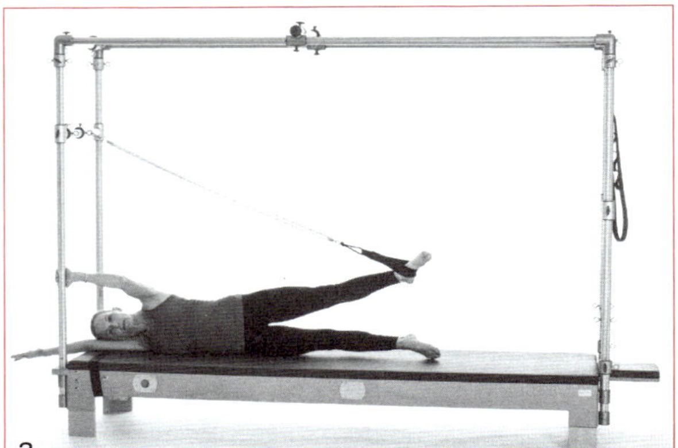

a

주의사항이나 금기증

금기증에는 넙다리뼈 큰돌기 점액주머니염과 엉덩관절 전치환술 초기환자(중간선을 넘어서까지 엉덩관절을 모으기 때문에)가 포함된다. 어깨끼임증후군의 경우 팔 위치를 변경할 수 있다.

저항

경량~중간(기둥의 약 3/4 위치에 노란색 다리 스프링을 걸거나 더 높은 저항을 위해서 프레임 상단에 스프링을 건다)

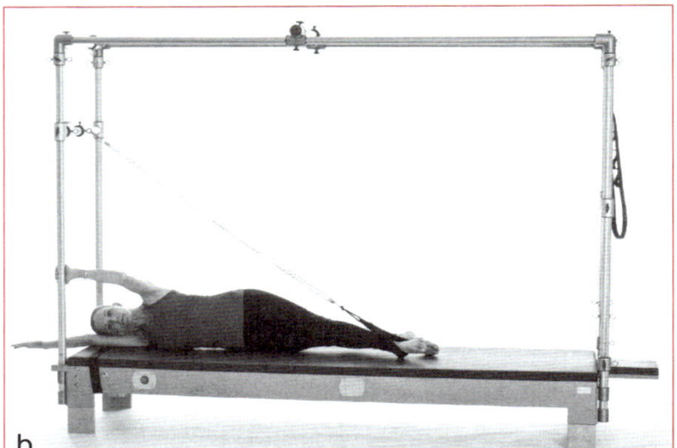

b

설명

캐딜락 위에 옆으로 누워 다리를 곧게 펴고 밖으로 돌려주어라. 위쪽에 있는 다리는 스트랩에 발을 넣은 상태로 대각선(약 45°)으로 뻗어라(그림 *a* 참조). 바닥 쪽에 있는 팔은 머리가 편안할 수 있도록 머리 위로 뻗어 받쳐주고 위쪽에 있는 팔은 옆에 기둥을 잡거나 몸통 앞 캐딜락 위에 편하게 놓아두어라. 숨을 내쉬며 위쪽 다리를 바닥 쪽 다리 앞으로 내리고(그림 *b* 참조), 숨을 마시며 위쪽 다리를 들어 올려라. 숨을 내쉬며 위쪽 다리로 바닥쪽 다리 뒤를 터치하고(그림 *c* 참조), 숨을 마시며 위쪽 다리를 시작 자세로 들어 올려라.

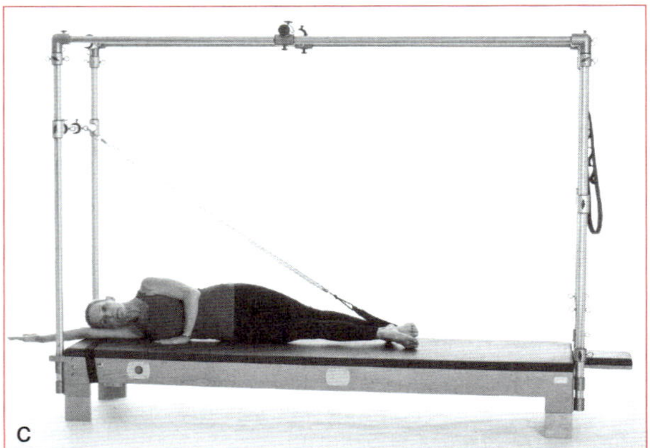

c

응용동작

1. 심한 불안정성이나 신경 질환적 문제가 있다면 지레팔을 줄이기 위해 스트랩을 무릎보다 위에 놓을 수 있다.
2. 어깨 또는 목에 질환이 있는 경우, 베개를 사용하여 머리를 받쳐줄 수 있고, 팔은 편안한 위치에 둘 수 있다.

테크닉 조언

1. 배 근육과 특히 배빗근에 초점을 맞추기 위해 동작을 하는 동안 허리 아래에 작은 공간을 만들어 유지해라.
2. 위쪽 엉덩관절을 바닥 쪽 엉덩관절 바로 위에 쌓아놓고 골반의 움직임을 최소화해라.
3. 두 다리가 엉덩관절 소켓에서 빠져서 뻗어 나간다고 상상해라.

시저 SCISSORS

주 사용 근육

엉덩관절 폄근, 엉덩관절 굽힘근

운동목적

엉덩관절 폄근의 강화와 조절, 엉덩관절 굽힘근 스트레칭, 허리-골반의 안정화

적응증

이 동작은 보행과 유사하게 골반의 안정성과 엉덩관절의 가동성을 향상해 주지만(173쪽), 옆으로 누운자세에서 시행하기 때문에 모음근, 벌림근, 배빗근이 더 많이 사용된다. 이 자세의 또 다른 장점은 다리가 중립을 지나서까지 엉덩관절 폄이 되기 때문에 엉덩관절 굽힘근이 스트레칭 된다. 이 동작은 환자들에게 가동범위 안의 어디에서 중립척추가 무너지기 시작하고, 이것을 조절하기 위해 어떤 근육들이 사용되는지 보여주는 데에 효과적이다. 환자의 능력이나 한계에 따라 범위를 늘리거나 줄일 수 있기 때문에 모든 환자가 사용할 수 있다.

주의사항이나 금기증

금기증에는 넙다리뼈 큰돌기 점액주머니염이 포함된다. 어깨끼임증후군의 경우 팔 위치를 변경할 수 있다.

저항

경량~중간(기둥의 약 3/4 위치에 노란색 다리 스프링을 걸거나 더 높은 저항을 위해서 프레임 상단에 스프링을 건다)

설명

캐딜락 위에 옆으로 누워 다리를 곧게 펴고 밖으로 돌려주어라. 위쪽에 있는 다리는 스트랩에 발을 넣어라(그림 *a* 참조). 바닥 쪽에 있는 팔은 머리가 편안할 수 있도록 머리 위로 뻗어 받쳐주고 위쪽에 있는 팔은 옆에 기둥을 잡거나 몸통 앞 캐딜락 위에 편하게 놓아두어라. 숨을 내쉬면서 양다리를 길게 뻗어 유지하며 두 리듬으로(작게 두 번 움직임) 아래쪽 다리를 뒤로 뻗어 주면서 위쪽 다리를 앞으로 뻗어주어라. 숨을 마시며 다리를 바꿔서 두 리듬으로 시행해라.

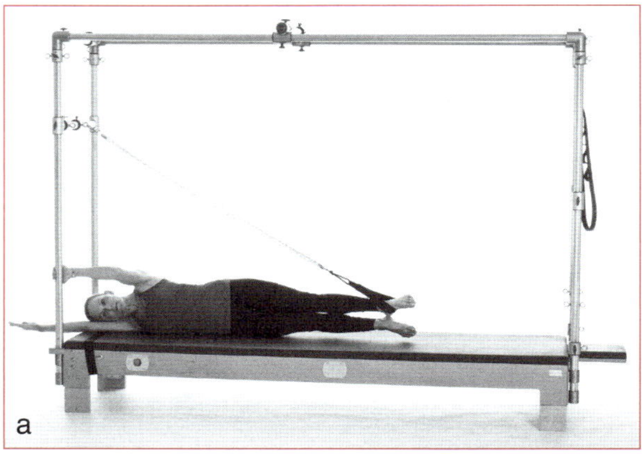

a

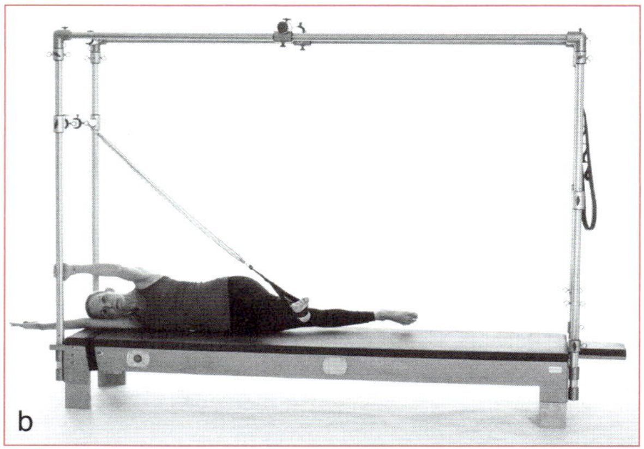

b

응용동작

이 시리즈의 응용동작은 싱글-레그 사이드 시리즈의 응용동작과 같다(177쪽).

테크닉 조언

1. 싱글-레그 사이드 시리즈의 조언(177쪽)이 여기에도 적용된다.
2. 위쪽과 아래쪽 다리를 같은 각도로 움직여서 골반과 엉덩관절의 안정성을 유지해라.
3. 다리를 뒤로 뻗을 때 엉덩관절 굽힘근이 스트레칭 되는 것을 느끼도록 노력해라.

서클(포워드 앤 백) CIRCLES(FORWARD AND BACK)

주 사용 근육

엉덩관절 모음근, 폄근, 굽힘근

운동목적

허리-골반 안정성; 엉덩관절 가동성; 엉덩관절 모음근, 벌림근, 굽힘근, 폄근의 강화와 조절; 엉덩관절 분리; 엉덩관절 근육 신장

적응증

이 운동의 적응증은 힙워크: 더블 레그 슈파인 시리즈의 힙 서클(171쪽)과 동일하다. 하지만 중간선을 지나서까지 엉덩관절 폄을 하며 다리를 뻗어서 엉덩관절 굽힘근의 스트레칭을 할 수 있다는 추가적인 장점도 있다.

주의사항이나 금기증

금기증에는 넙다리뼈 큰돌기 점액주머니염이 포함된다. 어깨끼임증후군의 경우 팔 위치를 변경할 수 있다.

저항

경량~중간(기둥의 약 3/4 위치에 노란색 다리 스프링을 걸거나 더 높은 저항을 위해서 프레임 상단에 스드링을 건다)

설명

캐딜락 위에 옆으로 누워 다리를 곧게 펴고 밖으로 돌려 함께 눌러라. 위쪽에 있는 다리는 스트랩에 발을 넣어라. 바닥 쪽에 있는 팔은 머리가 편안할 수 있도록 머리 위로 뻗어 받쳐주고 위쪽에 있는 팔은 옆에 기둥을 잡거나 몸통 앞 캐딜락 위에 편하게 놓아두어라(그림 *a* 참조). 숨을 마시며 위쪽 다리를 앞으로 뻗어라(그림 *b* 참조). 숨을 내쉬며 다리를 올려서 주변으로 원을 그리며 시작 자세로 다시 돌아와라(그림 *c*, d 참조). 5~10회 반복한 후 방향을 바꿔 시행해라.

응용동작

이 시리즈의 응용동작은 싱글-레그 사이드 시리즈의 응용동작과 같다(177쪽).

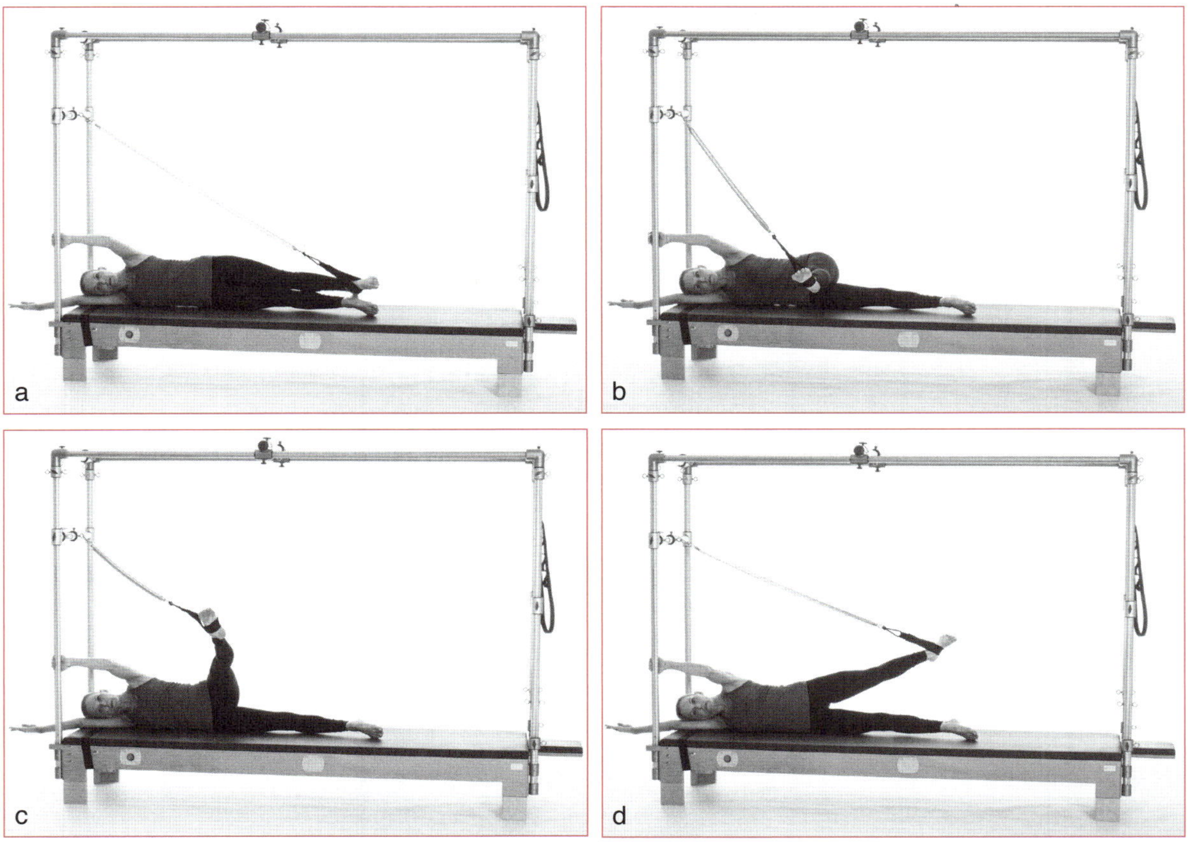

a b c d

테크닉 조언

1. 싱글-레그 사이드 시리즈의 조언(177쪽)이 여기에도 적용된다.
2. 원을 그리는 동안 계속 스프링의 장력을 유지해라.
3. 엉덩관절을 최대로 바깥돌림 해라.
4. 다리를 뒤로 뻗을 때 엉덩관절 굽힘근이 스트레칭 되는 것을 느끼도록 노력해라.

시티드 프로트랙션 앤 리트랙션(모디피케이션 오브 숄더 어덕션 시팅 포워드)

SEATED PROTACTION AND RETRACTION(MODIFICATION OF SHOULDER ADDUCTION SITTING FORWARD)

주 사용 근육

넓은 등근, 아래, 중간 등세모근

운동목적

어깨뼈 모음과 내림의 강화와 조절, 어깨뼈 가동성과 안정성

적응증

이 동작은 어깨뼈를 움직이거나 어깨뼈 안정근을 분리시키는데 어려움이 있는 사람들에게 신경근의 재교육과 가동성 향상을 제공한다. 특히, 목이나 어깨의 질환이 있는 사람은 위 등세모근이 과사용되기 때문에 어깨와 목의 높은 긴장은 매우 흔한 일이다. 어깨뼈는 한 위치에 고정되어 과가동성 또는 뻣뻣함의 경향이 있다. 아래 등세모근은 어깨가슴관절에 비정상적 움직임을 유발할 수 있는 가장 흔하게 약하거나 억제된 근육 중 하나이다. 이 동작에서는 어깨뼈가 저항에 반대하여 아래로 당겨지기 때문에 아래 등세모근과 넓은 등근을 동원할 수 있는 능력이 강조된다. 저항이 거의 없는 편안한 자세에서, 환자는 특정 근육만 활성화하고 다른 근육들은 편하게 함으로써 어깨뼈의 움직임을 조절하는 법을 배울 수 있다. 이 새롭게 학습된 능력은 더욱 어려운 동작과 기능적 활동으로 전환할 수 있다. 이것은 둥근어깨자세인 사람과 굳은 어깨(유착성 관절주머니염) 환자에게 풀어주기 위한 좋은 동작이다.

주의사항이나 금기증

급성 어깨끼임증후군 또는 유착성 관절주머니염(시작 자세가 어깨관절 90°도 이상)

저항

중간(PTB에 걸린 팔 스프링 파랑 2개)

설명

캐딜락 위에 다리를 벌리고 앉아 척추를 똑바로 세우고, 손은 PTB의 각 양옆을 누르며, 팔은 곧게 뻗고

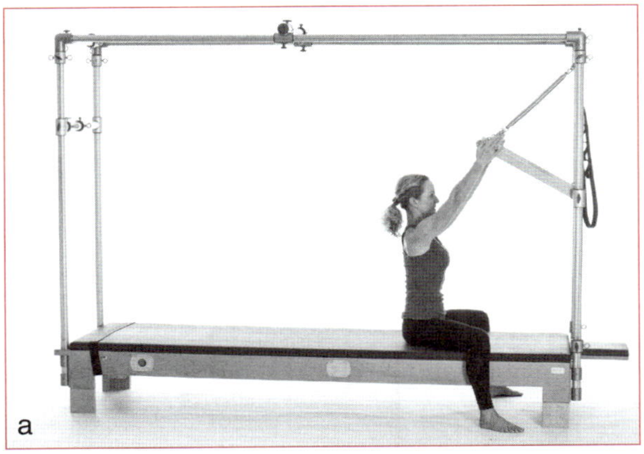

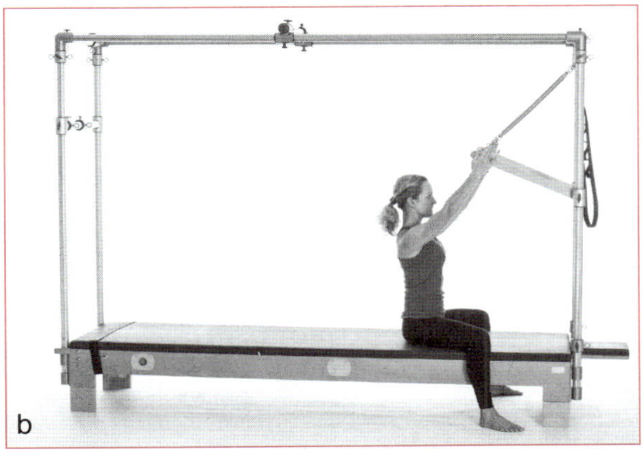

팔굼치는 부드럽게 (과다폄 하지 않음) 해라(그림 *a* 참조). 숨을 내쉬며 팔꿈치를 굽히지 않고 PTB를 아래 뒤쪽으로 끌어당기면서 어깨뼈 들임과 내림을 해라(그림 *b* 참조). 숨을 마시며 팔이 다시 돌아가려는 바의 힘에 저항하면서 시작 자세로 돌아와라.

응용동작

전통적으로 이 동작은 팔꿈치를 구부려서 바를 아래로 당긴다. 하지만 이렇게 하면 초점이 아래 등세모근에서 위팔두갈래근으로 맞추어진다.

테크닉 조언

1. 키 크게 앉은 상태에서 골반을 가능한 중립에 가깝게 해라.
2. 바를 아래로 내릴 때 어깨뼈를 바지 뒷주머니에 넣는다고 생각해라.
3. 바를 시작 자세로 되돌릴 때 능동적으로 저항하여 앞톱니근을 활성화해라.
4. 바를 시작 자세로 되돌릴 때 어깨가 올라가지 않도록 해라.

푸쉬-쓰루 시팅 스트레치 PUSH-THROUGH SITTING STRETCHES

주 사용 근육

뒤넙다리근, 척추 폄근

운동목적

척추 가동성과 견인, 뒤넙다리근 스트레칭, 아래 허리 스트레칭, 넓은 등근 스트레칭

적응증

이 동작은 환자의 뻣뻣한 등을 움직이고 스트레칭시켜주는 훌륭한 방법이다. 캐딜락은 환자가 훌륭한 스트레칭을 할 수 있도록 강사가 수기적 도움, 가동술, 견인을 쉽게 줄 수 있는 구조이다.

주의사항이나 금기증

허리 디스크 질환, 뼈엉성증 또는 엉덩관절 전치환술 초기환자(90° 이상의 엉덩관절 굽힘 자세 때문)

저항

중간(PTB에 걸린 팔 스프링 빨강 1개 또는 2개)

설명

환자는 캐딜락에 앉아 PTB를 마주보고 발은 양 옆 기둥을 누르고 손은 어깨넓이 만큼 벌려 PTB를 잡아라. 강사는 캐딜락 위 환자 뒤에 무릎을 꿇어라.

파트 1

숨을 들이 마시며 환자는 배 근육을 활성화하고 뒤로 약간 기울인 다음, 바를 앞으로 밀어서 앞쪽으로 굽히는 스트레칭 자세를 취해라. 이 스트레칭을 3-5번 호흡동안 유지해라. 강사는 수기 스트레칭 또는 관절, 연부조직 가동술을 적용할 수 있다(그림 *a* 참조).

파트 2

숨을 들이 마시며 환자가 PTB를 당겨 다시 가져온 다음 숨을 내쉬며 천장으로 밀어 올려라. 강사는 일어서서 한쪽 무릎을 환자의 등 뒤에 적절한 위치에 대고 위쪽과 앞쪽으로 압력을 적용해라. 동시에 강사는 양손으로 PTB를 밀어서 바가 척추 견인을 제공하도록 도와주어라. 스트레칭은 3~5번의 호흡동안 유지해라.

파트 3

환자는 숨을 마시며 PTB를 다시 시작 자세로 당기고 숨을 내쉬며 한 손을 반대쪽 기둥으로 뻗으며 상체를 회전시켜라. 강사는 무릎 선 자세에서 한 무릎을 환자 옆쪽에 대고 부드러운 압력을 주어 어깨를 옆으로 뻗는 것과 척추 회전을 도와주어라. 강사는 한손으로 PTB를 밀어서 견인을 적용하고, 다른 손으로 환자의 아래팔을 지지하여 부드럽게 더 많은 회전을 끌어내라. 스트레칭을 3-5번의 호흡동안 유지한 후(그림 *c* 참조), 반대쪽을 시행해라.

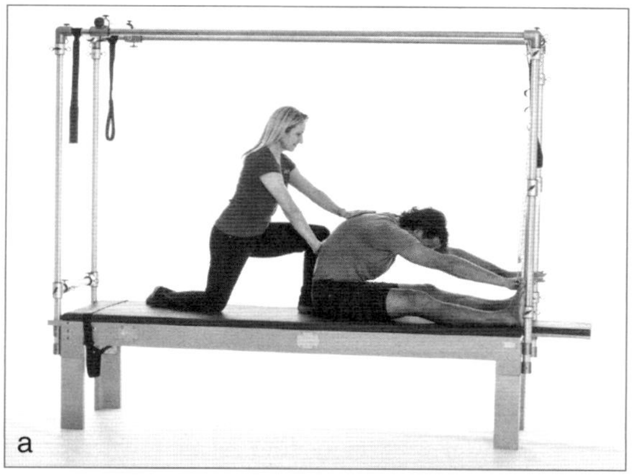
a

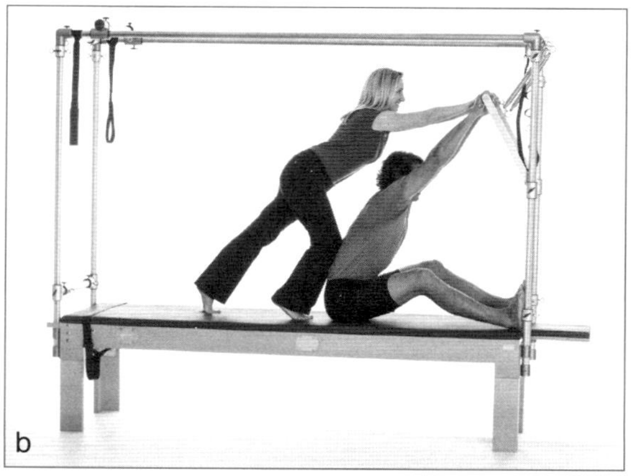
b

응용동작

이 스트레칭은 뒤넙다리근이 짧은 사람을 위해 무릎을 구부리거나 패드 또는 작은 박스 위에 앉거나 양다리를 벌리고 진행할 수 있다.

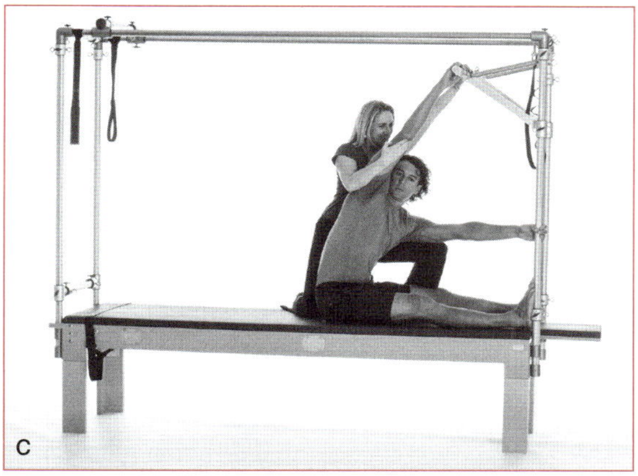

테크닉 조언

1. 모든 단계에서 척추를 압박하는 것보다 길게 늘린다고 생각해라.
2. 특히 파트 1에서 아래쪽 허리를 보호하기 위해 배 근육의 활성화를 유지해라.
3. 파트 2에서는 가슴을 앞으로 뻗고 척추를 가능한 키가 크게 자란다고 생각하며 길게 늘려주어라.
4. 파트 3에서는 환자와의 접촉면이 커질수록 더 높은 안전성과 안정성을 느낄 수 있다. 환자의 팔 말단부만 잡아주기보다는 아래팔 전체를 사용하여 가까이에 대라.

어시스트 스쿼트 ASSISTED SQUATS

주 사용 근육

넙다리 네갈래근, 볼기근, 위팔두갈래근

운동목적

하지의 강화와 안정성, 기능적 움직임시 엉덩관절과 무릎관절에 대한 하중 감소

적응증

위쪽에 달려 있는 무거운 스프링은 엉덩관절과 무릎관절에 대한 부하를 줄여주어 (관절 압박 및 체중 지지의 양을 줄여준다) 환자가 기능적 움직임을 수행할 때 관절에 대한 압박을 줄여준다. 이 동작은 엉덩이와 무릎관절염을 위한 훌륭한 동작이다. 앞으로 굽혀진 자세에서 시행하는 일반적인 스쿼트와는 반대로 바로 세운 자세에서 시행하기 때문에 중립 정렬이 권장되고 허리의 부하도 감소한다. 이것은 스프링이 어느정도 안정성을 제공하고 움직임과 신경근 패턴을 가지므로, 예를 들어, 뇌졸중이나 고령으로 인해 일반적인 근 약화가 있는 환자에게도 좋은 동작이다. 만약 운동목적이 운동선수의 하지 강화와 균형을 향상하는 것이라면, 스프링의 저항을 줄이거나 한 다리로 진행할 수 있다.

주의사항이나 금기증

체중 부하 금지상태, 심각한 엉덩이 또는 무릎관절염

저항

운동 목적이 관절에 부하를 줄이는 것일 때 초중량(팔 스프링 빨강 2개); 운동 목적이 강화, 안정성, 균형을 향상시키는 것일 때 경량~중간

설명

캐딜락의 RUB 쪽에 있는 기둥을 향해서 바닥에 서라. 양발은 엉덩이 넓이로 11자로 서라. 양손을 어깨넓이로 벌려 손목이 위로 향하도록 RUB를 잡고, 팔꿈치를 약간 구부려 스프링에 약간의 장력을 주어라(그림 *a* 참조). 숨을 내쉬며 스쿼트 자세로 무릎을 구부리면서 (무릎-발목, 등을 곧게 펴고) 팔꿈치를 90° 구부려 위팔두갈래근을 활성화해라(그림 *b* 참조). 숨을 마시며 무릎을 펴고 시작 자세로 돌아가라.

응용동작

상지의 질환이 있거나 협응능력이 부족하다면, 바이셉스 컬(팔을 바로 편 상태에서 90°로 구부림)을 생략할 수 있다.

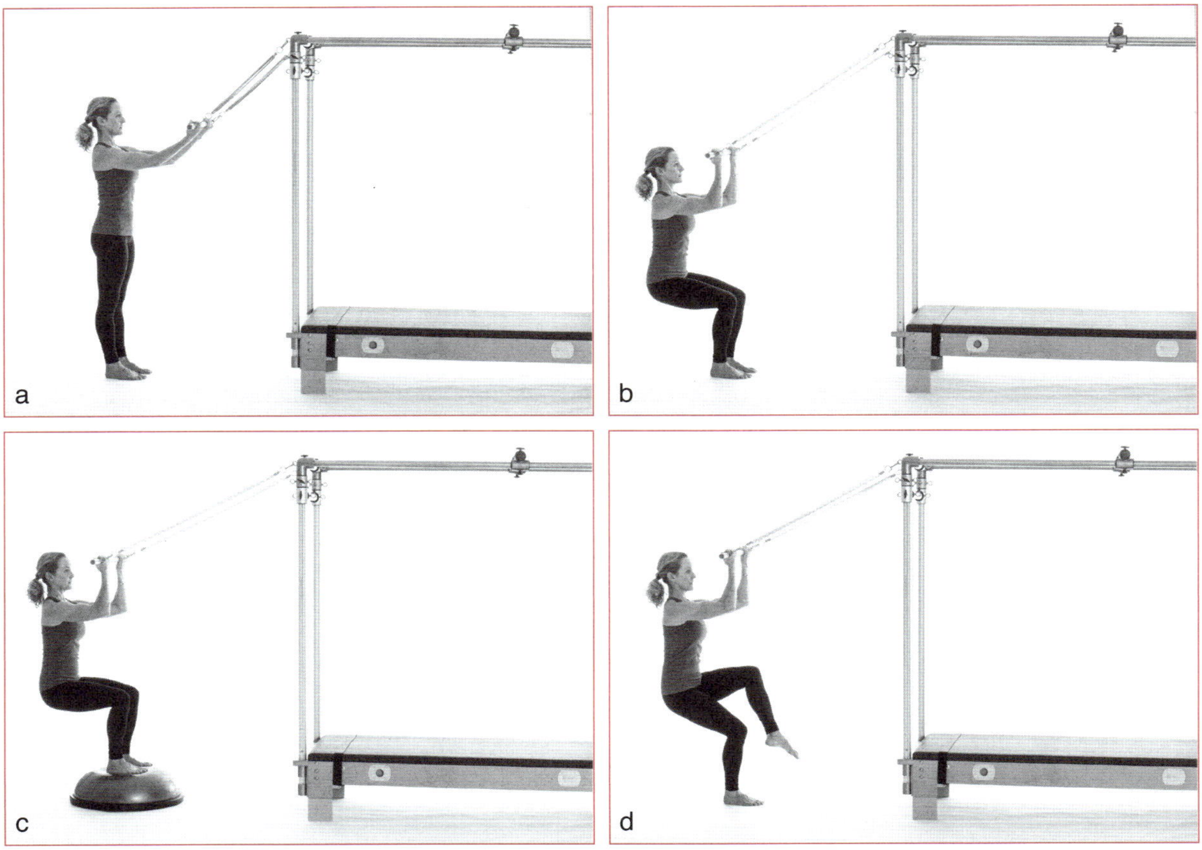

진전

1. RUB대신 핸들을 스프링에 부착해라. 이것은 안정성을 떨어뜨려 난이도를 증가시킨다.
2. 난이도를 높이려면 스프링을 상단 레일 대신 크로스바에 연결해라. 크로스바를 내릴수록 스프링이 제공하는 저항이 낮아져 무릎관절과 엉덩관절의 부하가 증가한다.
3. 밸런스 패드 또는 BOSU 위에서 동작을 시행해라(그림 *c* 참조).
4. 균형 및 강화에 대한 난이도를 높이려면 이전의 자세에서 한 다리로 진행해라(그림 *d* 참조).

테크닉 조언

1. 동작을 하는 동안에 올바른 무릎 정렬을 유지해라(무릎뼈가 두 번째 또는 세 번째 발가락 바로 위에 나란히 위치한다).
2. 의자에 앉는 것처럼 엉덩이를 뒤로 젖히고, 스쿼트를 할 때 무릎이 발목(발가락이 아님) 바로 위에 올 수 있도록 해라.
3. 벽에 붙어서 위아래로 미끄러지는 것처럼 몸통을 똑바로 세운 채로 유지해라.

레지스티드 런지 RESISTED LUNGES

주 사용 근육

넙다리 네갈래근, 볼기근

운동목적

하지의 강화, 균형, 협응, 편심성 조절, 코어 강화

적응증

이 동작은 기능적 움직임에서 근육이 편심성으로 활성화되기 때문에 운동선수에게 훌륭한 운동이다. 런지는 그 자체로 어려운 동작이지만, 스프링 저항을 양 방향으로 더하면 훨씬 더 어렵다. 이것은 넙다리 네갈래근의 편심성 강화와 조절뿐만 아니라, 볼기근, 뒤넙다리근, 배 근육, 넓은 등근 또한 작용한다. 균형과 협응에도 도전하며, 다른 동작목적과 레벨에 적합하도록 난이도를 조정하기 쉽다.

주의사항이나 금기증

체중지지 금지상태

저항

경량~중간(다리 스프링 노란색 2개를 환자의 키와 힘에 따라 다르게 기둥의 약 1/2에서 3/4까지 조절해서 크로스바에 부착한다)

설명

캐딜락 끝에 있는 RUB의 스프링 사이에 서서 양손을 어깨 넓이로 벌려 RUB를 잡고 손 쪽으로 바라보아라. 양발은 런지자세를 할 만큼 넓게 벌리고 RUB를 어깨관절이 약 120° 굽힘이 될 때까지 올려라. 스프링에 약간의 장력이 가해져야 한다(그림 *a* 참조). 숨을 내쉬며 몸통은 바로 세워 유지한 채로 무릎을 런지자세까지 굽히면서 RUB를 어깨높이까지 당겨라(그림 *b* 참조). 숨을 마시며 스프링에 저항하며 시작 자세로 돌아가라.

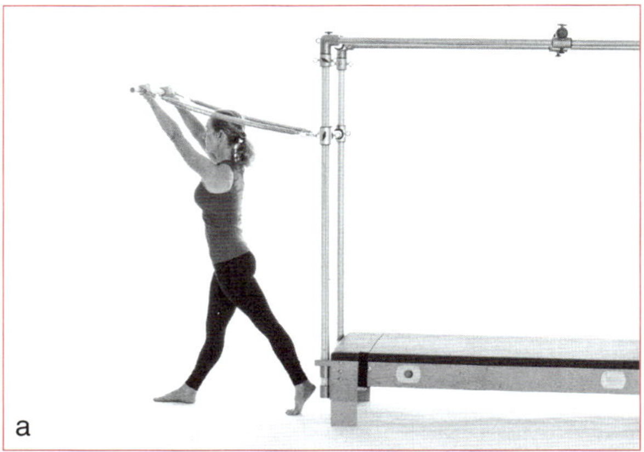
a

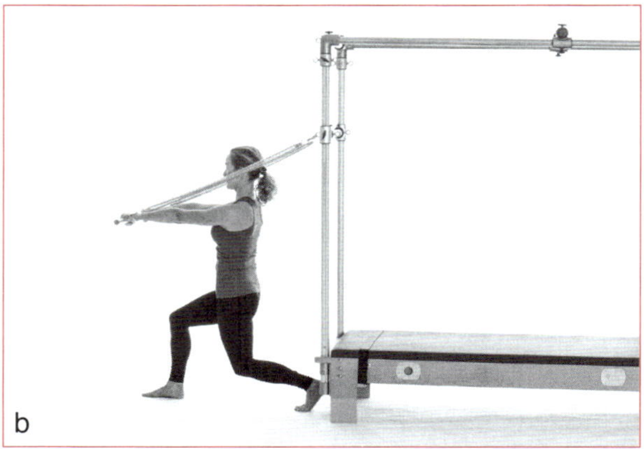
b

진전

크로스바를 기둥의 위쪽으로 이동해 더 높은 저항을 만들어서 난이도를 증가시켜라.

테크닉 조언

1. 앞쪽에 있는 무릎은 런지자세로 내려갈 때 발목 앞이나 발가락을 넘어가지 않고 발목 바로 위에 유지해라.
2. 무릎뼈는 두 번째 또는 세 번째 발가락과 같은 방향을 보도록 해라.
3. 몸통을 꼿꼿하게 세우고 등을 바르게 유지해라. 앞쪽에 있는 무릎을 넘어갈만큼 기울이지 마라.
4. 골반을 뒤로 기울여 허리의 과도한 앞굽음을 막고, 볼기근을 활성화해라.
5. 런지자세에서 위쪽 무릎이 거의 바닥에 닿을만큼 내려가라.
6. 런지자세에서 올라올 때, 스프링을 누름으로써 허리뼈가 과도하게 폄 되지 않도록 코어와 넓은 등근을 활성화해라.

스탠딩 암워크 STANDING ARM WORK

스탠딩 체스트 익스팬션 STANDING CHEST EXPANSION

주 사용 근육

넓은 등근, 뒤쪽 세모근

운동목적

어깨관절 폄근 강화, 몸통 안정성, 코어 조절, 균형, 자세교정

적응증

이 운동은 리포머의 체스트 익스팬션(128쪽)과 본질적으로 같지만 선 자세에서 진행한다. 이것은 예를 들어, 뼈엉성증 또는 균형이나 고유수용기의 저하 같은 체중지지 운동을 필요로 하는 조건을 가진 환자에게 훌륭한 선택이다. 어깨와 팔의 강화, 유연성, 조절 향상 외에도 똑바로 선 몸통자세, 전체적으로 좋은 정렬, 기능적인 코어 조절, 꼿꼿한 자세도 요구된다.

주의사항이나 금기증

체중지지 금지상태

저항

중간(어깨높이 또는 약간 위에 위치한 다리 스프링 노란색 2개)

설명

캐딜락의 RUB를 바라보고 똑바로 서서 팔을 쭉 편 상태로 몸통 옆 가까이에 두어라. 손바닥이 뒤로 향하게 하고, 팔은 몸통의 살짝 앞에 두어 스프링에 약간의 장력이 가해지도록 핸들을 잡아라. 숨을 마시며 코어를 긴장시키고 빗장뼈를 양 옆으로 펼쳐 어깨뼈를 아래 뒤쪽으로 끌어당겨라(그림 *a* 참조). 숨을 내쉬며 팔을 몸통의 올바른 정렬을 잃지 않고 가능한 멀리 뒤로 당겨주어라(그림 *b* 참조). 숨을 마시며 시작 자세로 돌아와라.

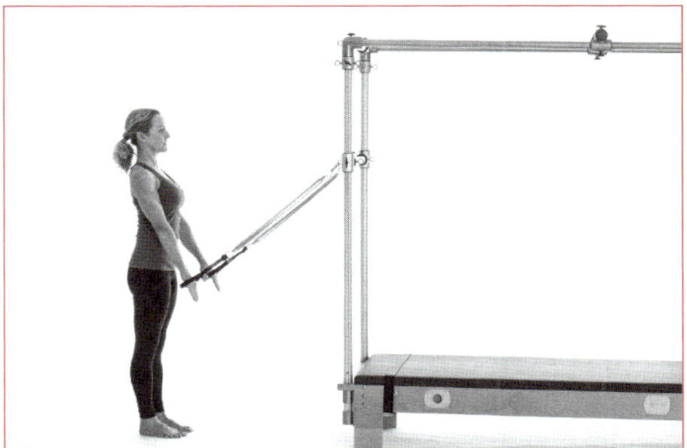

a

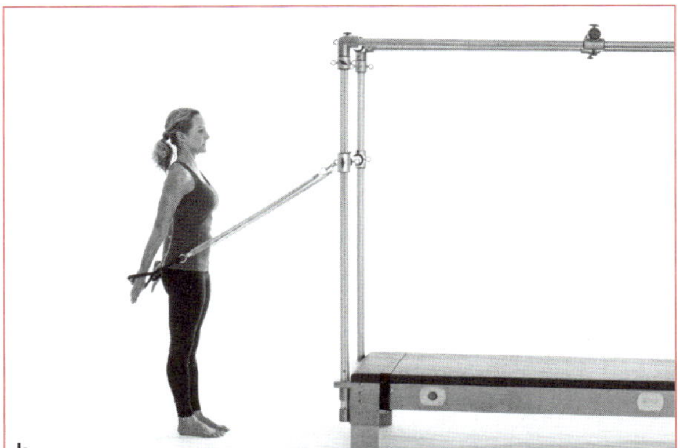

b

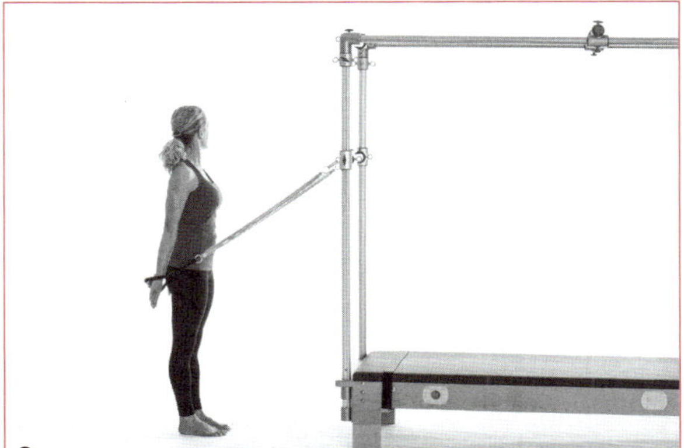

c

응용동작

목뼈의 가동성을 개선하고, 몸통으로부터 머리를 분리시키는 법을 가르치기 위해서, 머리를 돌려라(회전). 스프링을 뒤로 당길 때, 자세를 유지하며 머리를 천천히 왼쪽으로 돌리고(그림 *c* 참조), 오른쪽으로 돌렸다가 중심으로 돌아와라. 스프링을 시작 자세로 되돌려라. 반복할 때마다 머리가 먼저 회전하는 방향을 바꿔주어라. 이것은 상체동작이 실행될 때마다(또는 심지어 언급될 때마다) 위 등세모근과 어깨올림근이 긴장되는 경향이 있는 사람에게 매우 효과적이다. 팔을 움직이는 동안 머리를 회전하면 위쪽 등근육의 활성화와 목의 이완을 동시에 이룰 수 있다는 것을 보여준다.

진전

난이도를 높이려면 캐딜락에서 멀리 떨어져서 운동하거나, 한쪽 다리로 균형을 유지하거나, 회전판이나 밸런스 패드 같은 불안정한 표면에 서서 운동해라.

테크닉 조언

1. 팔을 길게 뻗고 손끝은 바닥을 향해서 뻗어주어라.
2. 팔을 몸통 뒤로 당기고 앞으로 돌아올 때 팔을 앞뒤로 흔드는 것보다는 의식적으로 스프링의 당김에 저항해라.

스탠딩 허그 어 트리 STNADING HUG A TREE

주 사용 근육

큰가슴근

운동목적

수평모음근 강화, 가슴근 스트레칭, 몸통과 어깨뼈의 안정화, 자세교정, 균형, 코어조절

적응증

스탠딩 암 워크 시리즈의 모든 동작과 마찬가지로, 이것은 뼈엉성증 또는 균형이나 고유수용기의 저하 같은 체중지지 동작을 필요로 하는 조건을 가진 환자에게 훌륭한 선택이다. 어깨와 팔의 강화, 유연성 조절 향상 외에도 똑바로 선 몸통자세, 전체적으로 좋은 정렬, 기능적인 코어 조절, 꼿꼿한 자세도 요구된다.

주의사항이나 금기증

체중지지 금지상태

저항

중간(어깨높이 또는 약간 위에 위치한 다리 스프링 노란색 2개)

설명

캐딜락 끝에 양발을 엉덩이 넓이로 벌리고 RLB 반대쪽을 보고 똑바로 서라. 손바닥이 정면을 향하도록 하여 핸들을 T자세로 잡고 팔꿈치는 부드럽게 해라. 배 근육을 활성화하며 스프링의 저항에 기대어 몸통을 약간 앞으로 기울여라(그림 *a* 참조). 숨을 내쉬며 양팔을 서로 평행해질 때까지 당기고, 손은 어깨 높이만큼을 유지해라(그림 *b* 참조). 숨을 마시며 시작 자세로 돌아와라.

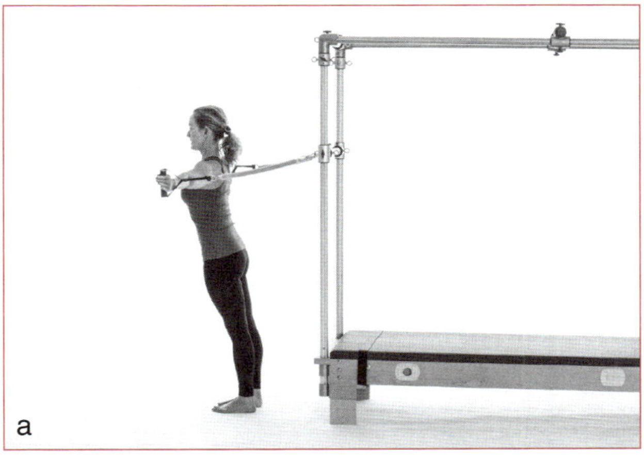

a

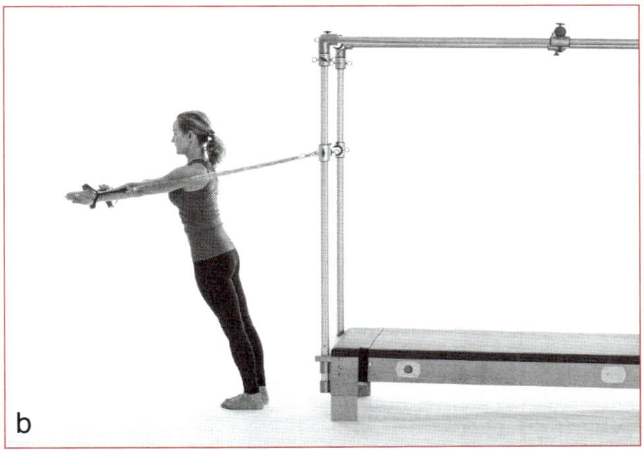

b

진전

난이도를 높이려면 캐딜락에서 멀리 떨어져서 동작하거나, 한쪽 다리로 균형을 유지하거나, 회전판이나 밸런스 패드 같은 불안정한 표면에 서서 동작해라.

테크닉 조언

1. 동작을 하는 동안 배 근육의 활성화를 계속 시켜 좋은 자세와 정렬을 유지하고 스프링에 저항하여 살짝 앞으로 기울여라.
2. 팔을 길게 늘리며 손끝은 뻗어내고 팔꿈치를 부드럽게 유지해라.
3. 새끼손가락이 앞으로 나오게 하여 어깨가 약간 바깥돌림 되도록 해라.
4. 어깨뼈를 아래 뒤쪽으로 끌어당겨 적절한 안정화를 유지해라.

스탠딩 암 서클 STANDING ARM CIRCLES

주 사용 근육

어깨 폄근, 수평모음근

운동목적

어깨 가동성, 어깨 강화와 조절, 몸통과 어깨뼈의 안정성, 자세교정, 코어 조절

적응증

스탠딩 암 워크 시리즈의 모든 동작과 마찬가지로, 이것은 뼈엉성증 또는 균형이나 고유수용기의 저하 같은 체중지지 운동을 필요로 하는 조건을 가진 환자에게 훌륭한 선택이다. 어깨와 팔의 강화, 유연성, 조절 향상 외에도 똑바로 선 몸통자세, 전체적으로 좋은 정렬, 기능적인 코어 조절, 꼿꼿한 자세도 요구된다. 이 운동에서는 팔을 머리위로 넘기기 때문에 어깨 강화와 어깨뼈 안정성에 있어 매우 난이도가 높다. 또한 어깨 올림의 범위를 증가시키거나 유지하는데 도움을 준다. 특히 수영선수, 배구선수, 테니스선수, 수구 선수와 같은 팔을 머리위로 넘기는 동작의 스포츠 선수들의 어깨 재활에 유용하다. 이것은 또한 코어 조절과 몸통 안정성의 큰 도전이다. 안정화된 어깨뼈로 팔을 뻗으며 들어 올려 머리 위로 넘길수 있어야 하기 때문에 운동선수가 아닌 사람들에게도 유용하다.

주의사항이나 금기증

체중지지 금지상태, 어깨끼임증후군, 돌림근띠 건염 또는 파열, 돌림근띠 수술, 초기에서 중기까지, 오버헤드 동작에서 통증이 있을 때

저항

중간(어깨높이 또는 약간 위에 위치한 다리 스프링 노란색 2개)

설명

캐딜락 끝에 양발을 엉덩이 넓이로 벌리고 RUB 반대쪽을 보고 똑바로 서라. 손바닥이 정면을 향하도록 하여 핸들을 T자세로 잡고 팔꿈치는 부드럽게 해라. 배 근육을 활성화하며 스프링의 저항에 기대어 몸통을 약간 앞으로 기울여라(그림 *a* 참조).

스탠딩 업 서클

숨을 내쉬며 양팔을 서로 평행해질 때까지 당기고, 손은 어깨 높이만큼을 유지해라(그림 *b* 참조).
숨을 마시며 손바닥을 얼굴 아래로 향하도록 돌리고 팔을 머리위로 들어 올려라(그림 *c* 참조). 팔로 양쪽 옆에 원을 그리고 시작 자세로 돌아와라(그림 *d* 참조). 5~10회 반복 후 반대방향으로 시행해라.

진전

난이도를 높이려면 캐딜락에서 멀리 떨어져서 운동하거나, 한쪽 다리로 균형을 유지하거나, 회전판이나 밸런스 패드 같은 불안정한 표면에 서서 운동해라.

테크닉 조언

1. 리포머의 슈파인 암 서클(99쪽)과 리포머의 닐링 암 서클과 같이 부드러운 움직임을 유지해라.
2. 손을 몸통 뒤로 보내지 마라.
3. 코어를 활성화 한 상태로 유지하고 몸통은 똑바른 자세로 유지해라.
4. 팔을 들어 올릴 때 어깨가 귀쪽으로 올라오지 않도록 어깨뼈를 내린 상태로 유지해라.

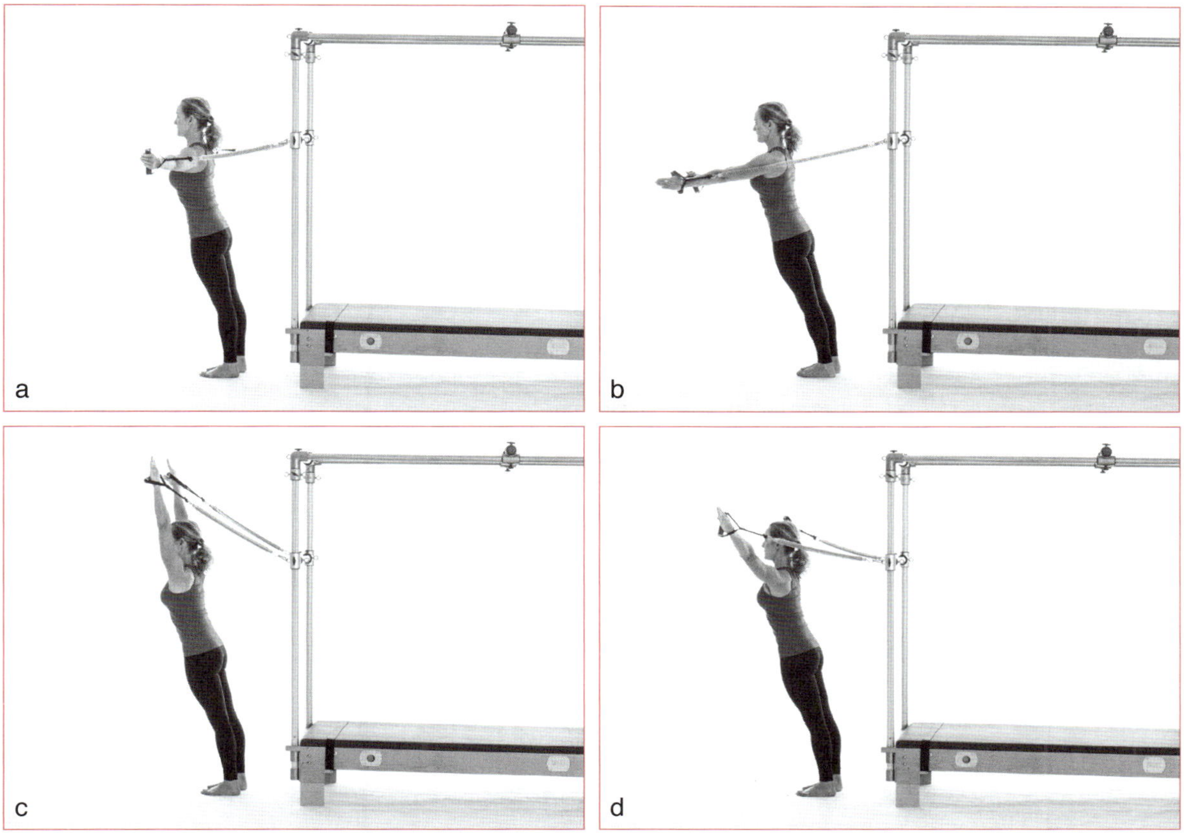

스탠딩 바이셉스 STANDING BICEPS

주 사용 근육

위팔두갈래근

운동목적

팔꿈치 굽힘근 강화, 어깨뼈 모음근 강화, 어깨 앞쪽과 가슴근 스트레칭, 어깨뼈와 몸통 안정성, 자세교정, 균형, 코어 조절

적응증

스탠딩 암 워크 시리즈의 모든 동작과 마찬가지로, 이것은 뼈엉성증 또는 균형이나 고유수용기의 저하 같은 체중지지 동작을 필요로 하는 조건을 가진 환자에게 훌륭한 선택이다. 어깨와 팔의 강화, 유연성, 조절 향상 외에도 똑바로 선 몸통자세, 전체적으로 좋은 정렬, 기능적인 코어 조절, 꼿꼿한 자세도 요구된다. 이 동작은 어깨를 앞으로 말리게 하고 가슴근을 쓰게 하는 보상작용에 대응하여 위팔두갈래근을 활성화 할

수 있는 훌륭한 자세이다. 팔은 등 뒤쪽에 있고, 가슴은 열려 있으며 상체는 앞으로 말리지 않고, 어깨뼈 모음근이 쓰인다. 이 동작과 저항의 방향이 어깨뼈와 몸통의 안정성 또한 활성화한다.

주의사항이나 금기증

체중지지 금지상태

저항

중간(어깨높이 또는 약간 위에 위치한 다리 스프링 노란색 2개)

설명

캐딜락 끝에 양발을 엉덩이 넓이로 벌리고 RUB 반대쪽을 보고 똑바로 서라. 핸들을 잡고 몸을 약간 앞으로 구부리며 팔을 몸통 뒤로 평행하게 뻗어라. 빗장뼈가 들어 올려지면 팔꿈치를 이용해 뒤로 당겨라(그림 *a* 참조). 숨을 내쉬며 팔과 팔꿈치의 높이를 그대로 유지한 상태에서 팔꿈치를 굽히고(그림 *b* 참조), 숨을 마시며 팔을 펴서 시작 자세로 돌아가라.

진전

난이도를 높이려면 캐딜락에서 멀리 떨어져서 운동하거나, 발을 서로 가깝게 하거나, 한쪽 다리로 균형을 유지하거나, 회전판이나 밸런스 패드 같은 불안정한 표면에 서서 운동해라.

테크닉 조언

1. 어깨관절을 편상태로 팔꿈치와 위팔을 평행하게 유지해라.
2. 빗장뼈를 가로로 펴고 어깨뼈 모음근을 활성화하며, 위팔뼈 머리가 떨어지거나 앞으로 말리지 않게 유지해라.
3. 배 근육의 활성화를 유지하고 갈비뼈는 앞으로 내밀지 마라.

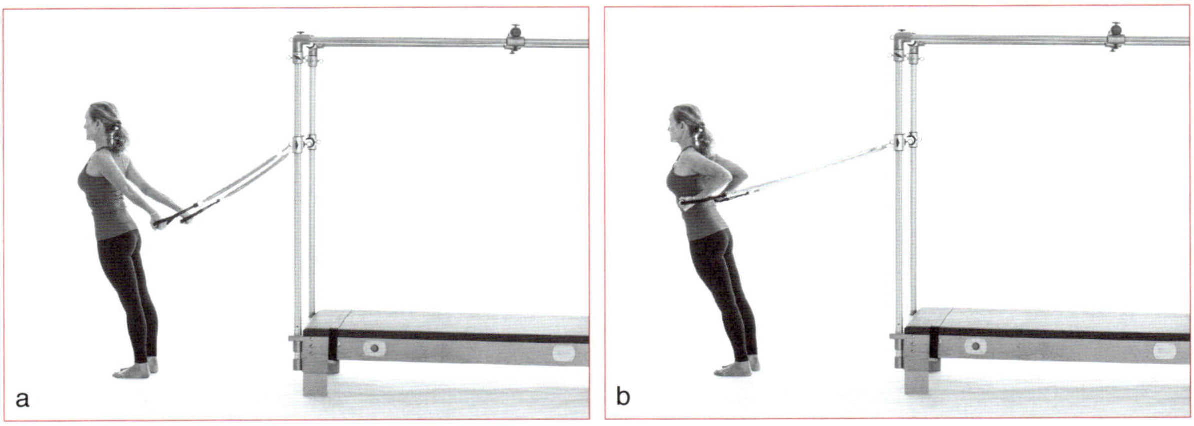

a b

8

운다 체어 운동

Wunda Chair Exercises

운다나 콤보 체어는 코어와 상지 운동에서 많은 효과를 나타내지만, 나는 체어를 엉덩이와 무릎 부상 또는 균형 문제를 가진 환자의 재활과 예방운동으로 가장 많이 사용한다. 체어는 리포머에 중력을 배제한 바로 누운자세에서 체어에 지지가 없는 앉은 자세와 궁극적으로 일어선 자세에서 운동까지 점진적 무게 부하를 위한 아주 훌륭한 장비이다. 체어는 다재다능하고 가볍고 비교적 저렴하며 공간을 많이 차지하지 않고 많은 종류의 무게 부하 기능적 운동을 시행할 수 있기 때문에 필라테스에 기반을 둔 재활 센터에 갖추어야 할 중요한 장비이다.

리포머와 캐딜락과 같이 스프링에 의해 저항이 제공된다. 하지만 단일 스프링에 의해 제공되는 저항과 다양한 조정 시스템 모두에서 제조업체마다 차이가 나기 때문에 운다나 콤보 체어의 저항을 표준화하기 어렵다. 나는 환자에게 운동을 처방하기 전에 당신의 체어 스프링 시스템을 완전히 이해했는지 확인하기 위해 시험삼아 해보는 것을 권장한다. 다음 가이드라인을 사용할 수 있다:

초경량 셋팅 = 한쪽 페달에서 가장 낮은 위치에 있는 한 개의 경량 스프링(일반적으로 흰색)

초중량 셋팅 = 양쪽 페달에서 가장 높은 위치에 있는 두 개의 중량 스프링(일반적으로 검은색)

운동에 대한 설명은 전문가가 자신의 환자나 고객을 가르칠 수 있도록 말하는 것처럼 표현되어 있으며, 배우는 사람이 따라 하는 것이 가능하도록 썼다. 나는 필라테스에 경험이 없는 사람이 재활치료를 적용하기 전에 고객과 강사의 역할로 연습하도록 자격증을 가진 강사와 함께 운동 할 것을 권한다. 이렇게 진행하는 것이 안전하고 효과적인 운동 프로그램을 제공하기에 필수적 요소이다.

펠빅 컬 Pelvic Curl

주 사용 근육

배 근육과 뒤넙다리근

운동목적

척추와 골반부의 가동, 척추 분절화, 뒤넙다리근 강화와 조절, 허리 골반 안정화, 코어 근육의 동원과 동시수축

적응증

이 동작은 뒤넙다리근에 조금 더 부하를 주는 이점을 가진 매트의 펠빅 컬(57쪽)의 또 다른 버전이다. 이 운동은 주로 뻣뻣함이나 척추 관절염, 약하거나 억제된 코어, 등 폄근이나 엉덩관절 굽힘근의 긴장이 있는 사람에게 적용할 수 있는 아주 좋은 운동이다. 이 동작은 긴장을 풀고 마음과 몸을 연결하는 것을 촉진하며 더 도전적인 운동을 위해 척추를 움직이고 준비시키기 때문에 필라테스 세션을 시작하기에 좋은 방법이 된다.

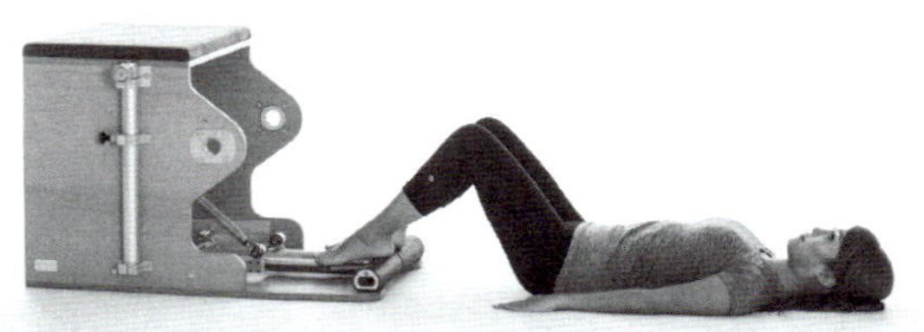
a

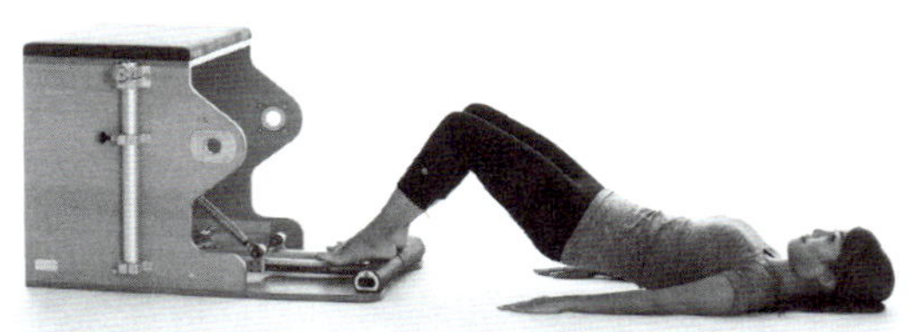
b

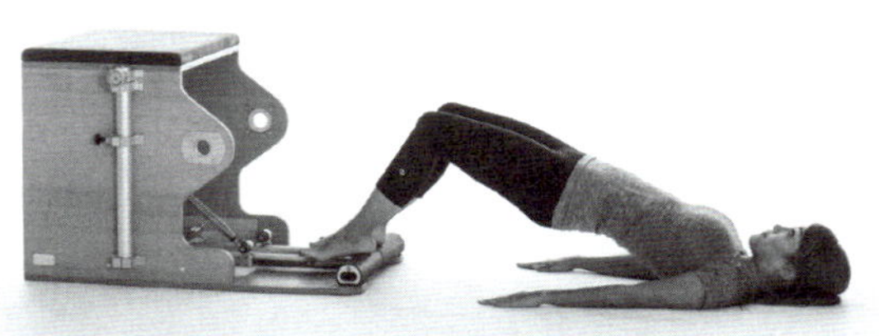
c

주의 사항이나 금기증

급성 허리 디스크 질환이나 뼈엉성증
(깊은 척추굽힘으로 인한)

저항

초경량에서 경량

설명

바닥에 중립 골반 자세로 누워 양쪽 무릎을 굽혀 발뒤꿈치가 페달 위에 놓이게 해라. 숨을 들이 마실 때 바닥으로 페달을 민다(그림 *a* 참조). 숨을 내쉬면서 코어를 활성화한 다음 페달을 아래로 누른 채로 한 번에 척추 한 분절과 골반을 말아 올려라(그림 *b* 참조). 들 수 있는 최대 위치에서 숨을 들이마시고 정지해라. 제일 이상적인 것은 어깨, 엉덩이, 무릎

까지 대각선의 에너지 라인이 연결되는 것이다(그림 c 참조). 숨을 내쉬면서 한 번에 척추 한 분절씩 굴려서 시작 자세로 돌아와 다시 페달을 밟은 상태를 유지해라.

응용동작

1. 디스크 병변이 있는 환자의 경우 깊은 허리 굽힘을 생략하고 척추와 골반을 중립 자세로 유지하고 들어 올려라.
2. 더 많은 모음근을 활성화하기 위해 무릎 사이에 볼을 놓아라.
3. 골반을 들어 올릴 때 팔을 머리 위로 뻗어 더 상부의 척추 조절을 유도해라.

테크닉 조언

1. 뒤넙다리근 활성화와 골반뒤기울임을 유지하기 위해 꼬리뼈를 발뒤꿈치 쪽으로 당기는 것을 상상해 보라.
2. 목과 어깨는 이완해라.
3. 두덩뼈를 턱 쪽으로 당김(골반뒤기울임)으로 인해 척추가 매트에서 들어 올릴 때 허리 굽힘을 최대화해라.
4. 한 번에 한 척추 분절씩 의도적으로 슬링키 스프링 장난감이 계단을 내려가는 것처럼 척추의 아래쪽을 시각화해라. 이것은 최고의 척추 분절화와 척추 운동성을 달성하는 데 도움이 될 것이다.

햄스트링 컬 HAMSTRING CURL

주 사용 근육

뒤넙다리근

운동목적

뒤넙다리근 강화와 조절, 허리-골반 안정화

적응증

대부분의 햄스트링 컬 운동은 허리뼈가 과도한 폄으로 당겨지는 위험에 노출되는 엎드린 자세에서 이루어진다. 운다 체어에서 햄스트링 컬 셋팅은 척추에 안정적이고 편안한 자세로 뒤넙다리근을 단독적으로 사용 가능한 방법으로 급성 허리나 엉치엉덩 관절 통증, 협착증이나 척추앞전위증 환자에게 유용하다.
이 동작은 한쪽으로 시행할 수 있는데, 이는 근육 불균형이나 수술 후 강화에 좋다.

주의 사항이나 금기증

급성 뒤넙다리근 손상

저항

경량

설명

무릎을 약 90° 굽히고 운다 체어의 페달에 발뒤꿈치를 올려 중립자세로 바닥에 바로 누워라. 양다리는 평행하게 만들고 팔은 옆구리 쪽에 놓아라(그림 *a* 참조). 숨을 내쉬면서 양 무릎을 굽혀 페달을 반쯤 당겨라(그림 *b* 참조). 숨을 내쉬고 조절하면서 무릎을 펴서 페달을 천천히 시작 자세로 위치시켜라.

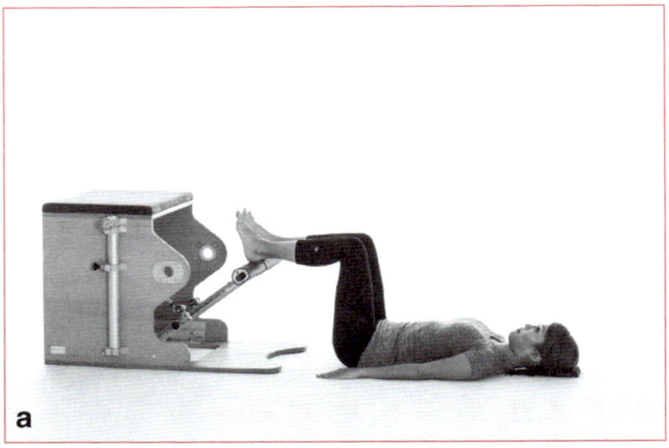

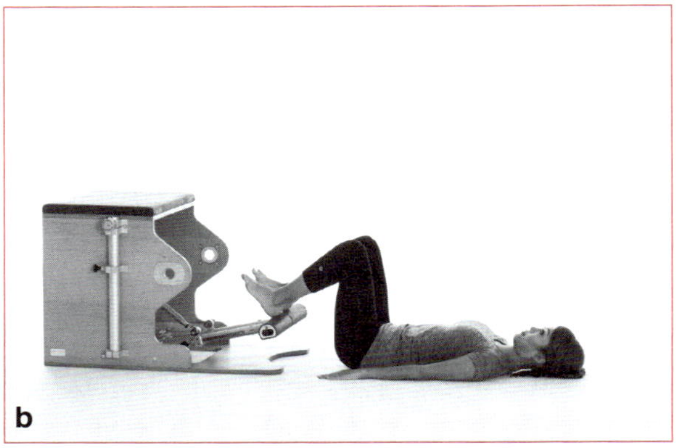

진전

반대쪽 다리를 테이블탑 자세로 만들고 한쪽 다리로 동작을 수행해라.

테크닉 조언

1. 시리즈 전체에 걸쳐 중립 골반 자세(또는 특정 상황에서는 적절한 골반 자세)를 유지해라.
2. 각각의 발뒤꿈치를 반대쪽 궁둥뼈에 연결하는 고무 밴드를 시각화해라. 무릎을 구부릴 때 발뒤꿈치가 궁둥뼈쪽으로 당겨지며 고무 밴드는 짧아진다. 무릎을 곧게 펴면 밴드가 늘어져 발뒤꿈치와 궁둥뼈 사이를 강하게 잡아당긴다. 만약 무릎을 굽힌 상태를 유지하려고 하면 움직임에 저항을 준다. 내부 저항은 근육 작용을 증가시켜 편심성 수축 효과를 극대화시킨다.
3. 페달을 끝까지 밟지마라. 이렇게 하면 골반이 앞기울임이 되어 뒤넙다리근과의 연결이 끊어질 수 있다.

수정된 스완 온 플로어 MODIFIED SWAN ON FLOOR

주 사용 근육

중간과 아래 등세모근

운동목적

상부 코어의 동시활성화(깊은 목 굽힘근, 아래 등세모근, 앞톱니근) 재교육, 허리 폄근 강화, 중간과 아래 등세모근 근력강화와 조절, 어깨뼈 안정화와 움직임

적응증

이 동작은 매우 뻣뻣한 등뼈나 움직이지 않는 어깨를 가진 사람에게 훌륭한 운동이다. 너무 많은 사람들(특히 스트레스를 많이 받고 컴퓨터 앞에서 오랜 시간을 보내거나, 오버헤드 동작을 하는 스포츠 선수들)은 위 등세모근을 과사용하지만, 중간과 아래 등세모근을 활성화하거나 느낌을 찾는 데 어려움을 겪는다. 그러면 어깨뼈는 저가동성이나 뻣뻣하게 된다. 아래 등세모근은 가장 흔하게 약화되거나 억제되는 근육 중 하나로 어깨가슴 관절에서 비정상적인 움직임을 유발할 수 있다. 운다체어의 몸체와 페달의 위치뿐만 아니라 저항의 방향은 아래 등세모근의 동원과 가시적인 피드백을 제공하는 데 매우 효과적이다. 페달을 누르면 앞톱니근이 활성화된다. 또 다른 이 점은 몸통 폄 동작시 몸이 고정되어 있어 허리 부위를 강화할 수 있고 자세를 개선하는 데 아주 효과적이다.

주의 사항이나 금기증

금기증은 급성 어깨끼임증후군, 척추앞전위증, 급성 목이나 허리 통증. 목이나 허리 협착증을 주의해서 시행한다.

저항

초경량에서 경량

설명

스핑크스 자세로 바닥에 엎드려 누워라. 강사는 페달을 아래로 밀어 환자의 목이나 어깨에 부담이 가지 않고 페달에 손을 올려 놓을 수 있도록 해라(그림 *a* 참조). 그 후 환자는 손목 양쪽을 페달에 올려놓고 척추가 폄이 되도록 몸을 들어준다. 허리뼈를 보호하기 위해 골반은 약간 뒤기울임을 만들어주고 코어 근육을 활성화해라(그림 *b* 참조). 숨을 들이마시면서 페달을 몸쪽으로 당기고 어깨뼈를 골반을 향해 아래 뒤쪽으로 당겨서 페달을 약간 내려 줘라(그림 *c* 참조). 숨을 내뱉으면서 천천히 시작 자세로 되돌아와라. 허리의 폄을 유지하고 어깨 내림과 올림을 10회에서 20회 정도를 반복해라. 마지막 반복이 끝나면 강사가 페달을 그대로 잡아주고 환자가 스핑크스 자세로 안전하게 돌아올 수 있도록 해라(그림 *d* 참조).

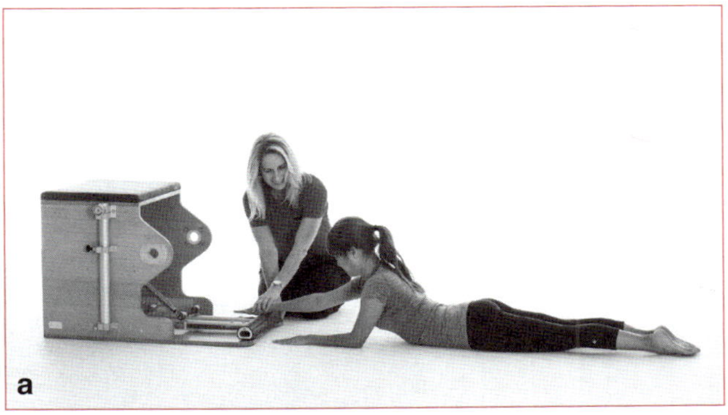
a

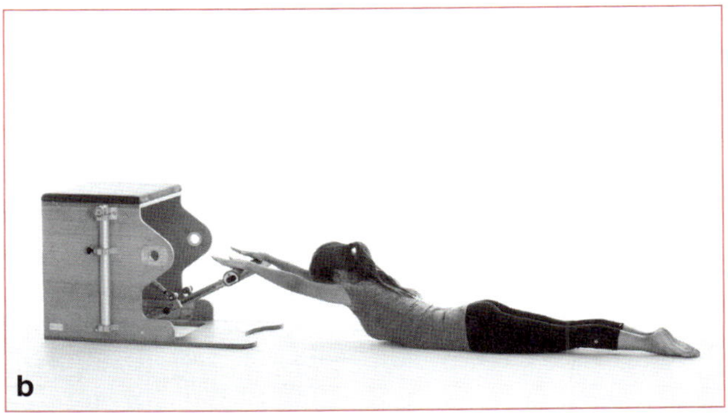
b

응용동작

목이나 어깨 문제가 없는 경우에는 강사의 도움 없이 고전적인 방식으로 동작을 수행해라. 이마가 바닥에 놓인 엎드린 자세에서 손을 뻗어 페달에 올려놓아라(그림 *e* 참조). 숨을 들이마시면서 페달을 누르면서 등을 펴라(그림 *f* 참조). 숨을 내쉬고 몸통은 바닥으로 페달은 위쪽으로 올려서 시작 자세로 돌아가라. 이 버전은 어깨 운동성과 아래 등세모근 강화와 조절보다 허리 폄근의 강화와 가동범위를 강조한다.

테크닉 조언

1. 운동하는 동안 턱끄덕임을 통하여 턱을 앞으로 내미는 것을 피해라.
2. 머리를 든다고 생각하기보다는, 목을 길게 늘려서 꼬리뼈에서 정수리가 멀어지도록 뻗어 준다고 생각해라.
3. 운동 내내 배 근육 활성화를 유지해라.
4. 어깨뼈가 등 아래로 미끄러져서 엉덩이 쪽으로 향하는 것을 시각화해라.
5. 어깨뼈 올림 단계에서는 어깨가 귀 쪽으로 올라가지 않도 해라 (위 등세모근 활성 최소화).
6. 어깨뼈 아래 모서리에 촉각적 큐잉은 위 자세에서 매우 효과적이다.

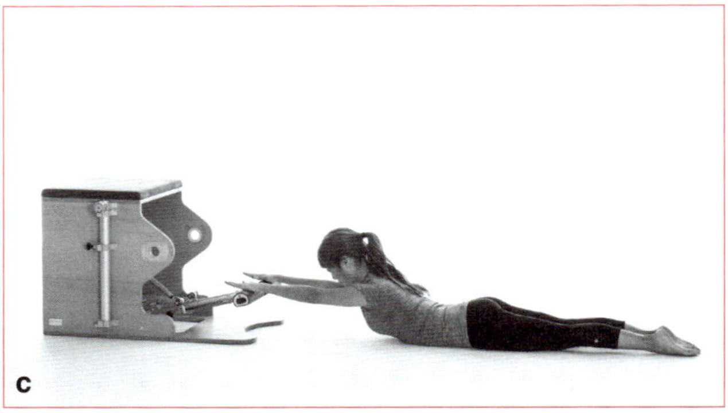

c

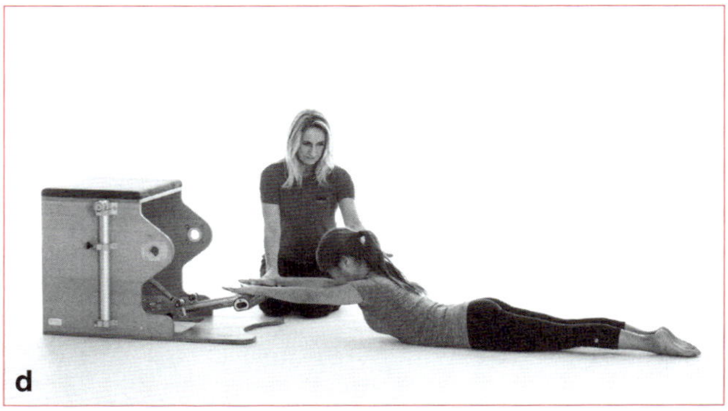

d

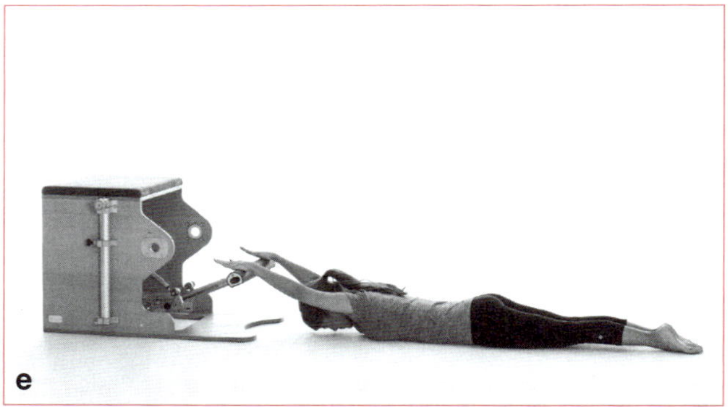

e

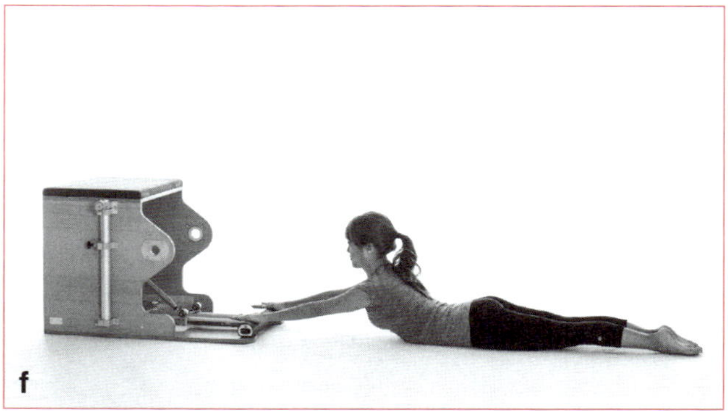

f

싱글-암 푸쉬-업 SINGLE-ARM PUSH-UP

BASI 멘토 프로그램에서 Rael Isacowitz가 가르쳐준 클래식 운동의 변형동작(Isacowitz 2018).

주 사용 근육

작은 가슴근, 큰 가슴근

운동목적

어깨 수평모음 근력강화, 어깨 안정화, 허리-골반 안정화, 코어 근육의 동원과 동시수축

적응증

이 동작은 전신 통합 운동의 또 다른 예이다. 이 구역에서의 운동은 단일 부위보다는 퍼포먼스를 위한 전신 통합을 필요로 한다. 전신 통합 운동은 닫힌 사슬에서 시행되며, 매우 기능적이어서 부상 재활과 운동선수에게 중요하다. 이 푸쉬업 시리즈는 전신에 매우 도전적이지만, 하체 위치를 조금만 변경해도 모든 사람에게 적합한 운동이 될 수 있다. 이는 중요하지만 종종 잊혀지는 어깨뼈 안정자인 작은가슴근(전통적인 푸쉬업에 초점을 맞출 때 사용되는 큰가슴근보다)의 활성과 강화를 강조하기 위해 특정한 방법으로 행해진다.

주의 사항이나 금기증

민감한 무릎을 가진 환자를 위한 무릎 패드나 두꺼운 매트

저항

중간에서 중량까지 저항을 사용해라. 이 운동에 대한 저항은 매우 까다로울 수 있는데; 페달을 아래로 밀 대는 작은 가슴근이 고립되기 위해서는 경량의 저항으로 가능하지만, 한쪽 플랭크 자세에서 몸을 지탱할 대에는 중량의 저항이 필요하다.

설명

체어 옆쪽 바닥에 네발기기 자세를 만들고, 척추는 중립자세와 무릎은 엉덩이 바로 아래에 위치시킨다. 손은 어깨 바로 아래에 위치시켜라. 반대쪽 팔꿉치와 아래팔을 페달 위에 위치시켜라(그림 *a* 참조). 코어 근육을 활성화하고 어깨뼈는 뒤와 아래쪽으로 당겨줘서 세팅해라. 지지한 손은 앞톱니근을 동원시키기 위해 바닥을 향해 눌러줘라. 숨을 내쉬고 팔꿈치를 사용해서 몸쪽으로 페달을 당겨라(수평 모음). 팔꿈치로 더 이상 밀지 못할 경우, 팔꿈치를 떨어뜨려 손으로 페달을 바닥까지 계속 눌러줘라(그림 *b* 참조).
숨을 마시면서 페달을 천천히 조절해서 팔꿈치로 돌아오게 한 다음 팔을 천천히 시작 자세로 벌려라.

진전

1. 반 네발기기 자세에서 운동을 시행해라(그림 *c* 참조).
2. 무릎이 바닥에서 떨어진 풀 플랭크 자세에서 운동을 시행해라(그림 *d* 참조).
3. 안정성을 떨어뜨려 코어 근육에 더 많은 자극을 주기 위해 팔꿈치가 운동 시 페달에 안 닿게 하도록 몸을 뒤로 이동시켜라.

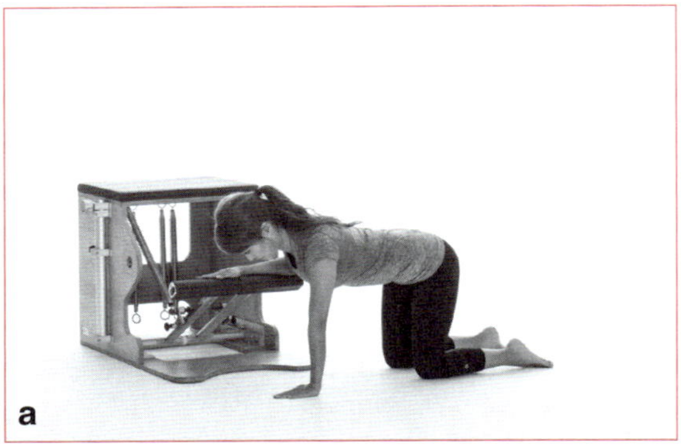
a

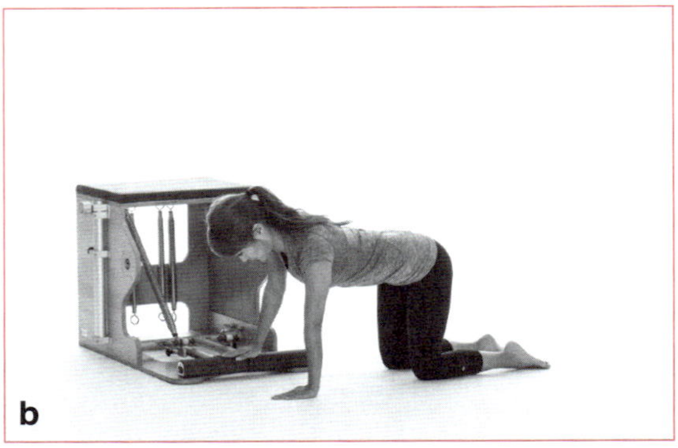
b

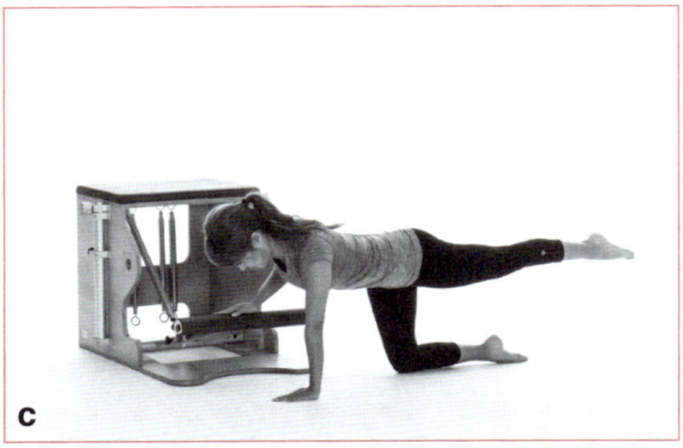
c

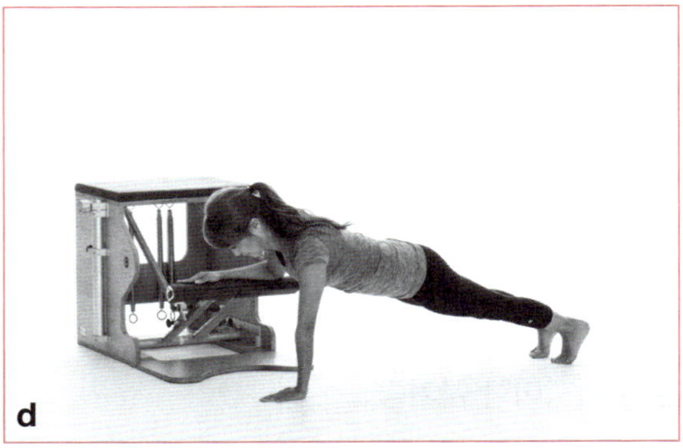
d

테크닉 조언

1. 운동하는 내내 코어근육을 활성화해라.
2. 두 손이 모두 아래로 내렸왔을 때 미는 손은 지지손의 약간 앞쪽에 위치할 것이다.
3. 페달을 단순히 아래로 밀지 마라(더 많은 세갈래근과 큰가슴근이 사용될 수 있다). 대신 팔꿈치를 몸쪽으로 최대한 당기는 것을 강조해라.

리버스 슈러그 REVERSE SHRUGS

주 사용 근육

중간과 아래 등세모근

운동목적

어깨 내림근 강화, 몸통 안정화와 자세 개선

적응증

오버헤드 동작을 하는 운동선수, 화가나 미용사 같은 직업을 가진 사람, 컴퓨터 작업을 많이 하는 과도하고 뻣뻣한 위 등세모근을 가지고 있지만, 중간이나 아래 등세모근의 활성화나 느낌을 찾는데 어려움을 가진 사람. 위 등세모근을 강화해주는 전통적인 슈로그 운동과 반대로 리버스 슈러그 운동은 적절한 어깨가슴 움직임과 목과 어깨 부상을 예방하는 데 매우 중요한 중간과 아래 등세모근을 강화해준다.

주의 사항이나 금기증

없음

저항

중간

설명

바닥에 발을 붙이고 양다리를 모으고 무릎을 굽혀 체어 앞에 놓인 스몰박스 위에 앉아라. 손가락이 몸쪽을 향하도록 페달에 손을 올려놓아라. 팔로 페달을 눌러라. 어깨는 뒤로 당겨라(그림 *a* 참조). 숨을 마시면서 페달과 어깨를 올려라(그림 *b* 참조). 숨을 내쉬면서 페달을 아래로 눌러라.

응용동작

키가 큰 고객이나 엉덩관절 굽힘근에 긴장을 가진 사람은 더 큰 박스에 앉을 수 있다.

진전

코어 안정성에 대한 도전을 증가시키기 위해서는 회전 디스크나 밸런스 쿠션을 상자 위에 놓거나 상자 대신 폼롤러 위에 앉아라.

테크닉 조언

1. 몸이 페달 쪽으로 기대는 경향이 있다. 이런 상황을 피하기 위해 배 근육과 등 폄근을 동시 수축해서 몸통은 똑바르게 유지하고 박스 중앙에 위치시켜라.
2. 운동 내내 어깨 모음근의 활성화를 유지해라(어깨뼈를 함께 당겨라).
3. 빗장뼈는 넓게 펴고 어깨가 앞으로 말리는 것을 피해라.
4. 페달을 들어 올릴 때 어깨는 앞뒤로 젖히지 말고 귀를 향해 똑바로 올려라.

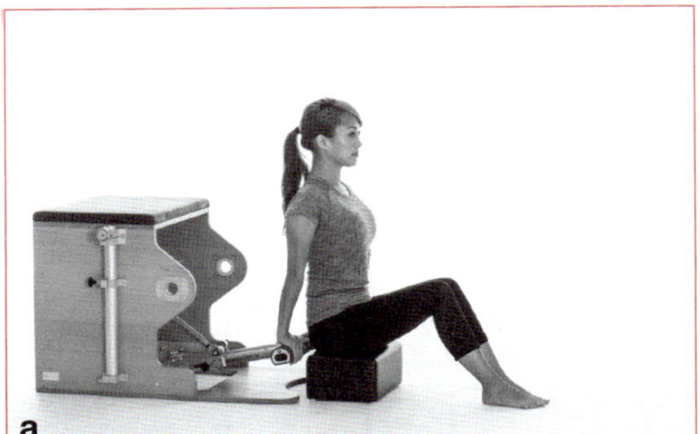

a

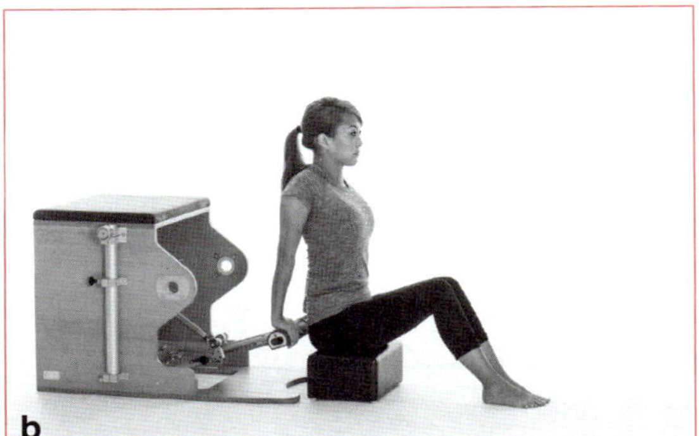

b

트라이셉스 프레스 싯 TRICEPS PRESS SIT

주 사용 근육

위팔 세갈래근

운동목적

팔꿈치 폄근 강화, 어깨 안정화, 몸통 안정화와 자세 개선

적응증

이 운동은 위팔 세갈래근이 활동하기 위한 간단한 방법을 제공하고 코어강화에 대한 도전과 직립 자세를 강조한다. 팔꿈치 폄근 외에도, 어깨 뒤당김근과 내림근을 동원시킨다.

주의 사항이나 금기증

급성 어깨끼임증후군

저항

중간

설명

바닥에 발을 붙이고 양다리를 모으고 무릎을 굽혀 체어 앞에 놓인 스몰박스 위에 앉아라. 손가락이 몸쪽을 향하도록 하고 팔꿈치를 굽히고 서로 당겨지도록 페달 위에 손을 올려라(그림 *a* 참조). 숨을 내쉬고 팔꿈치를 똑바로 펴서 페달을 아래로 눌러라(그림 *b* 참조). 숨을 마시고 팔꿈치를 굽혀 페달을 시작 자세로 놓아라.

응용동작

리버스 슈러그에 나와 있는 것처럼 키가 큰 사람이나 엉덩관절 굽힘근 긴장이 있는 사람은 큰박스에 앉을 수 있다.

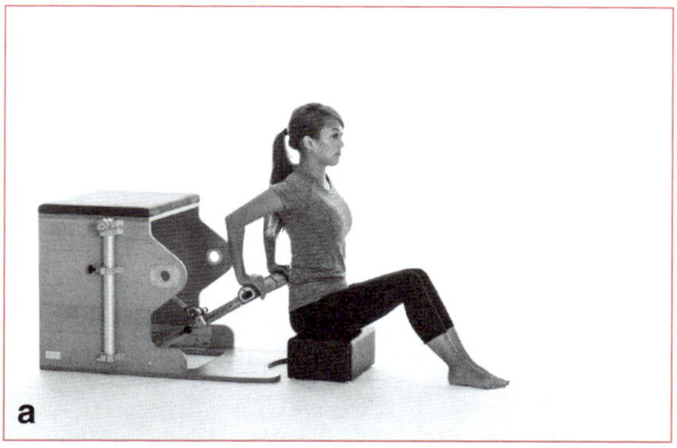

a

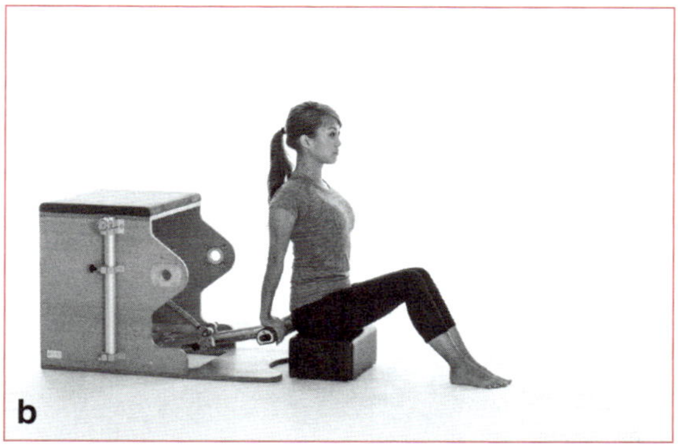

b

진전

리버스 슈러그와 유사하게, 코어 안정성에 대한 도전을 증가시키기 위해 환자는 박스 대신 폼롤러나 박스 위에 회전 디스크를 올려라.

테크닉 조언

1. 몸통을 똑바로 세워놓고 코어 근육을 활성화해라. 뒤로 기대지 마라.
2. 운동 내내 어깨뼈를 아래와 뒤로 당겨서 중간과 아래 등세모근 활성화를 유지해라.
3. 빗장뼈를 넓게 펴고 어깨가 말리는 것을 피해라.
4. 팔꿈치는 서로 평행하게 유지해라.
5. 페달을 아래로 누를 때 어깨가 등 뒤로 미끄러져 내려가면서 몸이 박스에서 들어 올려지는 모습을 시각화해라.

프론 트라이셉스 PRONE TRICEPS

주 사용 근육

우팔 세갈래근

운동목적

팔꿈치 폄근 강화, 몸통 폄근 강화, 어깨와 몸통 안정화

적응증

이 동작은 위팔 세갈래근 강화와 더불어 코어 근육 강화와 조절에 도전할 수 있는 추가적인 이점을 가진 다른 좋은 운동 방법이다. 이 동작은 푸쉬업과 동일하지만 비 체중 지지 상태에서 적절한 푸쉬업 자세를 가르치는 좋은 방법이다. 심지어 플랭크 자세에서 몸을 유지하는 코어 힘이 충분하지 않는 사람들조차도 허리-골반부에 무너짐의 위험 없이 "푸쉬업"을 시행할 수 있다.

주의 사항이나 금기증

척추앞전위증

저항

중간

설명

양다리를 쭉 펴고 모아서 체어 위에 엎드려라. 팔을 뻗고 어깨가 손목 위쪽에 있게 정렬을 맞추고 손을 페달에 올려놓아라. 손가락은 정면을 향하고 팔꿈치는 서로 잡아당겨 평행하게 해라. 코어를 활성화하고 허리의 과도한 폄을 방지하기 위해 꼬리뼈를 약간 말아라(그림 *a* 참조). 숨을 들이마시고 팔꿈치를 굽힌(그림 *b* 참조) 다음 내쉬면서 팔꿈치를 펴라.

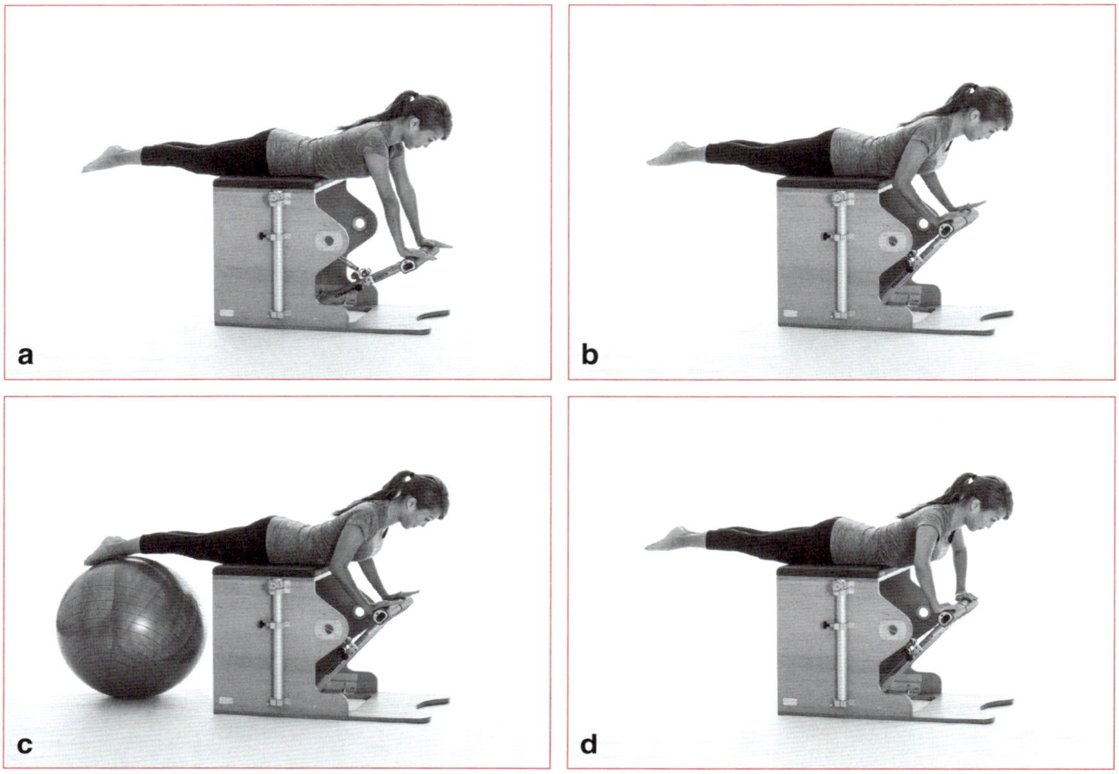

응용동작

1. 운동을 더 쉽게 하려면 하지를 받치기 위해 발아래 큰 피지오볼을 놓아라(그림 *c* 참조).
2. 가슴근 강화를 강조하거나 가슴근 푸쉬업을 준비하기 위해서는 손을 넓게 벌리고 손가락을 안쪽으로 돌리고 팔꿈치는 바깥쪽으로 회전시켜라(그림 *d* 참조).

진전

한 팔을 손바닥이 아래로 향하게 몸 옆으로 뻗어준 상태에서 다른 팔로만 동작을 수행해라.
이 방법은 팔 강화와 코어 안정화에 대한 도전을 증가시킨다.

테크닉 조언

1. 몸은 바닥에 평행하게 유지하고 완전히 정지해라.
2. 운동 내내 배 근육과 허리 폄근의 동시 수축을 유지해라.
3. 머리는 척추와 일직선을 유지해라.
4. 한쪽 버전에서는 몸이 회전되지 않도록 해라.

베이직 스완(백 익스텐션) BASIC SWAN(BACK EXTENSION)

주 사용 근육

허리폄근

운동목적

허리폄근 강화, 어깨 안정화, 배 근육 조절과 자세개선

적응증

이 동작은 폄근에 신경근 재교육을 해주므로 허리 손상 후에 훌륭한 운동이 된다. 스프링 장력은 초보단계에서는 지지를 제공하도록 조절할 수 있으며, 나중에 고객이 치유되고 허리 근육이 강화됨에 따라 점진적으로 장력을 감소시킬 수 있다. 이 운동은 허리 폄을 하는 동안 허리부 과만곡을 방지하기 위해 배 근육이 동원되어야 하므로 적절한 코어 근육의 동시수축을 가르칠 수 있는 좋은 방법이다. 이 동작은 몸통 폄을 시행할 때 페달이 어깨가 펴지는 것을 도와주므로 훌륭한 자세 운동이 된다.

주의 사항이나 금기증

척추앞전위증, 척추협착증, 급성 허리 손상이나 통증

저항

오직 가동범위에서 지지하기 위해서는 경량이나 중간 저항; 더 경량은 폄근 강화를 활성화함.

설명

다리를 모으고 몸통을 바닥과 평행하게 한 상태에서 체어에 엎드려라. 어깨 바로 아래 손목을 위치시키고 팔을 곧게 펴서 페달에 손을 놓아라. 배 근육을 활성화해라(그림 *a* 참조). 숨을 들이마시고 페달을 올리면서 척추를 펴라(그림 *b* 참조). 천천히 숨을 내쉬고 조절하면서 시작 자세로 돌아가라.

응용동작

더 쉽게 동작을 수행하기 위해 다리 밑에 큰 피지오볼을 놓아라(프론 트라이셉스 그림 *c* 참조, 206쪽).

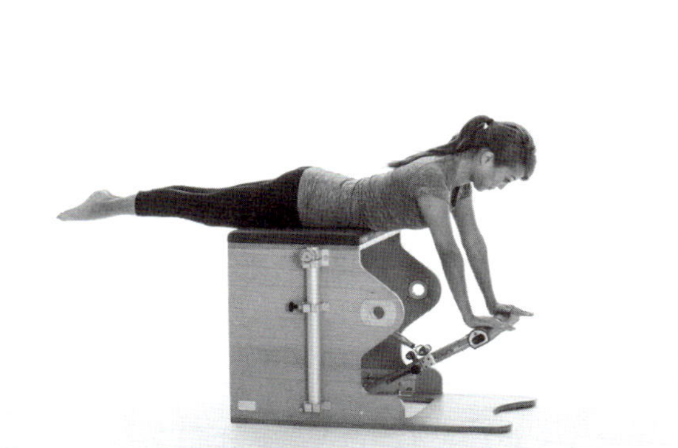

a

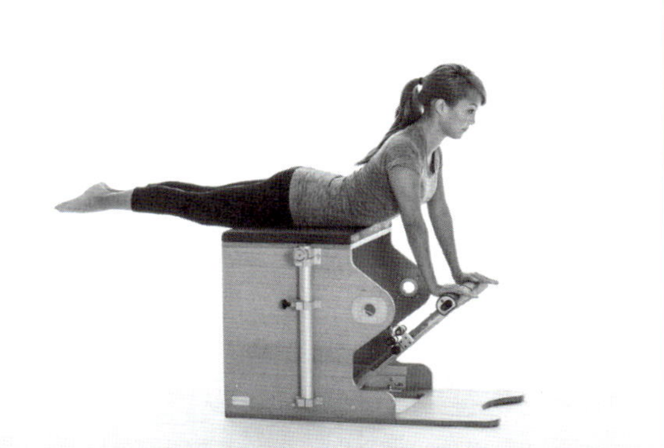

b

진전

운동을 한쪽으로 수행해라. 같은 자세로 시작하되 한 팔을 몸 옆쪽으로 똑바로 뻗어라. 반대쪽 팔을 완전히 정지 상태로 유지하면서 숨을 들이마시고 페달을 올리면서 척추를 편 다음 숨을 내쉬고 시작 자세로 내려와라.

테크닉 조언

1. 척추분절화를 목에서부터 시작해라(목 문제가 없는 한). 이 아이디어는 허리부에 심한 과다폄을 일으키는 허리뼈의 경첩을 만들기보다는 전체 척추에 부드러운 아크를 만들어라.
2. 계속적으로 배 근육은 활성화해라.
3. 모음근 활성화를 유지해라.
4. 싱글-암 버전에서는 들어 올리거나 내릴 때 척추 회전이나 측면 굽힘이 일어나서는 안된다.

토르소 프레스 싯 TORSO PRESS SIT

주 사용 근육

배 근육과 등폄근

운동목적

배 근육과 등폄근 강화, 코어 안정화와 조절, 어깨와 가슴 스트레치, 엉덩관절 굽힘근 조절과 자세 개선

적응증

이 운동은 정확하게 시행하기 매우 어렵지만, 몸 전체의 강화와 조절에 도전하는 훌륭한 방법이다. 이 움직임은 엉덩관절에서만 일어나지만, 몸통의 정렬과 중력에 대항해 안정적으로 유지하기 위해 배 근육과 등폄근을 동시 수축해야만 한다. 이 운 동은 사무직원에게 좋은 운동이기도 하다. 왜냐하면 등 폄과 어깨 열림을 장려함으로써 나쁜 앉은 자세를 방지하기 때문이다.

주의 사항이나 금기증

척추앞전위증, 급성 허리통증 또는 엉덩관절 굽힘근 손상

저항

초경량에서 경량

설명

등이 페달 쪽으로 향하도록 체어에 앉아라. 손가락이 몸 반대쪽으로 향하도록 하고 양팔은 곧게 펴서 양손 위에 어깨를 정렬하도록 하고 손을 페달에 놓아라. 다리를 바닥과 평행하게 뻗고 몸통은 대각선으로 유지해라(그림 *a* 참조). 숨을 들이마시고 몸을 바닥과 평행할 때까지 페달을 바닥 쪽으로 밀어라(그림 *b* 참조). 숨을 내쉬면서 시작 자세로 돌아가라.

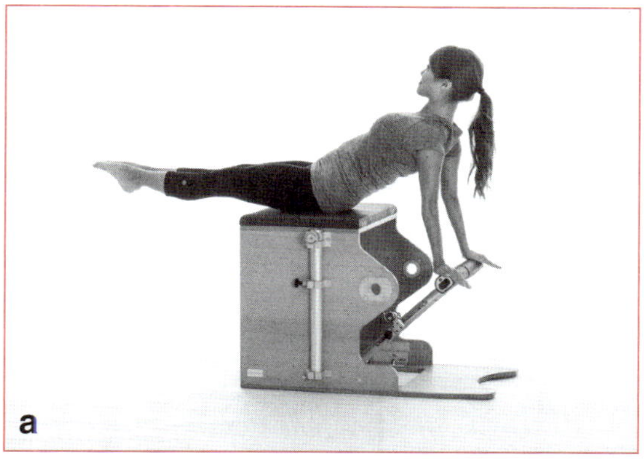

a

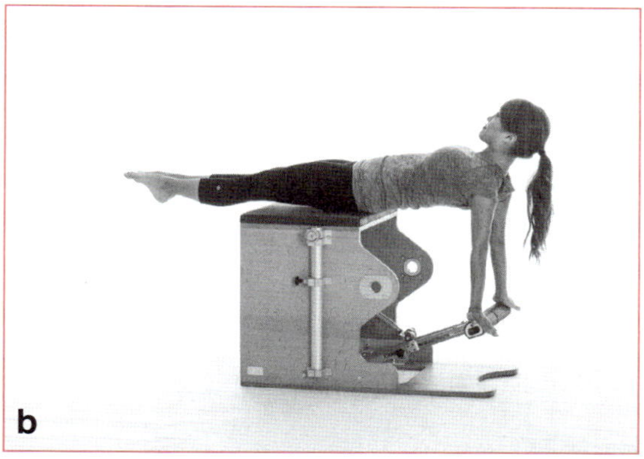

b

응용동작

다리를 받쳐주고 엉덩관절 굽힘근에 부하를 줄이기 위해서 발 밑에 박스나 큰 피지오볼을 놓아라.

테크닉 조언

1. 운동 내내 배 근육과 등 폄근의 동시 수축을 유지해라.
2. 움직임 내내 머리에서 척추까지 정렬을 유지하고 목 깊은굽힘근을 가볍게 활성화해라.
3. 양다리는 완전히 정지하고 바닥과 평행하게 유지해라.
4. 몸이 길어지는 것을 시각화하고, 머리와 발이 서로 멀리 떨어지도록 가능한 한 키가 커지게 해라.

피리포미스 스트레치 PIRIFORMIS STRETCH

주 사용 근육

궁둥구멍근

운동목적

궁둥구멍근과 아킬레스건 스트레치

적응증

이 동작은 요가에서 종종 시행하는 피존 스트레칭에 대한 좋은 대안을 제공한다. 이 버전에서는 바닥에서 시행하는 자세보다 더 많은 체중을 지지해주므로 무릎에 가해지는 압력이 적다. 추가적으로 반대쪽 다리의 아킬레스건 스트레칭과 몸통근육의 부드러운 이완을 만든다.

주의 사항이나 금기증

금기증은 허리 디스크 질환, 뼈엉성증이나 급성 무릎 손상을 포함한다. 엉덩관절 전치환술 환자에게는 주의해서 시행한다.

저항

경량

설명

스프링 쪽을 향해 체어 뒤에 서라. 편안한 비둘기 자세로 체어에 한 다리를 올려라(엉덩이가 바깥돌림 되도록). 반대쪽 다리를 뒤로 펴고 발뒤꿈치로 바닥을 눌러라(또는 박스나 패드). 손을 페달 위에 올려라(그림 *a* 참조). 숨을 내쉬면서 페달을 바닥으로 누르고 체어 위에 몸은 완전히 이완시켜라(그림 *b* 참조). 스트레칭을 유지하고 호흡을 30초에서 1분 동안 시행해라.

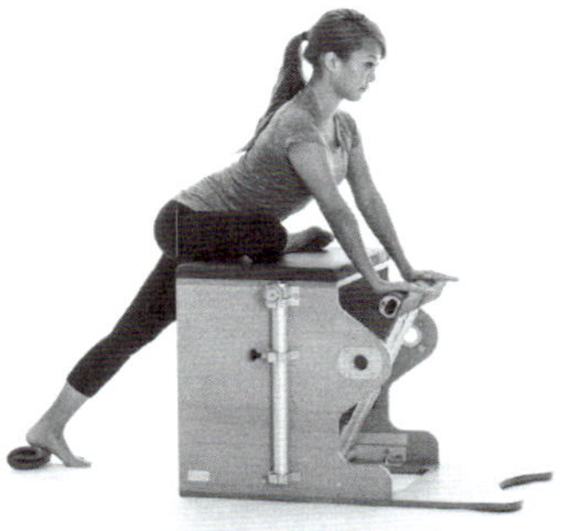

a

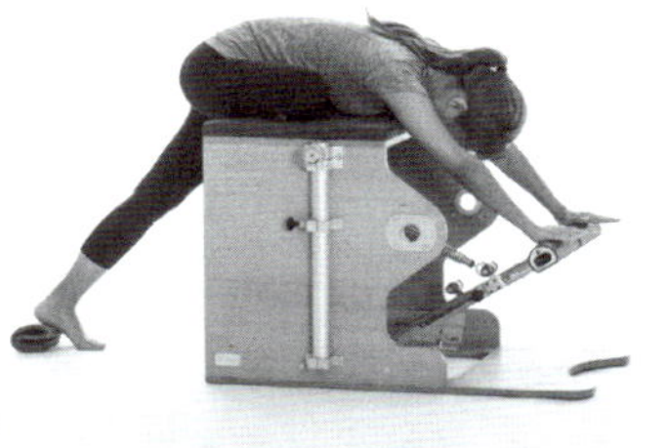

b

응용동작

스트레칭 자세를 유지하기 전이나 후에 몸을 천천히 스트레칭 자세로 왔다갔다 해라. 숨을 마시면서 페달을 올려주고 숨을 내쉬면서 페달을 바닥으로 눌러라.

테크닉 조언

1. 스트레칭을 더 시키기 위해서 발은 정강뼈와 평행하게 만들고 좌석의 상단에 가깝게 놓아라. 근긴장이 높은 사람은 발을 골반과 가깝게 좌석에 발을 내려놓을 필요가 있다.
2. 아킬레스건 스트레칭을 위해서는 발을 바닥에 붙여서 평평하게 만드는 것이 중요하다(키가 큰 사람은 바닥에, 작은 사람은 박스나 패드에).

카프 프레스 CALF PRESS

주 사용 근육

발바닥 굽힘근(가자미근, 뒤정강근, 긴 종아리근, 짧은 종아리근, 장딴지빗근, 긴발가락굽힘근, 긴엄지굽힘근)

운동목적

발바닥 굽힘근 강화와 종아리, 엉덩관절 굽힘근 스트레칭

적응증

이 동작은 기능적 자세에서 단관절 근육인 발바닥 굽힘근을 고립시키는 간단한 방법이다. 이러한 움직임은 종아리의 관절가동범위, 힘과 유연성을 다룬다. 이 자세는 올바른 발 정렬을 가르치는데 매우 좋다. 또 다른 장점은 서 있는 다리에 엉덩관절 굽힘근 스트레칭과 코어 안정화는 상급 버전으로 자세를 유지하기 위해 필요하다. 또한 그것은 균형에 도전하는 데 사용될 수 있다.

주의 사항이나 금기증

비 체중부하 상태

저항

중간에서 중량

설명

체어의 페달을 마주 보고 바닥에 서서 한쪽 발가락을 페달에 올리고 무릎뼈 아래쪽 부위를 시트의 앞쪽 모서리에 놓아라. 패드는 무릎과 시트 사이에 놓아 편안함을 높일 수 있다. 뒷다리의 발바닥은 똑바로 바닥에 붙이고 발가락은 앞쪽을 똑바로 바라보게 해라. 두 손은 시트의 양쪽에 놓아라(그림 *a* 참조). 숨을 내쉬면서 발바닥 굽힘으로 페달을 아래로 눌러라(그림 *b* 참조). 숨을 마시고 발을 발등굽힘하면서 페달을 시작 자세로 만들어라.

응용동작

팔은 균형의 도전을 증가시키기 위해 옆이나 뒤쪽으로 뻗을 수 있다.

진전

상체 움직임이나 균형과 협응력을 증가시키기 위해 저항밴드를 대각선으로 당기는 것 같은 저항을 추가해라(그림 *c* 참조).

테크닉 조언

1. 양쪽 엉덩이는 똑바로 유지해라. 몸은 뒤꿈치에서 머리까지 긴 대각선으로 유지해라.

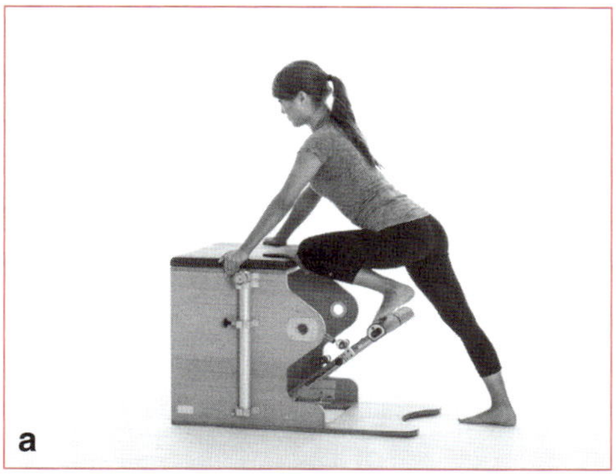

a

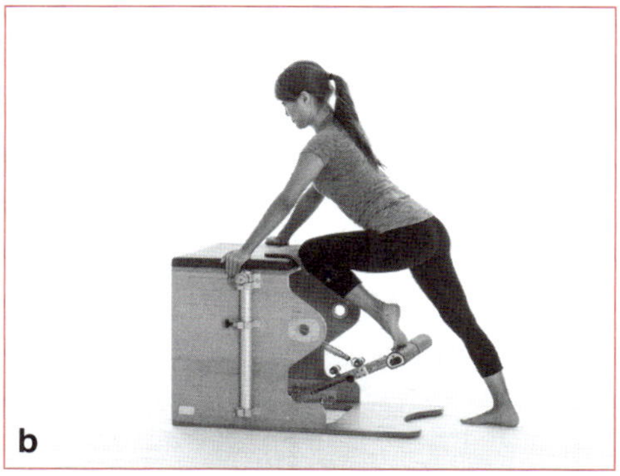

b

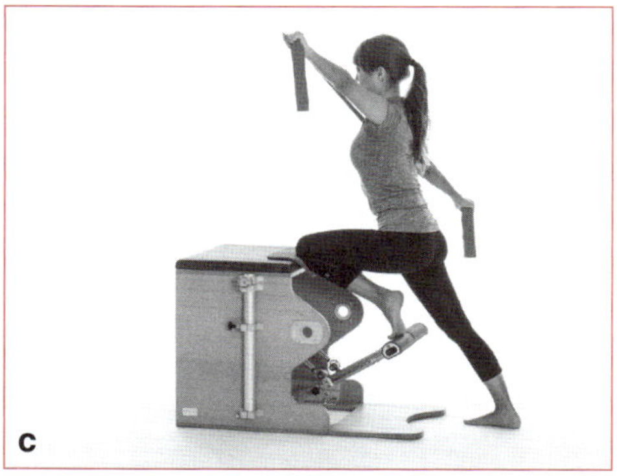

c

2. 완전 가동범위 내내 페달의 조절을 강조해라.
3. 배 근육 활성화를 유지해라.
4. 뒷다리(아킬레스와 엉덩관절 굽힘근)에 스트레치를 느낄 수 없다면, 더 뒤로 물러나고 발가락이 전면을 향하게 해라(옆으로 회전하지 않음).

스탠딩 레그 프레스 STANDING LEG PRESS

주 사용 근육

뒤넙다리근과 중간 볼기근

운동목적

균형 향상, 엉덩관절 폄근 강화, 가쪽 엉덩이 안정화와 직립자세 개선

적응증

균형, 고유수용기, 가쪽 엉덩이 안정화와 하지의 편심성 조절에 도전하기에 훌륭한 운동이다. 이 운동은 계단을 오르는 것과 유사하며 매우 기능적인 움직임으로 무릎, 엉덩이나 발목 손상 또는 수술로 인해 비 체중지지기 이후에 신경근 재교육에 아주 유용하다.

주의 사항이나 금기증

비 체중부하 상태

저항

경량에서 중간

설명

한 발을 페달위에 올려놓고 체어와 마주보고 서라. 똑바로 서서 배 근육에 힘을 주고 양팔을 T자로 뻗어라(그림 *a* 참조). 숨을 내쉬면서 페달을 체어의 바닥까지 누르고(그림 *b* 참조) 숨을 마시면서 페달을 조절하여 시작 자세로 돌아와라.

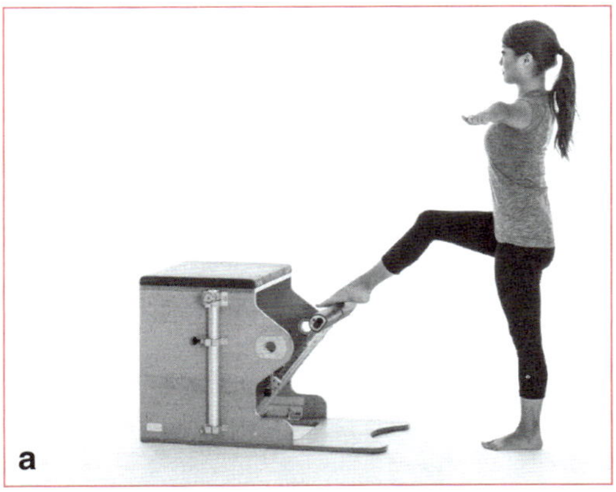
a

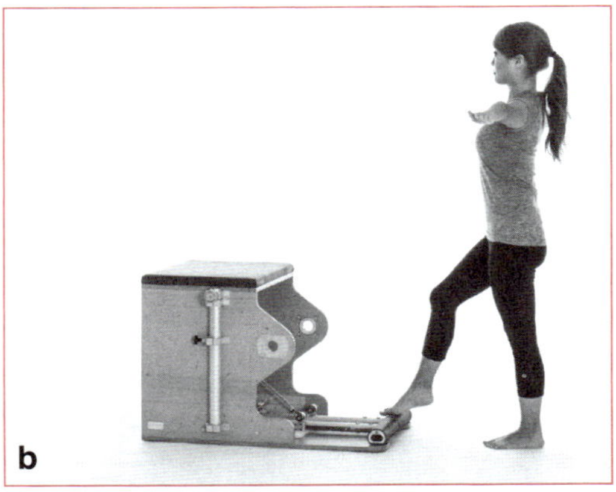
b

응용동작

1. 전통적으로 이 운동은 발바닥굽힘 상태로 발을 페달에 올려놓고 체어로부터 약 12에서 24인치 (30.5에서 61cm) 뒤로 선 상태에서 시행한다. 이런 자세는 나의 나이든 고객이 균형을 유지하기 너무 어렵다는 것을 알았으며, 나는 그들이 가능한 한 체어에 가까이 서서 발의 중앙부를 페달에 올려놓도록 하였다. 고객들이 도움 없이 한 다리로 균형을 잡을 수 없다면, 그들을 위해 손을 잡아 주거나 곤돌라 폴을 잡게 한다.
2. 다른 면에서 엉덩이 근육 활성화와 균형에 대한 도전을 증가시키기 위해서는 페달을 아래로 누를 때 엉덩이가 바깥돌림이 될 수 있도록 체어를 옆으로 돌려라.

진전

스피닝 디스크, 하프 폼롤러나 밸런스 패드에 서라.

테크닉 조언

1. 완전히 똑바로 서라; 앞뒤로 기대지 마라.
2. 무릎 폄근보다 엉덩관절 폄근으로 움직임을 시작해라.

포워드 런지 FORWARD LUNGE

주 사용 근육

뒤넙다리근, 중간볼기근, 넙다리네갈래근

운동목적

엉덩관절 폄근, 엉덩관절 벌림근과 무릎 폄근 강화와 균형 증진

적응증

운동선수를 위해 내가 가장 좋아하는 운동 중 하나인데, 특히 달리기나 점프를 포함한 어떤 스포츠에도 좋은 동작이다. 이 운동은 매우 도전적이다! 동작을 정확히 수행하기 위해서는 뛰어난 균형, 힘, 조절, 근육 패턴과 허리-골반 안정화가 필요하다. 올바른 실행을 위해 초기에는 엉덩관절 폄근으로 들어 올리기, 발을 페달에서 떼기 때문에 가쪽 안정성과 상단에서는 마지막 무릎 폄을 위한 넙다리네갈래근의 힘과 조절이 요구된다.

주의 사항이나 금기증

비 체중지지 상태, 하지의 관절염, 체중지지 상태에서 깊은 무릎 굽힘에 의해 악화되는 무릎 질환(반월상연골 찢어짐, 무릎대퇴 통증 증후군이나 무릎 건염)

저항

중량; 저항이 적을수록 더 어려움

설명

두 번째와 세 번째 발가락 사이로 무릎을 위치시킨 상태에서 한 발을 체어에 올려놓고 서고 다른 발은 발바닥 굽힘으로 바닥으로 페달을 눌러라. 엉덩이는 페달 바로 위에 위치시키고 코어 근육은 활성화한 상태로 똑바로 서라. 팔은 T자로 뻗거나 머리 뒤를 감싸라(그림 *a* 참조). 숨을 내쉬면서 앞발의 발뒤꿈치는 시트를 누르고 페달을 올리는 동안 다리를 펴라(그림 *b* 참조). 페달에 있는 발을 들어 올리고 시트의 뒷 모서리를 살짝 부딪힐 때 다리는 완전한 무릎폄이 되도록 유지해라(그림 *c* 참조). 페달을 바닥으로 끝까지 내리기 전에 8~10회 반복하거나, 마지막 반복을 유지하고 다음 운동으로 넘어가라(백 위드 스텝, 216 쪽).

응용동작

언급했듯이 이 운동은 매우 어렵기 때문에 수정해서 시행하는 몇 가지 방법이 있다.

1. 체어의 손잡이는 이 동작을 가르치거나 심각한 근력약화를 위해 처음부터 사용할 수 있다(사진 *e* 참조). 하지만 손잡이에 기대는 경향이 있어 근육의 초점을 바꿔버린다. 정확한 자세와 근육 동원

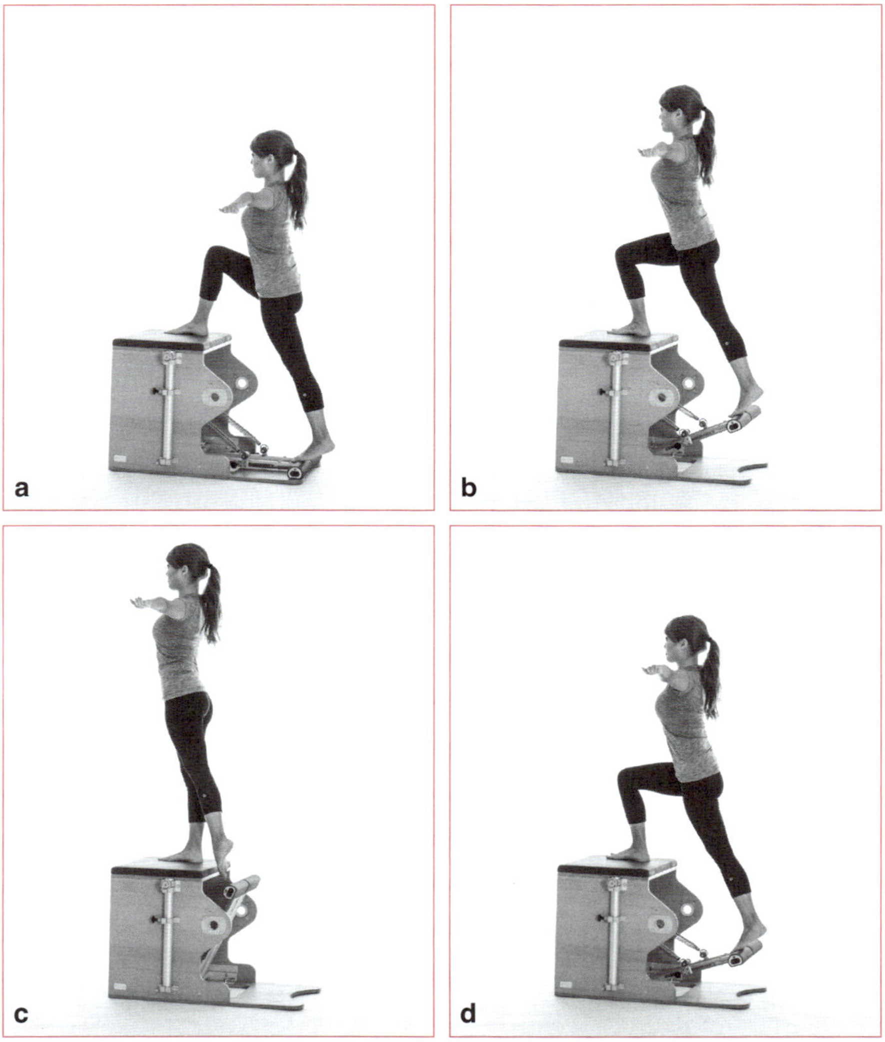

a b c d

을 배울 수 있도록 가능한 한 빨리 이 버전을 사용하지 않는 것이 최선이다.

2. 운다 체어는 캐딜락의 끝쪽에 놓아 균형을 잡기 위해 수직기둥을 사용할 수 있다.
3. 균형을 돕기 위해 곤돌라 폴을 사용해라.
4. 체중지지 깊은 무릎굽힘이 금기증이지만 마지막 무릎 폄, 넙다리네갈래근, 중간볼기근 강화가 필요한 무릎 질환 환자를 위해 무릎 굽힘량을 제한하도록 운다체어 바닥에 박스를 놓아줄 수 있다. 무릎을 심하게 굽힐 필요가 없도록 체어를 환자가 계단을 오르는 것처럼 올려두어라(그림 *f*와 *g* 참조).

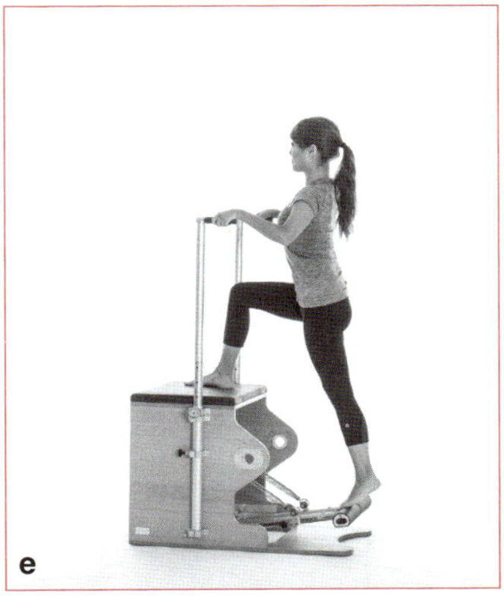
e

진전

밸런스 패드나 스피닝 디스크를 체어의 시트에 놓아 더 많은 균형과 고유수용기를 활성화 할 수 있다.

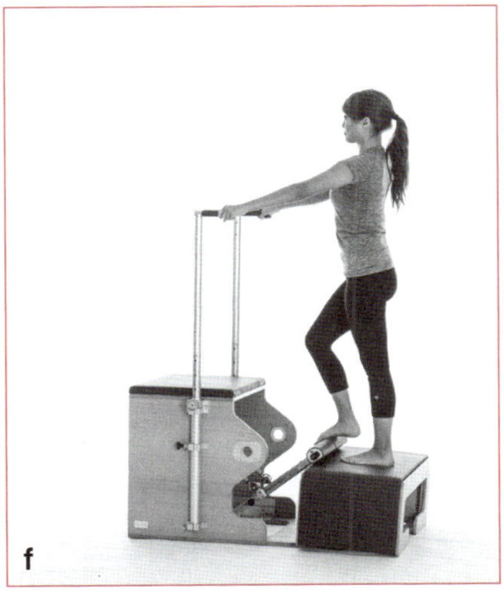
f

테크닉 조언

1. 고객 앞에 거울을 두는 것은 이 운동을 위한 적절한 방법과 하지의 정렬을 가르치는 데 매우 유용하다.
2. 근육은 순차적으로 활성화해야 하는데: 첫째로 엉덩관절 폄근이 그 다음에 엉덩관절 벌림근 마지막으로 무릎 폄근이 동원되어야 한다.
3. 운동의 이점을 최대한 활용하려면 꼭대기에서 한 발 서기를 할 때 마지막 무릎 폄을 강조하는 것이 매우 중요하다. 이는 안쪽넓은빗근의 활성화에 기여한다. 이 동작을 완성하기 위해 무릎뼈를 위로 끌어당겨라.
4. 몸이 천장을 향해 똑바르게 공중에 떠 있는 것처럼 느껴져야만 한다. 몸이 올라가고 내려올 때 앞쪽 발의 뒤꿈치를 눌러 앞으로 기울지 않도록 해라.
5. 운동 내내 골반은 안정적이고 수평을 유지해야만 한다. 특히나 페달에서 발을 들어 올릴 때 골반이 떨어지는 경향이 있다. 이런 경우를 피하기 위해 중간 볼기근의 높은 활성이 필요하다.
6. 운동하는 동안 무릎은 두 번째와 세 번째 발가락 사이로 정렬된 상태를 유지한다.

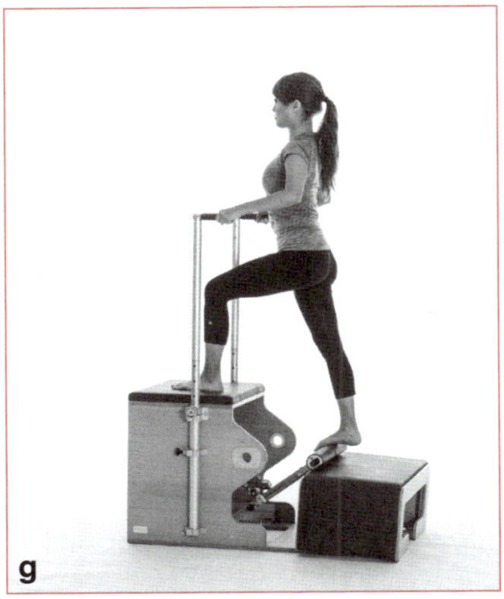
g

백워드 스텝-다운 BACKWARD STEP-DOWN

주 사용 근육

엉덩이 근육, 뒤넙다리근, 넙다리 네갈래근

운동목적

엉덩관절 폄근과 벌림근 강화, 등척성 넙다리 네갈래근 강화와 조절, 균형개선

적응증

백워드 스텝-다운은 운동선수를 위한 또 다른 좋은 운동이다. 왜냐하면 기능적 자세에서 엉덩관절 벌림근을 강화하고, 무릎 안정성과 조절에 도전하며, 적절한 무릎대퇴 정렬을 만들어 주기 때문이다. 물론 코어 근육도 허리-골반 안정성을 유지하기 위해 일하고 있다. 초점은 엉덩관절 벌림근으로 특히 지나치게 많이 사용되는 넙다리 네갈래근과 뒤넙다리근에 비해 약화된 중간볼기근에 있다. 이런 경우는 시상면 활동이 우세한 운동선수에게 매우 흔하다(런닝, 사이클, 수영에서 발차기). 이런 근육 불균형은 무릎대퇴 통증 증후군, 엉덩정강근막띠 증후군, 무릎 건병증과 같은 질환에 기여하는 요인이 될 수 있다. 포워드 런지와 마찬가지로 정확하게 하기 위해서는 뛰어난 균형, 힘, 조절, 근육 패턴 그리고 허리-골반 안정화가 필요하다.

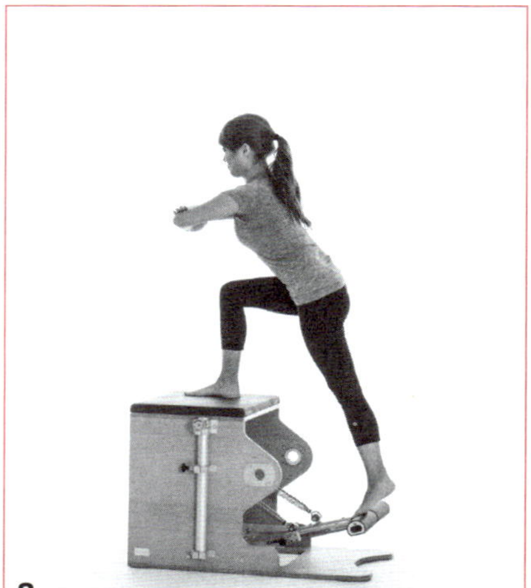
a

주의 사항이나 금기증

비 체중부하 상태나 하지 뼈관절염

저항

중간에서 중량. 포워드 런지와 같이 저항이 적을수록 더 어렵다.

설명

두 번째와 세 번째 발가락에 무릎을 정렬시켜 체어 시트에 한 발로 서고 다른 발은 발바닥 굽힘으로 페달에 올려라. 앞다리에 모든 체중을 실어 몸을 약간 앞쪽으로 기울여 넙다리를 바닥과 평행하게 만들고(다른발로) 페달을 대략 반 정도 올려라. 배 근육은 활성화시켜 등을 대각선 방향으로 반듯하게 만들고 팔은 가슴 앞에서 교차시켜라(그림 *a* 참조). 페달을 위아래로 움직이는데 숨을 마시면서 뒤쪽 다리를 굽히고 숨을 내쉬면서 다리를 펴라(펌프 동작으로)(그림 *b* 참조). 서 있는 다리는 완전히 고정되어 있어야 한다.

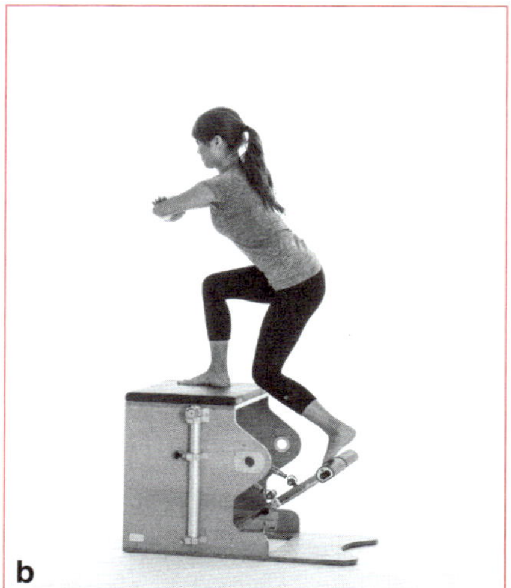
b

참고: 이 운동은 포워드 런지에서 흐름이 이어진다. 포워드 런지의 마지막 반복에서 다리를 중간 아래(넙다리가 바닥과 평행하게)로 유지하고(214쪽 그림 *d* 참조) 백워드 스텝-다운을 시작해라. 백워드 스텝-다운의 마지막 반복 후에 포워드 런지의 마지막 자세로 올라가 끝내고, 두 발을 시트에 놓고 다리를 교대해 순서를 반복해라.

응용동작

1. 포워드 런지와 마찬가지로 손잡이는 이 운동의 기법을 가르치거나 심각한 근력 약화를 위해 사용할 수 있다(215쪽 그림 *e* 참조). 하지만 손잡이에 기대는 경향은 근육의 초점을 바꿔버린다. 정확한 자세와 근육 동원을 배울 수 있도록 가능한 한 빨리 이 버전을 사용하지 않는 것이 최선이다.
2. 균형과 보조가 필요한 경우 캐딜락의 수직기둥이나 곤돌라 폴을 사용할 수 있다.
3. 팔은 머리 위로 똑바로 뻗을 수 있다.

진전

밸런스 패드나 스피닝 디스크를 체어의 시트에 놓아서 더 많은 균형과 고유수용기를 활성화할 수 있다.

테크닉 조언

1. 페달을 움직일 때마다 지지 다리의 엉덩이가 위아래로 움직이는 경향이 있다. 시트의 발뒤꿈치를 누르고 이를 방지하기 위해 엉덩이를 능동적으로 활성화해라.
2. 지지한 다리의 무릎은 발목과 발가락 바로 위에 있어야 한다. 무릎이 너무 많은 압박을 받을 수 있기 때문에 발가락 앞으로 넘어가지 마라.
3. 골반은 안정되고 수평으로 유지해라.
4. 페달에 발은 발바닥 굽힘을 유지해라.

카프 프레스 인 포워드 런지 CALF PRESS IN FORWARD LUNGE

주 사용 근육

장딴지근육

운동목적

발바닥 굽힘근 강화, 엉덩관절 벌림근 강화, 엉덩이와 무릎의 안정성과 조절, 균형개선

적응증

카프 프레스 인 포워드 런지는 기능적 자세에서 장딴지 근육 강화, 무릎 안정성과 조절에 도전하며 뛰어난 균형과 코어 안정화를 필요로 하기 때문에 운동 선수에게 훌륭한 운동이다. 장딴지근육은 무릎 재활에 있어 넙다리네갈래근과 햄스트링에 더 초점을 맞추기 때문에 종종 무시되는 중요한 무릎 안정근이다. 장딴지근의 약화나 긴장이 있을 때 무릎의 다른 근육들이 무릎넙다리 관절을 안정화를 위해서 억지로 더 많이 사용되어 근육 불균형을 초래하고 무릎뼈와 뒤넙다리근 건병증 같은 질환에 기여한다. 이 자세의 또 다른

이점은 중간 볼기근이 균형에 대한 도전과 그로 인해 근육 불균형을 개선하는 것을 도와 엉덩이 외측을 안정화한다는 것이다. 이 운동은 완전한 신체 통합의 또 다른 예다!

주의 사항이나 금기증

비 체중부하 상태나 하지 뼈관절염(지지된 다리의 부하로 인해)

저항

중간

설명

두 번째와 세 번째 발가락 위로 무릎을 정렬시킨 상태에서 한 발을 체어에 올려놓고 다른 발은 약 3/4 정도 위쪽에서 페달에 닿도록 해라. 엉덩이가 페달 바로 위에 있도록 똑바로 서고 코어 근육을 활성화해라. 팔을 사용하여 T자로 뻗어주거나 머리 뒤를 감싸라(그림 *a* 참조). 숨을 내쉬면서 페달에 발을 발바닥 굽힘하고, 무릎은 완전히 펴고 나머지 부위는 완전히 정지된 상태를 유지해라(그림 *b* 참조). 숨을 마시면서 페달이 올라갈 때 조절하면서 발을 발등굽힘해라.

참고: 이 운동은 백워드 스텝-다운처럼 포워드 런지에서 흐름이 이어진다(213쪽).

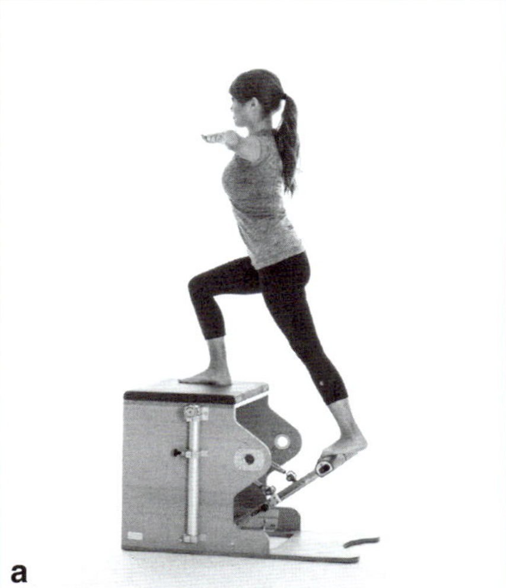

a

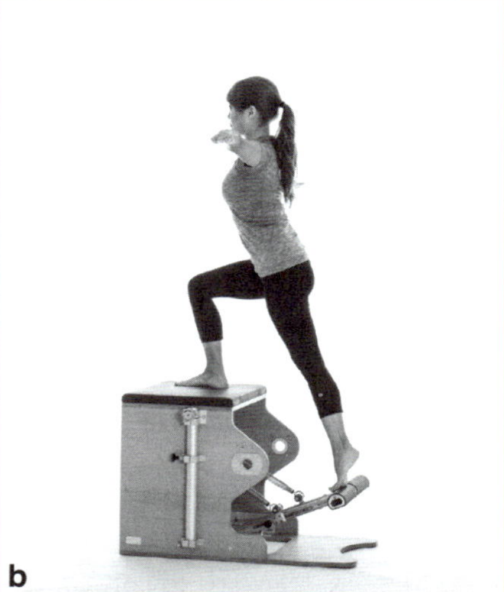

b

응용동작

팔은 천장으로 뻗거나 상체 근육을 활성화하기 위해 공이나 매직써클을 잡을 수 있다.

진전

밸런스 패드나 스피닝 디스크를 시트에 놓아서 더 많은 균형과 고유수용기를 활성화할 수 있다.

테크닉 조언

1. 지지한 다리의 무릎은 발목과 발가락 바로 위로 정렬되도록 유지해라. 무릎이 너무 많은 압박을 받을 수 있기 때문에 발가락 앞으로 넘어가지 마라.
2. 똑바로 서고 코어 근육을 활성화를 유지해라.
3. 골반은 안정되고 수평을 유지해라.
4. 운동 목적은 넙치근이나 다른 단관절 근육인 발바닥 굽힘근이 아니라 다관절 근육인 장딴지근이므로 운동이 끝날 때까지 페달 위에 다리의 무릎을 완전히 펴라.

풀 파이크 FULL PIKE

주 사용 근육

배 근육과 앞톱니근

운동목적

배 근육 강화, 어깨 안정화, 팔이음뼈 강화와 조절

적응증

풀 파이크는 배 근육 속으로 깊숙이 들어가는 매우 도전적인 운동이다. 팔이음뼈 근육의 활성과 이런 심부 코어 활동에 의한 안정화의 조합은 사람들에게 이전에 느껴본 것보다 훨씬 강한 배 근육 활동을 정말로 느낄 수 있게 한다. 이 운동을 올바르게 수행하는 데 필요한 힘, 조절, 근육 통합과 집중은 물구나무서기(handstand)와 유사하다.

주의 사항이나 금기증

급성 어깨 손상이나 통증, 급성 허리 손상이나 통증,
허리 디스크 질환이나 뼈엉성증

저항

중간(다른 운동처럼 저항이 적을수록 어려움)

설명

손가락이 바깥을 향하도록 손을 시트의 가장 먼 가장자리에 놓고 체어를 바라보고 페달 위에 서라. 어깨는 손목 바로 위에 오도록 맞춰라. 앞톱니근을 활성화하기 위해 체어를 아래로 눌러서 어깨뼈가 아래와 뒤로 가도록 당겨라. C자 극선 자세로 당겨서 가장 심부 배 근육을 활성화해라(그림 *a* 참조). 숨을 내쉬면서 페달을 끝까지 올리면서 배 근육을 위쪽과 안쪽으로 더 깊이 끌어당겨라(그림 *b*와 *c* 참조). 숨을 마시면서 페달을 바닥 가까이 내리고, 파이크 자세는 유지해라.

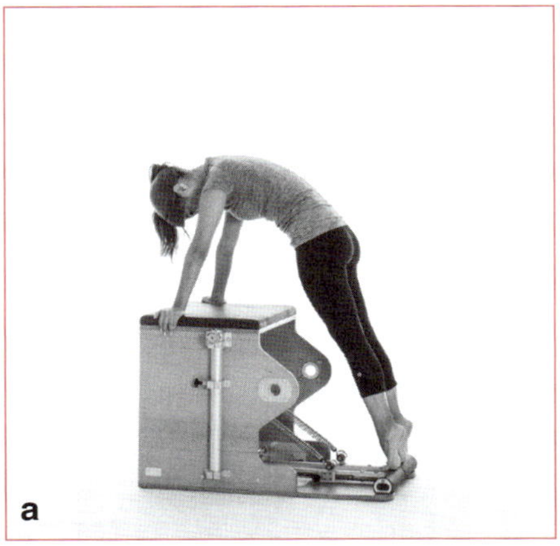

a

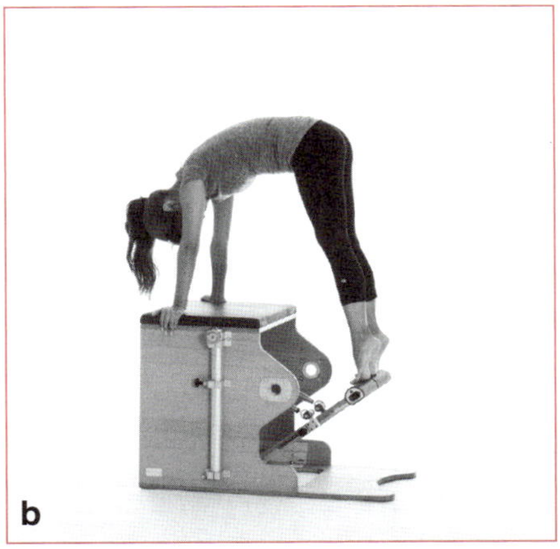

b

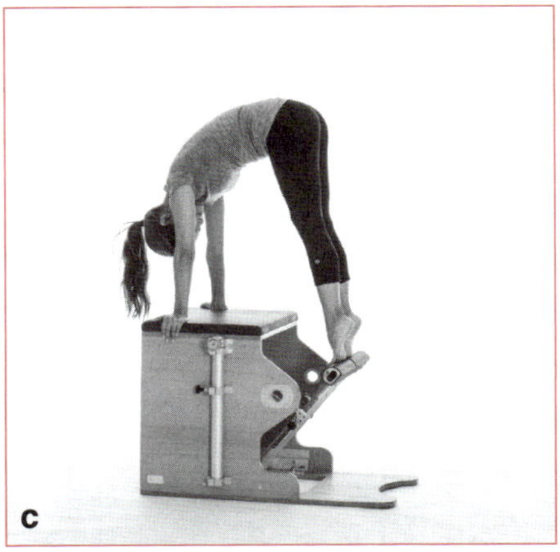

c

응용동작

1. 비록 고객이 완전한 파이크를 할 수 없더라도, 깊은 배 근육 활성화의 협응과 느낌을 얻기 위해 파이크 자세에서 몇 인치(몇 센티) 위로 올리는 동작은 매우

가치 있다.

2. 배빗근을 목표로 하면 사이드 파이크를 시행해라. 안쪽 다리를 앞으로 해서 페달 옆으로 서서 양손은 체어의 모서리에 고정해라(그림 *d*와 *e* 참조). 풀 파이크 설명을 따라 해라.

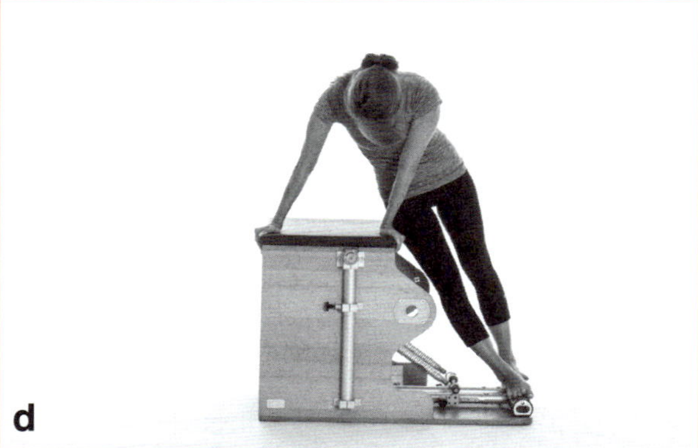

d

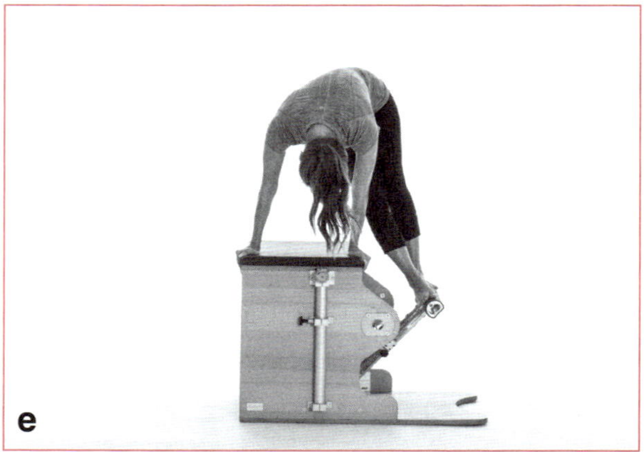

e

진전

엉덩이 벌림에서 한다리를 옆으로 유지하고 한 다리 파이크를 시행해라. 이 동작은 풀 파이크나 사이드 파이크 버전으로 할 수 있다.

테크닉 조언

1. 최대 허리 굽힘까지 당기기 위해 가장 깊은 코어 근육들을 사용해라. 가능한 한 작게 몸의 모양을 만들려고 하는 것처럼 골반을 머리쪽으로, 머리는 골반쪽으로 당겨라.
2. 어깨는 손 위에 두고 머리는 척추와 일직선을 유지해라. 몸을 들어 올리기 위해 어깨를 앞쪽으로 움직이게 하지 마라.
3. 마치 공중부양하는 것처럼 몸이 페달과 함께 떠 있는 모습을 상상해라.
4. 몸이 뜰 수 없다면 환자가 움직임과 느낌을 경험할 수 있도록 도와주는 저항을 추가해라. 이 운동을 하지 못하는 것은 종종 힘의 문제가 아니라 신경근 통합의 문제이다.

제3부

일반적인 손상과 질환에 대한 필라테스

PILATES FOR COMMON INJURIES AND PATHOLOGIES

9

목과 등뼈

The Cervical and Thoracic Spine

목 통증은 매우 흔하고 많은 원인이 있는데: 스트레스, 긴장, 지속적인 자세, 경미한 낙상이나 사고, 상부 등 손상으로 인한 연관통, 과사용(근육좌상), 노화 등이 있다. 실제로 일생 중 모든 성인의 3분의 2가 목 통증을 경험하고 있고(Cote et al. 2008), 목 통증은 부상과 장애 청구와 관련된 두 번째로 가장 흔한 질환이다(Childs et. al 2004).

필라테스는 좋은 자세, 적절한 호흡과 근육 신장을 중요시 하기 때문에 목 손상과 목뼈 병변에 이상적이다. 목뼈의 움직임에 있어 근육과, 얼굴과 직접적인 관련이 있는 위쪽 등뼈 부위와 빗장뼈, 그리고 어깨뼈 또한 고려해야 한다. 일반적으로 어깨뼈의 안정성과 가동성을 목표로 하는 대부분의 운동은 목뼈병변에 있어 적합할 것이다. 특정한 상황에 적용할 수 있는 방법은 다음의 표를 참고하라.

이러한 표는 관련된 질환이나 진단받은 환자들에게 대게 적합하다. 하지만 모든 사람이 다르고 다른 문제를 가지고 있기에, 각 고객을 개별적으로 평가해서 운동을 생략하거나 올바르게 수정을 하는 것은 중요하다. 만약 고객이 근력, 유연성이 충분하지 않거나, 동작을 정확하게 수행할 수 없다면 이러한 동작은 그의 프로그램에서 제외되어야 한다.

일반적인 목뼈 손상과 질환에 추천되는 운동

목뼈 디스크 병변			
질환	일반적인 적응증과 금기증	일반적인 문제점	목표
디스크 • 퇴행 • 돌출 • 탈출증	• 심한 굽힘, 압박(수직 부하), 심한 회전을 피하라.	• 목 통증 • 상부 척추 불안정성 • 상부 코어 불안정성 • 위등세모근과 어깨올림근의 긴장 • 잘못된 자세(앞 머리, 둥근 어깨) • 말초 징후(팔의 통증, 무감각, 저림, 약화)	• 상부 재교육 • 상부 코어 근력 강화와 목뼈의 중립 • 목뼈와 어깨뼈 안정성 향상 • 긴장된 목이나 어깨 근육의 유연성 향상 • 자세 개선 • 코어 근력 향상

추천되는 운동

매트

싱글-레그 리프트, 슈파인 스파인 트위스트, 프리-헌드레드 프렙, 수정된 싱글-레그 스트레치, 프런트 서포트, 레그 풀 프런트, 사이드 밴드, 베이직 백 익스텐션, 스핑크스, 골포스트, 스위밍

리포머

풋워크(헤드레스트 다운), 암 슈파인 시리즈, 싱글 암 코디네이션, 업도미널 오프닝(헤드 다운 베리에이션), 힙 워크 시리즈, 시티드 바이셉스, 롬보이드 1, 롬보이드 2, 골포스트 로테이터 커프, 바이라테랄 익스터널 로테이션, 체스트 익스팬션 와이드, 허그 어 트리, 수정된 로우, 체스트 익스팬션, 숄더 인터널 로테이션, 숄더 익스터널 로테이션, 숄더 다이에그널 풀, 암 오버헤드, 암 서클, 닐링 바이셉스, 콰드루페드 업도미널, 리버스 콰드루페드 업도미널, 콰드루페드 트라이셉스 킥백, 업 스트레치 1, 업 스트레치 2, 롱 스트레치, 업 스트레치 3, 다운 스트레치, 숄더 푸쉬, 프론 풀링 스트랩 1, 프론 풀링 스트랩 2

캐딜락

힙 워크: 더블 레그 슈파인 시리즈, 슈파인 힙 플랙서 스트레치 위드 매뉴얼 어시스트, 슈파인 프로트랙션 앤 리트랙션 온 폼 롤, 싱글 레그 사이드 시리즈, 시티드 프로트랙션과 리트랙션, 푸쉬-쓰로우 시팅 스트레치, 스탠딩 암 워크 시리즈.

운다 체어

수정된 스완 온 플로어, 싱글-암 푸쉬-업, 리버스 슈러그, 트라이셉스 프레스 싯, 프론트 트라이셉스, 베이직 스완, 토르소 프레스 싯, 풀 파이크

목뼈와 등뼈의 관절염			
질환	일반적인 금기증과 주의사항	일반적인 문제점	목표
뼈관절염 • 뼈관절염 • 퇴행성 관절 질환 • 척주관절강직	• 높은 강도의 운동을 피한다. • 통증이나 염증기간 동안 저항을 적게 한다.	• 목 통증 • 목의 경직 • 가동범위의 제한 • 아침에 더 심함 증상 • 상부 코어의 약화 • 상부 척추의 불안정성 • 표면 목 근육, 어깨올림근, 위등세모근의 긴장 • 잘못된 자세(앞 머리, 둥근 어깨)	• 상부 재교육 • 목뼈와 어깨뼈 안정성 향상 • 긴장된 목과 어깨 근육의 유연성 향상 • 자세 개선 • 코어 근력 증가

추천되는 운동

매트

펠빅 컬, 싱글-레그 리프트, 슈파인 스파인 트위스트, 체스트 리프트(베리에이션 2), 체스트 리프트 위드 로테이션(베리에이션 2), 프리-헌드레드 프렙, 수정된 싱글 레그-스트레치, 프런트 서포트, 레그 풀 프런트, 사이드 밴드, 베이직 백 익스텐션(프랩 베리에이션), 스핑크스, 골포스트, 스위밍

리포머

풋워크, 버텀 리프트, 버텀 리프트 위드 익스텐션, 암 슈파인 시리즈, 싱글-암 코디네이션, 업도미널 오프닝(헤드 다운 베리에이션), 힙 워크 시리즈, 시티드 바이셉스, 롬보이즈 1, 롬보이즈 2, 골포스트 로테이터 커프, 바이라테랄 익스터널 로테이션, 체스트 익스팬션 와이드, 허그 어 트리, 수정된 로우, 체스트 익스팬션, 숄더 인터널 로테이션, 숄더 익스터널 로테이션, 숄더 다이에그널 풀, 암 오버헤드, 암 서클, 닐링 바이셉스, 콰드루페드 업도미널, 리버스 콰드루페드 업도미널, 콰드루페드 트라이셉스 킥백, 업 스트레치 1, 업 스트레치 2, 롱 스트레치, 업 스트레치 3, 다운 스트레치, 숄더 푸쉬, 수정된 밸런스 컨트롤 프런트, 프론 풀링 스트랩 1, 프론 풀링 스트랩 2, 콰드라투스 룸보룸 스트레치

캐딜락

펠빅 컬 위드 롤-업 바(RUB), 브리씽 위드 푸쉬-쓰로우 바(PTB), 힙 워크 : 더블 레그 슈파인 시리즈, 슈파인 힙 플랙서 스트레치 위드 매뉴얼 어시스트, 슈파인 프로트랙션과 리트랙션 온 폼 롤, 싱글 레그 사이드 시리즈, 시티드 프로트랙션 앤 리트랙션, 푸쉬 -쓰로우 시팅 스트레치, 스탠딩 암 워크 시리즈

운다 체어

펠빅 컬, 수정된 스완 온 플로어, 싱글-암 푸쉬 업, 리버스 슈러그, 트라이셉스 프레스 싯, 프론 트라이셉스, 베이직 스완, 토르소 프레스 싯, 풀 파이크

목뼈 협착증			
질환	일반적인 금기증과 주의사항	일반적인 문제점	목표
협착증	• 목뼈 폄을 주의한다. • 통증이 있거나 어지러움, 저림이 있다면 목뼈 폄을 피한다.	• 장 기간 동안의 목, 어깨뼈, 팔, 손의 통증 • 잘못된 자세 • 어지러움, 저림, 한쪽이나 양쪽 팔의 약화 • 목 강직 • 가동 범위의 제한 • 상부 척추의 불안정성 • 상부코어 근력약화 • 어깨올림근이나 위등세모근의 긴장	• 우선 굽힘에서 수행하지만 환자가 통증이 없을 시 경미한 정도의 폄과 중립 자세에서 진행 • 상부 재교육 • 목뼈와 어깨뼈 안정성 증가 • 긴장된 목과 어깨 근육의 유연성 증가 • 자세 개선 • 코어 근력 강화

추천되는 운동

매트

펠빅 컬, 싱글-레그 리프트, 슈파인 스파인 트위스트, 체스트 리프트(베리에이션 2), 체스트 리프트 위드 로테이션(베리에이션 2), 프리-헌드레드 프렙, 수정된 싱글 레그-스트레치, 프런트 서포트, 풀 프런트, 사이드 밴드, 스핑크스, 골포스트.

리포머

풋워크(헤드레스트 업 앤 홀딩 다월 위드 팜즈 업), 버텀 리프트, 버텀 리프트 위드 익스텐션, 암 슈파인 시리즈, 싱글-암 코디네이션, 업도미널 오프닝(헤드 다운 베리에이션), 힙 워크 시리즈, 시티드 바이셉스, 롬보이즈 1, 롬보이즈 2, 골포스트 로테이터 커프, 바이라테랄 익스터널 로테이션, 체스트 익스팬션 와이드, 허그 어 트리, 수정된 로우, 체스트 익스팬션, 숄더 인터널 로테이션, 숄더 익스터널 로테이션, 숄더 다이애그널 풀, 암 오버헤드, 암 서클, 닐링 바이셉스, 콰드루페드 업도미널, 리버스 콰드루페드 업도미널, 콰드루페드 트라이셉스 킥백, 업 스트레치 1, 업 스트레치 2, 롱 스트레치, 업 스트레치 3, 숄더 푸쉬, 수정된 밸런스 컨트롤 프런트.

캐딜락

펠빅 컬 위드 RUB, 브리씽 위드 PTB, 힙 워크: 더블 레그 슈파인 시리즈, 슈파인 힙 플랙서 스트레치 위드 매뉴얼 어시스트, 슈파인 프로트랙션 앤 리트랙션 온 폼 롤, 싱글 레그 사이드 시리즈, 시티드 프로트랙션 앤 리트랙션, 푸쉬-쓰로우 시팅 스트레치, 스탠딩 암 워크 시리즈

운다 체어

펠빅 컬, 싱글-암 푸쉬 업, 리버스 슈러그, 트라이셉스 프레스 싯, 풀 파이크

가슴문 증후군			
질환	일반적인 금기증과 주의사항	일반적인 문제점	목표
가슴문 증후군	• 가슴문 주위의 압박에 의한 가중 • 환자 팔의 증상을 유발하는 어떠한 자세나 움직임을 피한다.	• 어지러움, 저림, 통증 • 노뼈맥박의 차단 • 손상 받은 쪽 팔의 냉증 • 잘못된 자세 • 목갈비근의 긴장과 기능 부전 • 목뼈와 어깨뼈 안정성의 부족	• 가슴문 압박의 감소 • 목사각근의 정상 기능 회복과 유연성 증가 • 상부 재교육 • 목뼈와 어깨뼈 안정성의 향상 • 긴장된 목과 어깨 근육의 유연성 향상 • 자세 개선 • 코어 근력 향상

추천되는 운동

매트

펠빅 컬, 싱글-레그 리프트, 슈파인 스파인 트위스트, 체스트 리프트(베리에이션 2 또는 4), 체스트 리프트 위드 로테이션(베리에이션 2 또는 4), 프리-헌드레드 프렙, 수정된 싱글 레그-스트레치, 프런트 서포트(온 엘보우), 레그 풀 프런트(온 엘보우), 사이드 밴드(온 엘보우), 베이직 백 익스텐션, 스핑크스, 골포스트.

리포머

풋워크(패드 숄더 레스트 앤 홀드 다월 위드 팜즈 업), 암 슈파인 시리즈, 싱글-암 코디네이션, 업도미널 오프닝(헤드 다운 베리에이션), 힙 워크 시리즈, 롬보이즈 1, 롬보이즈 2, 골포스트 로테이터 커프, 바이라테랄 익스터널 로테이션, 체스트 익스팬션 와이드, 수정된 로우, 체스트 익스팬션, 숄더 인터널 로테이션, 숄더 익스터널 로테이션, 닐링 바이셉스, 콰드루페드 업도미널, 리버스 콰드루페드 업도미널, 콰드루페드 트라이셉스 킥 백, 업 스트레치 2, 롱 스트레치, 업 스트레치 3, 다운 스트레치, 숄더 푸쉬, 수정된 밸런스 컨트롤 프런트, 프론 풀링 스트랩스 1, 프론 풀링 스트랩스 2.

캐딜락

펠빅 컬 위드 RUB, 브리씽 위드 PTB, 힙 워크: 더블 레그 슈파인 시리즈, 슈파인 힙 플랙서 스트레치 위드 매뉴얼 어시스트, 슈파인 프로트랙션 앤 리트랙션 온 폼 롤, 싱글 레그 사이드 시리즈, 시티드 프로트랙션 앤 리트랙션, 푸쉬-쓰로우 시팅 스트레치, 프롬 더 스탠딩 암 워크 시리즈: 체스트 익스팬션, 바이셉스

운다 체어

펠빅 컬, 리버스 슈러그, 트라이셉스 프레스 싯, 프론 트라이셉스, 베이직 스완, 토르소 프레스 싯

채찍질손상			
질환	일반적인 금기증과 주의사항	일반적인 문제점	목표
채찍질손상	• 목 근육 긴장을 야기시키는 움직임과 자세를 피한다.	• 목과 상부 등 통증 • 두통 • 억제된 상부 • 상부 척추의 불안정성 • 위등세모근, 어깨올림근, 목빗근, 목사각근의 긴장 • 잘못된 자세(앞으로 내민 머리, 둥근 어깨) • 팔의 감각 이상	• 상부 재교육 • 목뼈와 어깨뼈 안정성 증가 • 긴장된 목과 어깨 근육의 유연성 증가 • 자세 개선 • 코어 근력 강화

추천되는 운동

매트

싱글-레그 리프트, 슈파인 스파인 트위스트, 프리-헌드레드 프렙, 수정된 싱글 레그-스트레치, 프런트 서포트(온 엘보우), 레그 풀 프런트(온 엘보우), 사이드 밴드(온 엘보 우), 베이직 백 익스텐션(프랩 베리에이션), 스핑크스, 골포스트.

리포머

풋 워크(홀드 다월 위드 팜즈 업), 암 슈파인 시리즈, 싱글-암 코디네이션, 업도미널 오프닝(헤드 다운 베리에이션), 힙 워크 시리즈, 바이라테랄 익스터널 로테이션, 체스트 익스팬션 와이드, 허그 어 트리, 수정된 로우, 체스트 익스팬션, 숄더 인터널 로테이션, 숄더 익스터널 로테이션, 닐링 바이셉스, 콰드루페드 업도미널, 리버스 콰드루페드 업도미널, 콰드루페드 트라이셉스 킥백, 업 스트레치 1, 업 스트레치 2, 숄더 푸쉬, 콰드라투스 룸버룸 스트레치.

캐딜락

힙 워크: 더블 레그 슈파인 시리즈, 슈파인 힙 플랙서 스트레치 위드 매뉴얼 어시스트, 슈파인 프로트랙션 앤 리트랙션 온 폼 롤, 싱글 레그 사이드 시리즈, 시티드 프로트랙션 앤 리트랙션, 푸쉬-쓰로우 시팅 스트레치, 프롬 더 스탠딩 암 워크 시리즈: 체스트 익스팬션, 허그 어 트리, 바이셉스

운다 체어

펠빅 컬, 싱글-암 푸쉬-업(콰드루페드 포지션 만), 리버스 슈러그, 트라이셉스 프레스 싯, 프론 트라이셉스, 베이직 스완, 피리포미스 스트레치

뼈엉성증			
질환	일반적인 금기증과 주의사항	일반적인 문제점	목표
뼈엉성증	• 척추 굽힘을 피한다. • 모든 형태의 롤업과 크런치를 피한다. • 사선 회전의 복부 운동을 피한다. • 갈비뼈 위의 압박을 피한다. • 목뼈와 등뼈의 체중 부하를 피한다. • 척추의 회전과 가쪽 굽힘을 제한한다. • 엉덩이의 가쪽 회전력을 피한다.	• 뼈골절 위험을 4~8배 야기하는 25% 이상의 뼈미네랄 밀도 감소 • 잘못된 자세 • 등뼈뒤굽음증 • 체중 감소	• 체중 부하 운동으로 뼈밀도 증가 • 골절 위험 감소와 자세 교정을 위한 등뼈 폄에 중점을 둠 • 상부 재교육 • 목뼈와 어깨뼈 안정성 증가 • 긴장된 목과 어깨 근육의 유연성 증가 • 균형과 고유수용성 감각 향상(골절 원인인 낙상의 위험을 감소하기 위해) • 코어 근력 강화

추천되는 운동

매트

펠빅 컬, 싱글-레그 리프트, 슈파인 스파인 트위스트(베리에이션 1,2), 체스트 리프트(베리에이션 3 만), 프리-헌드레드 프렙, 수정된 싱글 레그-스트레치, 프런트 서포트, 레그 풀 프런트, 사이드 밴드, 베이직 백 익스텐션, 스핑크스, 골포스트, 스위밍

리포머

풋워크(위드 헤비 스프링 앤 홀딩 다월 위드 팜즈 업), 암 슈파인 시리즈, 싱글-암 코디네이션, 업도미널 오프닝(헤드 다운 베리에이션), 힙 워크 시리즈, 시티드 바이셉스, 롬 보이즈 1, 롬보이즈 2, 골포스트 로테이터 커프, 바이라테랄 익스터널 로테이션, 체스트 익스팬션 와이드, 허그 어 프리, 수정된 로우, 체스트 익스팬션, 숄더 인터널 로테이션, 숄더 익스터널 로테이션, 숄더 다이에그널 풀, 암 오버헤드, 암 서클, 닐링 바이셉스, 콰드루페드 업도미널(플랫 백 만), 리버스 콰드루페드 업도미널(플랫 백 만), 콰드루페 드 트라이셉스 킥백, 업 스트레치 1, 업 스트레치 2, 롱 스트레치, 업 스트레치 3, 다운 스트레치, 숄더 푸쉬, 수정된 밸런스 컨트롤 프런트, 스케이팅 하이브리드, 사이드 스프릿, 터미널 니 익스텐션(스탠딩), 햄스트링 컬(스탠딩), 스쿠터(플랫 백 베리에이션 만), 스탠딩 런지, 프론 풀링 스트랩스 1, 프론 풀링 스트랩스 2

캐딜락

펠빅 컬 위드 RUB, 힙 워크: 더블 레그 슈파인 시리즈, 슈파인 힙 플랙서 스트레치 위드 매뉴얼 어시스트, 슈파인 프로트랙션 앤 리트랙션 온 폼 롤, 싱글 레그 사이드 시리즈, 시티드 프로트랙션 앤 리트랙션, 어시스트 스쿼트, 레지스트 런지, 스탠딩 암 워크 시리즈

운다 체어

수정된 스완 온 플로어, 싱글-암 푸쉬 업, 리버스 슈러그, 트라이셉스 프레스 싯, 프론 트라이 셉스, 베이직 스완, 토르소 프레스 싯, 카프 프레스, 스탠딩 레그 프레스, 포워드 런지, 백워드 스탭-다운, 카프 프레스 인 포워드 런지

10

허리뼈

The Lumbar Spine

허리통증은 매우 흔하고 장애가 되며, 비용이 많이 드는 건강 문제다. 미국의 물리치료 방문객 중 4분의 1이 허리통증이 있다. 성인의 80% 이상이 일생에 적어도 한번 일시적으로 일을 그만 둘 정도의 심각한 허리 통증을 겪는다(Limba da Fonseca, Magini, and de Freitas 2009). 2017년 마차도 등은 환자의 3분의 1이 허리 통증이 재발할 것이라고 보고하였고, 다른 연구자들은 재발률이 60~80%라고 하였다(Troup, Martin, and Lloyd. 1981). 일반적으로 재활에 사용되는 약물치료, 초음파, 레이져, 열, 얼음, 견인, 전기자극이 실제로 허리 통증에 장기간 효과를 미친다는 결과를 입증하는 근거는 없다. 하지만 운동은 허리 통증을 호소하는 환자에게 통증과 불편감을 감소시키는 것으로 나타났다. 허리 통증을 가진 환자가 선택한 운동으로 필라테스를 지지하는 연구 결과는 1장을 참조하길 바란다. 허리 통증의 원인에 따라 특정한 운동 처방은 다양할 것이다. 허리뼈와 허리 통증의 운동 처방은 다음의 표를 참조하라.

다음 표는 허리 통증과 관련된 진단과 질환에 관련된 환자에게 대부분 적합할 것이다. 하지만 모든 사람이 다르고 다른 문제를 가지고 있기에, 각 고객을 개별적으로 평가해서 운동을 생략하거나 올바른 수정을 선택하는 것이 중요하다. 만약 환자가 근력과 유연성이 부족하거나 올바르게 운동을 수행할 수 없다면 운동 프로그램에 포함해서는 안된다.

일반적인 허리뼈 손상과 질환에 추천되는 운동

허리뼈 디스크 질환			
질환	**일반적인 금기증과 주의사항**	**일반적인 문제점**	**목표**
디스크 • 퇴행성 • 탈출증 • 돌출증	• 심한 허리뼈 굽힘을 피한다. • 압박을 피한다 (수직 부하). • 심한 회전을 피한다.	• 허리뼈 통증 • 척추 불안정성 • 코어 근력 약화 • 뒤넙다리근과 엉덩관절 굽힘근의 긴장 • 잘못된 자세 • 말초 증상(다리 통증, 무감각, 저림)	• 디스크 감압 • 폄이 기본이 된 운동 • 코어 안정성 • 근력 증가 • 하지의 유연성 증가 • 자세 개선

추천되는 운동

매트

펠빅 컬(뉴트럴 포지션 베리에이션 만), 싱글-레그 리프트, 슈파인 스파인 트위스트, 체스트 리프트(베리에이션 3 만), 체스트 리프트 위드 로테이션(베리에이션 3 만), 프리-헌드레드 프렙, 수정된 싱글 레그-스트레치, 프런트 서포트, 레그 풀 프런트, 사이드 밴드(베리에이션 1), 베이직 백 익스텐션, 스핑크스, 골포스트, 숄더 브릿지 프렙, 숄더 브릿지

리포머

풋 워크, 버텀 리프트(베리에이션 1 만), 버텀 리프트 위드 익스텐션(뉴트럴 스파인 베리에이션 만), 암 슈파인 시리즈, 싱글-암 코디네이션, 업도미널 오프닝(헤드 다운 베리에이션), 힙 워크 시리즈, 어덕터 스트레치, 햄스트링 스트레치, 콰드루페드 업도미널(플랫 백 베리에이션 만), 리버스 콰드루페드 업도미널(플랫 백 베리에이션 만), 스쿠터(플랫 백 베리에이션 만), 스탠딩 런지, 시티드 바이셉스(닐링 포지션 프리펄드), 롬보이즈 1(닐링 포지션 프리펄드), 롬보이즈 2(닐링 포지션 프리펄드), 바이라테랄 익스터널 로테이션(닐링 포지션 프리펄드), 체스트 익스팬션 와이드(닐링 포지션 프리펄드), 허그 어트리(닐링 포지션 프리펄드), 콰드루페드 트라이셉스 킥백, 수정된 로우, 체스트 익스팬션, 숄더 다이에그널 풀, 암 서클, 닐링 바이셉스, 프론 풀링 스트랩스 1, 프론 풀링 스트랩스 2, 롱 스트레치, 다운 스트레치, 수정된 밸런스 컨트롤 프런트, 사이드 스프릿, 스케이팅 하이브리드, 점핑 시리즈, 콰드라투스 룸버룸 스트레치.

캐딜락

브리씽 위드(PTB)(뉴트럴 포지션 베리에이션), 힙 워크 : 더블 레그 슈파인 시리즈, 슈파인 힙 플랙서 스트레치 위드 매뉴얼 어시스트, 싱글 레그 사이드 시리즈, 어시스트 스쿼트, 레지스트 런지, 스탠딩 암 워크 시리즈

운다 체어

햄스트링 컬, 수정된 스완 온 플로어, 싱글-암 푸쉬-업, 프론 트라이 셉스, 베이직 스완, 카프 프레스, 스탠딩 레그 프레스, 포워드 런지, 백워드 스탭-다운, 카프 프레스 인 포워드 런지

허리엉치 뼈관절염			
질환	일반적인 금기증과 주의사항	일반적인 문제점	목표
뼈관절염 • 뼈관절염 • 퇴행성 관절 질환 • 척추굳음증	• 높은 강도의 운동을 피한다. • 징후가 나타났을 시 강도를 줄인다.	• 통증 • 뻣뻣함 • 가동 범위 제한 • 코어 근력 약화 • 잘못된 자세	• 척추 분절과 움직임 향상 • 유연성 증가 • 코어 안정화 • 근력 증가 • 자세 개선

추천되는 운동

매트

펠빅 컬, 싱글-레그 리프트, 슈파인 스파인 트위스트, 체스트 리프트, 체스트 리프트 위드 로테이션, 헌드레드 프렙, 프리-헌드레드 프렙, 싱글 레그-스트레치, 수정된 싱글 레그-스트레치, 프런트 서포트, 레그 풀 프런트, 사이드 밴드, 베이직 백 익스텐션, 스핑크스, 골포스트, 숄더 브릿지 프렙, 숄더 브릿지

리포머

풋 워크, 버텀 리프트, 버텀 리프트 위드 익스텐션, 암 슈파인 시리즈, 헌드레드 프렙, 헌드레드, 코디네이션, 싱글-암 코디네이션, 업도미널 오프닝, 힙 워크 시리즈, 어덕터 스트레치, 햄스트링 스트레치, 콰드루페드 업도미널, 리버스 콰드루페드 업도미널, 스쿠터, 스탠딩 런지, 콰드라투스 룸버룸 스트레치, 시티드 바이셉스, 롬보이즈 1, 롬보이즈 2, 바이라테랄 익스터널 로테이션, 체스트 익스팬션 와이드, 허그 어 트리, 콰드루페드 트라이셉스 킥백, 수정된 로우, 체스트 익스팬션(비긴 위드 롱 박스 베리에이션), 숄더 다이에그널 풀, 암 서클(비긴 위드 롱 박스 베리에이션), 닐링 바이셉스(비긴 위드 롱 박스 베리에이션), 프론 풀링 스트랩스 1, 프론 풀링 스트랩스 2, 업 스트레치 1, 업 스트레치 2, 업 스트레치 3, 다운 스트레치, 스케이팅 하이브리드, 사이드 스프릿, 콰드라투스 룸버룸 스트레치

캐딜락

펠빅 컬 위드 RUB, 브리씽 위드 PTB, 힙 워크: 더블 레그 슈파인 시리즈, 슈파인 힙 플랙서 스트레치 위드 매뉴얼 어시스트, 슈파인 프로트랙션 앤 리트랙션 온 폼 롤, 싱글 레그 사이드 시리즈, 푸쉬 쓰로우 시팅 스트레치, 어시스트 스쿼트, 레지스트 런지, 스탠딩 암 워크 시리즈

운다 체어

펠빅 컬, 햄스트링 컬, 수정된 스완 온 플로어, 리버스 슈러그, 트라이셉스 프레스 싯, 프론 트라이셉스, 베이직 스완, 피리포미스 스트레치, 스탠딩 레그 프레스

허리뼈 협착증			
질환	일반적인 금기증과 주의사항	일반적인 문제점	목표
협착증	• 허리뼈 폄을 주의한다. • 허리뼈 폄시 통증, 무감각, 저림이 있을 시 폄 동작을 피한다.	• 오랜 기간 동안 등, 허리, 다리의 통증 • 엉덩이와 다리의 무거움 • 아래다리의 무감각, 저림 • 걷거나 똑바로 서 있을 시 통증의 증가 • 경직 • 가동 범위의 제한 • 진통 보행	• 우선 굽힘자세에서 일하지만, 증상이 없을 시 중립과 약간의 폄에서 진행한다. • 하지 유연성 증가 • 코어 안정성 • 근력 증가 • 자세 개선
추천되는 운동			

매트

펠빅 컬, 싱글-레그 리프트, 슈파인 스파인 트위스트, 체스트 리프트(베리에이션 1), 체스트 리프트 위드 로테이션(베리에이션 1), 헌드레드 프렙, 프리-헌드레드 프렙, 수정된 싱글 레그-스트레치, 프런트 서포트, 사이드 밴드, 스핑크스(베리에이션 오버 피지오 볼), 숄더 브릿지 프렙

리포머

풋 워크, 버텀 리프트, 암 슈파인 시리즈(스타트 위드 시리즈 베리에이션 1), 헌드레드 프렙, 코디네이션, 업도미널 오프닝, 힙 워크 시리즈, 어덕터 스트레치, 햄스트링 스트레치, 콰드루페드 업도미널(라운드 백 베리에이션), 리버스 콰드루페드 업도미널, 스쿠터, 콰드라투스 룸버룸 스트레치, 시티드 바이셉스, 롬보이즈 1, 롬보이즈 2, 바이라테랄 익스터널 로테이션, 체스트 익스팬션 와이드, 허그 어 트리, 콰드루페드 트라이셉스 킥백, 수정된 로우, 체스트 익스팬션(비긴 위드 롱 박스 베리에이션), 숄더 다이에그널 풀, 암 서클(비긴 위드 롱 박스 베리에이션), 닐링 바이셉스(비긴 위드 롱 박스 베리에이션), 업 스트레치 1, 업 스트레치 2, 숄더 푸쉬, 스케이팅 하이브리드

캐딜락

펠빅 컬 위드 RUB, 브리씽 위드 PTB, 힙 워크 : 더블 레그 슈파인 시리즈, 슈파인 힙 플랙서 스트레치 위드 매뉴얼 어시스트, 슈파인 프로트랙션 앤 리트랙션 온 폼 롤, 푸쉬 쓰로우 시팅 스트레치(파트 1 만), 어시스트 스쿼트

운다 체어

펠빅 컬, 햄스트링 컬, 싱글-암 푸쉬 업, 리버스 슈러그, 트라이셉스 프레스 싯, 피리포미스 스트레치, 스탠딩 레그 프레스, 풀 파이크(베리에이션 1)

척추앞전위증			
질환	일반적인 금기증과 주의사항	일반적인 문제점	목표
척추앞전위증	• 허리뼈 폄을 피한다. • 극도의 자세나 가동범위 시 주의한다.	• 척추 불안정성 • 통증 • 뻣뻣함 • 아래쪽 다리의 간헐적 쇼크 • 뒤넙다리근의 긴장 • 걸음시 앞 기울임 • 코어 약화 • 잘못된 자세	• 허리-골반 안정성 • 코어 근력 증가 • 항상 굽힘이나 중립자세 유지 • 자세 개선 • 근력 증가

추천되는 운동

매트

펠빅 컬, 싱글-레그 리프트, 슈파인 스파인 트위스트, 체스트 리프트(베리에이션 1), 체스트 리프트 위드 로테이션(베리에이션 1), 헌드레드 프렙, 헌드레드(베리에이션 만), 프리-헌드레드 프렙, 싱글 레그-스트레치, 프런트 서포트, 사이드 밴드, 스핑크스(베리에이션 오버 피지오 볼 만), 숄더 브릿지 프렙

리포머

풋 워크, 버텀 리프트, 암 슈파인 시리즈(시리즈 베리에이션 1), 헌드레드 프렙, 코디네이션, 힙 워크 시리즈, 어덕터 스트레치, 햄스트링 스트레치, 콰드루페드 업도미널(라운드 백 만), 리버스 콰드루페드 업도미널(라운드 백 만), 스쿠터(라운드 백 만), 시티드 바이셉스, 롬보이즈 1, 롬보이즈 2, 바이라테랄 익스터널 로테이션, 체스트 익스팬션 와이드, 허그 어 트리, 콰드루페드 트라이셉스 킥백, 수정된 로우(롱 박스 베리에이션), 체스트 익스팬션(롱 박스 베리에이션), 숄더 다이애그널 풀, 암 서클(롱 박스 베리에이션), 닐링 바이셉스(롱 박스 베리에이션), 업 스트레치 1, 업 스트레치 2, 숄더 푸쉬, 스케이팅 하이브리드

캐딜락

펠빅 컬 위드 RUB, 브리씽 위드 PTB, 힙 워크 : 더블 레그 슈파인 시리즈, 슈파인 힙 플랙서 스트레치 위드 매뉴얼 어시스트, 슈파인 프로트랙션 앤 리트랙션 온 폼 롤, 푸쉬 쓰로우 시팅 스트레치(파트 1 만), 어시스트 스쿼트

운다 체어

펠빅 컬, 햄스트링 컬, 싱글-암 푸쉬-업(콰드루페드 포지션 만), 리버스 슈러그, 트라이셉스 프레스 싯, 피리포미스 스트레치, 스탠딩 레그 프레스, 백워드 스텝-다운

허리엉치 후관절 증후군			
질환	일반적인 금기증과 주의사항	일반적인 문제점	목표
허리엉치 후관절 증후군	• 통증이 있는 자세를 피한다.	• 허리 통증(국소적, 병변의 위치를 근거한 특정 위치에서 더 심함) • 가동 범위의 제한 • 잘못된 자세 • 뻣뻣함 • 근육의 긴장(긴 등폄근)	• 정상가동범위의 회복 • 다리 유연성 향상 • 코어 안정성 향상 • 근력 증가 • 자세 개선 • 척추 분절 움직임 향상
추천되는 운동			

매트

펠빅 컬, 싱글-레그 리프트, 슈파인 스파인 트위스트, 체스트 리프트(스타트 위드 베리에이션 1), 체스트 리프트 위드 로테이션(스타트 위드 베리에이션 1), 헌드레드 프렙, 헌드레드, 프리-헌드레드 프렙, 싱글 레그-스트레치, 수정된 싱글 레그-스트레치, 프런트 서포트, 레그 풀 프론트, 사이드 밴드(주의 : 병변의 부위에 따라 통증이 있을 수 있다), 베이직 백 익스텐션, 스위밍, 스핑크스, 골포스트, 숄더 브릿지 프렙, 숄더 브릿지

리포머

풋 워크, 버텀 리프트, 버텀 리프트 위드 익스텐션, 암 슈파인 시리즈, 헌드레드 프렙, 헌드레드, 코디네이션, 싱글-암 코디네이션, 업도미널 오프닝, 힙 워크 시리즈, 어덕터 스트레치, 햄스트링 스트레치, 스쿠터, 스탠딩 런지, 콰드라투스 룸버룸 스트레치, 시티드 바이셉스, 롬보이즈 1, 롬보이즈 2, 바이라테랄 익스터널 로테이션, 체스트 익스팬션 와이드, 허그 어 트리, 콰드루페드 트라이셉스 킥백, 수정된 로우, 체스트 익스팬션, 숄더 다이에그널 풀, 암 서클, 닐링 바이셉스, 프론 풀링 스트랩스 1, 프론 풀링 스트랩스 2, 업 스트레치 1, 업 스트레치 2, 업 스트레치 3, 롱 스트레치, 다운 스트레치, 숄더 푸쉬, 스케이팅 하이브리드, 사이드 스프릿, 점핑 시리즈

캐딜락

펠빅 컬 위드 RUB, 브리씽 위드 PTB, 힙 워크 : 더블 레그 슈파인 시리즈, 슈파인 힙 플랙서 스트레치 위드 매뉴얼 어시스트, 슈파인 프로트랙션 앤 리트랙션 온 폼 롤, 싱글 레그 사이드 시리즈, 푸쉬 쓰로우 시팅 스트레치, 어시스트 스쿼트, 스탠딩 암 워크 시리즈

운다 체어

펠빅 컬, 햄스트링 컬, 수정된 스완 온 플로어, 싱글-암 푸쉬-업, 리버스 슈러그, 트라이셉스 프레스 싯, 프론 트라이셉스, 베이직 스완, 토르소 프레스 싯, 피리포미스 스트레치, 스탠딩 레그 프레스

자세 증후군			
질환	일반적인 금기증과 주의사항	일반적인 문제점	목표
자세 증후군	• 없음	• 허리 통증 • 잘못된 자세 • 코어의 약화 • 허리 엉치 불안정성 • 엉덩이 굽힘근의 긴장 • 뒤넙다리근의 긴장 • 뻣뻣함	• 자세 개선 • 다리 유연성 향상 • 코어 안정성 • 근력 증가 • 척추 분절 움직임 향상
추천되는 운동			
모두			

궁둥신경통			
질환	일반적인 금기증과 주의사항	일반적인 문제점	목표
궁둥신경통 • 뼈돌기나 협착증, 디스크 탈출증에 의한 엉덩뼈 신경 압박	• 특정한 금기증과 주의 사항은 신경 압박에 의해 기인한다. • 심한 허리뼈 굽힘과 압박(수직적 부하), 심한 회전을 금한다.	• 엉덩이부터 한다리 뒤로까지, 다리부터 발까지 이어지는 허리 방사통 • 척추 불안정성 • 코어 근력 약화 • 뒤넙다리근과 엉덩굽힘근의 긴장 • 잘못된 자세 • 다른 말초 증상(무감각, 다리로 이어지는 저림)	• 디스크 감압 • 코어 안정성 • 근력 증가 • 다리 유연성 향상 • 자세 개선

추천되는 운동

매트

펠빅 컬(뉴트럴 포지션 베리에이션 만), 싱글-레그 리프트, 슈파인 스파인 트위스트, 체스트 리프트(베리에이션 3 만), 체스트 리프트 위드 로테이션(베리에이션 3 만), 프리-헌드레드 프렙, 수정된 싱글 레그-스트레치, 프런트 서포트, 레그 풀 프런트, 사이드 밴드(베리에이션 1), 베이직 백 익스텐션, 스위밍, 스핑크스, 골포스트, 숄더 브릿지 프렙, 숄더 브릿지

리포머

풋 워크, 버텀 리프트(베리에이션 1 만), 버텀 리프트 위드 익스텐션(뉴트럴 스파인 베리에이션 만), 암 슈파인 시리즈, 싱글-암 코디네이션, 업도미널 오프닝(헤드 다운 베리에이션), 힙 워크 시리즈, 어덕터 스트레치, 햄스트링 스트레치, 콰드루페드 업도미널(플랫 백 베리에이션 만), 리버스 콰드루페드 업도미널(플랫 백 베리에이션 만), 스쿠터(플랫 백 베리에이션 만), 스탠딩 런지, 시티드 바이셉스, 롬보이즈 1, 롬보이즈 2, 바이라테랄 익스터널 로테이션, 체스트 익스팬션 와이드, 허그 어 트리, 콰드루페드 트라이셉스 킥백, 수정된 로우, 체스트 익스팬션, 숄더 다이에그널 풀, 암 서클, 닐링 바이셉스, 프론 풀링 스트랩스 1, 프론 풀링 스트랩스 2, 롱 스트레치, 다운 스트레치, 사이드 스프릿, 스케이팅 하이브리드, 점핑 시리즈.

캐딜락

브리씽 위드(PTB)(뉴트럴 포지션 베리에이션), 힙 워크 : 더블 레그 슈파인 시리즈, 슈파인 힙 플랙서 스트레치 위드 매뉴얼 어시스트, 싱글 레그 사이드 시리즈, 어시스트 스쿼트, 레지스트 런지, 스탠딩 암 워크 시리즈

운다 체어

햄스트링 컬, 수정된 스완 온 플로어, 싱글-암 푸쉬 업, 프론 트라이셉스, 베이직 스완, 스탠딩 레그 프레스, 포워드 런지, 백워드 스탭-다운

엉치엉덩 관절 기능장애			
질환	일반적인 금기증과 주의사항	일반적인 문제점	목표
엉치엉덩 관절 기능장애 • 불안정성 또는 과운동성	• 증상이 나타났을 시 한쪽으로 체중 부하를 금한다. • 급성기 시 버텀 리프트와 브릿지 운동을 피한다.	• 허리, 엉덩이 부위, 종종 서혜부 또는 뒤다리와 관련된 통증 • 한쪽 체중 부하로 인한 악화된 통증(한다리로 선 자세, 계단오르기 자세 시) • 허리엉치 불안정성 • 뒤넙다리근과 엉덩굽힘근 또는 궁둥구멍근의 긴장 • 엉덩이 근육의 약화	• 디스크 감압 • 코어 안정성 • 근력 증가 • 다리 유연성 향상 • 자세 개선

추천되는 운동

매트

싱글-레그 리프트, 슈파인 스파인 트위스트, 체스트 리프트 위드 로테이션, 헌드레드 프렙, 헌드레드, 프리-헌드레드 프렙, 싱글 레그-스트레치, 수정된 싱글 레그-스트레치, 프런트 서포트, 레그 풀 프런트, 사이드 밴드, 베이직 백 익스텐션, 스위밍

리포머

풋 워크, 암 슈파인 시리즈, 헌드레드 프렙, 헌드레드, 코디네이션, 싱글-암 코디네이션, 업도미널 오프닝, 힙 워크 시리즈, 어덕터 스트레치, 햄스트링 스트레치, 콰드루페드 업도미널, 리버스 콰드루페드 업도미널, 콰드라투스 룸버룸 스트레치, 시티드 바이셉스, 롬보이즈 1, 롬보이즈 2, 바이라테랄 익스터널 로테이션, 체스트 익스팬션 와이드, 허그 어 트리, 콰드루페드 트라이셉스 킥백, 수정된 로우, 체스트 익스팬션, 숄더 다이에그널 풀, 암 서클, 닐링 바이셉스, 프론 풀링 스트랩스 1, 프론 풀링 스트랩스 2, 업 스트레치 1, 업 스트레치 2, 업 스트레치 3, 롱 스트레치, 다운 스트레치, 숄더 푸쉬, 스케이팅 하이 브리드[(주석 a)]

캐딜락

힙 워크 : 더블 레그 슈파인 시리즈, 슈파인 힙 플랙서 스트레치 위드 매뉴얼 어시스트, 싱글 레그 사이드 시리즈, 푸쉬-쓰로우 시팅 스트레치, 어시스트 스쿼트, 레지스트 런지[(주석 a)], 스탠딩 암 워크 시리즈

운다 체어

햄스트링 컬, 수정된 스완 온 플로어, 싱글-암 푸쉬 업, 리버스 슈러그, 트라이셉스 프레스 싯, 프론 트라이셉스, 베이직 스완, 피리포미스 스트레치, 스탠딩 레그 프레스[(주석 a)], 풀 런지[(주석 a)], 백워드 스탭-다운[(주석 a)], 풀 파이크

a 주석: 급성기 시 적용하지 않는다.

11

어깨

The Shoulder

어깨 복합체를 언급할 때 단지 오목위팔관절에 대해서 이야기하지 않는다. 우리는 전체 부위인 3개의 뼈(위팔뼈, 빗장뼈, 어깨뼈), 4개의 관절(오목위팔, 봉우리빗장, 복장빗장, 어깨가슴), 많은 근육들을 고려해야 한다. 오목위팔관절은 신체에 있어 가장 움직임이 많은 관절이다. 이 부위의 복잡함과 지나친 가동성으로 인해 안정성의 결여와 높은 부상 위험을 초래한다. 어깨뼈대의 모든 근육들은 어깨위팔 리듬이라고 일컫는 움직임의 협응을 위해 함께 작용해야 한다. 어깨위팔 리듬은 어깨뼈의 안정성, 어깨삼각근에 의한 위팔뼈의 올림, 돌림근띠 근육이 어깨 찝힘이 일어나지 않도록 오목위팔관절의 위팔 머리 내림을 유지하기 위해 어깨세모근에 대항하는 힘을 제공하는 것을 포함한다. 이러한 움직임이 모두 적절하게 일어날 때 통증없이 어깨를 위로 올릴 수 있다.

올바른 역학이 없다면 목 또는 등과 같은 관련된 부위나 어깨에서 몇 가지 문제점이 있을 가능성이 있다. 이것은 건병증, 근파열, 탈구나 위등세모근과 같은 그룹의 과사용을 가져오고, 이는 목이나 어깨의 긴장으로 이어진다. 1장에서 검토된 것과 같이 몇몇의 연구에서 잘못된 가슴자세, 비정상적인 어깨역학, 어깨뼈 불안정성은 종종 목-어깨 장애의 원인이 되거나 영향을 미친다. Emery 등(2010)에 의해 보고된 이러한 연구 결과는 필라테스 운동이 이러한 장애를 예방하는 데 도움이 된다는 것을 지지하는 증거로 사용 된다.

많은 필라테스 운동 특히나 고급 동작에서는 어깨 관절에 큰 부담을 준다. 그러므로, 이러한 운동들을 올바르게 지도하고, 부상을 예방하기 위해서 어깨관절 역학을 명확히 이해하는 것은 필수적이다. 동시에 많은 필라테스 운동이 닫힌 사슬과 일부는 편측 닫힌 사슬에서 올바르게 필라테스를 시행할 때 어깨 안정성을 유지하므로 강하고 건강한 어깨를 만들 수 있는 훌륭한 방법이다: 다음의 표를 참조하라.

이러한 표들은 관련된 질환이나 진단받은 환자들에게 대게 적합하다. 하지만 모든 사람이 다르고 다른 문제를 가지고 있기에, 각 고객을 개별적으로 평가해서 운동을 생략하거나 올바른 수정을 선택하는 것이 중요하다. 만약 고객이 근력, 유연성이 충분하지 않거나, 동작을 정확하게 수행할 수 없다면 이러한 동작들은 그의 프로그램에서 제외되어야 한다.

일반적인 어깨 손상과 질환에 추천되는 운동

끼임증후군, 주머니염, 힘줄염			
질환	일반적인 금기증과 주의사항	일반적인 문제점	목표
끼임증후군, 주머니염, 힘줄염 질환	• 머리위로 손을 뻗치거나 들어올리는 것을 피한다.	• 머리위로 팔을 뻗었을 때 통증이 있다. • 팔을 뒤로 뻗었을 때 통증이 있다. • 잘못된 자세(둥근 어깨, 전방 머리) • 어깨뼈 안정성 약화 • 어깨의 과가동성 • 잘못된 역학(어깨위팔리듬의 기능부전)	• 어깨뼈 안정근들의 근력 강화 • 돌림근띠 근육의 근력 강화 • 자세 개선(어깨를 아래쪽으로 뒤쪽으로 당기는 근력의 증가) • 어깨를 앞으로 당기는 근육의 스트레치 • 정상 어깨위팔리듬의 회복 • 코어 근력 향상

추천되는 운동

매트

펠빅 컬, 싱글-레그 리프트, 슈파인 스파인 트위스트, 체스트 리프트(베리에이션 4), 체스트 리프트 위드 로테이션(베리에이션 4), 헌드레드 프렙, 헌드레드, 싱글 레그-스트레치, 프런트 서포트(온 엘보우), 레그 풀 프런트(온 엘보우), 사이드 밴드(온 엘보우), 베이직 백 익스텐션, 스핑크스, 숄더 브릿지 프렙, 숄더 브릿지

리포머

풋 워크, 버텀 리프트, 버텀 리프트 위드 익스텐션, 암 슈파인 시리즈, 헌드레드 프렙, 헌드레드, 코디네이션, 싱글-암 코디네이션, 업도미널 오프닝, 힙 워크 시리즈, 콰드루페드 업도미널, 리버스 콰드루페드 업도미널, 스쿠터, 시티드 바이셉스, 롬보이즈 1, 롬보이즈 2, 바이라테랄 익스터널 로테이션, 체스트 익스팬션 와이드, 허그 어 트리, 콰드루 페드 트라이셉스 킥백, 수정된 로우, 체스트 익스팬션, 숄더 인터널 로테이션, 숄더 익스터널 로테이션, 닐링 바이셉스, 프론 풀링 스트랩스 1, 프론 풀링 스트랩스 2, 다운 스트레치, 숄더 푸쉬, 수정된 밸런스 컨트롤 프론트

캐딜락

펠빅 컬 위드 RUB, 슈파인 프로트랙션 앤 리트렉션 온 폼 롤, 어시스트 스쿼트, 스탠딩 암 워크 시리즈, 체스트 익스팬션, 허그 어 트리, 바이셉스

운다 체어

펠빅 컬, 싱글-암 푸쉬 업, 리버스 슈러그, 트라이셉스 프레스 싯, 프론 트라이셉스, 베이직 스완, 토르소 프레스 싯, 풀 파이크

돌림근띠 손상			
질환	일반적인 금기증과 주의사항	일반적인 문제점	목표
돌림근띠 손상 • 돌림근띠 찢어짐 • 돌림근띠 치유 후 상태 • 돌림근띠 복원 수술 후 특정 의사 트로토콜에 따른 운동 시작 시기를 따름	• 머리위로 손을 뻗치거나 들어 올리는 것을 피한다.	• 머리위로 팔을 올리거나 뒤쪽으로 팔을 뻗을 때 통증이 악화된다. • 야간 통증 • 측면팔 쪽으로의 방사통 • 어깨와 팔 근육의 약화 • 둥근 어깨나 전방 머리 자세 • 어깨뼈 안정성 약화 • 잘못된 어깨위팔리듬	• 어깨뼈 안정근들의 근력 강화 • 자세 개선(어깨를 아래 쪽으로, 뒤쪽으로 당기는 근력의 증가) • 어깨를 앞으로 당기는 근육의 스트레치 • 돌림근띠 근육의 강화 • 전체 가동범위의 회복 • 정상 어깨위팔리듬의 회복 • 코어 근력 향상

추천되는 운동

매트

펠빅 컬, 싱글-레그 리프트, 슈파인 스파인 트위스트, 체스트 리프트(베리에이션 4), 체스트 리프트 위드 로테이션(베리에이션 4), 헌드레드 프렙, 헌드레드, 프리-헌드레드 프랩, 싱글 레그-스트레치, 프런트 서포트(온 엘보우), 레그 풀 프론트(온 엘보우), 사이드 밴드(온 엘보우), 베이직 백 익스텐션, 스핑크스, 골포스트, 숄더 브릿지 프렙, 숄더 브릿지

리포머

풋 워크(홀드 도웰 위드 팜즈 업), 버텀 리프트, 버텀 리프트 위드 익스텐션, 암 슈파인 시리즈, 헌드레드 프렙, 헌드레드, 코디네이션, 싱글-암 코디네이션, 업도미널 오프닝, 힙 워크 시리즈, 콰드루페드 업도미널, 리버스 콰드루페드 업도미널, 스쿠터, 시티드 바이셉스, 바이라테랄 익스터널 로테이션, 체스트 익스팬션 와이드, 콰드루페드 트라이셉스 킥백, 수정된 로우, 체스트 익스팬션, 숄더 인터널 로테이션, 숄더 익스터널 로테이션, 닐링 바이셉스, 프론 풀링 스트랩스 1, 프론 풀링 스트랩스 2, 다운 스트레치, 숄더 푸쉬, 수정된 밸런스 컨트롤 프론트

캐딜락

펠빅 컬 위드 RUB, 슈파인 프로트랙션 앤 리트렉션 온 폼 롤, 시티드 프로트랙션 앤 리트렉션, 어시스트 스쿼트, 스탠딩 암 워크 시리즈, 체스트 익스팬션, 허그 어 트리, 바이셉스

운다 체어

펠빅 컬, 싱글-암 푸쉬 업(콰드루페드 포지션), 리버스 슈러그, 트라이셉스 프레스 싯, 프론 트라이셉스, 베이직 스완

굳은 어깨			
질환	일반적인 금기증과 주의사항	일반적인 문제점	목표
유착관절주머니염 질환 (굳은 어깨)	• 통증의 원인이 되는 운동을 피한다. • 어떤 가동범위든 강제적으로 힘을 가하지 않는다.	• 극도로 가동범위가 제한적이다(특히 바깥 회전과 벌림). • 움직임으로 악화되는 어깨와 팔 통증 • 어깨 관절의 뻣뻣함 • 어깨뼈의 저가동성 • 둥근어깨와 때론 내민 머리 자세 • 어깨 근육 위축이나 약화 • 일상생활 동작의 어려움이나 불가능(브라를 잠그거나 머리를 빗는 것)	• 어깨뼈 움직임 • 통증이 없는 자세에서 어깨근육의 근력 강화 • 자세 개선 • 정상 가동범위의 회복과 어깨위팔리듬의 회복 • 코어 근력 향상

추천되는 운동

매트

펠빅 컬, 싱글-레그 리프트, 슈파인 스파인 트위스트, 체스트 리프트(베리에이션 4), 체스트 리프트 위드 로테이션(베리에이션 4), 헌드레드 프렙, 헌드레드, 싱글 레그-스트레치, 프런트 서포트(온 엘보우), 레그 풀 프론트(온 엘보우), 베이직 백 익스텐션, 스핑크스, 숄더 브릿지 프렙, 숄더 브릿지

리포머

풋 워크(홀드 도웰 위드 팜즈 업), 버텀 리프트, 버텀 리프트 위드 익스텐션, 암 슈파인 시리즈(인 어 컴포터블 레인지 오브 모션), 헌드레드 프렙, 헌드레드, 코디네이션, 싱글-암 코디네이션, 업도미널 오프닝, 힙 워크 시리즈, 쿼드루페드 업도미널, 리버스 콰드루 페드 업도미널, 스쿠터, 스탠딩 런지, 시티드 바이셉스(암스 엣 컴포터블 헤이트), 바이라테랄 익스터널 로테이션, 콰드루페드 트라이셉스 킥백, 수정된 로우, 체스트 익스팬션, 숄더 인터널 로테이션, 숄더 익스터널 로테이션, 프론 풀링 스트랩스 1, 프론 풀링 스트랩스 2, 다운 스트레치, 수정된 밸런스 컨트롤 프론트

캐딜락

펠빅 컬 위드 RUB, 슈파인 프로트랙션 앤 리트렉션 온 폼 롤(디펜딩 온 어베이러블 레인지 오브 모션), 어시스트 스쿼트, 스탠딩 암 워크 시리즈, 체스트 익스팬션, 바이셉스

운다 체어

펠빅 컬, 리버스 슈러그, 트라이셉스 프레스 싯, 프론 트라이셉스, 베이직 스완

어깨 관절테두리 파열			
질환	일반적인 금기증과 주의사항	일반적인 문제점	목표
관절테두리 파열, 어깨 불안정성	• 머리 위로 올리는 동작을 주의한다. • 어깨 벌림과 바깥돌림의 복합동과 같은 취약한 동작을 유의한다. • 긴 지렛팔의 체중을 싣는 고급단계의 운동을 피한다(사이드 밴드나 업스트레치 3이나 롱스트레치).	• 어깨 불안정성 • 움직임과 활동시 어깨와 팔의 통증 • 어깨뼈 안정성 근육들의 약화 • 어깨위팔, 봉우리빗장, 복장빗장관절의 저가동성 • 어깨 아탈구의 경험이나 우려 • 불안으로 인한 어깨기능 제한 • 어깨를 움직일 때 걸리는 느낌이나 딸깍거림 • 부적절한 어깨위팔리듬	• 어깨뼈 안정근들의 강화 • 돌림근띠 근육의 강화 • 동시수축이 요구되는 닫힌사슬운동을 통한 관절 안정성의 촉진 • 정상 어깨위팔리듬의 회복 • 코어 근력 향상

추천되는 운동

매트

펠빅 컬, 싱글-레그 리프트, 슈파인 스파인 트위스트, 체스트 리프트(베리에이션 4), 체스트 리프트 위드 로테이션(베리에이션 4), 헌드레드 프렙, 헌드레드, 싱글 레그-스트레치, 프런트 서포트(온 엘보우), 레그 풀 프론트(온 엘보우), 사이드 밴드(온 엘보우), 베이직 백 익스텐션, 스위밍, 스핑크스, 골포스트, 숄더 브릿지 프렙, 숄더 브릿지

리포머

풋워크(베리에이션 1), 버텀 리프트, 버텀 리프트 위드 익스텐션, 암 슈파인 시리즈, 헌드레드 프렙, 헌드레드, 코디네이션, 싱글-암 코디네이션, 업도미널 오프닝, 콰드루페드 업도미널, 리버스 콰드루페드 업도미널, 스쿠터, 시티드 바이셉스, 롬보이즈 1, 롬보이즈 2, 바이라테랄 익스터널 로테이션, 체스트 익스팬션 와이드, 허그 어 트리, 콰드루페드 트라이셉스 킥백, 수정된 로우, 체스트 익스팬션, 숄더 인터널 로테이션, 숄더 익스 터널 로테이션, 숄더 다이에그널 풀, 암 오버헤드, 닐링 바이셉스, 프론 풀링 스트랩스 1, 프론 풀링 스트랩스 2, 업 스트레치 1, 업 스트레치 2, 다운 스트레치, 숄더 푸쉬, 수정된 밸런스 컨트롤

캐딜락

펠빅 컬 위드 RUB, 브리씽 위드 PTB, 슈파인 프로트랙션 앤 리트렉션 온 폼 롤, 시티드 프로트랙션 앤 리트렉션, 어시스트 스쿼트, 레지스티드 런지, 스탠딩 암 워크 시리즈

운다 체어

펠빅 컬, 수정된 스완 온 플로어, 싱글-암 푸쉬-업(콰드루페드 또는 하프 프랭크), 리버스 슈러그, 트라이셉스 프레스 싯, 프론 트라이셉스, 베이직 스완, 풀파이크(베리에이션 1)

12

엉덩관절
The Hip

신체 중에 가장 큰 관절 중 하나인 엉덩관절은 신체의 인대 중 가장 강력한 인대가 있으며, 근위 넙다리뼈는 신체 어느 부위보다 가장 많은 부하를 받는다. 견고하지만 느슨한 섬유피막의 엉덩관절 구조는 신체의 모든 관절 중 두 번째로 큰 관절가동범위를 가능케 하고 신체, 팔 머리의 무게를 지탱할 수 있다. 나이가 듦에 따라 엉덩관절의 가동성은 감소된다. 걷기, 달리기, 계단 오르기, 앉기, 의자에서 일어섰다 앉기, 바닥의 물건 집기, 신발끈 묶기와 같은 간단한 일상생활 동작을 위해서는 적절한 엉덩관절의 가동범위 유지가 필요하다. 필라테스 레퍼토리의 많은 열린사슬 운동과 스트레치(예, 힙 워크 시리즈[레그 인 스트렙스])는 엉덩관절의 움직임을 유지하는 데에 중점을 둔다.

엉덩관절 손상은 무릎이나 허리뼈 손상처럼 흔하지는 않지만 종종 엉덩관절의 기능 부전이나 약화는 다른 부위 문제를 야기하거나 원인이 된다. 주로 시상면(달리기, 자전거 타기, 수영에서 발차기)에서 활동하는 운동선수에게 관상면의 근육들(엉덩이와 모음근)이 억제되거나 저활성되는 문제가 있기 때문에 이 책에서 제시한 필라테스 운동은 특히나 유익하다.

미국 엉덩관절과 무릎 관절 협회에 의하면 예전보다 수명이 연장됨에 따라 관절염이 점점 더 흔하게 발생된다. 2030년까지, 전체 엉덩관절 전치환술의 수요는 미국에서만 572,000명, 174%까지 증가할 것으로 예상된다(Kurtz et. al 2007). 대부분의 전문가는 저강도의 치료적 운동(필라테스)과 수중운동이 통증을 줄이는 데 꽤 효과적이고 엉덩관절 전치환술의 시술 시기를 늦출 수 있다는 데 동의한다.

엉덩관절과 관련된 질환의 운동 처방은 다음 표를 참조하라. 이러한 표는 관련된 질환이나 진단받은 환자에게 대개 적합하다. 하지만 모든 사람이 다르고 다른 문제를 가지고 있기에, 각 고객을 개별적으로 평가해서 운동을 생략하거나 올바른 수정을 선택하는 것이 중요하다. 만약 고객이 근력, 유연성이 충분하지 않거나, 동작을 정확하게 수행할 수 없다면 이러한 동작들은 그의 프로그램에서 제외되어야 한다.

일반적인 엉덩관절 손상과 질환에 추천되는 운동

엉덩관절 전치환술			
질환	일반적인 금기증과 주의사항	일반적인 문제점	목표
엉덩관절 전치환술(관절성형술)의 사후 상태	• 외과의사와 엉덩관절 치환술의 타입에 따라 특정 사항은 다양하다(접근). 담당 외과의사의 특정한 프로토콜을 따르고 상담하는 것이 가장 좋다. • 최근 몇 년 동안, 많은 외과의사들은 체중지지 시 주의하지 않아도 되고 금기 자세가 없도록 하는 기술들을 사용하고 있다. • 하지만 예전부터 체중 부하 상태와 금기사항들은 6주까지 비 체중부하이거나 발가락 터치 체중부하이다. • 후방 또는 후방 측면의 경우 엉덩관절 90° 이상과 엉덩관절 안쪽돌림, 중립을 지나 모음 위치를 피한다. • 전방 접근과 관련하여 엉덩관절 폄과 바깥회전의 복합동작을 피한다. • 추진력과 고충격의 운동을 모두 피한다(점프보드 금함).	• 가동범위의 제한 • 뻣뻣함 • 근육의 긴장 • 근육의 약화(우선적으로 벌림근과 폄근) • 코어의 약화 • 이상보행과 진통 보행 • 균형능력, 고유수용성 감각 감소 • 통증	• 엉덩관절 가동범위의 회복 • 아래다리의 유연성 증가 • 엉덩이와 아래다리의 근력 향상 • 균형능력과 고유수용성 감각의 증가 • 코어 근력과 안정성의 향상 • 정상보행 • 부기와 통증의 감소

추천되는 운동

매트

펠빅 컬, 싱글-레그 리프트, 슈파인 스파인 트위스트(베리에이션 1,2), 싱글 레그-스트레치, 수정된 싱글 레그-스트레치, 프런트 서포트(베리에이션 온 엘보우), 레그 풀 프론트(베리에이션 온 엘보우), 사이드 밴드, 스위밍, 숄더 브릿지 프렙, 숄더 브릿지

리포머

풋워크, 버텀 리프트, 버텀 리프트 위드 익스텐션, 업도미널 오프닝, 힙 워크 시리즈, 어덕터 스트레치, 햄스트링 스트레치, 콰드루페드 업도미널, 스쿠터, 스탠딩 런지, 업 스트레치 1, 업 스트레치 2, 다운 스트레치, 터미널 니 익스텐션, 햄스트링 컬(스탠딩 베리에이션 만, 만약 엉덩관절 90° 이상일 시 금기증), 스케이팅 하이브리드, 사이드 스프릿

캐딜락

펠빅 컬 위드 RUB, 브리씽 위드 PTB, 힙 워크: 더블 레그 슈파인 시리즈, 슈파인 힙 플랙서 스트레치 위드 매뉴얼 어시스트, 싱글-레그 사이드 시리즈, 어시스트 스쿼트(위드 프로그래션 투 챌린지 밸런스), 레지스티드 런지, 스탠딩 암 워크 시리즈(위드 프로그래션 투 챌린지 밸런스)

운다 체어

펠빅 컬, 햄스트링 컬, 카프 프레스, 스탠딩 레그 프레스, 포워드 런지(베리에이션 4에서 엉덩관절 제한이 있다면 베리에이션 1,2,3에서 시작), 백워드 스텝 다운(베리에이션 1 또는 2), 카프 프레스 인 포워드 런지(베리에이션 1 또는 2)

엉덩관절 뼈관절염			
질환	일반적인 금기증과 주의사항	일반적인 문제점	목표
뼈관절염 • 뼈관절염 • 퇴행성 관절 질환	• 편측 체중지지 운동을 피한다. • 고충격의 운동을 피한다. • 엉덩관절에 과한 체중 부하를 피한다.	• 엉덩관절, 서혜부, 엉덩이, 다리의 통증 • 뻣뻣함 • 관절가동범위의 제한 • 코어의 약화 • 아침 걷기시와 장기간의 휴식기 이후의 악화 • 진통 보행 • 일상생활의 어려움: 앉았다 일어나기, 옷입기, 계단오르기, 차타고 내리기, 변기나 의자에 앉기와 일어나기 • 엉덩관절부하를 증가시키는 과체중	• 엉덩이와 아래다리의 근력 강화 • 코어 근력의 강화 • 전반적인 유연성 향상 • 엉덩관절로의 체중 부하 감소 • 엉덩관절의 움직임 (열린사슬 운동)

추천되는 운동

매트

펠빅 컬, 싱글-레그 리프트, 슈파인 스파인 트위스트(베리에이션 1 또는 2), 싱글 레그-스트레치, 수정된 싱글 레그-스트레치, 프런트 서포트, 레그 풀 프론트, 사이드 밴드, 스위밍, 숄더 브릿지 프렙, 숄더 브릿지

리포머

풋 워크, 버텀 리프트, 버텀 리프트 위드 익스텐션, 업도미널 오프닝, 힙 워크 시리즈, 어덕터 스트레치, 햄스트링 스트레치, 콰드루페드 업도미널, 리버스 콰드루페드 업도미널, 업 스트레치 1(그리고 엘리판트 베리에이션), 업 스트레치 2, 다운 스트레치, 숄더 푸쉬, 터미널 니 익스텐션(시티드 베리에이션 만), 햄스트링 컬(시티드)

캐딜락

펠빅 컬 위드 RUB, 브리씽 위드 PTB, 힙 워크: 더블 레그 슈파인 시리즈, 슈파인 힙 플랙서 스트레치 위드 매뉴얼 어시스트, 싱글-레그 사이드 시리즈, 어시스트 스쿼트

운다 체어

펠빅 컬, 햄스트링 컬, 피리포미스 스트레치

엉덩관절 윤활주머니염			
질환	일반적인 금기증과 주의사항	일반적인 문제점	목표
윤활주머니염	윤활주머니 위로 압박이 되는 자세를 피하라. • 큰돌기-옆으로 누운 자세를 피함 • 궁둥뼈-앉은 자세 피함 • 엉덩허리근-과도한 엉덩관절 굽힘을 피한다.	• 통증 • 윤활주머니 위로의 국소적 민감함 • 관절 가동범위의 제한 • 근육의 단단함 (엉덩정강 인대와 엉덩관절 굽힘근) • 아래다리근육의 약화와 불균형 • 코어의 약화	• 아래다리 유연성 증가 • 약한 엉덩관절과 아래다리 근력의 강화 • 코어근력과 안정성의 향상 • 균형과 고유수용성 감각의 향상

추천되는 운동

매트

펠빅 컬, 싱글-레그 리프트, 슈파인 스파인 트위스트, 싱글 레그-스트레치, 수정된 싱글 레그-스트레치, 프런트 서포트, 레그 풀 프론트, 사이드 밴드, 스위밍, 숄더 브릿지 프렙, 숄더 브릿지

리포머

풋 워크, 버텀 리프트, 버텀 리프트 위드 익스텐션, 힙 워크 시리즈, 어덕터 스트레치, 햄스트링 스트레치, 콰드루페드 업도미널, 리버스 콰드루페드 업도미널(주석 a), 스쿠터, 스탠딩 런지, 콰드루투스 룸버룸 스트레치(주석 b), 업 스트레치 1, 업 스트레치 2, 업 스트레치 3, 롱 스트레치, 다운 스트레치, 터미널 니 익스텐션(주석 c), 햄스트링 컬(주석 d), 스케이팅 하이브리드, 사이드 스프릿, 점핑 시리즈

캐딜락

펠빅 컬 위드 RUB, 브리씽 위드 PTB, 힙 워크 : 더블 레그 슈파인, 슈파인 힙 플랙서 스트레치 위드 매뉴얼 어시스트, 싱글-레그 사이드 시리즈, 어시스트 스쿼트(프로그래션 2,3,4), 레지스티드 런지, 스탠딩 암 워크 시리즈(위드 프로그래션 투 챌린지 밸런스)

운다 체어

펠빅 컬, 햄스트링 컬, 수정된 스완 온 플로어, 토르소 프레스 싯(주석 a), 피리포미스 스트레치, 카프 프레스, 스탠딩 레그 프레스, 포워드 런지, 백워드 스텝-다운, 카프 프레스 인 포워드 런지, 풀 파이크

---

a 주석: 엉덩허리근을 위해서가 아님
b 주석: 궁둥뼈엉덩근으로만 서기
c 주석: 엉덩허리근과 궁둥뼈엉덩근으로 서기변형
d 주석: 큰돌기를 위해서가 아님

궁둥구멍근 증후근			
질환	**일반적인 금기증과 주의사항**	**일반적인 문제점**	**목표**
궁둥구멍근 증후근	• 발로의 방사통 증상이 있다면 허리뼈디스크 주의사항을 따른다.	• 뒤다리로 이어지는 방사통이 있는 엉덩관절과 둔부의 통증 • 궁둥구멍근 위로의 국소적 민감함 • 엉덩이 근육의 약화와 저활성화 • 엉덩관절 굽힘근의 과활성화, 단단함, 긴장 • 엉덩관절 모음근의 단단함 • 시상면 근육들의 우세함 (넙다리네갈래근, 뒤넙다리근) • 코어의 약화 • 엉치엉덩관절의 기능부전과 관련 • 과엎침된 발	• 코어 근력과 안정성의 증가 • 궁둥구멍근의 작용을 줄이기 위한 엉덩근의 강화 • 엉덩관절 굽힘근과 모음근의 길이나 유연성 증가 • 엉덩근력과 신경근조절의 향상 • 앉은자세로 보내는 시간의 감소

추천되는 운동

매트

펠빅 컬, 싱글-레그 리프트, 슈파인 스파인 트위스트, 체스트 리프트 위드 로테이션, 프리-헌드레드 프렙, 수정된 싱글 레그-스트레치, 프런트 서포트, 레그 풀 프론트, 사이드 밴드, 스위밍, 숄더 브릿지 프렙, 숄더 브릿지

리포머

풋 워크, 버텀 리프트(베리에이션 3), 버텀 리프트 위드 익스텐션(베리에이션 3), 싱글 암 코디네이션, 헌드레드 프렙, 코디네이션, 업도미널 오프닝, 힙 워크 시리즈, 어덕터 스트레치, 햄스트링 스트레치, 콰드루페드 업도미널, 리버스 콰드루페드 업도미널, 스쿠터, 스탠딩 런지, 콰드루투스 룸버룸 스트레치, 업 스트레치 1(그리고 엘리판트 베리에이션), 업 스트레치 2, 업 스트레치 3, 롱 스트레치, 다운 스트레치, 스케이팅 하이브리드, 사이드 스프릿, 점핑 시리즈

캐딜락

펠빅 컬 위드 RUB(베리에이션 2), 브리씽 위드 PTB, 힙 워크: 더블 레그 슈파인 시리즈, 슈파인 힙 플랙서 스트레치 위드 매뉴얼 어시스트, 싱글-레그 사이드 시리즈, 어시스트 스쿼트(프로그래션 2,3,4), 레지스티드 런지, 스탠딩 암 워크 시리즈(위드 프로그래션 투 챌린지 밸런스)

운다 체어

펠빅 컬(베리에이션 2), 토르소 프레스 싯, 피리포미스 스트레치, 스탠딩 레그 프레스, 포워드 런지, 백워드 스텝 다운, 카프 프레스 인 포워드 런지, 풀 파이크

엉덩관절 굽힘근 손상			
질환	**일반적인 금기증과 주의사항**	**일반적인 문제점**	**목표**
엉덩관절 굽힘근 염좌	• 엉덩관절 굽힘근의 과사용을 피한다. • 다리를 길게 뻗는 자세를 피한다.	• 다리 앞쪽으로 내려오는 방사통을 유발하는 엉덩관절 앞부분의 통증. • 무릎을 가슴앞으로 들어 올리는 동작 시 통증의 증가 • 달리기, 걷기, 계단오르기 시 통증 • 엉덩관절 굽힘근의 단단함, 길이가 짧아짐 • 코어 근력의 약화 • 골반앞기울임과 허리 앞굽음증의 증가	• 엉덩근의 근력 증가 • 엉덩관절 굽힘근의 길이와 유연성의 증가 • 코어 근력과 안정성의 증가 • 엉덩관절모음근과 골반바닥근의 활성화를 통한 엉덩관절 굽힘근의 부하감소 • 고유수용성 감각과 균형능력의 향상 • 앉은자세 시간을 감소

추천되는 운동

매트

펠빅 컬(베리에이션 2), 슈파인 스파인 트위스트(베리에이션 1 또는 2), 체스트 리프트, 체스트 리프트 위드 로테이션, 헌드레드 프렙, 프리-헌드레드 프렙, 수정된 싱글 레그-스트레치, 프런트 서포트, 레그 풀 프론트, 사이드 밴드, 스위밍, 숄더 브릿지 프렙, 숄더 브릿지

리포머

풋워크, 버텀 리프트(베리에이션 3), 버텀 리프트 위드 익스텐션(베리에이션 3), 코디네이션, 업도미널 오프닝, 힙 워크 시리즈, 어덕터 스트레치, 햄스트링 스트레치, 콰드루페드 업도미널, 스쿠터, 스탠딩 런지, 콰드루투스 룸버룸 스트레치, 업 스트레치 1, 업 스트레치 2, 업 스트레치 3, 다운 스트레치, 터미널 니 익스텐션, 햄스트링 컬(스탠딩 베리에이션), 스케이팅 하이브리드, 사이드 스프릿, 점핑 시리즈

캐딜락

펠빅 컬 위드 RUB(베리에이션 2), 브리씽 위드 PTB, 힙 워크: 더블 레그 슈파인 시리즈, 슈파인 힙 플랙서 스트레치 위드 매뉴얼 어시스트, 싱글-레그 사이드 시리즈, 어시스트 스쿼트 (프로그래션 2,3,4), 레지스티드 런지, 스탠딩 암 워크 시리즈(위드 프로그래션 투 챌린지 밸런스)

운다 체어

펠빅 컬(베리에이션 2), 햄스트링 컬, 피리포미스 스트레치, 카프 프레스, 스탠딩 레그 프레스, 포워드 런지, 백워드 스텝 다운, 카프 프레스 인 포워드 런지, 풀 파이크

엉덩관절테두리 손상			
질환	일반적인 금기증과 주의사항	일반적인 문제점	목표
관절테두리 찢어짐이나 손상 • 다음에 의해 발생할 수 있다. – 외상 – 넙다리절구 끼임 – 관절낭 이완 – 이형성 – 퇴행성	• 엉덩관절 굽힘과 안쪽 돌림을 피한다. • 엉덩관절 90° 이상의 굽힘을 피한다. • 다리를 길게 뻗어 앉기, 달리기, 엉덩관절에 부하를 가한 채 회전축으로 회전하기, 계단 오르기와 같은 일상생활 동작을 피한다. • 환자가 수술 후일 경우 담당 의사의 프로토콜을 따라야 하며, 이는 수술 절차에 따라 크게 달라진다(관절경 절제술 또는 절제술, 골절제술).	• 앞쪽 엉덩관절이나 안쪽 사타구니 통증 • 엉덩관절 굽힘근의 불편함 • 딸깍거림, 잠김, 전염성, 무릎꺽임 • 엉덩관절 불안정성 • 중간 엉덩관절 가동범위 제한(대부분 회전 시) • 시상면 근육들의 우세함(넙다리네갈래근군, 넙다리두갈래근, 반힘줄모양근, 반막모양근) • 기능적 움직임 시 과도한 엉덩관절 모음과 안쪽돌림 • 관절테두리 찢어짐은 뼈관절염의 초기 전조 현상이다.	• 통증이 없는 범위에서 엉덩관절, 골반, 코어의 안정성 • 엉덩관절의 최적화된 정렬과 관절 움직임의 정밀함 • 정상 관절 가동범위의 회복 • 신경근 조절과 엉덩근의 근력 향상 • 전액면과 횡단면의 근육들의 근력 강화(엉덩관절 모음근, 깊은 바깥회전근, 큰엉덩근, 엉덩허리근) • 고유수용성 감각과 균형의 향상 • 코어근력과 안정성의 증가 • 근육 불균형을 예방하기 위한 하지 유연성 증가 • 앉은 자세로 보내는 시간 감소

추천되는 운동

매트

펠빅 컬, 슈파인 스파인 트위스트(베리에이션 1, 2), 체스트 리프트, 체스트 리프트 위드 로테이션, 프리-헌드레드 프렙, 싱글 레그-스트레치, 프런트 서포트, 레그 풀 프론트, 사이드 밴드, 스위밍, 숄더 브릿지 프렙, 숄더 브릿지

리포머

풋워크, 버텀 리프트, 버텀 리프트 위드 익스텐션, 코디네이션, 업도미널 오프닝, 힙 워크 시리즈(스몰러 ROM), 어덕터 스트레치, 햄스트링 스트레치, 콰드루페드 업도미널, 리버스 콰드루페드 업도미널, 스쿠터, 스탠딩 런지, 업 스트레치 1, 업 스트레치 2, 업 스트레치 3, 롱 스트레치, 다운 스트레치, 스케이팅 하이브리드, 사이드 스프릿

캐딜락

펠빅 컬 위드 RUB, 브리씽 위드 PTB, 힙 워크: 더블 레그 슈파인 시리즈, 슈파인 힙 플랙서 스트레치 위드 매뉴얼 어시스트, 싱글-레그 사이드 시리즈, 어시스트 스쿼트(프로그래션 2,3,4), 레지스티드 런지, 스탠딩 암 워크 시리즈(위드 프로그래션 투 챌린지 밸런스)

운다 체어

펠빅 컬, 토르소 프레스 싯, 스탠딩 레그 프레스, 포워드 런지, 백워드 스텝 다운, 카프 프레스 인 포워드 런지, 풀 파이크

13

무릎
The Knee

무릎 손상은 특히 신체적으로 활동적인 사람들 사이에서 하지 부상 중 가장 높은 비율을 차지한다. 무릎관절의 구조는 본질적으로 불안정적이기 때문에 근육과 인대에 의해 제공되는 동적안정성이 중요하다. 여성은 남성에 비해 해부학적인 차이점, 근력 부족, 작은 근육 둘레, 변형된 역학적 패턴의 요소로 인해 외상성과 과사용으로 인한 무릎 손상의 환자수가 많다.

최근 몇 년 동안 근위부 요인이 무릎 부상에 대한 원인이 되는 역할을 한다는 것이 아주 확고해졌다. 생체역학적 고찰과 생체운동학자의 임상적 연구, 물리치료사, 이 분야의 수석 연구원인 Christopher Powers(2010)박사에 의하면 엉덩관절, 골반, 몸통의 근육조절 장애는 여러 평면에서 정강넙다리뼈와 무릎넙다리뼈관절 운동학에 영향을 미칠 수 있다고 하였다. 특히, Powers는 엉덩관절의 손상이 앞십자인대의 찢어짐, 엉덩정강근막띠 증후근, 무릎넙다리관절 통증과 같은 부상의 원인이 될 수 있는 근거를 제시한다. 그는 골반과 몸통안정성의 통합 뿐만 아니라 동적인 엉덩관절 조절이 무릎재활 프로그램에 포함되어야 한다고 생체역학적 주장을 하였다. 모든 필라테스 운동은 골반과 몸통 안정성 뿐만 아니라 동적인 엉덩관절 조절을 통합하기 때문에 무릎질환을 앓고 있는 사람에게는 이상적인 운동이라고 생각한다.

무릎 수술 후 환자는 최대 4주간 체중지지를 금하거나 부분적인 체중지지로 제한한다. 바로 누운 자세에서 리포머 위에서 풋워크와 같은 운동은 무중력의 스프링저항을 제공하므로 수술 후 재활운동 초기에 기능적 재교육과 점증적인 체중부하를 가능케 한다. 체중 부하 제한이 제거되었을 때 동작은 이미 학습되었으므로 신경근 재교육과 기능적 패턴은 안전한 자세에서 시행되는 스쿼트와 런지를 통해 습득될 수 있다. 연구 결과에 따르면 수술 후 가장 큰 효과를 내는 두 달 동안의 기간에 있어, 4주까지의 많은 재활훈련은 재활기간을 단축시킬 수 있다(Mętel, Milert, and Szczygieł 2012).

무릎 상태에 따른 환자의 운동 처방의 요약본은 다음 표를 참조하라.

이러한 표들은 관련된 질환이나 진단받은 환자들에게 대개 적합하다. 하지만 모든 사람이 다르고 다른 문제를 가지고 있기에, 각 고객을 개별적으로 평가해서 운동을 생략하거나 올바른 수정을 선택하는 것이 중요하다. 만약 고객이 근력, 유연성이 충분하지 않거나, 동작을 정확하게 수행할 수 없다면 이러한 동작들은 그의 프로그램에서 제외되어야 한다.

일반적인 무릎 손상과 질환에 추천되는 운동

무릎 뼈관절염			
질환	**일반적인 금기증과 주의사항**	**일반적인 문제점**	**목표**
뼈관절염 • 뼈관절염 • 퇴행성 관절	• 편측 체중지지를 피한다. • 무릎관절로 무거운 무게를 실지 않는다. • 무릎 꿇는 자세를 피한다.	• 무릎 통증 • 무릎 뻣뻣함 • 관절가동범위의 감소 • 부기 • 체중지지활동으로 인한 통증 악화 • 장시간 앉기나 아침걷기 시 통증악화 • 무릎관절주위 근육의 약화 • 통증 보행 • 일상생활 동작의 어려움: 앉았다 일어서기, 옷입기, 계단오르기, 차타기와 내리기, 화장실 변기에 앉기와 일어나기 • 많은 체중은 무릎에 부하를 증가시킴	• 저하중과 열린사슬운동을 통한 아래다리근력 강화 • 코어근력 강화 • 아래다리 유연성의 향상 • 무릎 체중 부하감소 (저체중)

추천되는 운동

매트

펠빅 컬, 싱글-레그 리프트, 싱글 레그-스트레치, 수정된 싱글 레그 스트레치, 프런트 서포트(베리에이션 온 엘보우), 레그 풀 프론트(베리에이션 온 엘보우), 사이드 밴드(베리에이션 온 엘보우), 스위밍, 숄더 브릿지 프렙, 숄더 브릿지

리포머

풋워크(라이터 스프링, 통증 시 편측을 금지), 버텀 리프트, 버텀 리프트 위드 익스텐션, 코디네이션, 싱글-암 코디네이션, 업도미널 오프닝, 힙 워크 시리즈, 어덕터 스트레치, 햄스트링 스트레치, 터미널 니 익스텐션(시티드 베리에이션 만), 햄스트링 컬(시티드)

캐딜락

펠빅 컬 위드 RUB, 브리씽 위드 PTB, 힙 워크: 더블 레그 슈파인 시리즈, 슈파인 힙 플랙서 스트레치 위드 매뉴얼 어시스트, 싱글-레그 사이드 시리즈, 어시스트 스쿼트

운다 체어

펠빅 컬, 햄스트링 컬, 피리포미스 스트레치

무릎관절치환술			
질환	**일반적인 금기증과 주의사항**	**일반적인 문제점**	**목표**
무릎관절치환술 • 전체 무릎치환술 후 상태(무릎 관절 성형술) • 부분 무릎관절 치환술(내측 부분)	• 고강도 운동을 피한다. • 심한 무릎 굽힘을 피한다. • 무릎 꿇는 자세를 피한다. • 무릎관절치환술의 형태와 담당수술의에 따라 특히 다양함. 담당의와 논의하거나 담당의의 특정한 프로토콜을 따르는 것이 최선이다.	• 관절가동범위의 제한(특히 굽힘) • 무릎관절의 뻣뻣함 • 무릎관절의 붓기 • 아래다리의 긴장감 • 근육의 약화(엉덩이, 종아리, 넙다리네갈래근, 뒤넙다리근) • 코어의 약화 • 비정상걸음과 통증걸음 • 부족한 밸런스와 고유수용성 감각 • 통증	• 무릎관절 가동범위의 회복 • 아래다리 유연성의 증가 • 아래다리 근력 증가 • 균형과 고유수용성 감각의 향상 • 코어 강화와 안정성 증진 • 정상적인 걸음 • 통증과 붓기의 감소 • 부분적인 체중부하에서 기능적인 패턴 재교육을 통해서 전체 체중부하 준비와 움직임 학습

추천되는 운동

매트

펠빅 컬, 싱글-레그 리프트, 싱글 레그-스트레치, 수정된 싱글 레그-스트레치, 프런트 서포트, 레그 풀 프론트, 사이드 밴드(베리에이션 온 엘보우), 스위밍, 숄더 브릿지 프렙, 숄더 브릿지

리포머

풋워크(무릎관절 굽힘 향상을 위한 바 이용), 버텀 리프트, 버텀 리프트 위드 익스텐션, 코디네이션, 싱글-암 코디네이션, 업도미널 오프닝, 힙 워크 시리즈, 어덕터 스트레치, 햄스트링 스트레치, 스쿠터, 스탠딩 런지(무릎아래 패드 받침), 터미널 니 익스텐션, 햄스트링 컬, 스케이팅 하이브리드, 사이드 스프릿

캐딜락

펠빅 컬 위드 RUB, 브리씽 위드 PTB, 힙 워크: 더블 레그 슈파인 시리즈, 슈파인 힙 플랙서 스트레치 위드 매뉴얼 어시스트, 싱글-레그 사이드 시리즈, 어시스트 스쿼트(위드 프로그래션 투 챌린지 밸런스), 레지스티드 런지, 스탠딩 암워크 시리즈(위드 프로그래션 투 챌린지 밸런스)

운다 체어

펠빅 컬, 햄스트링 컬, 카프 프레스(무릎아래 패드 받침), 스탠딩 레그 프레스, 포워드 런지(굽힘의 범위를 제한하기 위한 베리에이션 4; 시작은 베리에이션 1, 2, or 3), 백워드 스탭 다운(베리에이션 1 or 2), 카프 프레스 인 포워드 런지(베리에이션 1 or 2)

반월상연골 손상			
질환	일반적인 금기증과 주의사항	일반적인 문제점	목표
반월상연골 손상 • 부분 파열 • 전체 파열 • 관절경 수술 후	• 체중이 부하된 체로 심한 무릎 굽힘을 피한다. • 무릎 꿇는 자세를 피한다. • 환자 수술 후일 경우 담당의의 체중부하 주의사항과 특정한 프로토콜을 따른다.	• 무릎통증 • 앉은 자세 유지 제한 • 체중부하 활동(앉았다 일어나기, 걷기, 뛰기), 무릎꿇기, 무게가 실린체로 회전 • 잠김, 펑터짐, 딸깍거림 • 무릎관절의 부분적인 압통 • 무릎 관절가동범위의 제한 • 절뚝걸음 • 밸런스와 고유수용성 감각손상	• 무릎관절 주위와 무릎관절을 지지하는 모든 근육의 강화 • 코어 근력의 강화 • 정상 가동범위의 회복 • 밸런스와 고유수용성 감각의 향상 • 정상적인 걸음

추천되는 운동

매트

펠빅 컬, 싱글-레그 리프트, 싱글 레그-스트레치, 수정된 싱글 레그-스트레치, 프런트 서포트, 레그 풀 프론트, 사이드 밴드, 스위밍, 숄더 브릿지 프렙, 숄더 브릿지

리포머

풋워크(낮은 위치에서 바 이용), 버텀 리프트, 버텀 리프트 위드 익스텐션, 코디네이션, 싱글-암 코디네이션, 업도미널 오프닝, 힙 워크 시리즈, 어덕터 스트레치, 햄스트링 스트레치, 스쿠터, 스탠딩 런지(무릎아래 패드 받침), 업 스트레치 1, 업 스트레치 2, 업 스트레치 3, 롱 스트레치, 터미널 니 익스텐션, 햄스트링 컬, 스케이팅 하이브리드, 사이드 스프릿, 스탠딩 런지

캐딜락

펠빅 컬 위드 RUB, 브리씽 위드 PTB, 힙 워크: 더블 레그 슈파인 시리즈, 슈파인 힙 플랙서 스트레치 위드 매뉴얼 어시스트, 싱글-레그 사이드 시리즈, 어시스트 스쿼트(위드 프로그래션 투 챌린지 밸런스), 레지스티드 런지, 스탠딩 암 시리즈(위드 프로그래션 투 챌린지 밸런스)

운다 체어

펠빅 컬, 햄스트링 컬, 카프 프레스(무릎뼈 아래 패드받침), 스탠딩 레그 프레스, 포워드 런지(굽힘 범위를 제한하기 위한 베리에이션 4; 만약 필요하다면 시작은 베리에이션 1, 2, or 3), 카프 프레스 인 포워드 런지

앞십자인대(ACL) 손상			
질환	일반적인 금기증과 주의사항	일반적인 문제점	목표
앞십자인대 손상 • ACL인대 파열 (부분이나 전체 파열) • ACL인대 치료 후 상태	• 열린사슬에서 무릎 폄 시 체중부하를 금한다. • 수술 후 첫 몇 달 동안 회전하는 동작을 피한다. • 고강도의 신체활동을 위해 외과의와 수술적 방법에 따른 체중부하 주의 뿐만 아니라 특정지침을 따른다. 의사의 프로토콜을 따른다.	• 무릎통증 • 무릎 불안정성 • 관절가동범위의 감소 • 부종 • 무릎관절 주위 근육의 약화 • 편심성 넙다리네갈래근 근력과 조절의 부재 • 균형과 고유수용성 감각 손상 • 재활과 수술 후 스포츠로 돌아갈 수 있는 시간의 연장	• 부종의 감소 • 정상 무릎관절 가동범위 회복 • 무릎관절 주위와 무릎관절을 지지하는 모든 근육의 강화 • 부분적인 체중부하에서 기능적인 패턴 재교육을 통해서 전체 체중부하 준비와 움직임 학습 • 무릎관절 안정성의 향상 (닫힌사슬운동) • 코어근력의 향상 • 균형과 고유수용성 감각의 향상 • 편심성 넙다리네갈래근 근력과 조절의 향상

추천되는 운동

매트

펠빅 컬, 싱글 레그-스트레치, 수정된 싱글 레그-스트레치, 프런트 서포트, 레그 풀 프론트, 사이드 밴드, 스위밍, 숄더 브릿지 프렙, 숄더 브릿지

리포머

풋워크, 버텀 리프트, 버텀 리프트 위드 익스텐션, 코디네이션, 싱글-암 코디네이션, 업도미널 오프닝, 힙 워크 시리즈, 어덕터 스트레치, 햄스트링 스트레치, 스쿠터, 스탠딩 런지, 업 스트레치 1(엘리펀트 베리에이션), 업 스트레치 2, 터미널 니 익스텐션, 햄스트링 컬, 스케이팅 하이브리드, 사이드 스프릿, 점핑 시리즈(주석 a)

캐딜락

펠빅 컬 위드 RUB, 브리씽 위드 PTB, 힙 워크: 더블 레그 슈파인 시리즈, 슈파인 힙 플랙서 스트레치 위드 매뉴얼 어시스트, 싱글-레그 사이드 시리즈, 어시스트 스쿼트(위드 프로그래션 투 챌린지 밸런스), 레지스티드 런지, 스탠딩 암 워크 시리즈(위드 프로그래션 투 챌린지 밸런스)

운다 체어

펠빅 컬, 햄스트링 컬, 카프 프레스, 스탠딩 레그 프레스, 포워드 런지(시작은 베리에이션 1,2, or 3), 백워드 스텝-다운(시작은 베리에이션 1or 2), 카프 프레스 인 포워드 런지(시작은 베리에이션 1,2, or 3)

a 주석: 환자가 고강도 활동을 할 수 있도록 의사의 프로토콜을 따르라.

무릎넙다리뼈 통증 증후군			
질환	일반적인 금기증과 주의사항	일반적인 문제점	목표
무릎넙다리뼈 통증 증후군	• 과도한 무릎 굽힘을 피한다 (특히 부하 시). • 무릎뼈 압박의 이유로 무릎꿇기와 네발기기 자세 시 주의한다. • 장기간 무릎을 구부린채로 앉아있는 자세를 피한다.	• 앞쪽무릎통증 • 무릎 구부린 채로 앉기, 앉았다 일어나기, 점프하기, 계단을 오를 (특히 내려오기) 때 통증이 심해진다. • 걷기나 열린사슬 움직임에서 굽혔다 핌 동작에서 걸림, 관절음, 갈림이 나타남 • 아래다리의 불균형(중간볼기근 약화는 부적절한 트래킹 야기) • 뒤넙다리근, 엉덩정강근막띠, 종아리 근육의 단단함 • 엉덩관절, 무릎관절, 발의 부정렬과 비정상적 생체역학 • 무릎관절 주위 근육의 약화 • 편심성 넙다리네갈래근 근력과 조절의 부재	• 무릎관절 주위와 무릎관절을 지지하는 모든 근육의 강화 • 무릎뼈 트래킹 향상에 있어 엉덩관절과 골반의 정상운동 역학을 위한 전액면 근육 강화 (특히 중간 볼기근) • 코어 근육 강화 • 뒤넙다리근과 종아리, 엉덩정강근막띠의 스트레칭 • 균형과 고유수용성 감각의 향상 • 편심성 넙다리네갈래근 근력과 조절의 향상

추천되는 운동

매트

펠빅 컬, 싱글 레그-스트레치, 프런트 서포트, 레그 풀 프론트, 사이드 밴드, 스위밍, 숄더 브릿지 프렙, 숄더 브릿지

리포머

풋워크, 버텀 리프트, 버텀 리프트 위드 익스텐션, 코디네이션, 업도미널 오프닝, 힙 워크 시리즈, 어덕터 스트레치, 햄스트링 스트레치, 스쿠터, 스탠딩 런지(무릎아래 패드 받침), 업 스트레치 1(엘리펀트 베리에이션), 업 스트레치 2, 터미널 니 익스텐션, 햄스트링 컬, 스케이팅 하이브리드, 사이드 스프릿, 점핑 시리즈[주석 a]

캐딜락

펠빅 컬 위드 RUB, 브리씽 위드 PTB, 힙 워크: 더블 레그 슈파인 시리즈, 슈파인 힙 플랙서 스트레치 위드 매뉴얼 어시스트, 싱글-레그 사이드 시리즈, 어시스트 스쿼트(위드 프로그래션 투 챌린지 밸런스), 레지스티드 런지, 스탠딩 암 워크 시리즈(위드 프로그래션 투 챌린지 밸런스)

운다 체어

펠빅 컬, 햄스트링 컬, 카프 프레스, 피리포미스 스트레치, 카프 프레스, 스탠딩 레그 프레스, 포워드 런지(베리에이션 4; 시작은 베리에이션 1,2, or 3), 백워드 스텝-다운(시작은 베리에이션 1 or 2), 카프 프레스 인 포워드 런지

a 주석: 환자의 상태가 더 악화되지 않고 스포츠 활동으로 돌아올 때

엉덩정강근막띠 증후군			
질환	일반적인 금기증과 주의사항	일반적인 문제점	목표
엉덩정강근막띠 증후군	• 고강도의 활동을 피한다(제자리 뛰기, 달리기).	• 바깥쪽 무릎통증 • 활동(달리기, 점핑)과 시간이 지남에 따라 통증이 심해짐 • 바깥쪽 무릎 불안정성 • 아래다리근육 불균형(시상면 우세) • 엉덩관절 벌림근의 약화(특히, 중간볼기근) • 발의 과엎침 • 뒤넙다리근과 엉덩정강근막띠, 종아리 근육의 단단함	• 전액면 근육의 강화(특히, 중간볼기근) • 무릎관절 주위와 무릎관절을 지지하는 모든 근육의 강화 • 코어 근육의 강화 • 뒤넙다리근과 종아리, 넙다리네갈래근의 스트레칭 • 밸런스와 고유수용성 감각의 향상 • 무릎 관절 안정성의 증진(닫힌사슬 운동)

추천되는 운동

매트

펠빅 컬, 싱글 레그-스트레치, 프런트 서포트, 레그 풀 프론트, 사이드 밴드, 스위밍, 숄더 브릿지 프렙, 숄더 브릿지

리포머

풋워크, 버텀 리프트, 버텀 리프트 위드 익스텐션, 코디네이션, 업도미널 오프닝, 힙 워크 시리즈, 어덕터 스트레치, 햄스트링 스트레치, 쿼두르페드 업도미널, 스쿠터, 스탠딩 런지, 쿼드루트스 룸버룸 스트레치, 업 스트레치 1(엘리펀트 베리에이션), 업 스트레치 2, 업 스트레치 3, 터미널 니 익스텐션, 햄스트링 컬, 스케이팅 하이브리드, 사이드 스프릿

캐딜락

펠빅 컬 위드 RUB, 브리씽 위드 PTB, 힙 워크: 더블 레그 슈파인 시리즈, 슈파인 힙 플랙서 스트레치 위드 매뉴얼 어시스트, 싱글-레그 사이드 시리즈, 어시스트 스쿼트(위드 프로그래션 투 챌린지 밸런스), 레지스티드 런지, 스탠딩 암 워크 시리즈(위드 프로그래션 투 챌린지 밸런스)

운다 체어

펠빅 컬, 햄스트링 컬, 피리포미스 스트레치, 카프 프레스, 스탠딩 레그 프레스, 포워드 런지, 백워드 스텝-다운, 카프 프레스 인 포워드 런지

무릎건병증			
질환	**일반적인 금기증과 주의사항**	**일반적인 문제점**	**목표**
무릎건병증 • 건염(급성, 염증) • 건증(만성, 퇴행성)	• 고강도의 활동을 피한다(제자리 뛰기, 달리기).	• 앞쪽 무릎통증 (단 무릎뼈아래) • 활동에 의해 통증이 심해짐 (달리기, 점핑) • 넙다리네갈래근과 햄스트링의 긴장 • 종아리 근육 긴장이나 약화 • 엉덩관절과 골반의 부정렬과 비정상적인 생체역학 • 엉덩관절 벌림근의 약화 (특히, 중간볼기근)	• 편심성 넙다리네갈래근 근력과 조절의 향상 • 종아리 근육의 강화(점프와 착지시 무릎 건에 가해지는 부하를 감소하기 위해) • 엉덩관절과 골반의 정상적인 정렬과 생체역학 (중간볼기근의 강화) • 코어 근육의 강화 • 뒤넙다리근과 종아리, 넙다리네갈래근의 스트레칭 • 균형과 고유수용성 감각의 향상 • 건증: 편심성 넙다리네갈래근 근력 강화

추천되는 운동

매트

펠빅 컬, 헌드레드 프렙, 헌드레드, 싱글 레그-스트레치, 프런트 서포트, 레그 풀 프론트, 사이드 밴드, 스위밍, 숄더 브릿지 프렙, 숄더 브릿지

리포머

풋워크(파라렐 힐과 파라렐 토즈 자세에서, 두발로 밀고 그 두발로 돌아옴으로서 편심성 근력 강화 강조)(주석: a), 버텀 리프트, 버텀 리프트 위드 익스텐션, 코디네이션, 업도미널 오프닝, 힙 워크 시리즈, 어덕터 스트레치, 햄스트링 스트레치, 스쿠터, 스탠딩 런지(무릎아래 패드 받침), 콰드루트스 룸버룸 스트레치, 업 스트레치 1(엘리펀트 베리에이션), 업 스트레치 2, 업 스트레치 3, 터미널 니 익스텐션, 햄 스트링 컬, 스케이팅 하이브리드, 사이드 스프릿

캐딜락

펠빅 컬 위드 RUB, 브리씽 위드 PTB, 힙 워크 : 더블 레그 슈파인 시리즈, 슈파인 힙 플랙서 스트레치 위드 매뉴얼 어시스트, 싱글-레그 사이드 시리즈, 어시스트 스쿼트(위드 프로그래션 투 챌린지 밸런스), 레지스티드 런지, 스탠딩 암 워크 시리즈(위드 프로그래션 투 챌린지 밸런스)

운다 체어

펠빅 컬, 햄스트링 컬, 피리포미스 스트레치, 카프 프레스, 스탠딩 레그 프레스, 포워드 런지(베리에이션 1, 2, 3에서 시작)(주석: a), 백워드 스텝-다운(베리에이션 1, 2에서 시작), 카프 프레스 인 포워드 런지(베리에이션 시작)

a 주석: 급성 건염 시 적용하지 않음.

14

발과 발목

The Foot and Ankle

대부분의 발과 발목의 부상은 과사용이나 달리기, 점핑, 고강도 활동 중 멈춤으로 인해 손상이 발생한다. 그러므로 발과 발목의 초기 재활 단계에 필라테스 운동은 발과 발목이 치유되는 동안 전반적인 컨디셔닝과 근력을 유지하기 위한 훌륭한 치료적 운동이다. 부목이나 부츠를 신은 발도 필라테스 운동의 대부분 레퍼토리를 수행할 수 있다. 발과 발목 재활의 후반 단계에서 풋워크와 점핑 시리즈와 같은 필라테스 운동은 스포츠로 복귀하기 전에 적절한 신경근육패턴과 기능적 재교육을 다시 배울 수 있는 훌륭한 도구이다. 물리치료사 Deborah Cozen(2001)의 "발과 발목 재활시 필라테스의 사용"이라는 논문에서 필라테스를 재활 프로그램에 통합함으로써 환자들의 회복과정이 크게 향상될 것이라고 하였다. 그녀는 필라테스는 움직임의 여러면을 결합하기 때문에 기능적 형태의 운동이고, 신체의 반대근육들과의 균형과 좌, 우 균형을 강조한다고 하였다.

적절한 발목 근력과 운동성은 달리기, 점프 및 활동 중 멈추기 동작을 많이 수행하는 운동선수에 필수적이지만 걷기, 한발로 균형 잡기, 의자에서 앉았다가 일어나기 등의 간단한 일상생활 동작에도 필요하다. 아래다리의 중요한 기능은 걷는 동안에 편심성 수축 또는 감속이다. 이러한 이유로 필라테스는 동심성 단계의 운동만을 강조하는 경향의 전통적인 짐 운동보다 기능적 재교육에 있어 나은 운동방법이다. 게다가, 우리의 대부분 일상생활은 열린사슬과 닫힌사슬 운동이 모두 포함된다. 예를 들어, 보행시 입각기의 다리는 닫힌사슬이지만 유각기의 다리는 열린사슬이다. 필라테스 운동의 스쿠터(p.155)와 레그 프레스(p.212)는 이 동작의 형태와 유사하며, 매우 기능적인 운동 형태를 만든다.

발과 발목 손상과 더불어 무릎부상은 근위 안정자(골반, 엉덩관절, 몸통)의 신경근 조절과 근력이 매우 중요하다. 우리는 마지막으로 최적의 기능을 달성하기 위해 근위부의 적절한 안정성을 가져야 한다. 전통적인 물리치료나 체육관의 운동과는 달리 필라테스는 몸통, 골반, 엉덩관절 안정성을 통합하므로 우리는 원위부 분절(발)의 근력강화 뿐만 아니라 하체 전체 운동체인을 강화한다(그림 14.1).

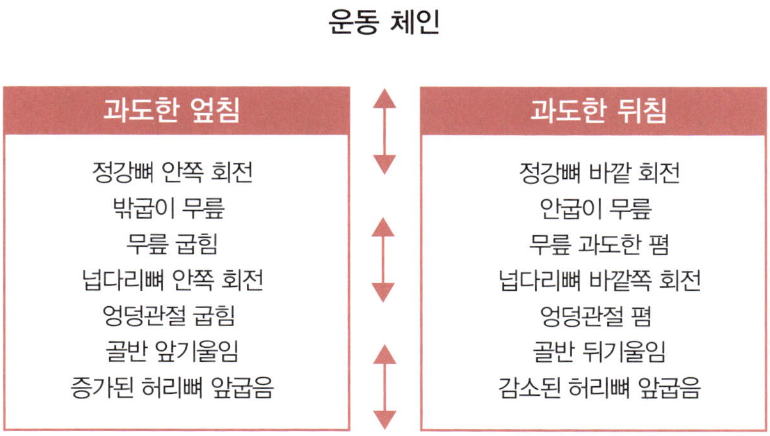

그림 14.1 아래-몸 운동 체인

발과 발목 상태에 따른 환자에게 적합한 항목에 대한 요약은 다음 표를 참조하라.

이러한 표들은 관련된 질환이나 진단받은 환자들에게 대게 적합하다. 하지만 모든 사람이 다르고 다른 문제를 가지고 있기에, 각 고객을 개별적으로 평가해서 운동을 생략하거나 올바른 수정을 선택하는 것이 중요하다. 만약 고객이 근력, 유연성이 충분하지 않거나, 동작을 정확하게 수행할 수 없다면 이러한 동작들은 그의 프로그램에서 제외되어야 한다.

일반적인 발목과 발 손상과 질환에 추천되는 운동

발목 인대 손상(발목 염좌)			
질환	일반적인 금기증과 주의사항	일반적인 문제점	목표
발목 염좌군 • 바깥쪽이나 안쪽번짐 염좌 (발목 염좌의 85%) – 경함(Ⅰ단계)–약간 신장으로 인한 몇몇 섬유 손상 – 중간정도(Ⅱ단계)–인대의 부분적인 찢어짐 – 심함(Ⅲ단계)–인대의 완전한 찢어짐 • 중간인대(삼각 인대) 종종 찢김골절과 수술이 요구됨 • 인대결합이나 심한 발목 염좌(회복기간이 2~3배 김)	• 손상의 위치나 염좌의 등급에 따르며, 체중부하 운동과 과도한 발의 엎침과 뒤침을 피한다.	• 급성 경우: 통증, 부종, 단단함, 붉기, 열감, 쑤심, 변색 • 만성 경우: 발목 관절 느슨함이나 불안정성 • 발목 가동범위의 제한 • 낮은 균형능력과 고유수용성 감각 • 근위부의 약화 • 높은 재발률 (70%)	• 부종과 통증의 감소 • 정상 관절가동범위의 회복 • 환자가 체중부하 준비가 되었을 때 이미 배운 동작의 부분적인 체중지지의 기능적 패턴 재훈련 • 발목관절 안정성의 증진 (닫힌사슬운동) • 코어 근육의 강화 • 근위부 근육의 근력 강화 • 균형과 고유수용성 감각 향상 • 아래다리 근육의 근력과 조절 능력 향상
추천되는 운동			

매트

펠빅 컬, 수정된 싱글 레그(레벨 2), 프런트 서포트, 레그 풀 프론트, 숄더 브릿지 프렙, 숄더 브릿지

리포머

풋워크(주석:a), 버텀 리프트(주석:b), 버텀 리프트 위드 익스텐션(주석:b), 힙 워크 시리즈, 어덕터 스트레치, 햄스트링 스트레치, 스쿠터(주석:b), 스탠딩 런지(주석:b), 업 스트레치 1(주석:b), 엘리펀트 베리에이션, 숄더 푸쉬(주석:b), 터미널 니 익스텐션(급성-시티드 베리에이션 만), 햄스트링 컬(급성-시티드 만), 스케이팅 하이브리드(주석:b), 사이드 스프릿(주석:b), 점핑 시리즈(주석:b)(스포츠가 가능할 때)

캐딜락

펠빅 컬 위드 RUB, 힙 워크: 더블 레그 슈파인 시리즈, 슈파인 힙 플랙서 스트레치 위드 매뉴얼 어시스트, 싱글-레그 사이드 시리즈, 어시스트 스쿼트(위드 프로그래션 투 챌린지 밸런스), 레지스티드 런지(주석:b), 스탠딩 암 워크 시리즈(위드 프로그래션 투 챌린지 밸런스)

운다 체어

펠빅 컬, 햄스트링 컬, 피리포미스 스트레치, 카프 프레스(급성 단계 시 매우 가벼운 스프링), 스탠딩 레그 프레스(주석:b), 포워드 런지(주석:b), 백워드 스텝-다운(주석:b), 카프 프레스 인 포워드 런지(주석:b), 풀파이크(주석:b)

a 주석: 급성 단계의 환자 경우 풋바 대신 점프보드에서 풋워크를 시행한다.
b 주석: 급성 염좌나 수술 후 체중지지가 없거나 부분적인 체중지지 환자에게는 적합하지 않다.

아킬레스 건병증			
질환	**일반적인 금기증과 주의사항**	**일반적인 문제점**	**목표**
아킬레스 건병증 • 건염(급성, 염증) • 건증(만성, 퇴행성)	• 런닝, 점핑, 고강도의 운동을 피한다.	• 건염: 통증, 부종, 압통, 발적, 온감 • 건증: 만성 통증, 국소 건 비후, 불규칙적인 구조, 활동 시 지속적인 통증 • 혈류 공급 제한으로 인한 느린 치유 • 관절가동범위의 제한 • 낮은 균형능력과 고유수용성 감각 • 근위부의 약화 • 종아리 근육의 짧아짐이나 긴장 • 아래다리근육의 약화 • 과엎침	• 부종과 통증의 감소 • 정상 관절가동범위의 회복 • 장딴지근과 가자미근의 부드러운 스트레칭 • 발목 관절 안정성의 증진 (닫힌사슬운동) • 근위부 근육 강화 • 코어근육 강화 • 균형과 고유수용성 감각 향상 • 아래다리 근육의 근력과 조절능력 향상 • 건증: 편심성 종아리 근력 향상

추천되는 운동

매트

펠빅 컬, 프런트 서포트, 레그 풀 프론트, 숄더 브릿지 프렙, 숄더 브릿지

리포머

풋워크(카프 레이즈 자세에서, 두발로 밀고 그 두발로 돌아옴으로서 편심성 근력 강화 강조)[주석:a], 버텀 리프트, 버텀 리프트 위드 익스텐션, 힙 워크 시리즈, 어덕터 스트레치, 햄스트링 스트레치, 스쿠터, 스탠딩 런지, 업 스트레치 1과 엘리펀트 베리에이션, 업 스트레치 2, 업스트레치 3, 롱 스트레치, 다운 스트레치, 숄더 푸쉬, 터미널 니 익스텐션, 햄스트링 컬, 스케이팅 하이브리드, 사이드 스프릿.

캐딜락

펠빅 컬 위드 RUB, 힙 워크: 더블 레그 슈파인 시리즈, 슈파인 힙 플랙서 스트레치 위드 매뉴얼 어시스트, 싱글-레그 사이드 시리즈, 어시스트 스쿼트(위드 프로그래션 투 챌린지 밸런스), 레지스티드 런지, 스탠딩 암 워크 시리즈(위드 프로그래션 투 챌린지 밸런스)

운다 체어

펠빅 컬, 햄스트링 컬, 피리포미스 스트레치, 카프 프레스(급성단계시 매우 가벼운 스프링), 스탠딩 레그 프레스, 포워드 런지, 백워드 스텝-다운, 카프 프레스 인 포워드 런지[주석:a], 풀파이크

a 주석: 급성 건염의 환자에게는 적합하지 않다.

정강이 외골종			
질환	일반적인 금기증과 주의사항	일반적인 문제점	목표
정강이 외골종 • 안쪽정강뼈 스트레스 증후군	• 고강도의 운동을 피한다(런닝, 점핑, 댄싱).	• 정강이 아래 반쪽 안쪽으로 따르는 통증 • 환자가 쉽게 지속적으로 할 수 있는 고강도 운동의 시작 시 통증 • 종종 만져지는 덩어리나 부종 • 종아리 근육의 단단함이나 짧음 • 앞쪽 아래다리의 상대적 약화 • 과엎침 • 근위부 근육 약화(엉덩관절 바깥 회전근, 벌림근) • 치료되지 않은 정강이 외골종은 스트레스 골절을 야기	• 앞쪽 아래다리 근육 근력과 조절 향상 • 발의 아치를 지지하는 근육의 강화로 기능적 과엎침의 감소(뒤정강근과 긴 종아리근) • 코어 근육의 강화 • 근위부 근육의 근력 강화(엉덩관절 바깥 회전근과 벌림근)

추천되는 운동

매트

펠빅 컬, 프런트 서포트, 레그 풀 프론트, 숄더 브릿지 프렙, 숄더 브릿지

리포머

풋워크, 버텀 리프트, 버텀 리프트 위드 익스텐션, 힙 워크 시리즈, 어덕터 스트레치, 햄스트링 스트레치, 스쿠터, 스탠딩 런지, 업 스트레치 1(엘리펀트 베리에이션), 롱 스트레치, 다운 스트레치, 숄더 푸쉬, 터미널 니 익스텐션, 햄스트링 컬, 스케이팅 하이브리드, 사이드 스프릿.

캐딜락

펠빅 컬 위드 RUB, 힙 워크: 더블 레그 슈파인, 슈파인 힙 플랙서 스트레치 위드 매뉴얼 어시스트, 싱글-레그 사이드 시리즈, 어시스트 스쿼트(위드 프로그래션 투 챌린지 밸런스), 레지스티드 런지, 스탠딩 암 워크 시리즈(위드 프로그래션 투 챌린지 밸런스)

운다 체어

펠빅 컬, 햄스트링 컬, 피리포미스 스트레치, 카프 프레스, 스탠딩 레그 프레스, 포워드 런지, 백워드 스텝-다운, 카프 프레스 인 포워드 런지

발바닥 근막염			
질환	일반적인 금기증과 주의사항	일반적인 문제점	목표
발바닥 근막염	• 고강도의 운동을 피한다(런닝, 점핑, 댄싱).	• 발이나 아치 아래의 통증 • 아침에 통증이 심해짐 • 걷기, 런닝, 장시간 서 있을 시 통증이 심해짐 • 발바닥 표면의 부종, 과민 • 과도한 엎침이나 높은 아치와 같은 생체역학적 결점 • 종아리 근육의 단단함이나 짧아짐	• 발의 아치를 지지하는 근육의 강화로 기능적 과엎침의 감소(뒤정강근과 긴 종아리근) • 발의 과엎침 예방을 돕는 근위부 근육의 근력 강화(엉덩관절 바깥돌림근과 벌림근) • 코어 근육의 강화 • 균형과 고유수용성 감각의 향상

추천되는 운동

매트

펠빅 컬, 프런트 서포트, 레그 풀 프론트, 숄더 브릿지 프렙, 숄더 브릿지

리포머

풋워크(엠파시스 온 프리헨실 포지션), 버텀 리프트, 버텀 리프트 위드 익스텐션, 힙 워크 시리즈, 어덕터 스트레치, 햄스트링 스트레치, 스쿠터, 스탠딩 런지, 암 서클, 닐링 바이셉스, 업 스트레치 1(엘리펀트 베리에이션), 업 스트레치 2, 업스트레치 3, 롱 스트레치, 다운 스트레치, 숄더 푸쉬, 터미널 니 익스텐션, 햄스트링 컬, 스케이팅 하이브리드, 사이드 스프릿.

캐딜락

펠빅 컬 위드 RUB, 힙 워크: 더블 레그 슈파인, 슈파인 힙 플랙서 스트레치 위드 매뉴얼 어시스트, 싱글-레그 사이드 시리즈, 어시스트 스쿼트(위드 프로그래션 투 챌린지 밸런스), 레지스티드 런지, 스탠딩 암 워크 시리즈(위드 프로그래션 투 챌린지 밸런스)

운다 체어

펠빅 컬, 햄스트링 컬, 피리포미스 스트레치, 카프 프레스, 스탠딩 레그 프레스, 포워드 런지, 백워드 스텝-다운, 카프 프레스 인 포워드 런지, 풀파이크

참고문헌
REFERENCES

Abe, T., N. Kusuhara, N. Yoshimura, T. Tomita, and P.A. Easton. 1996. Differential respiratory activity of four abdominal muscles in humans. *Journal of Applied Physiology* 80 (April): 1379-89.

Adler, S., D., Beckers, and M. Buck. 1993. *PNF in practice: an illustrated guide*. Berlin Heidelbeg: Spring-Verlag. p. 131.

Akbas, E., and E. U. Erdem. 2016. Does Pilates-based approach provide additional benefit over traditional physiotherapy in the management of rotator cuff tendinopathy? A randomized controlled trial. *Annals of Sports Medicine and Research* 3(6): 1083.

Alfredson, H., and R. Lorentzon. 2000. Chronic Achilles tendinosis: Recommendations for treatment and prevention. *Sports Medicine* 29: 135-46.

Alves de Araujo, M.E., E. Bezerra da Silva, M. Bragade Mello, S.A. Cader, A. Shiguemi Inoue Salgado, and E.H. Dantas. 2012. The effectiveness of the Pilates method: reducing the degree of non-structural scoliosis, and improving flexibility and pain in female college students. *Journal of Bodywork and Movement Therapies* 16(2): 191-8.

Anderson, B., and A. Spector. 2000. Introduction to Pilates-based rehabilitation. *Orthopedic Physical Therapy Clinics of North America* 9 (September): 395-410.

Bahr, R., B. Fossan, S. Loken, and L. J. Engebretsen. 2006. Surgical treatment compared with eccentric training for patellar tendinopathy (jumper's knee): A randomized, controlled trial. *Journal of Bone and Joint Surgery American volume* 88 (8): 1689-98.

Bullock, J., J. Boyle, and M. Wang. 2001. Muscle contraction. In *NMS physiology*, 37-56. 4th ed. Baltimore: Lippincott Williams and Wilkins.

Brourman, S. 2010. Workshop: Using yoga therapeutically. San Pedro, CA.

Cala, S. J., J. Edyvean, and L. A. Engel. 1992. Chest wall and trunk muscle activity during inspiratory loading. *Journal of Applied Physiology* 73 (December): 2373-81.

Campos de Oliveira L, R. Gonçalves de Oliveira, D.A. Pires-Oliveira. 2015. Effects of Pilates on muscle strength, postural balance and quality of life of older adults: a randomized, controlled, clinical trial. *Journal of Physical Therapy Science* 27(3):871–76.

Celik, D., and N. Turkel. 2017. The effectiveness of Pilates for partial anterior cruciate ligament injury. *Knee Surgery, Sports Traumatology, Arthroscopy* 25 (8): 2357-64.

Childs, M.J., J.M. Fritz, S.R. Piva, and J.M. Whitman. 2004. Proposal of a classification system for patients with neck pain. *Journal of Orthopaedic and Sports Physical Therapy* 34 (11): 686-700.

Comerford, M. J., and S. L. Mottram. 2001. Functional stability re-training: Principles and strategies for managing mechanical dysfunction. *Manual Therapy* 6 (1): 3-14.

Cote, P., G. van der Velde, J. D. Cassidy, L. J. Carroll, S. Hogg-Johnson, L. W. Holm, et al. 2008. The burden and determinants of neck pain in workers: Results of the Bone and Joint Decade 2000-2010 Task Force on Neck Pain and its Associated Disorders. *Spine* 33: S60-74.

Cozen, D. M. 2001. Use of Pilates in foot and ankle rehabilitation. *Sports Medicine and Arthroscopy Review* 8 (October-December): 395-403.

De Troyer, A., M. Estenne, V. Ninane, D. Van Gansbeke, and M. Gorini. 1990. Transversus abdominis muscle function in humans. *Journal of Applied Physiology* 68 (March): 1010-16.

Donatelli, R. 2009. Golf: Conditioning for the hip/trunk and compensatory swing mechanics. Educata online seminars. http://www.educata.com/professorprofile.aspx?i=11

Dunleavey, K., K. Kava, A. Goldberg, M. H. Malek, S. A. Talley, V. Tutag-Lehr, and J. Hildreth. 2016. Comparative effectiveness of Pilates and yoga group exercise interventions for chronic mechanical neck pain: Quasi-randomised parallel controlled study. *Physiotherapy* 102: 236-42.

Ekstrom, R. A., R. A. Donatelli, and K. C. Carp. 2007. Electromyographic analysis of core trunk, hip, and thigh muscles during 9 rehabilitation exercises. *Journal of Orthopaedic and Sports Physical Therapy* 37 (12): 754-61.

Emery, K., S. J. De Serres, A. McMillan, and J. N. Cote. 2010. The effects of a Pilates training program on arm-trunk posture and movement. *Clinical Biomechanics* 25: 124-30.

Endleman, I., and D. J. Critchley. 2008. Transversus abdominis and obliquus internus activity during Pilates exercises: Measurement with ultrasound scanning. *Archives of Physical Medicine and Rehabilitation* 89: 2205-12.

Ferreira, P.H, M.L. Ferreira, C.G. Maher, R.D. Herbert, and K. Refshauge. 2006. Specific stabilization exercise for spinal and pelvic pain: a systematic review. Australian Journal of Physiotherapy 52(2): 79-88.

Geriland, J. 1996. Go with the flow (Mihaly Csikzentmihaly interview). *Wired*. September 1, 196. https://www.wired.com/1996109/czik/. Accessed March 19, 2018.

Herrington, L., and R. Davies. 2005. The influence of Pilates training on the ability to contract the transversus abdominis muscle in asymptomatic individuals. *Journal of Bodywork and Movement Therapies* 9 (1): 52-57.

Hides, J. A., C. A. Richardson, and G. A. Jull. 1996. Multifidus muscle recovery is not automatic after resolution of acute, first-episode low back pain. *Spine* 21 (23): 2763-69.

Hides, J., W. Stanton, M. D. Mendis, and M. Sexton. 2011. The relationship of transversus abdominis and lumbar multifidus clinical muscle tests in patients with chronic low back pain. *Manual Therapy* 16 (6): 573-77.

Hodges, P. W., and S. C. Gandevia. 2000. Changes in intra-abdominal pressure during postural and respiratory activation of the human diaphragm. *Journal of Applied Physiology* 89 (September): 967-76.

Hodges, P. W., and C. A. Richardson. 1996. Inefficient muscular stabilization of the lumbar spine associated with low back pain. A motor control evaluation of transversus abdominis. *Spine* 21 (November): 2640-50.

Hodges, P. W., and C. A. Richardson. 1998. Delayed postural contraction of transversus abdominis in low back pain associated with movement of the lower limb. *Journal of Spinal Disorders* 11 (February): 46-56.

Hodges, P. W., and C. A. Richardson. 1999. Transversus abdominis and the superficial abdominal muscles are controlled independently in a postural task. *Neuroscience Letters* 265 (2): 91-94.

Hoy, D., L. March, A. Woolf, F. Blyth, P. Brooks, E. Smith, et al. 2014. The global burden of neck pain: Estimates from the global burden of disease 2010 study. *Annals of the Rheumatic Diseases* 73: 1309-15.

Isacowitz, R. 2005. *Body Arts and Science International movement analysis workbooks (reformer, wunda chair and ladder barrel, Cadillac, auxiliary, mat).* Costa Mesa, CA: Body Arts and Science International.

Isacowitz, R. 2006. *Achieving core strength at every level of the Pilates repertoire. Workshop handout.* Ventura, CA.

Isacowitz, R. 2006. *Pilates, biomechanics and reality. Positive biomechanical concepts can transform into negative movement patterns. Workshop handout.* Costa Mesa, CA.

Isacowitz, R. 2008. *Comprehensive course study guide.* Costa Mesa, CA: Body Arts and Science International.

Isacowitz, R. 2009. *The Mentor Program course manual.* Costa Mesa, CA: Body Arts and Science International.

Isacowitz, R. 2014. *Pilates.* 2nd ed. Champaign, IL: Human Kinetics.

Isacowitz, R., and K. Clippinger. 2011. *Pilates anatomy.* Champaign, IL: Human Kinetics.

Jull, G. A., S. P. O'Leary, and D. L. Falla. 2008. Clinical assessment of the deep cervical flexor muscles: The craniocervical flexion test. *Journal of Manipulative Physiological Therapeutics* 31 (7): 525-33.

Jull, G. A., and C. A. Richardson. 2000. Motor control problems in patients with spinal pain: A new direction for therapeutic exercise. *Journal of Manipulative Physiological Therapy* 23(February): 115-17.

Jull, G. A., P. Trott, H. Potter, G. Zito, K. Niere, D. Shirley, J. Emberson, I. Marschner, and C. Richardson. 2002. A randomized controlled trial of exercise and manipulative therapy for cervicogenic headache. *Spine* 27: 1835-43.

Kamkar, A., J.J. Irrgang, and S.L. Whitney. 1993. Nonoperative management of secondary shoulder impingement syndrome. *Journal of Orthopaedic and Sports Physical Therapy* 17(5):212-24.

Kao, Y. H., T. H. Liou, Y. C. Huang, Y. W. Tsai, and K. M. Wang. 2015. Effects of a 12-week Pilates course on lower limb muscle strength and trunk flexibility in women living in the community. *Health Care for Women International* 36 (3): 303-19.

Klein, G. R., B. R. Levine, W. J. Hozack, E. J. Strausse, J. A. D'Antonio, W. Macaulay, and P. E. Di Cesare. 2007. Return to athletic activity after total hip arthroplasty. Consensus guidelines based on a survey of the Hip Society and American Association of Hip and Knee Surgeons. *Journal of Arthroplasty* 22: 171-75.

Kloubec, J. A. 2010. Pilates for improvement of muscle endurance, flexibility, balance and posture. *Journal of Strength and Conditioning Research* 24 (March): 661-67.

Kolar, P., J. Sulc, M. Kyncl, J. Sanda, O. Cakrt, R. Andel, K. Kumagai, and A. Kobesova. 2012. Postural function of the diaphragm in persons with and without chronic low back pain. *Journal of Orthopaedic and Sports Physical Therapy* 42 (4): 352-62.

Kuo, Y. L., E. A. Tully, and M. P. Galea. 2009. Sagittal spinal posture after Pilates-based exercise in healthy older adults. *Spine* 34 (May): 1046-51.

Kurtz S., K. Ong, E. Lau, F. Mowat, and M. Halpern. 2007. Projections of primary and revision hip and knee arthroplasty in the United States from 2005 to 2030. *Journal of Bone and Joint Surgery. American Volume* 89(4): 780-5.

Lee S., C. Lee, D. O'Sullivan, J. Jung, and J. Park. 2016. Clinical effectiveness of a Pilates treatment for forward head posture. *Journal of Physical Therapy Science* 28 (7): 2009-13.

Levine, B., B. Kaplanek, and W. L. Jaffe. 2009. Pilates training for use in rehabilitation after total hip and knee arthroplasty: A preliminary report. *Clinical Orthopaedics and Related Research* 467: 1468-75.

Limba da Fonseca, J., M. Magini, and T. de Freitas. 2009. Laboratory gait analysis in patients with low back pain before and after a Pilates intervention. *Journal of Sport Rehabilitation* 18: 269-82.

Lugo-Larcheveque, N., L. S. Pescatello, T. W. Dugdale, D. M. Veltri, and W. O. Roberts. 2006. Management of lower extremity malalignment during running with neuromuscular retraining of the proximal stabilizers. *Current Sports Medicine Reports* 5 (May): 137-40.

Lumley, M. A., J. L. Cohen, G. S. Borszcz, A. Cano, A. M. Radcliffe, L. S. Porter, et al. 2011. Pain and emotion: A biopsychosocial review of recent research. *Journal of Clinical Psychology* 67: 942-68.

Machado G.C., C.G. Maher, P.H. Ferreira, J. Latimer, B.W. Koes, D. Steffens, and M.L. Ferreira. 2017. Can recurrence after an acute episode of low back pain be predicted? *Physical Therapy*. 97 (9): 889-895.

Mafi, N., R. Lorentzon, and H. Alfredson. 2001. Superior short-term results with eccentric calf muscle training compared to concentric training in a randomized prospective multicenter study on patients with chronic Achilles tendinosis. *Knee Surgery, Sports Traumatology, Arthroscopy* 9: 42-47.

Metel, S., A. Milert, and E. Szczygieł. 2012. Pilates based exercise in muscle disbalances prevention and treatment of sports injuries: An international perspective on topics in sports medicine and sports injury. K. R. Zaslav (Ed.). *InTech*, doi:10.5772/25557.

Moffett J. and S. McLean. 2006. The role of physiotherapy in the management of non-specific back pain and neck pain. *Rheumatology* 45: 371-78.

Natour, J., L. Araujo Cazotti, L.H. Ribeiro, A. S. Baptista, and A. Jones. 2015. Pilates improves pain, function and quality of life in patients with chronic low back pain: A randomized controlled trial. *Clinical Rehabilitation* 29 (1): 59-68.

Oliveira, L. C., C.A. Guedes, F.J. Jassi, F.A.N. Martini, and R.G. Oliveira. 2016. Effects of the Pilates method on variables related to functionality of a patient with a traumatic spondylolisthesis at L4-L5: A case study. *Journal of Bodywork and Movement Therapies* 20 (January): 123-31.

Orozco-Levi, M., J. Gea, J. Monells, X. Aran, M.C. Aguar, and J.M. Broquetas. 1995. Activity of latissimus dorsi muscle during inspiratory threshold loads. *European Respiratory Journal* 8: 441-45.

Page, P., C. Frank, and R. Lardner. 2010. *Assessment and treatment of muscle imbalance: the Janda approach*. Champaign, IL: Human Kinetics.

Page, P. 2011. Cervicogenic headaches: An evidence-led approach to clinical management. *International Journal of Sports Physical Therapy* 6 (3): 254-66.

Paine, R., and M. L. Voight. 2013. The role of the scapula. *International Journal of Sports Physical Therapy* 8 (5): 617-29.

Pilates, J. H. 1945. *Return to life through contrology*. Miami, FL: Pilates Method Alliance.

Powers, C. 2010. The influence of abnormal hip mechanics on knee injury: A biomechanical perspective. *Journal of Orthopaedic and Sports Physical Therapy* 40 (February): 42-51.

Richardson, C. A., C.J. Snijders, J.A. Hides, L. Damen, M.S. Pas, and J. Storm. 2002. The relation between the transversus abdominis muscles, sacroiliac joint mechanics and low back pain. *Spine* 27 (4): 339-405.

Richardson, C., G. Jull, and P. Hodges. 2004. *Therapeutic exercise for spinal segmental stabilization*. 2nd ed. London: Churchill Livingstone.

Rydeard, R., A. Leger, and D. Smith. 2006. Pilates-based therapeutic exercise: Effect on subjects with nonspecific chronic low back pain and functional disability; A randomized controlled trial. *Journal of Orthopaedic and Sports Physical Therapy* 36 (July): 472-84.

Sapsford, R.R., P.W.Hodges, C.A. Richardson, D.H. Cooper, S.J. Markwell, and G.A. Hull. 2001. Co-activation of the abdominal and pelvic floor muscles during voluntary exercises. *Neurourology and Urodynamics* 20 (1): 31-42.

Seeto, W. 2011. Pilates for injury recovery. *Advance for Physical Therapy and Rehab Medicine*. http://physical-therapy.advanceweb.com/Features/Articles/Pilates-for-Injury-Recovery.aspx (Last updated July 15, 2011).

Segal, N. A., J. Hein, and J. R. Basford. 2004. The effects of Pilates training on flexibility and body composition: An observational study. *Archives of Physical Medicine and Rehabilitation* 85 (December): 1977-80.

Sekendiz, B., O. Altun, F. Korkusuz, and S. Akin. 2007. Effects of Pilates exercise on trunk strength, endurance and flexibility in sedentary adult females. *Journal of Bodywork and Movement Therapies* 11 (October): 318-26.

Troup J.D., J.W. Martin, and D.C. Lloyd. 1981. Back pain in industry. A prospective survey. *Spine* 6 (1): 61-9.

Tsao, H., and P. W. Hodges. 2007. Immediate changes in feedforward postural adjustments following voluntary motor training. *Experimental Brain Research* 181 (4): 537-46.

Urquhart, D. M., P. W. Hodges, T. J. Allen, and I. H. Story. 2005. Abdominal muscle recruitment during a range of voluntary exercises. *Manual Therapy* 10: 144-53.

Viera, F. T., L. M. Faria, J. I. Wittmann, W. Teixeira, and L. A. Nogueira. 2013. The influence of Pilates method in quality of life of practitioners. *Journal of Bodywork Movement Therapies* 17: 483-87.

Wells, C., G. Kolt, P. Marshall, B. Hill, and A. Bialocerkowski. 2014. The effectiveness of Pilates exercise in people with chronic low back pain: A systematic review. *PLoS ONE* 9 (7): e100402. doi:10.1371/journal.pone.0100402.

Wilson, D. 2005. A kinder, gentler rehab: Pilates provides effective rehabilitation for both body and mind. *Advance for Physical Therapists and PT Assistants* 16 (18) (August) 37.

Withers, G. and B. Bryant. 2011. *Introducing APPI Pilates for rehabilitation: Matwork level 1 course workbook.* Fresno, CA.

Wood, S. 2004. A cash-based Pilates niche can boost your bottom line. Advance for Physical Therapists. 15(10) (April 26, 2004): 49.

Zazulak, B.T, T. E. Hewett, N. P. Reeves, B. Goldberg, and J. Cholewicki. 2007. Deficits in neuromuscular control of the trunk predict knee injury risk: A prospective biomechanical-epidemiologic study. *American Journal of Sports Medicine* 35 (7): 1123-30.

찾아보기
INDEX

ㅇ

저자에 대하여
ABOUT THE AUTHOR

사만다 우드(Samanta wood), MPT, MBA, PMA-CPT, RYT

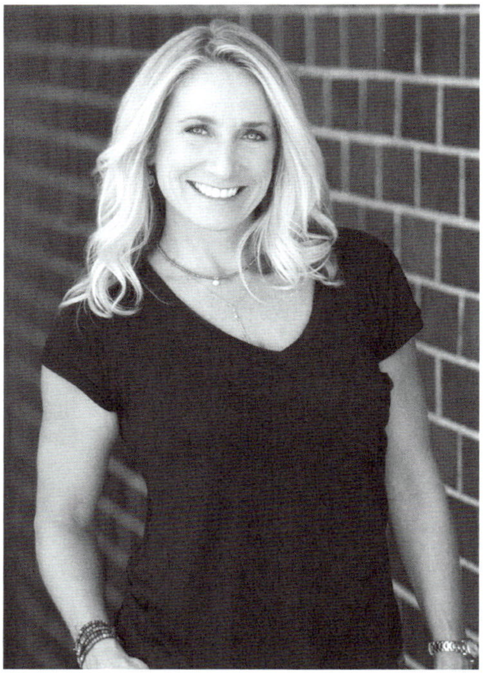

Courtesy of Kelly M. Thomsa Photography.

사만다 우드는 물리치료사, 필라테스 메소드 협회 인증 필라테스 강사, 요가 인증 강사, BASI 필라테스 회원이다. 그녀는 1997년부터 미국물리치료사협회(APTA), 2010년부터 필라테스 단체 (PMA)와 요가 단체의 회원이다. 그녀는 캘리포니아주 퍼시픽 팰리세이즈에 있는 사이프러스 센터의 장인데, 그녀와 그녀의 직원들은 모든 연령과 능력의 사람들을 위해 물리치료와 필라테스를 통합시킨다. 그녀의 임상적 전문 지식에는 필라테스에 기반을 둔 재활, 요가 치료, 정형외과학, 스포츠 치료, 기능적 재활이 포함된다.

우드는 1991년 USC에서 운동과학 학사학위를 받았고, 그곳에서 배구, 축구, 육상을 전공한 모든 스포츠 운동선수들과 함께 학생 운동선수 트레이너로 일했다. 그녀는 졸업 후, 큐나드 유람선의 골든 도어 스파의 피트니스 강사로 일했다. 2년 후 그녀는 웨스턴 보건대학에서 석사학위(MPT)를 받았다. 그녀는 또한 서던캘리포니아대학교에서 MBA를 받았다. 그녀는 많은 연예인들과 프로 운동선수들과 함께 일해왔다. 애리조나의 헬스사우스에 있는 동안 그녀는 피닉스 선스, 피닉스 코요테스, 피닉스 머큐리, 애리조나 레터스의 물리치료사였다. 2010년에 그녀는 EAS Unstoppable Tour의 물리치료사로 선정되어 엘리트 선수인 샘 티클이 30개의 경기, 30개의 도시, 30일의 여행을 완료할때까지 최고의 건강상태를 유지하는 책임을 맡았다.

우드는 2001년 라엘 아이자코비츠와 함께 필라테스 학문을 시작했고, 명망있는 멘토와 마스터 프로그램을 포함한 아이자코비츠의 고급과정에 많이 참석했다. 그녀는 BASI 필라테스를 위한 두가지 고급 교육 과정인 부상과 병리학을 위한 필라테스(필라테스 강사를 위한)와 치료적 중재에 대한 통합(재활 전문가를 위한)을 창작하고 가르친다. 그녀는 2010년부터 전세계 필라테스 컨퍼런스에서 다른 워크샵 및 강연을 하는 것 외에도 이러한 강좌를 진행하고 있다.

우드는 *필라테스 스타일* 잡지의 “Ask the Expert”라는 칼럼에 실렸고 본인이 모델이 되어 “Check In to (Injury) Rehab”이라는 제목의 기사를 작성했다. 그녀는 또한 *물리치료사들을 위해* 물리치료 중재와 필라테스의 통합의 발전에 대한 기사를 썼다.